U0199587

糖尿病血管病变

名誉主编　朱禧星　金惠铭

主　　编　胡仁明

副主编　鹿　斌

人民卫生出版社

·北 京·

图书在版编目（CIP）数据

糖尿病血管病变 / 胡仁明主编 . 一北京：人民卫
生出版社，2021.7
ISBN 978-7-117-31385-8

Ⅰ. ①糖… Ⅱ. ①胡… Ⅲ. ①糖尿病 – 并发症 – 血管
疾病 – 诊疗 Ⅳ. ①R587.1②R543

中国版本图书馆 CIP 数据核字（2021）第 048561 号

糖尿病血管病变
Tangniaobing Xueguan Bingbian

主　　编	胡仁明
出版发行	人民卫生出版社（中继线 010-59780011）
地　　址	北京市朝阳区潘家园南里 19 号
邮　　编	100021
印　　刷	北京汇林印务有限公司
经　　销	新华书店
开　　本	787 × 1092　1/16　印张：27　插页：8
字　　数	623 千字
版　　次	2021 年 7 月第 1 版
印　　次	2021 年 7 月第 1 次印刷
标准书号	ISBN 978-7-117-31385-8
定　　价	128.00 元

E – mail　pmph @ pmph.com
购书热线　010-59787592　010-59787584　010-65264830

打击盗版举报电话：010-59787491　　E-mail：WQ @ pmph.com
质量问题联系电话：010-59787234　　E-mail：zhiliang @ pmph.com

编 委（以编写章节为序）

胡仁明　复旦大学附属华山医院

王　欢　北京大学医学部

黄　薇　北京大学医学部

刘国庆　北京大学医学部

田　丽　四川大学华西医院

田浩明　四川大学华西医院

王宣春　复旦大学附属华山医院

闻　杰　复旦大学附属华山医院

刘乃嘉　复旦大学附属华山医院

夏经钢　首都医科大学宣武医院

金惠铭　复旦大学上海医学院

刘秀华　中国人民解放军总医院研究生院

张　烽　江南大学附属医院

赵立平　上海交通大学生命科学技术学院

胡　吉　苏州大学附属第二医院

陆利民　复旦大学上海医学院

殷　帆　复旦大学上海医学院

张朝云　复旦大学附属华山医院

李　琴　上海交通大学医学院附属
　　　　第九人民医院

夏　朴　复旦大学附属中山医院

宋子玉　复旦大学附属中山医院

王　伟　复旦大学附属中山医院

古丽波斯坦·阿吉　复旦大学附属中山医院

王庆华　复旦大学附属华山医院

崔巧丽　复旦大学附属华山医院

任丽伟　复旦大学附属华山医院

葛永纯　中国人民解放军东部战区总医院
　　　　国家肾脏疾病临床医学研究中心

刘志红　中国人民解放军东部战区总医院
　　　　国家肾脏疾病临床医学研究中心

杨金奎　首都医科大学附属北京同仁医院

鹿　斌　复旦大学附属华山医院

张　琦　复旦大学附属华山医院

张元品　复旦大学附属华山医院

刘思颖　复旦大学附属华山医院

王　燕　新疆维吾尔自治区人民医院

詹先琴　新疆维吾尔自治区人民医院

葛家璞　新疆维吾尔自治区人民医院

许樟荣　中国人民解放军战略支援部队
　　　　特色医学中心

王爱红　中国人民解放军战略支援部队
　　　　特色医学中心

王　妹　上海交通大学附属第一人民医院

彭永德　上海交通大学附属第一人民医院

周厚广　复旦大学附属华山医院

董　强　复旦大学附属华山医院

李江源　中国人民解放军总医院第一医学中心

罗飞宏　复旦大学附属儿科医院

陆　灏　上海中医药大学附属曙光医院

陈清光　上海中医药大学附属曙光医院

丁学屏　上海中医药大学附属曙光医院

秘　书

黄金雅　复旦大学附属华山医院

张　琦　复旦大学附属华山医院

张元品　复旦大学附属华山医院

金雯婕　复旦大学附属华山医院

3

主编简介

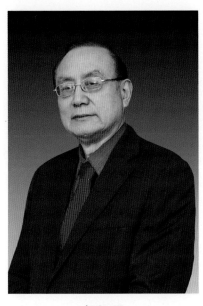

胡仁明

教授,主任医师,博士研究生导师

现任复旦大学内分泌糖尿病研究所所长,中国医师协会整合医学分会理事兼整合医学分会整合内分泌糖尿病专业委员会主席,中国非公立医疗机构协会常务理事兼内分泌糖尿病专业委员会会长,亚太整合糖尿病防治联盟(澳门)主席、理事会理事长,上海市医师协会理事,上海市垂体瘤研究中心顾问。曾任复旦大学附属华山医院内分泌科主任,中华医学会糖尿病学分会常务委员及糖尿病微血管并发症学组组长。

兼任《中华内分泌代谢杂志》及《中华糖尿病杂志》编委,《中国糖尿病杂志》副主编。在国内外杂志共发表论文 174 篇,SCI 收录论文 84 篇,其中第一作者或通讯作者论文 76 篇。在第 12 届世界内分泌大会及美国第 73 届糖尿病年会等国际会议上应邀作专题报告。

主编《内分泌代谢病临床新技术》《内分泌代谢疾病诊治策略》《抗糖路上爱相伴》等专著及科普作品,担任《实用内科学(第 15 版)》副主编。

曾承担国家高技术研究发展计划(863 计划)课题与子课题各 1 项,国家重点基础研究发展计划(973 计划)子课题 1 项,国家自然科学基金重点项目课题 2 项,国家自然科学基金面上项目 5 项。曾获中华医学科技奖医学科普奖、上海市科技进步奖二等奖(第一完成人)、国家卫生健康委百姓健康电视频道"2019 健康卫士 - 终身成就奖"等。

序

　　随着我国社会的发展与进步，经济增长迅速。与之相应，生活方式和环境因素已有明显改变，受此众因素影响，糖尿病患病率近 30 年来增长了 17 倍，成为严重危害人民健康的慢性非传染性疾病，其主要危害首推心脑血管并发症。随着分子生物学、细胞生物学、分子遗传学和免疫学等相关学科的快速发展，有关糖尿病血管病变发病机制的研究不断深入与完善。同时，由于循证医学、精准医学、整合医学和转化医学的建立和推广，糖尿病及其血管病变的诊治水平也有相应提高，需要一部能集中反映和阐述这些进展和成果的专著。

　　由胡仁明教授主编的《糖尿病血管病变》一书，邀请具备国内该领域前沿水平且学识与经验颇为丰富的专家为本书撰稿，在详细阐明基础研究成果的同时，紧密结合临床实践，最大程度地反映该领域医学的发展。特别着重介绍了国际上首次提出的"代谢性炎症综合征（metabolic inflammatory syndrome，MIS）"概念以及其他新的理念。MIS 从慢性低度炎症角度探讨代谢性疾病的丛聚性，围绕健康这一中心，特别关注患者持之以恒的膳食和运动平衡，倡导合理的但非长期依赖药物的理念。另外各章末通过"展望"提出对疾病基础和临床研究的前景预期，便于读者深入研读。

　　我在阅读本书稿件之后，深感本书是一部难得的关于糖尿病血管病变基础研究与临床诊治密切结合的专业著作，获益颇多。相信本书的出版对于推动我国糖尿病血管病变的防治工作，将会起到积极作用，造福广大患者。

杨永年

复旦大学附属中山医院

2021 年 3 月

前 言

　　糖尿病是危害人类健康的重大慢性疾病,中国是糖尿病大国,近年来我国的糖尿病防治工作取得了长足进步,主要得益于基础和临床研究的深入开展。

　　本书介绍国内外自 2009 年以来糖尿病基础和临床研究进展。基础篇共13 章,主要介绍了遗传因素、肠道菌群失调、巨噬细胞过度极化、自噬、脂代谢的功能紊乱(如鞘磷脂代谢和脂蛋白颗粒异常)、神经内分泌失调(如 γ- 氨基丁酸)、微循环和肾素 - 血管紧张素 - 醛固酮系统的失衡等参与糖尿病血管病变的病理生理过程。临床篇共 11 章,主要介绍了糖尿病微血管病变(糖尿病肾病、糖尿病视网膜病变和糖尿病神经病变)、糖尿病大血管病变(心脑血管)、糖尿病足、糖尿病性勃起功能障碍、儿童与青少年糖尿病的慢性并发症、糖尿病血管病变的中西医结合治疗和糖尿病血管病变的辅助检查。上述各章基本独立,但是又相互联系,每章都以 "展望" 为结尾,适用于内分泌科各级医师阅读,以及儿科内分泌等相关医护人员阅读,利于其尽快了解和掌握糖尿病血管病变进展及发展方向。

　　路漫漫,抗击糖尿病的路上还有许多问题和困难,如患病率继续上升、达标率还不高、防治糖尿病的效率有待提高等。我国糖尿病研究工作者抛砖引玉,从整合医学的角度提出 "代谢性炎症综合征" 的概念及诊治方案,鼓励异病同治和异病同防。期待整合糖尿病防治的策略能提高我国糖尿病防治水平。

胡仁明

2021 年 3 月

目　录

临床篇

视频资源目录

基础篇

第一章 巨噬细胞在糖尿病及其血管病变病理过程中的作用

众所周知,代谢性疾病,诸如糖尿病、动脉粥样硬化(atherosclerosis,AS)、脂肪肝和肥胖的患病率快速上升,世界卫生组织已认识到以代谢性疾病为代表的慢性非感染性疾病是危害人类健康的更重要的危险因素。因此联合国在 2011 年召开了预防和控制非传染性疾病的高级别会议,我国代表在会上阐明我国正在构建中国特色的慢病管理体系。我国糖尿病患病率的调查显示 1981 年为 0.609%,2008 年则高达 9.8%。遗传学专家感到纳闷,在不到 30 年时间糖尿病患病率增加 15 倍以上,难以从遗传学角度解释糖尿病患病率的快速增加。流行病学专家则认为生活方式的改变与糖尿病高发生率的关系更大,但不知道其发病机制。免疫学专家发现免疫系统失调,尤其是天然免疫系统过度激活产生的慢性低度炎症是导致糖尿病及其并发症的主要病理基础。巨噬细胞是主要的天然免疫细胞。极化的巨噬细胞不仅参与 AS 病理生理过程,也可侵袭胰岛、脂肪细胞和肝脏组织并损伤这些组织从而参与 2 型糖尿病(type 2 diabetes,T2DM)、肥胖和非酒精性脂肪肝(non-alcoholic fatty liver disease,NAFLD)病理生理过程。AS、T2DM、NAFLD 及肥胖多与慢性低度炎症密切相关并且常常聚集、同存或并发,如 75% 肥胖和糖尿病患者伴有脂肪肝,冠状动脉粥样硬化狭窄住院患者糖代谢异常为 76.9%,其中糖尿病占 52.9%。综上所述,我们认为由于现代生活习惯和环境的变化导致代谢紊乱,游离脂肪酸(free fatty acid,FFA)和脂多糖(lipopolysaccharide,LPS)等因子升高,极化巨噬细胞并诱发慢性低度炎症,后者损伤组织和器官并导致代谢性疾病。从整合医学(holistic integrative medicine,HIM)角度考虑,我们将 AS、T2DM、NAFLD 及肥胖比作一根藤(慢性低度炎症)上的 4 个瓜,提出了代谢性炎症综合征(metabolic inflammatory syndrome,MIS)的概念并建议将伴有 2 个或 2 个以上上述 4 个代谢性疾病的患者诊断为 MIS。本章简述巨噬细胞在糖尿病及其血管病变病理过程中的作用。

第一节　巨噬细胞的基本特征和功能及调控因素

一、巨噬细胞的基本特征和功能

(一) 巨噬细胞的形成

天然免疫系统在出生时就存在,无抗原特异性,但是具有遗传性。天然免疫系统可有效地控制早期入侵的病原体,成为抗感染的第一道防线,并通过抗原提呈诱导和调控后天免疫系统。天然免疫细胞有多种,包括巨噬细胞、树突状细胞、NK 细胞、NKT 细胞等,其中巨噬细胞是主要的天然免疫细胞。

(二) 巨噬细胞的分布

骨髓产生的单核细胞在血液中停留 12~24 小时后被诱导和分化成巨噬细胞。部分单核细胞进入不同的组织形成形态各异的巨噬细胞,如肝脏库普弗细胞、骨的破骨细胞、脑部小胶质细胞和脂肪细胞等。这些分布或定居在各种组织的巨噬细胞同样参与保护或损伤组织的病理生理过程。

(三) 巨噬细胞极化和分类

巨噬细胞的功能随着周围环境的变化而发生显著变化,称为功能上的巨噬细胞极化。根据激活后巨噬细胞的功能大致将其分为 2 大类:经典激活的巨噬细胞(classical activated macrophage,简称 M1 型或 caMφ)及替代激活的巨噬细胞(alternative activated macrophage,简称 M2 型或 aaMφ)

(四) 巨噬细胞识别受体

巨噬细胞表达模式识别受体(pattern recognition receptors,PRR),识别病原相关分子模式(pathogen associated molecular pattern,PAMP),后者包括脂多糖及游离脂肪酸。PRR 主要为 Toll 样受体(toll-like receptor,TLR)。TLR1、TLR2、TLR4、TLR5、TLR6、TLR10、TLR11 表达在巨噬细胞细胞膜,识别细胞外 PAMPs;巨噬细胞胞质内体膜则表达 TLR3、TLR7、TLR8、TLR9,介导胞质病原体识别。PRR 识别特异的 PAMP,比如 TLR4 识别 FFA 和 LPS。

(五) 巨噬细胞的主要功能

1. **趋化性定向运动**　沿着某些化学物质的浓度梯度进行定向移动,聚集到释放这些物质的病变部位。

2. **吞噬作用**　巨噬细胞有很强的吞噬杀伤能力,可非特异性吞噬杀伤多种病原微生物,是机体非特异性免疫防御中的重要细胞。巨噬细胞也能清除体内衰老损伤细胞,参与免疫自稳作用。

3. **抗原提呈、启动免疫应答**　巨噬细胞表面有很多黏附分子,如 B7 分子、细胞间黏附分子 -1(ICAM-1)等,可分别与 T 细胞表面的协同刺激分子受体 CD28、CD11(LFA-1)结合,产生协同刺激信号,诱导 T 细胞的极化,启动免疫应答,在特异性免疫应答中,巨噬细胞可分泌释放多种细胞因子,参与免疫调节。

4. **抗肿瘤**　巨噬细胞被某些细胞因子如 IFN-γ 激活后能有效地杀伤肿瘤细胞,是参与免疫监视的重要效应细胞。

(六) 巨噬细胞是把双刃剑

巨噬细胞担负着抗感染第一道防线的重任,为人类的生存做出了不朽的贡献,但是巨噬细胞是把双刃剑,巨噬细胞不适当的极化可产生"嗜血细胞综合征",后者导致三系细胞快速下降,危及生命。更重要的是极化的巨噬细胞常诱导慢性低度炎症,后者导致 AS 及其他代谢性疾病。

二、巨噬细胞极化调控因素

正常生理情况下巨噬细胞促炎(M1)与抗炎(M2)通常处于相对平衡状态。代谢紊乱产生的产物不仅诱导单核细胞分化成 M1 巨噬细胞,而且可将 M2 巨噬细胞转变为 M1 巨噬细胞。M1 巨噬细胞的标志物为 CD11c、CD86、白介素(IL)-1β 和 IL-6 等,极化的 M1 巨噬细胞可分泌大量炎症因子,导致炎症状态。而 M2 巨噬细胞具有 CD206、CD163 及 IL-10 标志物,具有抑制炎症的功能。故可以认为巨噬细胞的 M1 极化或 M1/M2 的比值增加是慢性低度炎症的启动者,因此阐明巨噬细胞极化调控因素对于防治代谢性炎症有关代谢性疾病具有重要意义。

(一) M1 型巨噬细胞极化调控因素

1. 干扰素 - γ(IFN-γ) 肿瘤坏死因子等诱导产生 M1 型巨噬细胞,后者释放肿瘤坏死因子 -α(TNF-α)、白介素 1β(IL-1β)、IL-6、IL-12、IL-23、一氧化氮(NO),以及化学趋化因子配体(CXCL)-9、CXCL-10 等。

2. 干扰素调节因子(interferon regulatory factor,IRF) IRF 家族 9 个成员通过不同的信号通路调控巨噬细胞的极化。IRF1 通过激活 NF-κB 通路促进炎症反应。TLR4 激活 IRF3 后产生 INF-β 并促进 M1 巨噬细胞的产生。IRF5 通过调控 TLR 信号通路直接激活炎症相关基因,抑制 IL-10 并促进巨噬细胞 M1 产生。IRF9 与 STAT2 同源二聚体相互作用促进巨噬细胞 M1 极化。

3. 受体 ①TLR4 识别细胞外 PAMP。FFA 及 LPS 等被 TLR4 识别,在 T2DM 及肥胖者血浆常明显升高;②IFN-γR;③集落刺激因子 2 受体 α(CSF2Rα)。

4. 信号转导与转录激活因子(signal transducers activators of transcription,STAT)家族 STAT 家族目前发现有 7 个成员,分别命名为 STAT1、STAT2、STAT3、STAT4、STAT5A、STAT5B 和 STAT6。通过 Jak-STAT 通路的信号传递作用,巨噬细胞会对超过 20 种的细胞因子做出相应的反应。STAT 在 M1 或 M2 型巨噬细胞极化中均有重要作用。其中 STAT1/STAT2 异二聚体直接诱导 M1 极化。STAT1 的同源二聚体促进 M1 巨噬细胞表达 IL-12 和 iNOS。而 M2 的激活主要由 STAT6 介导。

5. 细胞因子信号抑制物(suppressor of cytokine signaling,SOCS) 细胞因子与相应的受体结合可导致信号转导通路的活化,而将细胞因子的信号由胞膜传到胞质并最终传至胞核,并引起目的基因的表达。已经发现了 10 余条细胞因子信号转导通路,其中 JAK/STAT 系统涉及细胞因子的面较为广泛。敲除 SOCS3 的巨噬细胞对 IFN-γ 和 LPS 不再反应,上调表达 SOCS1,恢复对 IL-4 的反应性并表达 M2 表型分子,提示 SOCS3 对于 M1 激活是必需的。

6. 粒 - 巨噬细胞集落刺激因子（granulocyte-macrophage colony-stimulating factor，GM-CSF） GM-CSF 通过 CSF2Rα-JAK2-STAT5-IRF5 信号系统促进巨噬细胞 M1 极化。

7. 表观遗传调节 表观遗传调节包括 DNA 甲基化组蛋白修饰和微小 RNA（microRNA，miR）。miR-155 在 LPS 诱导下促进 M1 巨噬细胞产生。

8. 吃动不平衡 高脂饮食所致肥胖可导致脂肪组织中的 M2 巨噬细胞转换为 M1 巨噬细胞。能量摄入过多或运动过少或二者兼之，常导致能量过剩，后者释放 FFA 等诱导 M1 极化。

（二）M2 型巨噬细胞极化调控因素

1. IRF IRF4 促进巨噬细胞向 M2 极化，从而抑制炎症的发生或发展。

2. STAT STAT6 诱导 M2 巨噬细胞的形成。

3. SOCS SOCS1 可控制巨噬细胞对 IFN-γ 的反应性及 TLR4 和 TLR9 激活的信号通路；并且是 STAT1 通路的内源性抑制剂，上调 SOCS1 表达可使巨噬细胞向 M2 类型分化，提示 SOCS1 参与 M2 激活调控。

4. 受体 IL-4Rα、IL-4 和 IL13 与 IL-4Rα 结合，激活 PI3K 和 JAK1/JAK2/JAK3-STAT6 传导系统，发挥抗炎症作用。

5. 平衡饮食和有氧运动 促进 M1 巨噬细胞转换为 M2 巨噬细胞。

6. 药物 二甲双胍、GLP-1 类似物及过氧化物酶体增殖物激活受体（peroxisome proliferators-activated receptors，PPARs）激动剂等通过调控 STAT 系统增加 M2 巨噬细胞。

第二节 巨噬细胞参与糖尿病及其血管病变的病理生理过程

一、巨噬细胞参与 T2DM 病理生理过程

T2DM 是慢性低度炎症性疾病，其发病机制尚未阐明，一般认为在基因缺陷的基础上存在胰岛素抵抗和胰岛素分泌障碍两个环节。但是仅极少部分糖尿病患者的胰岛素抵抗是由于基因的突变，包括胰岛素、胰岛素受体和受体后基因突变。近年研究提示，不良的生活方式是 T2DM 的主要原因（贡献率约占 60%），遗传（包括表观遗传）和环境改变因素各占 20%（图 1-1）。我国糖尿病患病率的快速提增也与生活习惯的改变密切相关。近 30 年来，工作和生活的规律变化加大，高能量食品摄入较多，活动相对较少，因此产生能量不平衡，能量过剩导致 FFA 增加。另外，生活习惯的改变及抗菌素应用过多，可导致肠道菌群失调，因此产生过多的 LPS。FFA 和 LPS 与巨噬细胞的 Toll 样受体结合，促进巨噬细胞极化，后者产生大量致炎产物，比如 IL-6、CRP 等，导致慢性低度炎症，或称代谢性炎症。

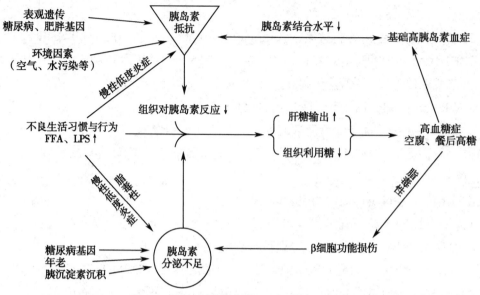

图 1-1 不良生活方式是 T2DM 的主要原因

　　表观遗传,如甲基化修饰和 miR 等参与 T2DM 的病理生理过程。复旦大学附属华山医院研究组证实在新诊断的 T2DM 患者白细胞 miR-145 表达明显下降,LPS 明显增加。LPS 与巨噬细胞表面 Toll 样受体结合后抑制 miR-145 前体的启动子的功能,导致 miR-145 表达明显降低,因此 miR-145 的两个靶蛋白骨保护素(osteoprotegerin,OPG)、Kruppel 样因子 5(Kruppel-like factor 5,KLF5)的表达明显增加,后二者激活 NF-κB,产生和分泌促炎因子,诱导慢性低度炎症的产生(图 1-2)。LPS-Toll 样受体 -miRNA 信号通路是巨噬细胞极化的重要

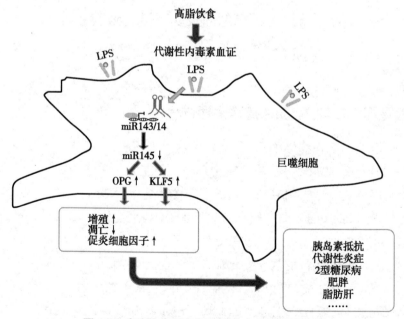

图 1-2 高脂饮食导致代谢性疾病病理过程示意

高脂饮食诱发菌群失调,脂多糖(LPS)增加,通过 Toll 样受体 4,
抑制 miR145 等,极化巨噬细胞,产生炎症因子,后者损伤组织器官

途径。极化的巨噬细胞侵袭胰岛、脂肪及肝脏组织,影响这些组织的功能,导致胰岛功能下调及胰岛素抵抗。一般认为巨噬细胞仅侵入脂肪组织或肝组织,形成胰岛素抵抗,常常表现为糖尿病前期,如果同时侵入胰岛组织,损伤胰岛功能,此时常为糖尿病。可以认为极化的巨噬细胞是连接不良生活习惯与糖尿病发生的桥梁。研究证明慢性低度炎症不仅因为抑制胰岛素底物 1(IRS-1)和胰岛素底物 2(IRS-2)的表达及作用而产生胰岛素抵抗,而且与胰岛细胞去分化有关。近年发现 T2DM 胰岛 β 细胞并非死亡,而是失去分泌胰岛素功能,即去分化。β 细胞去分化和再分化与三种转录因子有关:叉头转录因子,FOXO1(forkhead box O1)是 IGF-1-PI3K-AKT 的下游效应分子,炎症和氧化应激降低其含量及细胞核定位,FOXO1 减少是 β 细胞去分化的主要因素;NKX6.1(NK6 homeobox 1)从细胞核转移到细胞质是去分化特征:巨噬细胞活化因子(macrophage activating factor,MAF)在去分化的 β 细胞中明显降低。IL-1、IL-6 及 TNF-α 都可降低上述 3 种蛋白质而导致动物 β 细胞去分化,而 IL-1 拮抗剂可改善糖尿病鼠 β 细胞去分化。抗感染治疗将为防治糖尿病提供新的方法。

二、巨噬细胞极化是糖尿病高发 AS 的重要原因

糖尿病患者高发 AS。复旦大学附属华山医院与全国 16 家医院对 2014 年 1 月—2015 年 12 月住院的 10 208 例 T2DM 患者进行了横断面研究,AS(颈动脉斑块阳性)的检测率高达 71.9%(图 1-3)。AS 诱发的心脑肾血管病变是糖尿病患者致残致死的主要危险因素。糖尿病加速 AS 产生的危险因素有多种,包括糖脂代谢紊乱、氧化应激、高血压等,但是研究显示巨噬细胞参与了 AS 病理生理的全过程(图 1-4)。

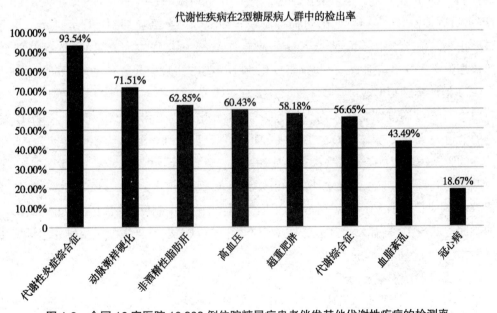

图 1-3　全国 16 家医院 10 208 例住院糖尿病患者伴发其他代谢性疾病的检测率

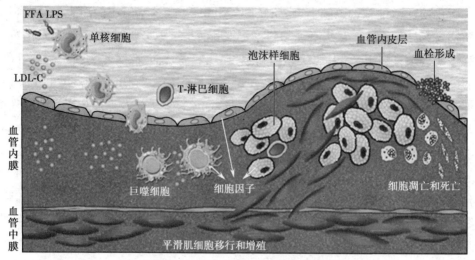

图 1-4　巨噬细胞参与 AS 全过程

代谢产物(FFA、LPS)诱导单核细胞分化为巨噬细胞,极化的巨噬细胞吞噬过多氧化性 LDL,形成泡沫样细胞,后者与平滑肌细胞产生斑块。巨噬细胞产生过多金属蛋白酶,后者溶解斑块膜,导致斑块破裂

(一)巨噬细胞浸润血管内膜层

来自循环血液中的单核细胞或已经分化的巨噬细胞黏附在血管壁的内皮细胞,通过滚动,从内皮细胞间隙浸润管内膜层。糖尿病患者增加的代谢产物(FFA 和 LPS 等),与内皮细胞及单核细胞等细胞膜蛋白(受体)结合,导致这些细胞更多地合成和分泌血管细胞黏附分子 -1(ICAM-1)和 E- 选择素等,后者招募单核细胞或巨噬细胞黏附到血管壁并进入内膜层。从单核细胞分化成巨噬细胞是动脉粥样硬化的起始步骤。抑制单核细胞分化为巨噬细胞,有利于 AS 的防治。二甲双胍激活腺苷酸活化蛋白激酶(AMP-activated protein kinase,*AMPK*),后者抑制 STAT3 磷酸化,进而抑制单核细胞分化至巨噬细胞。研究证实二甲双胍通过减少小鼠单核细胞浸润,降低 Ang Ⅱ 诱导的 ApoE 粥样斑块形成。AMPK-STAT3 轴调节单核细胞浸润及单核细胞 - 巨噬细胞分化,在防治 AS 过程中起着举足轻重的作用。

(二)泡沫样细胞形成

LDL-C 透过内皮细胞深入内皮细胞间隙,经氧化形成氧化型 LDL-C(Ox-LDL)。巨噬细胞的清道夫 A 和 B 受体与 Ox-LDL 结合而被摄取,形成巨噬源性泡沫细胞,此为 AS 早期特征性的脂纹病理变化。糖尿病患者脂代谢紊乱,高密度脂蛋白(HDL-C)减少,甘油三酯增加,抑制逆向胆固醇转运,LDL-C 增加;巨噬细胞 B 型清道夫受体 CD36 表达增加;巨噬细胞释放炎症因子,因此糖尿病患者容易产生泡沫样细胞。抑制巨噬细胞摄入过多 LDL-C 及增加胆固醇的流出,将有效控制泡沫样细胞产生。复旦大学附属华山医院研究组证实小檗碱可增加巨噬细胞胆固醇的流出。

(三)粥样斑块形成

巨噬细胞及平滑肌细胞吞噬过多 LDL-C 形成的泡沫样细胞在内膜层坏死崩解,形成糜粥样坏死物,为粥样斑块(atheromatous plaque),是 AS 典型病变。

粥样斑块:亦称粥瘤(atheroma)。动脉内膜面见灰黄色斑块,既向内膜表面隆起,又向深部压迫中膜。纤维帽的下方,有多量黄色粥糜样物。光镜可见细胞外脂质及坏死物和胆固醇结晶。周边部可见肉芽组织、少量泡沫细胞和淋巴细胞浸润。

(四) 斑块破裂

不稳定斑块容易产生斑块破裂,其病理和生化的特点为:纤维帽薄;斑块不规则;脂肪核心较大;大量巨噬细胞和其他炎症细胞浸润;金属蛋白酶(matrix metalloproteinase,MMP)表达增加;炎症标志物及细胞炎症增加;新生微血管增多。巨噬细胞极化后主要分为 M1(促炎症,如 IL-1)和 M2(抑炎症,如 IL-10)两种表型。在早期斑块内浸润细胞以 M2 巨噬细胞为主,维持斑块的稳定性。在不稳定斑块,巨噬细胞极化为 M1 型,巨噬细胞泛素样结合蛋白 P62 明显增加,巨噬细胞自噬能力下降,产生炎症因子及活性氧触发内质网应激,分泌MMP,促使斑块纤维帽变薄,加快斑块破裂。综上所述,巨噬细胞的极化参与斑块形成和破裂的各个阶段,调控巨噬细胞的极化是防治 AS 的关键。

三、巨噬细胞极化与糖尿病肾病和糖尿病视网膜病变

糖尿病肾病(diabetic nephropathy,DN)或糖尿病肾脏疾病(diabetic kidney disease,DKD)是肾衰竭的主要原因之一。

研究证明糖尿病肾病患者的肾小球、肾小管及肾动脉组织中单核细胞或巨噬细胞浸润都明显增加;巨噬细胞浸润程度与血糖水平肾功能及肾脏纤维化密切相关;糖尿病肾病(DN)的发病与肾脏间质内巨噬细胞的浸润有关;氧化应激产物活性氧(reactive oxygen species,ROS)与 DN 有关;炎症因子 TNF-α 刺激系膜细胞产生氧自由基,导致细胞内膜损伤,促进 ICAM-1 分泌,招募巨噬细胞浸润;抑制巨噬细胞的浸润及极化可减轻 DN 的发生和发展。研究结果显示巨噬细胞参与糖尿病肾病的发生和发展(图 1-5)。糖尿病视网膜病变与 DN 都是糖尿病特异的并发症,前者常是诊断 DN 的参考指标。近年研究证明巨噬细胞诱导的慢性低度炎症参与糖尿病视网膜病变的病理生理过程。

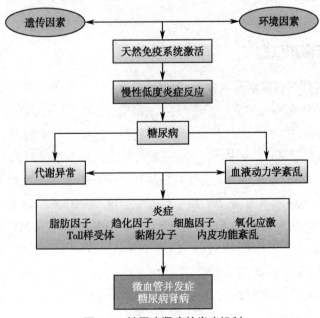

图 1-5　糖尿病肾病的炎症机制

四、巨噬细胞极化与非酒精性脂肪肝和肥胖

NAFLD 患者常常伴有肥胖,反之亦然,两者都与能量过剩有关。脂肪过多沉积在肝细胞和脂肪细胞,诱导巨噬细胞极化,后者产生炎症因子并损伤组织器官,参与 NAFLD、肥胖及其他代谢性疾病。NAFLD 及肥胖产生的胰岛素抵抗是糖尿病及动脉粥样硬化的主要危险因子之一。定居在各组织中的巨噬细胞的极化也参与代谢性疾病的过程。肝组织定居的巨噬细胞(库普弗细胞)占全身定居巨噬细胞总量的 65%~70%。过多沉积在肝细胞的脂肪损伤肝细胞,产生病原相关分子模式因子或损伤相关模式分子(damage associated molecular patterns,DAMP),后者通过 Toll 样受体、RIG-1 样受体或 NOD 样受体等模式识别受体,极化库普弗细胞及诱导单核细胞分化为巨噬细胞。极化的库普弗细胞及巨噬细胞在非酒精性脂肪性肝炎(nonalcoholic steatohepatitis,NASH)病理生理过程起决定性的作用。

第三节　巨噬细胞与代谢性炎症综合征

一、代谢性炎症综合征(MIS)的概念

由于现代生活习惯和环境的变化导致代谢紊乱及产生代谢产物,包括游离脂肪酸和脂多糖等因子极化巨噬细胞等并诱发慢性低度炎症,称为代谢性炎症(metabolic inflammation 或称 metaflammation),后者损伤组织和器官并导致代谢性疾病。复旦大学附属华山医院研究团队基于临床和基础研究结果,将 T2DM、AS、NAFLD 及肥胖这 4 种疾病比作"一根藤上的 4 个瓜",由巨噬细胞极化导致的慢性低度炎症可看作藤,由此在国内外首次提出了代谢性炎症综合征(MIS)的概念并建议将伴有上述 4 个代谢性疾病中 2 个或 2 个以上的患者诊断为 MIS(图 1-6)。

二、MIS 的临床依据

(一)上述 4 种代谢性疾病常常聚集、同存或并发

糖尿病已是严重威胁人类健康的非传染性疾病。2003 年的流行病学调查显示,全球有近 2 亿糖尿病患者,估计到 2025 年这一数字将超过 3 亿。我国糖尿病患者已过亿,由于糖尿病患者 AS(心肌梗死、脑卒中等)高发会造成严重后果并带来极大的经济负担和社会压力。课题组组织 8 家医院对 4 711 名住院糖尿病患者进行多中心横断面研究。结果发现 T2DM 患者中,MIS 的检出率为 96.2%,高于代谢综合征(metabolic syndrome,MS)的患病率(57%)。AS 的检测率高达 80.4%。MIS 的组分之一动脉粥样硬化及 MS 均是冠心病的危险因素,OR 值分别为 3.58 [95%CI(2.72,4.70),$P<0.001$]、1.61 [95%CI(1.38,1.88),$P<0.001$]。在 T2DM 患者中,MIS 检测率高于 MS,表明 MIS 更有利于发现炎症相关的代谢性疾病;75% 的肥胖和糖尿病患者伴有脂肪肝,冠状动脉粥样硬化狭窄住院患者糖代谢异常者占 76.9%,其中糖尿病占 52.9%。

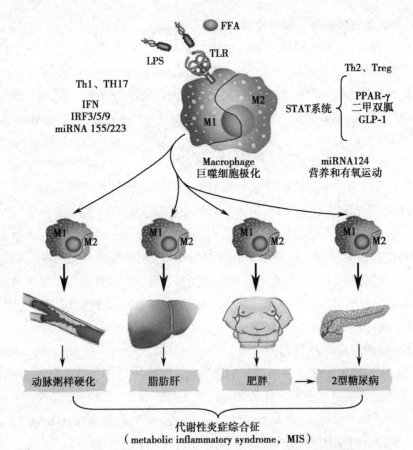

图 1-6　巨噬细胞促炎（M1）与抗炎（M2）通常处于相对平衡状态，一旦体内 FFA 与 LPS 增加，通过巨噬细胞表面的 TLR4 使其极化（M1/M2 比例增加），极化的巨噬细胞导致动脉粥样硬化并参与脂肪肝、肥胖、T2DM 的病理生理过程。如果极化的巨噬细胞损伤组织器官，并形成 2 个或 2 个以上如图所示的代谢性疾病，可考虑诊断"代谢性炎症综合征"

（二）4 种代谢性疾病患病率都与不良生活习惯密切相关

研究结果显示不良生活习惯对这些代谢性疾病的影响高达 60%。而饮食控制及运动可明显减少这些疾病的发生率及死亡率。有氧运动是指人体在氧气充分供应的情况下进行的体育锻炼，即在运动过程中，人体吸入的氧气与需求相等，达到生理上的平衡状态。研究表明，有氧运动可调节巨噬细胞 M1/M2 比例，改善代谢性炎症状态。中等强度的有氧运动能延缓 T2DM 的发生，并有助于减少 T2DM 的心脑血管并发症。复旦大学附属华山医院与相关公司配合研发了有氧运动计步器，将每分钟 >60 步且持续时间 >10 分钟的行走步数定义为中等强度有氧运动的步数，并建立了有氧运动管理糖尿病的网络平台，患者在移动终端上可自行查询步行数据及分析结果。复旦大学附属华山医院对上海市宝山区杨行镇社区卫生服务中心 650 例糖尿病患者进行有氧运动和动态血糖观察（上海卫生系统先进适宜技术推广项目，项目编号 2013SY029），结果发现有氧运动可降低空腹血糖，改善血糖波动及动脉硬度，提示有氧运动可能在防治 MIS 中起重要作用。

（三）4 种代谢性疾病都与慢性低度炎症密切相关

在 1999 年及 2011 年分别将 AS 和 T2DM 定义为慢性低度炎症性疾病。Hotamisligil 于 2006 年首次提出代谢性炎症（metabolically triggered inflammation，meta-flammation）的概念，他认为营养物质和代谢过剩物质可以触发一种慢性低度的炎症反应，导致代谢性疾病的发生发展。研究表明，糖尿病患者血清炎症因子如 TNF-α、IL-6、CRP 等明显升高，外周血炎症标志物（如 CRP、叶酸、IL-6）已成为 T2DM 的独立危险因素。具有抗炎作用的药物如阿司匹林小剂量应用短期内可改善胰岛素抵抗，大剂量阿司匹林较长时间应用则能改善糖代谢。2011 年美国代谢性炎症研究专家也推出 T2DM 是炎症性疾病的概念。糖尿病对人类的主要危险因素是心脑血管并发症，由 AS 引发的卒中、心肌梗死等心脑血管疾病已是危害人类健康的第一杀手。近年研究证明极化的巨噬细胞参与 AS（包括冠状动脉和脑动脉粥样硬化）病理生理的全过程。研究结果提示 NAFLD 和肥胖也是与代谢性炎症密切相关的疾病。单核巨噬细胞不仅入侵血管内膜吞噬胆固醇并形成泡沫样细胞及导致 AS，巨噬细胞也可侵袭胰岛、脂肪细胞和肝脏组织并损伤这些细胞组织，从而参与 T2DM、肥胖和 NAFLD 的病理生理过程。

（四）抗炎症治疗提示 4 病可同防治

目前抗炎症治疗糖尿病已取得可喜的进展：白介素 -1 受体抗体不仅改善胰岛功能，降低 HbA1c，IL-1 受体拮抗剂还明显降低有心肌梗死史或 CRP ≥ 2mg/L 患者心血管事件的发生率；小檗碱调控巨噬细胞极化及治疗伴脂代谢紊乱的 T2DM 有效；GLP-1 和二甲双胍都通过 STAT3 调控巨噬细胞极化，如图 1-6 提示 GLP-1 和二甲双胍不仅治疗糖尿病有效，也有可能对 MIS 的治疗有一定的作用，因此值得关注和研究抗炎症治疗 MIS。事实上，临床实践已证明二甲双胍具有降糖、减重、减轻脂肪肝及减少心血管事件风险的作用，显示二甲双胍有利于 MIS 的防治，也提示 MIS 的概念具有重要的防治代谢性疾病的临床意义。

三、MIS 的细胞和动物研究的证据

（一）代谢产物诱导巨噬细胞的极化

研究证实代谢产物可以通过多种途径激活炎症细胞，释放炎症介质，引起机体胰岛素抵抗等。如高糖可以提高细胞核内 NF-κB 与 DNA 的结合，减少 IκB 的表达，增加 IKKα、IKKβ 这两种激酶蛋白水平，增强两种激酶对 IκBα/β 的磷酸化，促进 IκBα/β 通过泛素途径进行降解；同时高糖能够增加促炎症转录因子 AP-1 和 EGR-1 蛋白水平。而高脂则直接可以通过 TLR4 活化 PKC，诱导下游 IKK 和 JNK 两条炎症相关通路的激活，引起机体胰岛素抵抗，破坏机体能量代谢平衡。近年的研究结果提示 NAFLD 和肥胖也是与代谢性炎症密切相关的疾病。研究表明，除了饱和脂肪酸等内源性损伤相关分子模式之外，外源性病原相关分子模式如革兰氏阴性菌的 LPS，也能引起慢性低度炎症。巨噬细胞、T 细胞等免疫细胞均参与炎症反应，其中巨噬细胞的极化在形成胰岛素抵抗和 AS 等病理过程中起关键的作用。

复旦大学附属华山医院研究组证明了 LPS 通过结合巨噬细胞表面的 TLR4，激活下游促分裂原活化的蛋白激酶（mitogen-activated protein kinase，MAPK）途径，影响 miR-143/145

启动子的活性,抑制 miR-145 的合成,从而增加 OPG、KLF5 和 ARF6 水平,上调 p65 水平,激活 NF-κB 通路,极化巨噬细胞的活性和影响促炎因子的分泌。研究结果证明代谢产物(FFA 及 LPS)影响天然免疫细胞的应答。

(二) 整体研究

动物实验表明,过度表达诱导炎症的因子(如 MG53 等)可同时引起数个代谢性危险因素,导致肥胖、脂肪肝及糖耐量异常,予抗炎症治疗后,这些危险因素可部分得到改善。复旦大学附属华山医院课题组发现 miR145 抑制巨噬细胞的极化,过度表达 miR145 的小鼠模型,其糖耐量异常、肥胖、脂肪肝得到明显改善,动脉粥样硬化的风险降低。课题组首次成功地制备了包含 4 个跨膜域的膜蛋白(TM4)基因敲除肥胖小鼠模型,而且伴有高血压、糖耐量明显受损,组织中炎症因子水平升高,肝与脂肪组织的巨噬细胞浸润明显增多。过度表达 TM4 明显改善糖尿病鼠糖耐量异常、肥胖和脂肪肝,降低动脉粥样硬化的风险,下调巨噬细胞 NF-κB 的表达;泛素 - 蛋白酶体抑制剂 PS-341(0.3mg/kg)抑制 TM4 降解,因此可通过 TM4-Nur77-IKKβ-NF-κB 通路缓解小鼠体内代谢性炎症状态,从而改善血糖、血压等代谢指标。

四、MIS 的概念及研究的价值及临床意义

MIS 的概念符合系统生物学及整合医学的理论,有利于学科交叉、基础和临床密切结合,从而开创异病同治和异病同防的高效防治代谢性疾病的新方法。MIS 是对代谢综合征(metabolic syndrome,MS)的延伸。早在 20 世纪 60—70 年代,研究者已发现肥胖、高血压、血脂紊乱、糖尿病聚集的人群中,心血管疾病的发病风险更高,并把这些代谢性危险因素的组合称为代谢综合征(MS)。1998 年世界卫生组织(WHO)专家组正式对此命名并提出诊断标准,其后多种组织机构对其组分进行讨论并修订。先后被纳入各个诊断标准的组分除最初的 4 项外,尚有微量白蛋白尿、空腹血糖受损或糖耐量异常等;有争议的危险因素包括慢性低度炎症指标(如 CRP、PAI-1)、高尿酸血症、非酒精性脂肪肝等;按照 MS 的诊断标准,库欣综合征、肢端肥大症及原发性甲状腺功能减退等疾病也符合 MS 的诊断,提示 MS 的概念欠严密。MIS 的概念可以更好地归纳不良生活习惯导致慢性低度炎症而产生的代谢性疾病。2 个或以上内分泌肿瘤患者诊断为多发性内分泌肿瘤综合征,2 个或以上内分泌腺体功能低下者称为多发性内分泌功能低下综合征,故将 2 个或以上与炎症密切相关的代谢性疾病诊断 MIS 是合理和有益的。

AS 已成为威胁人类健康的主要危险因素,因此筛查和早期诊断 AS 至关重要。MIS 的概念和诊断将鼓励和促进 T2DM、NAFLD 及肥胖者筛查 AS,因此 MIS 的概念有助于 AS 的早期诊断和防治。我们没有采用高血压作为 MIS 的组分,因为高血压的原因较复杂,其中包括继发性高血压。樊代明院士在首届 MIS 和整合医学高层论坛上指出"代谢性炎症综合征这种提法和实践是非常有前途的,而且是解决当前看病贵看病难的重要方法"。

五、MIS 的抗炎症治疗:异病同治,异病同防

(一) 异病同治

一种药物可干预和治疗两种以上代谢性疾病,异病同治将明显提高治疗效率。

1. 降糖药物的抗炎作用 二甲双胍和 GLP-1 类似物通过降糖的间接抗炎作用及调节 STAT3 的直接抗炎作用,不仅降糖且能较强地降体重和减低心血管疾病风险,它们是治疗 MIS 的有效药物。磺酰脲类及非磺酰脲类促泌剂抑制 ATP 敏感的钾通道促进胰岛素的分泌,而 ATP 敏感钾通道(KATP)具有促进炎症的作用,因此此类降糖药也是通过直接和间接途径发挥抗炎作用(表 1-1)。噻唑烷二酮类具有直接和间接机制的抗炎作用,但是,因其可导致水钠潴留及骨质疏松,故在老年及心功能不全患者中慎用。

表 1-1 降糖药物通过直接和间接途径发挥抗炎作用

种类	药名	作用靶点	直接或间接	抗炎强度
双胍类	二甲双胍	激活 AMPK	直接 + 间接	中等
磺酰脲类	格列本脲	关闭 KATP	直接 + 间接	轻度
	格列齐特		直接 + 间接	
	格列吡嗪		直接 + 间接	
	格列美脲		直接 + 间接	
非磺酰脲类促泌剂	瑞格列奈	关闭 KATP	直接 + 间接	轻度
	那格列奈		直接 + 间接	
	米格列奈		直接 + 间接	
噻唑烷二酮类		PPAR-γ 激动剂	直接 + 间接	轻度
GLP-1 类似物		GLP-1 受体	直接 + 间接	中等

2. 研发抗炎症药物 针对白介素、TNF 及 IKKβ-NF-kβ 设计的几十种抗炎症药物,正在进行临床研究,有的已经用于治疗糖尿病并获得较好效果。白介素 -1(IL-1)受体阻滞剂(anakinra)明显增加胰岛素分泌,减低 HbA1c、CRP、IL-6 及明显降低有心肌梗死史或 CRP ≥ 2mg/L 患者心血管事件的发生率。因为胰岛 β 细胞 IL-1 受体表达明显高于其他细胞,因此 anakinra 抑制了 β 细胞的炎症,恢复了部分胰岛功能,但是没有增加胰岛素的敏感性,提示抗炎症治疗具有组织特异性及需要多靶点干预治疗。泛素化酶抑制剂(PS-341)治疗多发性骨髓瘤获得较好疗效。复旦大学附属华山医院研究组发现 PS-341 可明显地降糖、降体重并增加胰岛素敏感性,目前正在按照申报的专利要求制备治疗 MIS 的口服制剂。近期国外批准包含二甲双胍、缬沙坦、塞来昔布(celecoxib)的抗炎复合物(RK-01)进行临床研究。

(二)异病同防

一种代谢性疾病的预防方法,多种代谢性疾病获益,吃动平衡是预防糖尿病及 MIS 的良方。

1. 平衡膳食 既然 MIS 的 4 个常见的代谢性疾病都与不良的生活习惯密切相关,就应该用科学的生活方式去防治。我国大庆研究及国外研究结果都证明生活干预可减低 50% 糖尿病的发生率,并且减少心血管病发生风险及延长寿命。建议以平衡膳食(balance diet)替代饮食控制的提法,以免误导患者只要少吃点食品就行,而要让患者了解哪些食品宜多吃和少吃,譬如至少让患者知道油炸食物、腌制品、红肉等不宜食用,而应该多食蔬菜粗粮等多纤维食品(视频 1-1~ 视频 1-3)。平衡膳食配合运动和药物的作用,可更好地控制血糖、血脂。

视频 1-1 平衡膳食 　　视频 1-2 平衡膳食 　　视频 1-3 平衡膳食
之食品选购 　　　　　 之家居烹饪和点评 　　　 之餐馆选菜和点评

本书视频引自:胡仁明,鹿斌.抗糖路上爱相伴.上海:复旦大学电子音像出版社,2018.

2. 有氧运动 运动,特别是有氧运动(视频 1-4),不仅有益于预防代谢性疾病,同时也是一种治疗方法。有氧运动的益处有:①可增强组织对胰岛素的敏感性;②调节糖代谢、降低血脂;③有利于血糖的控制,加速脂肪分解,降低体脂和控制肥胖;④改善心肺功能,降低血压;⑤改善凝血功能,降低心血管危险;⑥促进心理健康、改善睡眠,提高机体的适应性。有氧代谢运动特点是强度中等、有节奏、不中断和持续时间较长,但简单易坚持,此类运动包括步行、慢跑、骑车、游泳、太极拳、徒手体操、羽毛球、扭秧歌、做健身操等。有氧运动实际上是指运动时通过自然呼吸,氧气供应足够。运动强度可以用运动后心率来衡量,如实际运动后心率(靶心率)=170– 年龄(岁),则这样的运动量属于中等。一般以达到靶心率后持续20~30 分钟为好。运动后精力充沛、不易疲劳,心率常在运动后 10 分钟内恢复至安静时心率数说明运动量比较适合。也可测定心率指数(运动后心率除以运动前心率)来判断是否到达有氧代谢运动。如果心率指数介于 1.3~1.5 可以认为达到有氧代谢运动。每分钟 60 步以上并持续 10 分钟以上也能达到有氧运动。每周至少运动 3~5 次,累计时间 150 分钟为好。

视频 1-4 有氧运动

引自:胡仁明,鹿斌.抗糖路上爱相伴.上海:复旦大学电子音像出版社,2018.

六、基于 MIS 的概念,试谈整合糖尿病防治战略

我国糖尿病防治工作已取得长足进步,但是糖尿病患病率还在快速增加,而达标率不高,基于 MIS 而思考的整合糖尿病防治策略可能有助于提高糖尿病防治的效果。笔者在此谈谈整合糖尿病防治的概念及内容,简单归纳为一中心、两关键和六化。防治糖尿病不是以血糖为中心,也不是以糖尿病慢性并发症为中心,而是以健康为中心,也就是不仅医治身体的病症,也得调整患者的心理变化。两个关键是:① 吃动平衡,持之以恒;②合理用药,减少

依赖。六化含义如下：

1. 糖尿病教育规范化 可以参考《抗糖路上爱相伴》糖尿病教育电视剧,宣传教育内容主要包括：①宣传正确的糖尿病防治知识,T2DM 不是终身用药的疾病,让患者增加战胜糖尿病的信心、自信乐观；②充足睡眠(6 小时以上)；③禁烟限酒；④请客赴宴宜七分饱；⑤有氧运动,养成习惯；⑥科学烹调,多开水锅,少开油锅；⑦不宜进食油炸食品、腌制食品、罐头加工食品、动物内脏等；⑧适宜多食的有带皮粗粮、鱼虾海鲜、绿色蔬菜、新鲜水果等。

2. 治疗手段人性化 多与别人交流,提倡"话疗"。

3. 药物治疗个性化 按照体重指数(BMI)及胰岛素水平高低将 T2DM 患者分为 3 组。A 组：胰岛素缺乏；B 组：胰岛素抵抗为主；C 组：胰岛素缺乏伴胰岛素抵抗。根据分组情况合理用药。

4. 生活干预落地化 比如复旦大学附属华山医院应用有氧运动计步器管理糖尿病。

5. 糖尿病防治基层化 医联体和基层专家工作室(如上海市闵行区吴泾卫生中心华山医院糖尿病专家工作室)有助于糖尿病防治基层化。

6. 防治糖尿病整体化 改变"头痛医头,脚痛医脚"的思维模式,从疾病整体出发,建立学科交叉、基础与临床、中医与西医密切结合的防治体系,开创"异病同治和异病同防"的防治糖尿病及常见代谢性疾病的新方法,既降糖,也治疗肥胖、AS 及 NAFLD,让防治糖尿病整体化并提高防治效率。

第四节 展　　望

T2DM 患者常伴有 NAFLD、肥胖及 AS,且都与巨噬细胞诱发的慢性低度炎症密切相关,从整合医学角度考虑,我们提出了 MIS 的概念并建议将伴有 2 种或 2 种以上前述 4 种代谢性疾病的患者诊断为 MIS。MIS 的概念有助于异病同治和异病同防,从而提高这些常见代谢性疾病的防治效果。以往有人认为"T2DM 是终身用药的疾病",此说法国内外缺乏循证医学依据,也不利于提倡生活干预。临床上大约 5% 的 T2DM 患者经过生活干预血糖达标而不用药物,笔者管理的糖尿病患者中有 5 年甚至 20 年以上不用药物、血糖控制良好的病例；减重手术后一半以上患者 5 年停用药物而血糖达标；T2DM 患者胰岛 β 细胞并没有死亡,而是去分化,适当干预后可再分化。笔者曾在 2011 年上海东方论坛上提出 T2DM 可防可治,本质上讲,T2DM 的可治愈,主要指体格检查发现的中青年患者经过生活干预可治愈。MIS 的 4 种常见的代谢性疾病实际上是现代生活病。现代生活病防治离不开生活干预。生活干预主要包括平衡膳食和有氧运动。生活干预贵在坚持,胜在坚持。随着生活干预落地方法的推广、干细胞治疗的探索及抗炎药物的研发,更多的 T2DM 及 NAFLD、肥胖及 AS 患者将获得良好的控制,甚至获得逆转。

(胡仁明)

第二章 糖尿病大血管病变高危因素的相互作用：脂代谢紊乱与 2 型糖尿病

第一节　糖脂代谢相互关系概述

随着 T2DM 患病率逐年上升，糖尿病患者常见的脂代谢紊乱越来越受到人们的关注，脂代谢紊乱对糖尿病及其并发症的发生有着重要的作用。英国前瞻性糖尿病研究（UKPDS）的结果显示，血脂异常是糖尿病患者发生致死性和非致死性并发症的首要危险因素。Banting 奖获得者 Denis McGarry 研究也表明，T2DM 中糖代谢紊乱的根源为脂代谢异常。美国胆固醇教育计划（NCEP）成人治疗组第 3 次指南（ATP Ⅲ）中，明确将糖尿病视为冠心病的等危症，并主张对糖尿病患者进行积极地降脂治疗。

代谢综合征是一种合并有高血压及糖、脂代谢等多种异常的综合征，这些多种异常的集簇发生可能与胰岛素抵抗（insulin resistance，IR）有关。目前，90% 以上患者为脂肪增多型（肥胖型），但极少数也可为脂肪营养不良型（消瘦型）。

糖尿病患者血脂异常发生率高，是因为糖、脂肪、蛋白质和核酸等物质在代谢过程中存在着密切的联系。在机体内糖类和脂类化合物之间存在相互转化的现象。在体内葡萄糖生成过多的情况下，糖经糖酵解过程，可生成磷酸二羟丙酮和丙酮酸等物质，磷酸二羟丙酮可被还原成甘油、丙酮酸，经氧化脱羧之后转变成为乙酰辅酶 A（CoA），然后在脂肪酸合成酶系的作用下合成脂肪酸，再与甘油合成甘油三酯（TG，中性脂肪的主要成分）。同样，体内 TG 亦可转化成糖，即 TG 在脂肪酶水解下生成甘油和脂肪酸，甘油氧化成磷酸二羟丙酮，然后合成己糖，脂肪酸经过 β- 氧化作用生成乙酰 CoA，然后通过乙醛酸循环生成琥珀酸，再被氧化成草酰乙酸，经脱羧形成丙酮酸，逆酵解途径合成糖（图 2-1）。

研究显示，转录因子糖类反应元件结合蛋白（ChREBP）是葡萄糖对脂原性基因表达和体内脂质合成的主要调节子。在小鼠动物模型中，静脉注射脂肪乳比高脂饮食能更有效地诱导周围和肝脏胰岛素抵抗。胰岛素抵抗可能与升高的抵抗素和下降的脂联素水平有关，提示过多摄入脂肪可诱导胰岛素抵抗，参与高血糖的发生。胰岛素刺激白色脂肪细胞分泌的细胞因子在调节葡萄糖和脂肪代谢过程中具有重要作用。此外，肝脏胰岛素抵抗是导致肝细胞内游离脂肪酸（free fatty acids，FFAs）合成 TG 受阻的主要原因。肝脏胰岛素抵抗在早期是由机体胰岛素抵抗和骨骼肌、脂肪细胞处理葡萄糖和脂肪酸能力减弱所致。肝脏胰岛素抵抗的主要后果,是肝脏胰岛素信号转导受阻,对肝细胞贮存 TG 产生负性影响。可以说,胰岛素抵抗是高血糖和高血脂异常的共同土壤。

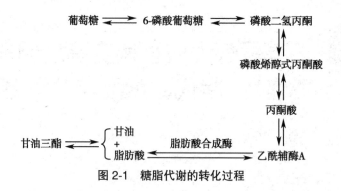

图 2-1　糖脂代谢的转化过程

第二节　糖尿病的脂代谢异常

糖尿病是胰岛素作用的绝对缺乏或相对缺乏所致。而胰岛素绝对缺乏(1 型)和胰岛素相对缺乏(2 型)的糖尿病在脂代谢异常方面又有类似和不同的表型。

T1DM 的脂代谢紊乱受胰岛素缺乏程度的影响,与 T2DM 相似,表现为乳糜微粒(CM)、极低密度脂蛋白(VLDL)等富含 TG 的脂蛋白、低密度脂蛋白(LDL)浓度升高,并同时伴有高密度脂蛋白(HDL)的减少。但与 T2DM 的主要不同是,T1DM 的脂代谢紊乱可随胰岛素治疗、血糖正常化而迅速被纠正。

T1DM 患者内源性 TG 的分解代谢下降,外源性 TG 的清除也降低,因为脂蛋白脂酶(LPL)的活性依赖于胰岛素的作用。在胰岛素缺乏早期,由于脂肪组织的 TG 合成受阻,分解加速,血浆 FFAs 浓度增加,为肝脏提供丰富的原料,合成和分泌更多的 VLDL;而胰岛素严重缺乏时,肝脏蛋白合成能力下降,使早期增高的肝脏 VLDL 分泌开始下降。

T1DM 患者由于胰岛素缺乏,体内组织中的细胞(如成纤维细胞)表面 LDL 受体(LDL-R)数量减少及活性降低,使 LDL 与其受体结合减少,LDL 分解代谢减低;此外,VLDL 水平升高促进了其向 LDL 的转化和生成;LDL 除了量的改变外,其性质也有异常。载脂蛋白(apo)B 的糖基化可影响 LDL 与 LDL-R 的亲和力。ApoB 的糖基化还可促进LDL 与巨噬细胞相互作用,导致巨噬细胞对 LDL 的摄取增加。

HDL 除来源于肝脏和小肠的分泌与合成外,VLDL 和 CM 的分解代谢产物也是 HDL合成的原料,VLDL 及 CM 分解代谢降低使 HDL 合成减少;此外,T1DM 伴有微量白蛋白尿者,尿中 HDL 的排泄增加。同时 T1DM 患者的 HDL 成分也发生改变。HDL 浓度较低患者中主要是 HDL2 和 ApoA-Ⅰ降低,HDL3 较小且富含 TG。

T2DM 的脂代谢紊乱更为常见,早期表现为:血浆 TG、总胆固醇(TC)升高,高血脂程度与疾病严重性相关,并可随糖尿病缓解而迅速减轻;循环中 LDL 颗粒增多,VLDL 浓度升高,HDL 正常或减少,异常脂蛋白 Lp(a)升高或正常;载脂蛋白的变化,表现为 LDL、VLDL 中的主要蛋白成分 ApoB-100 升高。T2DM 患者血脂水平除上述数量上的改变外,还有其结构和功能上的异常,如脂蛋白的糖化和氧化、脂蛋白中游离胆固醇、TG 含量或载脂蛋白的变化等。

　　T2DM 晚期脂蛋白组成上发生明显改变,主要为: 血脂改变表现为高 TG 血症,胆固醇水平则相对降低;脂蛋白的变化为富含 TG、含 ApoB 蛋白的 VLDL 和残体脂蛋白颗粒增加,小而密 LDL(sdLDL)颗粒增多。sdLDL 脂蛋白颗粒易于被氧化,与 LDL-R 亲和性较低,因此在血液中清除缓慢,比大颗粒 LDL 更易致动脉硬化。同时伴有 HDL-C 下降及血浆脂蛋白 a〔Lp(a)〕增高。Lp(a)是一种特殊的脂蛋白,是 LDL 的 ApoB-100 与载脂蛋白 Apo(a)结合而形成。Apo(a)与纤溶酶原结构相似,具体生物学功能尚不明,但 Lp(a)水平已知与心脑血管风险呈高度正相关。VLDL 和 LDL 中 ApoC-Ⅲ增加而 HDL 中 AopA-Ⅰ下降,导致 ApoA-Ⅰ/ApoC-Ⅲ明显减少。ApoC-Ⅲ是 LPL 活性的抑制蛋白,其含量增高使得 LPL 的脂解活性受到抑制,加重高 TG 血症。此外在 T2DM 中,与 TG 及胆固醇相关的受体、酶、转运蛋白、调控因子等异常在脂代谢紊乱中也起到重要作用(图 2-2)。

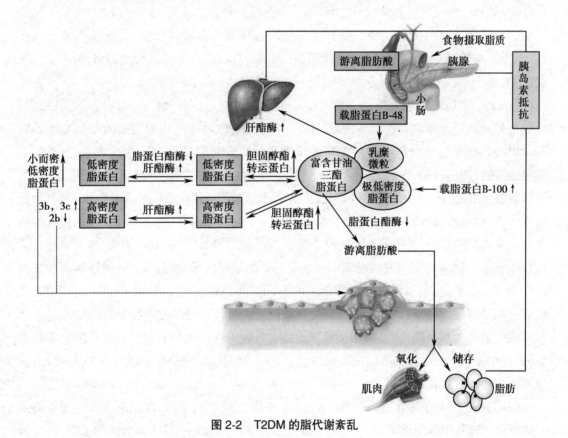

图 2-2　T2DM 的脂代谢紊乱

一、富含 TG 脂蛋白(TRL)增加

　　T2DM 脂代谢紊乱是由多种因素引起的,其中血浆 TG 水平升高是最常见的血脂异常。TRL 包括 CM、VLDL 和中间密度的残体脂蛋白(IDL),而 VLDL 产生过多和清除障碍是血浆 TG 水平升高的主要原因。糖尿病情况下激素敏感脂酶活性增强,加速了脂肪组织内脂质的溶解,大量 FFAs 释放进入血液循环,为肝脏合成 VLDL 提供更多的原料。同时机体对

脂肪细胞释放 FFAs 的抑制作用减弱,小肠和肝脏生成的 TRL 平衡失调,导致肝脏来源的 VLDL 增加。VLDL 产生过多的另一个病理机制是胰岛素可使固醇调节元件结合蛋白 1c (SREBP-1c)活性增加,SREBP-1c 激活可使脂质合成增加,在肝脏的脂堆积中起重要作用,从而使合成 VLDL 的原料 TG 增多。脂蛋白脂酶(LPL)是水解 TG 的主要酶,该酶的合成、分泌及活性都依赖胰岛素作用。由于胰岛素的异常导致糖尿病患者 LPL 激活障碍、活性降低导致水解 TG 的能力下降,使富含 TG 的颗粒水解减慢、HDL 颗粒生成减少;促进脂蛋白颗粒的摄取作用也下降。

二、低密度脂蛋白(LDL)增高

糖尿病时血浆 LDL 水平升高主要是由于 VLDL 产生过多,导致从 VLDL 到 LDL 的转化增加。另外,由于胰岛素不足,LDL-R 活性降低,LDL 经受体清除减少,也使血浆 LDL 水平升高。此外,糖尿病血脂异常不仅为量的异常,而且有质的改变,表现为 LDL 颗粒大小和结构明显异常。LDL 结构改变的主要原因是肝脂酶活性增加和血浆 TG 水平升高。血浆 TG 水平升高使得 LDL 颗粒中 TG 含量增高,而同时存在的肝脂酶活性增强可加速 LDL 颗粒中 TG 的分解,因而使 LDL 颗粒体积变小,形成较多的 sdLDL 颗粒。

ox-LDL 是 LDL 氧化修饰的产物。LDL 的氧化过程是一种氧自由基的链式连锁反应,一般可划分为三个阶段。①迟滞阶段:氧自由基消耗 LDL 中的内源性抗氧化物如维生素 E。②增殖阶段:氧自由基攻击 LDL 中多不饱和脂肪酸上的双键,使之发生断裂,先形成不饱和脂肪酸自由基(R),再氧化成脂质过氧基(ROOH)。脂质过氧化物又不断氧化其他不饱和脂肪酸自由基(R)形成恶性循环氧化,生成大量的脂质过氧化物。③分解阶段:过氧化脂质进一步分解成活跃的反应性醛类物质,如丙二醛、4-羟基酸等,两者和 ApoB 的赖氨酸残基发生交联共价结合,产生了新的抗原决定簇,即"氧化修饰"。有研究表明,糖尿病尤其是 T2DM 患者的 LDL 体外氧化试验有一个明显缩短的迟滞阶段,而且包含还原性维生素 E 的 LDL 水平显著下降,非饱和脂肪酸组成也下降,丙二醛(MDA)含量却明显升高,这说明糖尿病患者的 LDL 更容易被氧化成 ox-LDL,这是由于 LDL 结构发生改变,与迟滞阶段呈正相关的维生素 E 含量下降,主要亲脂类抗氧化物含量也下降可能是氧化应激消耗维生素 E 导致的。MDA 水平的升高则支持抗氧化过程中不饱和脂肪酸的分解,其经过自由基的攻击形成共轭双烯最终形成 MDA。

LDL 颗粒的主要成分是胆固醇。β-羟 β-甲戊二酸单酰辅酶 A(HMG-CoA)还原酶是胆固醇合成过程中的限速酶,其活性主要受控于胆固醇的反馈调节。体外实验表明,胰岛素可增高此酶活性,使胆固醇合成速率上升。另有体内试验证明,链脲佐菌素诱导的糖尿病小鼠,巨噬细胞中胆固醇合成增加,HMG-CoA 还原酶活性明显升高。小鼠巨噬细胞有不同种受体,识别不同的脂蛋白。胰岛素缺乏时,识别脂蛋白的受体数显著减少,使细胞对胆固醇的摄取下降,因而刺激细胞内胆固醇的合成。

三、高密度脂蛋白(HDL)降低

血浆 HDL 水平低下也是糖尿病患者常见的。目前认为这种异常与 TRL 代谢紊乱密切相关。血浆 TRL 浓度增高时,在胆固醇酯转移蛋白(CETP)的作用下,HDL 中的胆固醇酯与 TRL 中的 TG 过度交换,导致 HDL 水平降低,同时造成 HDL 内 TG 含量增多,TG 丰富的 HDL 颗粒易被糖基化,使 HDL 参与胆固醇逆转运的功能下降。体内的 LPL 是调节血浆 VLDL 和 CM 分解代谢的关键酶,肝脏的内皮细胞酶(HEL)是调节 HDL 的肝内分解代谢的关键酶,这两种酶的活性与血液胰岛素浓度呈正相关。T2DM 患者由于胰岛素抵抗,胰岛 β 细胞将分泌过多的胰岛素,在初期肝脏胰岛素抵抗不是很明显,易激活 HEL 活性使 HDL 在肝内分解代谢增加;而周围组织则先出现胰岛素抵抗,LPL 表达减少,LPL 活性从而下降,导致 VLDL 和 CM 分解代谢降低。TG 分解代谢过程中的表面成分向 HDL 的转运减少,使 HDL 的转化原料减少,这即是"肝内效应"使 HDL 的分解代谢增加而合成减少。

T2DM 患者 HDL 成分的改变为 HDL2 减少,TG 比例增加,胆固醇和蛋白的比例增加伴有 ApoA-Ⅰ清除加快。这些成分的改变与脂肪组织 LPL 的激活程度有关。成分改变的 HDL 转运能力减弱。高糖状态下导致 HDL 糖基化,糖基化 HDL 可影响与 HDL 受体的结合,导致 HDL 下降。

四、糖尿病脂代谢紊乱与血管并发症

分子水平实验及人群流行病学研究,均显示糖尿病脂代谢紊乱是以冠心病为主的大血管病变的主要危险因素。LDL 滞留黏附于内皮下层,在细胞外基质分子的作用下发生氧化修饰,刺激来源于循环血液中的单核细胞转化为巨噬细胞,后者大量吞噬修饰后的 LDL 转化为泡沫细胞。局部炎症反应进一步促进脂蛋白滞留和血管病变进展,所以 LDL 在 T2DM 患者动脉粥样硬化发生过程中起重要作用。另外,糖尿病患者 sdLDL 与 LDL 受体的亲和力降低,经 LDL 受体途径清除受阻;且由于其颗粒较小而易于穿过血管内皮而沉积在内膜下与蛋白聚糖结合,并更容易被氧化。除 LDL 水平升高外,糖尿病患者多伴有 HDL 水平降低。HDL 能够通过从血管壁的细胞内逆转运胆固醇至肝脏排出而起到抗动脉粥样硬化的作用。同时 HDL 也有抗炎作用,还能保护 LDL 免于氧化。糖尿病控制与并发症研究(DCCT)和 UKPDS 等均证实长期暴露于高糖状态可促进视网膜病变、肾脏病变及神经病变等微血管病变的发生发展;而脂代谢紊乱可加快微血管病变的进程。大量临床研究表明,血糖控制可明显改善糖尿病微血管病变。

第三节　脂代谢紊乱促进 2 型糖尿病

一些流行病学研究表明,HDL 胆固醇降低、高 TG 血症、小而密的 LDL 增高先于 T2DM 发生,其可能是 T2DM 发展过程中的独立危险因素。转基因小鼠、离体鼠胰岛或胰岛 β 细胞实验及大量临床研究表明,不同的脂蛋白在胰岛素抵抗、胰岛 β 细胞损伤或胰岛素分泌的发生机制中起到重要的生理作用。

一、低密度脂蛋白(LDL)

对于分离的人和小鼠胰岛,正常水平 LDL 可以降低葡萄糖刺激的胰岛素分泌。由于胰

岛素的总 mRNA 水平和胰岛素含量都没有变,说明 LDL 影响了胰岛素的分泌而不是合成。在 LDL 受体敲除小鼠中,LDL 则不能发挥降低胰岛素分泌量的作用,提示 LDL 受体在这一过程中起到重要的作用。Kruit 等给予野生型小鼠、ApoE 敲除或 LDL 受体敲除小鼠高胆固醇饲料,发现 ApoE 敲除小鼠胰岛 β 细胞中胆固醇含量增加,葡萄糖刺激的胰岛素分泌下降,并且出现高血糖;而 LDL 受体敲除小鼠无上述变化。将野生型小鼠的胰岛移植到糖尿病或高胆固醇血症的小鼠,这些胰岛 β 细胞并不会出现功能失调,说明细胞自身的代谢可以代偿外源过多的胆固醇的影响,且高血脂环境不足以导致 β 细胞的功能受损。而有报道指出携带家族性高胆固醇血症基因的杂合子,其发生糖尿病的风险降低一半,这可以支持 LDL 受体在 LDL 调节 β 细胞功能这一过程中起重要作用的观点。

除了抑制胰岛素分泌功能,LDL 还可以抑制胰腺 β 细胞的增殖,促进 β 细胞凋亡和功能障碍。LDL 发挥抗增殖功能可能是非 LDL 受体依赖的,因为从 LDL 中抽提出的脂质成分,可以模拟 LDL 的抗增殖作用。

T2DM 患者高血糖导致血清 LDL 糖基化和氧化修饰增加,糖基化过程可促使自由基生成,明显增加随后的氧化过程,使糖尿病患者 ox-LDL 增加。Abderrahmani 等发现 ox-LDL 虽然不被 LDL 受体摄取,而是被清道夫受体摄取,但也可降低葡萄糖刺激的胰岛素分泌,提示可能由于抑制前胰岛素原基因的转录所致。然而,ox-LDL 可以诱导 β 细胞凋亡。这些矛盾现象与研究采用的不同细胞和 LDL 的剂量有关。

二、高密度脂蛋白(HDL)

研究发现,低 HDL 是糖尿病发病的危险因素,早期症状为胰岛素抵抗,进一步发展成糖尿病。有证据表明低 HDL 同样作为 β 细胞毒性代谢标志物,是 β 细胞损伤的原因之一。由于 HDL 在高糖血症、高钙血症、高瘦素血症中均降低,所以低 HDL 被认为是代谢异常间接标志,尤其是 β 细胞凋亡。在 Drew 等的试验中发现给予糖尿病患者注射含有 ApoA-Ⅰ 和磷脂酰胆碱的重组 HDL 可以降低其空腹血糖 0.4mmol/L,并且 4 小时内升高血浆胰岛素水平 15pmol/L。结果表明,重组 HDL 可以快速提高胰岛 β 细胞的功能。无论游离型的还是与胆固醇结合型的 ApoA-Ⅰ 和 ApoA-Ⅱ,均可以刺激 MIN6 胰岛 β 细胞株和从高胆固醇血症家兔分离的胰岛原代细胞分泌胰岛素,且这种刺激作用具有时间、剂量依赖性。研究还发现全身 ABCG1 敲除或 β 细胞特异性敲除 ABCA1 的小鼠,均表现出糖耐量减低。通过 RNA 干扰技术发现 ABCA1 和 SR-B1 参与调节游离型的 ApoA-Ⅰ 促分泌的过程,并且确定是 ABCG1 调节了 HDL 发挥促分泌功能。对 4 名 ABCA1 基因缺失的杂合子患者葡萄糖耐量及钳夹试验表明,他们分别有糖耐量、胰岛素分泌功能受损。统计学上显示 ABCA1 的特殊基因多态性与正常人群相比,糖尿病风险明显增加。这支持了 ABCA1 基因突变携带者对糖尿病易感的学说。

除了公认的具有抗凋亡能力的 ApoA-Ⅰ 和磷脂酰胆碱,无论是 HDL 的去蛋白的脂质成分还是去脂质的蛋白成分,都有抗凋亡的能力。最近研究阐明了 HDL 干扰高糖诱导凋亡的胞内信号通路:HDL 可以抑制 NOS、Fas 和 Fas- 抑制剂 FLIP 的上调。β 细胞特异敲除 FAS 不仅可以抵抗 FAS 配体诱导的凋亡,还可以促进胰岛素分泌和改善糖耐量,所以 HDL 通过抑制 FAS 信号通路可以加强胰岛素分泌能力。

综上所述，HDL 有益于胰岛素分泌和 β 细胞的存活。但是这个作用还与细胞承受的不同代谢应激有关。由此表明，HDL 对 β 细胞的作用十分重要。

三、甘油三酯(TG)

在 T2DM 人群中，高 TG 血症是一个突出的特征。Sane 等对 6 个家族性高 TG 家系患者进行追踪，发现这类家系中 T2DM 的发病率明显增加，并认为空腹 TG 水平增高是发生 T2DM 的独立预测指标。研究证实，在 T2DM 患者的非糖尿病一级亲属中存在明显的高 TG 血症，而这一人群与 T2DM 患者有着详尽的遗传背景，是糖尿病的高危人群。啮齿类 T2DM 动物模型的发病过程中也观察到类似现象，如 OLETF 鼠是一种自发的 T2DM 动物模型，6 周龄时即出现高 TG 血症，12 周龄才开始血糖升高。因此，高 TG 血症不仅是 T2DM 的发生结果，同时也可能作为病因之一参与了 T2DM 的病理发展过程。其可能机制如下：

(一) 高 TG 与胰岛素抵抗

血 TG 升高被认为是胰岛素抵抗的早期表现，能降低胰岛素的生物效应，引起胰岛素抵抗。可能原因：①由于明显增高的 TG 水平长期与葡萄糖竞争进入细胞内，从而使葡萄糖的氧化及利用障碍，导致胰岛素抵抗；②高 TG 分解后产生的游离脂肪酸可以干扰胰岛素在周围组织中与受体结合，使胰岛素的生物效应降低，引起胰岛素抵抗；③高 TG 往往伴随肥胖，脂肪细胞肥大、增生，使胰岛素受体数目和活性相对下降，表现为胰岛素抵抗。

(二) 高 TG 与 β 细胞功能

血 TG 升高有利于体内许多类型的细胞(包括胰岛细胞)摄取 TG，在胞内储存。然而细胞对 TG 加强摄取的机制尚不明确。储存于胰岛细胞内的 TG 在脂解作用下可释放大量 FFAs 供细胞氧化，从而抑制葡萄糖氧化代谢，导致葡萄糖刺激的胰岛素分泌障碍。研究人员以肥胖的 T2DM 动物模型 Fa/faZDF 鼠作为研究对象，发现 ZDF 鼠在糖尿病前期，胰岛 β 细胞内 TG 含量与正常小鼠相比增加 3 倍，而病发后细胞内 TG 含量则升高 10 倍，出现葡萄糖刺激的胰岛素分泌障碍。Liu 等的研究也证实通过限制 OLETF 鼠的饮食或药物干预来降低血 TG，可以减少胰岛细胞内 TG 含量，使胰岛细胞功能得到改善。由此可见，胰岛细胞内 TG 堆积可能在此动物的糖尿病发生过程中有着重要的作用，细胞内 TG 堆积是引起 β 细胞功能障碍的重要原因。

有研究表明，和 TG 代谢相关的载脂蛋白 ApoC-Ⅲ 对 β 细胞功能有重要调节作用。ApoC-Ⅲ 水平随糖尿病病程发展显著增加，利用反义寡聚核苷酸降低 ApoC-Ⅲ 水平可延迟 T1DM 的发生，提示 ApoC-Ⅲ 可作为致糖尿病因素，在糖尿病前期对其干预可阻止病程进展。

T1DM 患者血清及纯化的人 ApoC-Ⅲ 孵育小鼠胰岛 β 细胞导致细胞质内游离 Ca^{2+} 聚集，激活电压门控的 Ca^{2+} 通道，导致 β 细胞凋亡；这一作用可被抗 ApoC-Ⅲ 抗体处理的血清消除，提示 ApoC-Ⅲ 的特异性。ApoC-Ⅲ 可激活 P38 及 ERK1/2 途径促进 β 细胞凋亡，ApoC-Ⅲ 还可降低炎症因子诱导的胰岛细胞凋亡。新近一个研究发现，将 ApoC-Ⅲ 敲除的胰岛移植到高表达 ApoC-Ⅲ 的小鼠中，由于 ApoC-Ⅲ 高表达导致的胰岛炎症、内质网应激、

Ca^{2+} 流紊乱及 β 细胞的凋亡均得到纠正,提示 ApoC-Ⅲ 可作为治疗糖尿病的新靶点。

四、游离脂肪酸(FFAs)

血浆 FFAs 浓度增高或细胞内 FFAs 含量增多,可通过促进胰岛素抵抗和胰岛 β 细胞功能损害,启动或促进 T2DM 的发病。其主要作用部位为肝脏、肌肉和胰腺。其促进 T2DM 的机制如下:

(一)游离脂肪酸与胰岛素抵抗

FFAs 与胰岛素抵抗是 T2DM 发病的关键环节,其发生机制尚未完全清楚。研究发现胰岛素抵抗人群普遍存在血液循环 FFAs 水平升高,依赖胰岛素的组织内脂肪含量与胰岛素敏感性呈负相关,提示 FFAs 参与胰岛素抵抗。可能机制为 FFAs 抑制葡萄糖的摄取和利用,促进肝脏内源性葡萄糖生成,以及 FFAs 增高导致脂肪组织脂质过度沉积,增大的脂肪细胞通过细胞膜表面的胰岛素受体密度降低引起胰岛素抵抗。同时脂肪组织可通过分泌一系列激素和细胞因子,如 FFAs、瘦素、抵抗素等引起或加重胰岛素抵抗。

(二)游离脂肪酸与胰岛 β 细胞功能

血浆 FFAs 在生理浓度范围内对葡萄糖刺激的胰岛素分泌有加强作用,但是长期的 FFAs 浓度升高可通过三种途径促进 β 细胞凋亡。①神经酰胺介导的路径:血浆 FFAs 水平持续升高,导致 β 细胞胞质中脂酰 CoA 增加,软脂酸 CoA 与丝氨酸在神经酰胺转移酶(SPT)催化下,合成神经酰胺。导致诱导型一氧化氮合酶(iNOS)产生增加,进而致使一氧化氮(NO)产生增加;同时 NO 的过氧化物增多,诱导胰岛 β 细胞凋亡,使 β 细胞量减少,影响胰岛素的分泌。② Caspase 途径:Maedler 等学者发现软脂酸可降低成年鼠胰岛 β 细胞线粒体腺嘌呤核苷酸转位酶(ANT)的表达。引起 ATP/ADP 交换受阻,线粒体溶胀,外膜受损,胞内细胞色素 C 进入胞质,激活 Caspase 路径,引起细胞凋亡。③过氧化物酶体增殖物激活受体(PPARs)路径:PPARs 为 2 型核受体超家族的核转录因子。FFAs 作为配体与 PPARs 结合,激活 PPARs,抑制 NF-κB 的抗凋亡作用,使 Caspases 蛋白表达增高,引起细胞凋亡。与 PPARs 相互作用的噻唑烷二酮类药物,能抑制 FFAs 诱导的 β 细胞凋亡,提示 FFAs 与 PPARs 间的反应可能参与了人胰岛 β 细胞凋亡。

Maedler 等和 Eitel 等研究还发现,FFAs 的脂性凋亡作用与其饱和度有关。饱和脂肪酸促进 β 细胞凋亡,抑制其增殖和胰岛素分泌;单不饱和脂肪酸则促进 β 细胞增殖,不影响其凋亡水平。

第四节　脂肪营养不良与糖尿病

糖尿病的"三多一少",是指多饮、多食、多尿和体重减轻(T1DM 更为典型),而 T2DM 则以胰岛素抵抗为特征,且多伴有肥胖。然而,脂肪缺乏与脂肪营养不良的消瘦患者也会出现胰岛素抵抗及 T2DM。

现已公认,脂肪组织是高度活跃的代谢及内分泌器官,主要分泌一系列的生物活性肽,称为脂肪因子,例如瘦素、脂连蛋白、血管紧张素 2 及肿瘤坏死因子(TNF)α 等。其中一些因子能够特异性参与调节能量动态平衡、糖类和脂代谢。因此，脂肪组织大量增加能够导致肥胖、胰岛素抵抗和血脂异常，引起代谢综合征。而脂肪组织的过度缺失，也可表现为除肥胖外的胰岛素抵抗、高 TG 血症、HDL 降低和高血压等一系列的代谢综合征。脂肪组织缺失可分为先天性脂肪营养不良和获得性脂肪营养不良。大量脂肪缺失的患者往往表现出严重胰岛素抵抗（严重高胰岛素血症）且同时合并糖尿病、动脉粥样硬化，肝脂肪变性和雄激素过多症。

临床研究表明，先天性全身脂肪营养不良（congential generalized lipodystrophy，CGL），即因脂肪组织分化障碍或代谢失调，引起脂肪组织缺失。通过基因组筛选定位，目前确定了 4 种基因：*AGPAT2*、*BSCL2*（Seipin）、caveolin1 和 *PTRF* 的一些突变导致 CGL。家族遗传性全身脂肪不良为常染色体隐性遗传病，有明显家族史。患者脂肪组织的缺失往往伴随着一系列的代谢紊乱，包括甲状腺性高代谢、高蛋白血症、高脂血症、高胰岛素血症、胰岛素抵抗和非酮症高血糖症。主要分为：FPLD 1 型（Kobberling-type 脂肪代谢障碍）；FPLD 2 型（Dunnigan-type 脂肪代谢障碍）和 LMNA 基因突变。FPLD 1 型特点为童年缺乏肢体和臀部的皮下脂肪；正常或过多的面部、下巴和颈部脂肪；向心性肥胖；正常的生殖器；高 TG 血症相关胰腺炎；高血压；糖尿病；冠状动脉疾病风险增加。相比之下，FPLD 2 型在出生时症状并不明显，直到青春期脂肪代谢障碍逐渐显现，特点为皮下脂肪的损失及脂肪组织在肢体、面部、颈部、下颌和颏下过度沉积，胸内及腹腔内仍保留脂肪。患者从 20 岁开始，逐渐发展为糖尿病及严重的高 TG 血症。

动物实验表明：脂肪组织缺失导致异位脂肪沉积，以肝脏及骨骼肌中 TG 蓄积为主，进一步发展为胰岛素抵抗及糖尿病。在限制脂肪组织发育的转基因动物模型中，研究者发现该动物表现为骨骼肌脂质的浸润及脂肪肝，伴随胰岛素抵抗，葡萄糖不耐受及糖尿病。同样，脂肪全部缺失的 Lipin 基因敲除小鼠表现出以上同样的代谢表型。我们制备的 Seipin 基因敲除小鼠，也同样是全身脂肪组织的明显缺失，同时伴有高胰岛素血症和脂肪肝。而上述脂肪代谢障碍的小鼠接受正常脂肪移植后，高血糖的症状显著改善；类似地，如果采用外科手术去除正常仓鼠的大部分脂肪组织，也会出现明显的脂肪营养不良的主要表型。以上的结果说明，脂肪组织缺失能够导致异常脂肪蓄积，进一步引发代谢紊乱。在脂肪组织特异性aP-1 启动子缺失的 A-ZIP/F 模型上发现，该小鼠表现为全身脂肪完全缺失，肝脏、骨骼肌大量脂肪沉积及肝脏胰岛素抵抗；当该小鼠接受野生型小鼠脂肪垫移植后，上述表型消失。研究者认为，脂肪营养不良引起的代谢异常主要是由瘦素调控。进一步研究发现，临床脂肪营养不良的患者在未接受瘦素替代治疗前，表现出明显的高葡萄糖产生率。综上所述，过少或过多的脂肪都能够导致胰岛素抵抗，最终发展为 T2DM。

同时，大量临床试验及动物实验表明，脂肪营养不良能够导致肝脏脂质蓄积，发生非酒精性脂肪肝。这类疾病被认为与肥胖、胰岛素抵抗及 T2DM 密切相关。肝脏中胰岛素的作用类似于肌肉。在肝脏中，胰岛素激活胰岛素受体激酶磷酸化，进一步激活 PI3K，最终激活 Akt2。Akt2 的激活能够促进糖原合成，抑制糖异生。大量研究认为，非酒精性脂肪肝能够引发胰岛素抵抗。肌肉胰岛素抵抗的小鼠模型肝脏脂质明显增加，在肌肉特异性敲除胰岛素受体小鼠及 GLUT4 转基因小鼠模型中尤为明显。

第五节 糖尿病脂代谢紊乱的治疗与展望

目前糖尿病脂代谢紊乱的临床治疗以干预生活方式和服用他汀类降胆固醇药物为主。2013 年美国心脏协会(AHA)和美国心脏病学会(ACC)最新发布的心血管病学指南主要是降低血浆胆固醇以降低成人动脉粥样硬化心血管疾病(atherosclerosis cardiovascular disease,ASCVD)风险。ACC/AHA 指南建议 40~75 岁的糖尿病患者伴随 ASCVD 且 LDL ≥ 4.9mmol/L(190mg/dl)或者 10 年 ASCVD 的风险 ≥ 7.5% 患者均使用高剂量他汀类药物治疗(除禁忌证或与他汀类药物相关的不良反应增加的情况下),而不符合高剂量他汀类药物治疗标准的糖尿病患者,建议采用中等剂量的他汀类药物治疗。但是,指南没有提供患者治疗后的随访,也没有讨论非他汀类药物治疗。因此 2016 年进行更新,包括治疗目标,即 LDL-C 在治疗前后下降的百分比,若 LDL-C 未达到降低目标,提供非他汀类药物治疗方案。

一、生活方式干预

改变生活方式是治疗糖尿病血脂异常的首要干预措施,主要包括通过控制饮食和有氧运动,减轻体重。研究表明,减轻体重可改善脂代谢,降低 T2DM 患者心血管疾病发病风险。此外,适当的体重减轻还与血糖控制、HbA1c 和脂质谱的改善有关。

增加运动要与饮食控制相结合,美国糖尿病协会(ADA)建议食用反式脂肪、饱和脂肪和胆固醇均较低的饮食。饮食干预措施虽然是所有糖尿病患者的首要治疗方式,但是长期随访并未发现死亡率降低。

二、药物干预

(一)他汀类药物

他汀类药物除降低 LDL-C 浓度外还有其他多效性,是治疗糖尿病脂代谢紊乱的首选。多项随机对照试验(RCT)显示糖尿病患者使用他汀类药物治疗可显著降低心血管疾病的发生率。与安慰剂相比,辛伐他汀治疗的患者 LDL-C 降低 1.01mmol/L(39mg/dl),冠心病(CHD)和脑卒中发病风险降低约 25%。值得注意的是,LDL-C 水平 <3.0mmol/L(116mg/dl)的糖尿病患者服用他汀类药物也可降低心血管并发症的发生率。

对 18 686 名糖尿病患者进行荟萃(meta)分析显示,经他汀类单药治疗后,LDL-C 每降低 1mmol/L,全因死亡率降低 9%,主要心血管疾病发生率降低 21%。他汀类药物在降低糖尿病患者死亡率等作用中存在剂量依赖性。

他汀类药物治疗后很少出现严重副作用,每年十万分之一到万分之一。不过,在某些亚组患者脑卒中风险增高,如老年患者、伴随慢性肾病的患者或未经治疗的临床或亚临床甲状腺功能减退症患者等,因此使用他汀类药物治疗时需注意。另外,服用与他汀类药物有相互作用的药物时需要注意。

值得注意的是,他汀类药物治疗不利于葡萄糖体内平衡。对 91 140 位糖尿病患者进行荟萃分析发现,他汀类药物治疗使新发糖尿病增加9%。因此,在心血管疾病(cardiovascular disease,CVD)风险较低、糖尿病风险较高的患者中,如糖尿病前期患者,使用他汀类药物需要谨慎。

(二) 他汀类药物联合依折麦布

依折麦布通过抑制C型尼曼-匹克蛋白1(NPC1L1)抑制胆固醇的肠吸收,从而降低LDL-C水平。此外,依折麦布也能轻度改善TG和HDL-C浓度,降低sdLDL颗粒,发挥多效性作用。18 144例患者的随机双盲试验和109 244名患者的荟萃分析均显示,与辛伐他汀单独用药相比,依折麦布/辛伐他汀联合用药降低LDL-C浓度和心血管疾病风险的作用更显著,提示联合用药具有良好的药效协同作用。

依折麦布/他汀类药物联合使用的耐受性和安全性良好,不良反应较低。与辛伐他汀单药治疗相比,联合用药治疗与新发糖尿病也无明显相关性。

(三) 他汀类药物联合贝特类药物

贝特类药物通过激活过氧化物酶体增殖物激活受体α(PPAR-α)降低血清TG水平,升高HDL-C水平。研究表明,非诺贝特和较新的非诺贝酸可降低血清TG浓度30%~50%,提高HDLC水平2%~20%,对LDL、HDL颗粒和动脉粥样硬化相关酶的分布具有多重多效性。

一项荟萃分析显示贝特类药物可显著降低伴随高TG和/或低HDL-C的糖尿病患者CVD发病风险,但不降低TG及HDL-C水平正常患者的CVD发病风险。此外,非诺贝特治疗可减缓糖尿病微血管病变,包括糖尿病视网膜病变和糖尿病肾小球病变进展。

控制糖尿病心血管风险脂质试验分析显示,与他汀类药物单独用药相比,他汀类/贝特类联合用药不进一步降低LDL-C水平和CVD发病风险。但是,在伴随高TG[≥2.30mmol/L(204mg/dl)]和/或低HDL-C[≤0.88mmol/L(34 mg/dl)]的T2DM患者中,联合用药者CVD发病风险更低,且可预防急性胰腺炎的发生。提示他汀类/贝特类联合用药在混合型血脂异常的糖尿病患者具有协同作用。

(四) 前蛋白转化酶枯草溶菌素转化酶9(PCSK9)抑制剂

PCSK9丝氨酸蛋白酶主要由肝细胞合成和分泌,通过促进LDL受体(LDL-R)的降解导致血浆中LDL颗粒积累。因此,PCSK9抑制剂可降低血浆LDL-C浓度。对两种PCSK9抑制剂效果的随机临床试验进行荟萃分析和PCSK9抑制剂的三期临床试验均提示,PCSK9抑制剂可能更长久地降低LDL-C,并改善糖尿病患者的脂质分布。专家一致认为,成年糖尿病患者或伴随CVD或LDL-C≥2.59mmol/L(100mg/dl)者,在改变生活方式和最大限度地降脂治疗后,如高剂量他汀类药物和依折麦布联用,可考虑使用PCSK9抑制剂。目前,我们仍需长期的随访和更大的队列研究PCSK9抑制剂在糖尿病脂代谢异常中的作用,从而扩大其适应证。

(五) 胆固醇酯转移蛋白(CETP)抑制剂

CETP是一种在HDL和含有ApoB的脂蛋白(主要是VLDL和LDL)之间交换甘油三酯的胆固醇酯的酶。CETP抑制剂的药物类包括torcetrapib、dalcetrapib、evacetrapib、anacetrapib和较新的TA-8995。所有CETP抑制剂可降低胆固醇酯从HDL转移至含有ApoB的脂蛋白,因此显著增加HDLC和ApoA-Ⅰ浓度。临床试验结果显示,torcetrapib由于脱靶副作用增加而被撤回,主要是增加醛固酮和血压。此外,dalcetrapib 和 evacetrapib 尽管没有不利的脱靶效应,但由于功效不足而被停用。

较新的 anacetrapib 和 TA-8995 可改善脂质分布和代谢,表现为升高 HDL-C 水平,降低 LDL-C 水平。与单独服用他汀类药物相比,CETP 抑制剂与他汀类药物联合使用改善脂代谢的效果更明显,长期服用血糖、胰岛素及血红蛋白水平降低更显著。

目前 T2DM 脂代谢异常的临床治疗以改善生活方式和他汀类药物为主。因此,我们需要更多的基础及临床试验深入了解糖尿病脂代谢紊乱的机制、研发新型降脂药物从而发现更好的治疗方案。

(王　欢　黄　薇　刘国庆)

第三章 脂蛋白颗粒异常与 2 型糖尿病心血管风险

第一节　2 型糖尿病心血管病变与血脂异常概述

2 型糖尿病(type 2 diabetes mellitus, T2DM)是一组由于胰岛素分泌缺陷或胰岛素抵抗(insulin resistance, IR)或两者同时存在而引起糖、脂肪、蛋白质代谢紊乱, 并以长期高血糖为特征的代谢性疾病。长期高血糖状态及其他危险因素的存在可引发体内各种组织、器官的慢性并发症, 最终导致器官功能障碍和衰竭, 使糖尿病患者的致残率和死亡率增高, 生活质量下降。在我国, 随着经济及社会因素的影响, 糖尿病(diabetes mellitus, DM)的患病率已达到 9.7%。

T2DM 导致的大血管病变是其较为常见的慢性并发症之一, 研究显示, 60%~75% 的 DM 患者死因为心血管疾病(cardiovascular disease, CVD)。动脉粥样硬化(atherosclerosis, AS)既是 T2DM 大血管病变的病理基础, 又是加速 DM 大血管变产生的重要原因。我国老年人的前瞻性调查报道, 糖耐量异常或 DM 组与糖耐量正常组相比, 发生 CVD 的危险性增加 2.85 倍。即使经过冠状动脉重建治疗, DM 患者不稳定型心绞痛和心肌梗死的死亡率仍明显高于非 DM 患者。对于无冠心病症状的 T2DM 患者, AS 的发生率也非常高。

通过对 284 例冠状动脉造影资料对照分析探讨 T2DM 合并冠心病患者的冠状动脉病变特点, 发现与血糖正常的冠心病相比较, 伴 DM 的冠心病呈现多支、多节段损害, 且病变弥漫、严重钙化、严重成角、伴有血栓形成, 管腔完全闭塞及重度狭窄的发生率明显高于血糖正常的冠心病。长期以来脂代谢异常被认为是继发于糖代谢紊乱, 对 DM 的治疗主要关注于降低血糖。事实上, T2DM 患者在确诊前就已经有脂代谢紊乱及血管病变, 约 50% 新诊断 DM 者已存在一种或一种以上的慢性并发症。近来, Taskinen 提出脂代谢异常为 T2DM 的原发性病理生理事件, 并根据脂代谢紊乱常先于 T2DM 发病前数年存在这一情况, 提议将 DM 改为 "糖脂病"。中华医学会糖尿病学分会糖尿病慢性并发症调查组对全国 24 496 例住院 DM 患者的调查资料显示, 在慢性并发症相关危险因素中, 除年龄、病程等, 血脂异常出现的频率较高, 提示血脂的重要性。

从临床上的数据来看, 如果对 T2DM 患者的血脂情况放任不管, 那么其患高血压、冠心病(coronary heart disease, CHD)等 CVD 的风险将比正常人高数倍, 死亡率会增加 2~4 倍。

中国多省市心血管前瞻性队列研究(CMCS)结果显示,DM 患者合并血脂异常的比例显著高于非 DM 患者,并且这类患者发生 CVD 的危险也明显增高。低密度脂蛋白胆固醇(low density lipoprotein cholesterol,LDL-C)被认为是 DM 患者最强的 CHD 危险预测因子,英国前瞻性 DM 研究(UKPDS)证明,DM 动脉粥样硬化斑块的形成过程与代谢综合征的多个危险因素相关,尤其常见的是血脂异常。心血管危险随 LDL-C 升高而增加,随 HDL-C 下降而增加。在心脏保护研究(HPS)中,对 DM 亚组患者,排除性别、年龄、糖化血红蛋白的影响,进行降脂治疗后,心血管事件发生率降低了 22%~25%。甘油三酯(triglyceride,TG)和高密度脂蛋白胆固醇(high density lipoprotein cholesterol,HDL-C)在 T2DM 血脂代谢紊乱中同样具有重要价值,大量基础研究表明,HDL 及其载脂蛋白具有直接的抗 AS 和血管保护作用。维持高水平的 HDL-C 可保护心血管内皮功能,减少心血管事件的发生。近来一些研究和分析显示 DM 脂代谢紊乱中常见的高 TG 是 CHD 的独立危险因素,因为一些富含 TG 的脂蛋白具有很强的致 AS 性。研究发现,T2DM 患者,即使空腹 TG 水平正常,其 CVD 发生的风险与餐后 TG 水平升高有关。

第二节 2 型糖尿病脂代谢异常的特点与发病机制

一、T2DM 脂代谢异常的特点

据统计,T2DM 患者有 50% 的人血脂异常,也就是说,50% 的 T2DM 患者在血糖代谢紊乱的基础上同时伴有脂代谢异常。T2DM 患者最常见的脂代谢异常为致 AS 的脂蛋白谱型,特征性的表现为 TG 增高及 HDL-C 的下降,尽管 LDL-C 的水平在 T2DM 患者并无显著增加,然而 LDL 颗粒则呈现为小而致密的变化。而血脂异常可使 T2DM 患者提前出现许多血管并发症。目前对 T2DM 患者血脂异常与 AS 的关系已成定论,甚至有美国科学家认为诱发 DM 进一步恶化的最危险因素不是糖代谢紊乱而是脂代谢紊乱。

二、T2DM 脂代谢异常的发病机制

(一)胰岛素抵抗(IR)

T2DM 脂代谢异常的发病机制与 IR 密切相关。IR 导致胰岛素对脂肪细胞抗脂解作用减弱,脂肪细胞脂解增加,脂解出来的大量游离脂肪酸(free fatty acid,FFA)进入血液循环,并进入肝脏,刺激肝脏合成及释放富含 TG 的极低密度脂蛋白(very low density lipoprotein cholesterol,VLDL),血浆 TG 水平升高。

(二)脂蛋白代谢酶的活性改变

脂蛋白脂酶(lipoprotein lipase,LPL)是富含 TG 脂蛋白分解代谢的关键酶,也是一种胰岛素依赖酶,胰岛素对 LPL 的活性具有激活作用。当遗传和胰岛素敏感性下降等因素导致 LPL 活性下降,富含 TG 的 VLDL 和乳糜微粒(chylomicron,CM)分解代谢受阻,血浆 TG 升高。胡耀敏等对 26 个 T2DM 家系的高甘油三酯血症(hypertriglyceridemic,HTG)患者(TG 范围在 2.3~13.0mmol/L)[其中 T2DM 患者 31 人,糖耐量减低(impaired glucose tolerance,IGT)11 人,糖耐量正常者 11 人,共 53 人〕通过 PCR-SSCP 和 PCR-DHPLC 对 *LPL* 基因进行突变检测,结果检测到 7 种突变,分别为 Ala71Thr、Val108Val、Leu286Pro、Asn291Ser、Lys312insC、Thr361insA 和 Leu376Leu。其中 Lys312insC、Thr361insA 和 Leu376Leu 是新发现的突变位点。对 *LPL* 基因进行 Asn291Ser、Lys312insC、Thr361insA 及 Asn291Ser+Lys312insC 定点突变;将重组 pcDNA3.1Zeo(+)-LPLcDNA 质粒导入 COS-1 细胞。结果显示,相对于野生型来讲,无论是细胞裂解液还是细胞培养基中,四组突变组的 LPL 活性均发生了显著地降低,其中在 Asn291Ser+Lys312insC 组未检测到 LPL 活性,Thr361insA 组 LPL 活性约为野生型的 20%,Lys312insC 组 LPL 活性约为野生型的 12%,以及 Asn291Ser 组 LPL 活性约为野生型的 60%。表明了四种突变在不同程度上都影响到 LPL 向细胞外的分泌,均为功能性突变。

当血浆中存在大量富含 TG 脂蛋白时,在胆固醇酯转移蛋白(cholesterol ester transfer protein,CETP)作用下,加速了 HDL、LDL 的胆固醇与 VLDL 和 CM 间的 TG 交换,使 LDL 和 HDL 中 TG 增加而胆固醇降低。这种富含 TG 的 LDL 与 HDL 被肝脏的甘油三酯脂酶(hepatic lipase,HL)将 TG 分解,使 LDL 和 HDL 的脂质减少,脂蛋白的密度增大,颗粒缩小。因此 T2DM 脂代谢异常的特点是 TG 浓度的升高、HDL-C 浓度的下降,以及导致的小颗粒密度高的 LDL(small low density lipoprotein,sLDL)浓度升高。这种 sLDL 由于不易被肝脏的 LDL 受体识别,不容易通过肝脏的 LDL 受体进入肝细胞进行正常的分解代谢而改变了 LDL 的正常代谢途径,而滞于血液循环中并易于进入血管内膜下,并容易被氧化,形成氧化的 LDL(oxide LDL,oxLDL),被单核巨噬细胞上清道夫受体识别而吞噬进入单核巨噬细胞。大量的这种 sLDL 和 oxLDL 进入单核巨噬细胞使其变成泡沫细胞,形成 AS 最基本的病变。这种 sLDL 远比大颗粒的 LDL 更具有致 AS 作用。而小颗粒的 HDL 对胆固醇的逆向转运(reverse cholesterol transport,RCT)和防止 AS 的能力大为下降,而且容易从肾脏漏出,进一步减少 HDL 水平。

第三节　2 型糖尿病患者主要血脂异常表型与心血管剩留风险

目前,羟甲基戊二酰单酰辅酶 A(hydroxymethylglutaryl-coenzyme A,HMG-CoA)抑制剂即他汀类药物通常被作为调脂治疗的一线药物,多项他汀类药物临床试验荟萃分析显示,他汀类药物可明确降低 T2DM 患者、非 DM 但伴有其他冠状动脉疾病(coronary artery disease,CAD)风险的个体 CVD 事件风险率,且该作用与平均 LDL-C 绝对值降低呈线性相关(每降低 1.0mmol/L 的 LDL-C,主要 CAD 和 CVD 发生率约减少 23%)。全球多国 DM 防治指南中都将 LDL-C 作为调脂和防治大血管病变的首要干预目标。其 LDL-C 的控制目标为 2.6mmol/L 以下;伴有 CVD 高危因素,或已经出现心脑血管事件者,应控制在 1.8mmol/L 甚至 1.4mmol/L 以下。但是即使使用他汀类药物降胆固醇治疗,仍然存在心血管事件的剩留风险。胆固醇治疗研究(cholesterol treatment trialists,CTT)协作组对 14 项 CHD 他汀类药物治疗试验的荟萃分析表明,无论对照组(34.9% vs 24.8%)还是他汀类药物组(29.6% vs 19.4%),DM 患者心血管(cardiovascular,CV)剩留风险(即主要血管事件发生率)均显著高于非 DM 患者。对于 T2DM 患者即使使用了高剂量的他汀类药物,依然具有较高的 CV 风险。高 TG 和低 HDL-C 是 T2DM 患者中构成 CV 剩留风险的主要血脂异常表型。

一、TG 升高可能是 2 型糖尿病 CVD 风险

据发表在 *Journal of the American Medical Association* 上的大型、长期前瞻性队列研究表明,非空腹 TG 的升高会增加致命性和非致命性 CV 事件的发生风险,而且在女性似乎更加明显,男性和女性在校正年龄因素后的心肌缺血事件风险比(hazard ratio,HR)分别为 2.9 和 5.9(多因子校正后的 HR 分别为 1.5 和 2.6),死亡事件 HR 分别为 2.0 和 4.3(多因子校正后的 HR 分别为 1.8 和 3.3),$P<0.001$。一些流行病学研究证实 TG 是 CHD 独立的危险因子。PROCAM 试验和 Copenhagen Male Study 结果显示,在任一 LDL-C 或 HDL-C 水平的亚组中,冠脉事件均随 TG 水平升高而增加。即使用 LDL-C、HDL-C 及非脂质危险因子校正后,TG 与 CHD 的关系仍不变。COLTS(Baltimore Coronary Observational Long-Term Study)和 WOSCOP 试验则显示 TG 水平是 CHD 危险性的预测因子。日本 DM 并发症亚组研究(Subanalysis of the Japan Diabetes Complications Study,JDSC)对 1 771 例 T2DM 患者进行 7.86 年的随访调查,发现 CHD 危险的发生率随着 TG 及 LDL-C 水平升高而增加。此外,通过多因素 Cox 风险分析,表明与 LDL-C 比较,TG 更能预测 CHD 的发生风险。

TG 是他汀类药物治疗患者发生 CV 风险的危险因素。随着 TG 水平的增高,即使使用他汀类药物治疗,CVD 的风险也在增大。Sarwar 等所做的荟萃分析评估了 TG 水平和 CHD 之间的关系,共 29 个前瞻性研究,是目前最具普遍性的流行病学研究,其结论是:TG 水平和 CHD 发生风险之间有着非常显著的联系。

致 AS 性血脂异常是一种常见的血脂异常,以 TG 和 sLDL 升高及 HDL-C 下降为特征。而高 TG 是致 AS 性血脂异常病理生理机制中的核心因素。HTG 致 AS 可能与 sLDL 增多、VLDL 残粒增加、CM 增加及 HDL-C 降低,凝血纤溶系统改变等因素有关。当 TG>1.70mmol/L 时,具有较强 AS 作用的 sLDL 水平升高;而大颗粒 HDL 含量减少,具有抗 AS 作用的 HDL 成熟代谢过程受阻。因此,如果循环中的 LDL 主要由小而密的颗粒组成,CHD 的风险就会升高。HTG 的本质是体内 sLDL 增加、VLDL 残粒和 / 或 CM 残粒增加。TG 增高与 DM 患者微血管并发症的发病风险之间也存在密切关系。研究表明,TG 增高可能是视网膜硬性渗出和黄斑病变、增生性视网膜病变的重要致病因素,且视网膜病变严重程度与 TG 水平呈正相关。同时,TG 和富含 TG 的 VLDL 可促进白蛋白尿进展,高 TG 与 T2DM 患者发生微量白蛋白尿(microalbuminuria,MAU)和大量白蛋白尿的风险独立相关,TG/HDL-C 比值升高与 MAU 进展独立相关。此外,高 TG 与自主神经病变也显著相关。

二、LDL 颗粒(LDL-P)改变可能是 T2DM CVD 剩留风险

LDL 颗粒(LDL particles,LDL-P)是指密度在 1.019~1.063g/ml 的球形脂蛋白颗粒,是由理化性质及免疫特性不一的亚组分所构成,直径 22~29nm,其核心部分为胆固醇酯

(cholesterol ester,CE)和 TG,外层单层磷脂覆盖,主要的载脂蛋白为 ApoB-100。LDL-P 的大小和密度取决于其核心脂质的多少。20 世纪 80 年代 Krass 等运用密度梯度超速离心法对 LDL 的亚组分进行了分离。Griffin 等通过改良超速离心法将 LDL 分成三种主要的组分:低密度较大颗粒 LDL,颗粒直径 26.6~28.5nm(LDL-1);中间密度 LDL,颗粒直径 25.6~26.5nm(LDL-2);高密度较小颗粒 LDL,颗粒直径 22.0~25.5nm(LDL-3)。Austin 等用凝胶扫描法测定 LDL 主峰直径(peak particle diameter,PPD),并将 LDL 分为两种亚型:A 型的 PPD ≥ 25.5nm,即以直径 25.5nm 以上,而密度较小的大颗粒为主;B 型的 PPD<25.5nm,即以直径 <25.5nm,而密度较大的小颗粒为主,即小而密低密度脂蛋白。A 亚型浓度一般比较稳定,合成速度变化不大,而 B 亚型合成速度与 TG 浓度密切相关。A 亚型主要来源于TG 含量少的 VLDL,以及不同比例直接合成的 LDL。血浆中各种脂蛋白的脂质不断交换,处于动态平衡中,当血浆 TG 升高,LDL 水平变化不大,但循环中脂蛋白在 CETP 的作用下进行脂质交换,主要通过以下方式:增加了来源于大的 TG 含量较多的 VLDL;富含甘油三酯的脂蛋白(triglyceride-rich lipoprotein,TRL)(CM、VLDL)中的 TG 向富含胆固醇的脂蛋白 HDL 转移,而后者的 CE 则转移给 CM、VLDL,致使 CM、VLDL 中的 CE 含量增高。而转移至 HDL 中的 TG 则被 HL 水解,致使 LDL、HDL 的 CE 含量减少,颗粒变小,密度增大,形成小 HDL 及 sLDL。HDL 颗粒变小时其表面的 ApoA-I 脱落,被肾脏清除,最终 HDL 颗粒减少。脂质交换结果最终使得 HDL 颗粒减少,sLDL 增加,HDL-C 含量减少。当肝细胞合成 TG 减少时,肝脏释放小颗粒、含 TG 的 VLDL 入血,在 HL 作用下,该 VLDL 内的 TG逐渐被水解,转变为大而轻 LDL 及中密度 LDL(intermediate LDL,ILDL);当肝细胞合成 TG较多时,肝脏释放颗粒大、含 TG 高的 VLDL 入血,在 HL 作用下该 VLDL 内的 TG 被水解,主要转变为 sLDL。因而 TG 升高、sLDL 增加、HDL-C 降低在代谢上密切联系形成致动脉粥样硬化脂蛋白谱(atherogenic lipoprotein phenotype,ALP)。

研究认为 LDL 的密度大小和颗粒大小引起 AS 的机制可能与以下几个方面有关:

1. sLDL 与 LDL 受体亲和力较其他亚型低,因此从血浆循环中清除时间延长,滞留时间长,有更多机会进入动脉管壁,并且与自由基接触的时间延长,受氧化修饰而被细胞代谢的可能性增加。由于 sLDL 分子内的 ApoB-100 构象发生改变,使 LDL 受体对小而密 LDL的识别减少,而与清道夫受体的相互作用增加,促进泡沫细胞的形成和 AS。sLDL 更易被氧化,与其在血浆中的潴留时间较长和 / 或由于其核内抗氧化剂维生素 E 及 Ubiquinol-10 的含量减少有关,也可能是 sLDL 表面磷脂中的非饱和脂肪酸的表面定位被改变,致使颗粒对氧化作用更易感。

2. oxLDL 由 LDL 氧化修饰生成后不再被 LDL 受体识别,而被清道夫受体(scavenger receptor,SR)识别、结合进入细胞内,并且 oxLDL 摄入速度是天然 LDL 的 3~10 倍,不受细胞内胆固醇含量的反馈调节,引起细胞内脂质沉积,泡沫样变,最终形成泡沫细胞,促使 AS的形成。另外,oxLDL 既具有很强的细胞毒性,而损伤血管内皮,又刺激血管平滑肌细胞增殖及向内膜迁移,是导致 AS 的一个重要因素。sLDL 颗粒较正常大小的 LDL 颗粒更易进入血管壁,并且一旦进入后,更易与细胞壁上的氨基葡聚糖结合,黏附于细胞上,启动胆固醇在动脉壁的沉积。sLDL 含唾液酸的量较少,从而增加了 LDL 与动脉内膜外基质上的硫酸软骨素蛋白聚糖结合的能力,更容易被单核巨噬细胞摄取,使脂类聚集而转变为泡沫细胞。

3. sLDL 颗粒还可以调节动脉壁细胞中的其他生化反应,包括内皮功能紊乱,纤溶酶原激活物抑制剂 -1(plasminogen activator inhibitor-1,PAI-1)产生增加,内皮细胞的血栓素分泌增加及平滑肌细胞内的钙离子大量增加。这些性质使 sLDL 具有更强的致 AS 作用。此外,一些研究者对不同血糖水平的 CHD 患者的 oxLDL 的变化进行了分析和探讨,结果发现 oxLDL 水平随 CHD 患者的血糖水平增高而升高。提示 DM 伴有高血糖导致 oxLDL 增多,与 DM 的 CHD 病损更严重有关。动脉内的脂质过氧化可造成 AS 并影响其预后,包括CHD、脑卒中等。合并 T2DM 可进一步促进 AS 形成和增加临床 CV 事件的发生率。研究显示,DM 患者 oxLDL 水平增加,有血管病变的患者或血糖控制不佳的患者脂质过氧化水平特别高。oxLDL 在 AS 形成和发展过程中具有重要作用。T2DM 者 LDL 氧化增强,进一步促进 AS,并可能作为存在 CHD 的标志。当前研究表明 oxLDL 与 CHD 之间有明显的相关关系,并且 oxLDL 与 Framingham 风险评分中的大多数有明显相关性。鉴于 LDL 氧化修饰在 AS 中的作用,适当的抗氧化剂可抑制其氧化以延缓病变的进展。抗氧化剂还可抑制白介素 -1(interleukin-1,IL-1)的释放和增强 CETP 表达,防止内皮细胞损伤和血栓形成,也可参与阻止 AS 病变的形成与发展。

4. 在有效控制 LDL-C 之后,T2DM 患者仍剩留极高血管风险,其中 LDL-P 浓度在 CV代谢风险中有重要的预测作用。Garvey 研究表明,IR 的加重可致 VLDL 颗粒直径增大而引起 TG 升高,由高 TG 导致了一系列脂蛋白颗粒的变化,LDL-P 直径变小导致 sLDL 显著增多,同时 HDL 颗粒变小,在 DM 患者中这一现象更为显著。Cromwell 的研究进一步证实,T2DM 患者 LDL-C 与 LDL-P 的变化存在显著的异质性,在 LDL-C<2.6mmol/L(100mg/L)的T2DM 患者中,LDL-P 浓度异质性很大,患者即使 LDL-C 获得较好控制,但 LDL-P 浓度仍旧居高不下,提示监测 LDL-P 浓度更能反映 DM 患者的 CV 剩留风险。

研究发现,在 CV 代谢高危的个体中,LDL-P 提供了与 LDL-C 不同的风险信息。来自Framingham Offspring 研究和女性健康研究等数据的分析显示,LDL-P 对未来 CV 事件的预测价值优于 LDL-C。如依据 LDL-C 和 LDL-P 水平对 Framingham Offspring 研究的受试者进行分层,低 LDL-P/ 无论 LDL-C 水平,无事件生存率较高;而高 LDL-P/ 无论 LDL-C 水平,无事件生存率较低,充分支持上述结论。

质子核磁共振(nuclear magnetic resonance,NMR)光谱法根据 LDL 颗粒外壳的磷脂信号强度测定直径,根据内核 CE 和 TG 的甲基团的数量测定脂质浓度。NMR 光谱法的主要优势在于能够同时快速测定 LDL 颗粒大小及亚型浓度。在退伍军人高密度脂蛋白胆固醇干预研究(veterans affairs high-density lipoprotein cholesterol intervention Trial,VA-HIT)的前瞻性对照研究中发现使用吉非贝齐治疗后,患者的 LDL-C 虽然没有下降,但其 LDL-P 降低了 5%,同时 CV 事件风险也下降。因此作为 CV 风险的预测因子,LDL-P 可能要优于LDL-C。

斯坦福五城市项目(the Standford Five-City Project,FCP)是一项评估 CV 疾病危险因素社区健康教育的长期研究。资料通过对 124 对匹配良好的 CHD 及非 CHD 患者的病例对照分析,应用梯度凝胶电泳测定 LDL 颗粒直径。结果发现,CHD 患者的 LDL 颗粒直径比非 CHD 患者的小,随着 LDL 颗粒直径减小,CHD 患者人数逐渐增加。即使在包括吸烟、非 HDL-C、收缩压、TG、HDL-C 及体重指数(body mass index,BMI)等变量的逐步条件性逻辑回归模型中,LDL 颗粒大小仍具有显著的统计学意义,LDL 颗粒直径是 CHD 风险的有效监测因子。

近来,在 *American Journal of Cardiology*(AJC)上发表的一项临床研究结果显示,尽管 T2DM 患者的胆固醇水平从目前的临床标准来看是可以接受的,但他们 CV 事件的发生风险也是升高的。亚特兰大的心血管医师 Hector Malave 表示虽然这些患者的 LDL-C 水平相对正常,但 CVD 仍是他们的主要死亡原因。因此,对于医生来讲,应该评价 DM 患者的其他 CV 风险指标,包括 LDL 颗粒含量。在他们的研究人群中,LDL 颗粒含量升高与 CVD 风险升高有着直接的关系。这项临床研究检查了低 LDL-C 和低非 HDL-C 的 T2DM 患者中脂蛋白颗粒含量的变化。这 1 970 位患者来自 LipoScience 的临床实验室数据库,纳入标准是患者的 LDL-C<70mg/dl,非 HDL-C<100mg/dl,TG<70mg/dl,HDL>40mg/dl。研究结果发现,T2DM 患者在 LDL-P 含量上有显著的差异,多数人 LDL-P 含量 >1 000nmol/L,提示有着很高的 CVD 的剩留风险。以上发现为我们提供了进一步的证据,表明有一种 T2DM 患者的亚群,即使 LDL-C 的水平正常或是偏低,但仍然有着不相称的高 LDL-P。我们目前明白 CV 风险和 LDL-P 而非 LDL-C 的水平相关。因此,对于这些患者来讲,医生们应该采用这一指标来更好地管理患者的剩留风险。

三、HDL 颗粒改变可能是 T2DM CVD 剩留风险

HDL 是血浆脂蛋白中体积最小(直径 5.8~13.0nm)、密度最高(d=1.063~1.25g/ml)的一类极不均一的脂蛋白。不同的 HDL 亚类在颗粒大小、形状、密度、电荷、抗原性、理化性质及生物学功能上均有很大差异。利用双向电泳 - 免疫印迹检测法,HDL 可以分为大颗粒的 HDL_{2b}、HDL_{2a},小颗粒的 $pre\beta_1$-HDL、HDL_{3c}、HDL_{3b}、HDL_{3a} 及圆盘状的 $pre\beta_2$-HDL 七种亚类。

HDL 主要由肝脏及小肠黏膜细胞合成,初合成分泌入血的新生 HDL($pre\beta_1$-HDL)含有少量极性脂质和一分子的载脂蛋白(apolipoprotein,Apo)A-I,分子呈小颗粒状。$pre\beta_2$-HDL 由 $pre\beta_1$-HDL 互相融合而成,含有丰富的卵磷脂和两分子的 ApoA-I,分子呈圆盘状。球状的 α-HDL 由 $pre\beta_1$-HDL 和 $pre\beta_2$-HDL 获取外周组织和其他脂蛋白的磷脂和游离胆固醇(free cholesterol,FC)后逐渐形成,分子中含有丰富的胆固醇及四分子的 ApoA-I。ApoA-I 是 HDL 中最主要的载脂蛋白,占蛋白总量的 65%~70%。三磷酸腺苷结合盒转运体 A1(ATP binding cassette transporter A1,ABCA1)通过与 ApoA-I 结合,促进细胞内胆固醇流出,形成新生盘状的 HDL。此外,HDL 还包含与血浆脂代谢相关的酶类,如卵磷脂胆固醇酰基转移酶(lecithin cholesterol acyltransferase,LCAT)、CETP、LPL、HL 等,与 HDL 各个亚类的代谢及功能密切关联。LCAT 主要催化 HDL 游离胆固醇酯化,使 HDL 颗粒经 $pre\beta_1$-HDL → $pre\beta_2$-HDL → HDL_3 → HDL_2 途径逐渐递变成熟。LPL 使 VLDL 和 CM 中的 TG 水解,释放出的 ApoA-I 和磷脂被转运至 HDL_3,使 HDL_2 生成增多。CETP 可将 HDL_2 中的 CE 转移至 CM、VLDL 和 LDL,并将这些脂蛋白含有的 TG 转运至 HDL_2。HDL_2 中的 TG 被 HL 水解后释放出 ApoA-I 和磷脂,HDL 便由大颗粒的 HDL_2 转变为颗粒较小的 HDL_3。HL 活

性增加,不仅 HDL_2 磷脂分子中脂酸 - 甘油键水解增强,促使 HDL_2 转变为 HDL_3,同时 HDL_2 分子表面的 ApoA-I 和磷脂水解脱落产生新生的 $pre\beta_1$-HDL,因此 $pre\beta_1$-HDL 含量也有所增加。因此,在上述多种酶和蛋白因子的作用下,HDL 颗粒显著变小,对于心血管的保护作用显著减弱。

研究发现,RCT 实际上就是新生的 $pre\beta$-HDL 向成熟的 α-HDL 转化,即按照 $pre\beta_1$-HDL → $pre\beta_2$-HDL → HDL_3 → HDL_2 的递变步骤逐渐成熟的过程。新生的 $pre\beta_1$-HDL 及圆盘状的 $pre\beta_2$-HDL,可以不断地从外周组织摄取磷脂和 FC 逐渐成熟,并最终将胆固醇转运至肝脏转化利用。

HDL 是异质的,不同的 HDL 亚类具有相关但又各不相同的生理功能。研究发现,小颗粒的 $pre\beta_1$-HDL 虽然是 FC 的有效接受体,但它的堆积则可能是 $pre\beta_1$-HDL 向 $pre\beta_2$-HDL 转化受阻或胆固醇酯化效率降低的原因。$pre\beta_1$-HDL 含量增加表明 HDL 成熟代谢障碍,高水平的 $pre\beta_1$-HDL 对 HDL 抗 AS 作用有负面影响。颗粒大的含胆固醇丰富的 HDL_{2b} 则决定血浆 CE 的流动方向。当血浆 HDL_{2b} 含量高时,HDL-CE 直接转运到肝脏,通过肝 HDL 受体摄取、转化和利用;然而 HDL_{2b} 缺乏时,HDL-CE 在 CETP 作用下被转运至 VLDL 和 LDL,导致具有潜在致 AS 作用的脂蛋白中 CE 的含量增加。事实上早在 2004 年 Asztalos 等就已确认大的 α_1-HDL(相当于 HDL_{2b})含量与 CHD 具有极强的相关性,α_1-HDL 每增加 1mg/dl 会使 CHD 发病率降低 26%。因此,测定血浆 HDL 亚类含量对那些 CHD 发生具有高度风险的人群决定是否需要立即治疗是非常有价值的。

通过调查内源性 HTG 患者血浆 HDL 亚类的分布特征,结果表明,与正常血脂者比较,在内源性 HTG 患者中,小颗粒的 $pre\beta_1$-HDL 含量趋于增加,而大颗粒的 HDL_{2b} 则趋于减少,提示 TG 水平的增加,HDL 亚类的成熟代谢受阻,因而减弱了 RCT 的效率。

为了研究血浆 TG 含量与 HDL 亚类组成、含量及分布变化的关系,依据美国国家胆固醇教育计划成人治疗专家组第 3 版指南(National Cholesterol Education Program Adult Treatment Project Ⅲ,NCEP-ATP Ⅲ)所界定的 TG 水平,将健康体检的受试人群进行分组,评估血浆 TG 水平变化与 HDL 亚类分布的关系。结果显示,随 TG 水平的增加,受试者血浆呈现一种典型 ALP,具体表现为:血浆 TG、TC、LDL-C、ApoB-100、C-Ⅱ、C-Ⅲ 含量与 TG/HDL-C、TC/HDL-C、LDL-C/HDL-C、ApoB-100/A-I 比值升高;而 HDL-C、ApoA-I 水平及 ApoC-Ⅲ/C-Ⅱ 比值降低;而且,HDL 亚类分析发现,血浆 TG 水平增加的同时还伴有小颗粒的 $pre\beta_1$-HDL 和 HDL_{3a} 含量的增加及大颗粒的 HDL_{2a} 和 HDL_{2b} 含量减少。此外,以人群 $pre\beta_1$-HDL 和 HDL_{2b} 含量的平均值作为因变量,以 TG 的平均值作为自变量,通过对受试人群血浆 TG 含量进行相关分析,结果发现,血浆 TG 水平与 $pre\beta_1$-HDL($R^2=0.924\ 1$)和 HDL_{2b}($R^2=0.904\ 6$)含量呈直线线性相关。TG 水平每增加 0.5mmol/L 时,$pre\beta_1$-HDL 含量大约增加 9mg/L,而 HDL_{2b} 含量减少 21mg/L。

为了研究不同 TG 水平变化对高甘油三酯血症患者血浆 HDL 亚类分布的影响,依据 NCEP-ATP Ⅲ,将 HTG 者分为 2 组,即高(2.26~5.64mmol/L)和极高(≥ 5.65mmol/L)TG 组;将正常血脂者分为正常(<1.69mmol/L)及边缘性高(1.69~2.25mmol/L)TG 组。结果表明,随着 TG 水平的增加,小颗粒的 $pre\beta_1$-HDL 和 HDL_{3a} 的含量逐渐显著增加,而大颗粒的 HDL_{2a}

和 HDL$_{2b}$ 则逐渐显著减少。与正常 TG 组的受试者比较，preβ_1-HDL 含量在边缘性高、高及极高 TG 组分别增加了 17%、61% 和 124%，而 HDL$_{2b}$ 则在这三组人群分别减少了 7%、37% 和 52%。

已经证实 TC ≥ 6.21mmol/L 的 HCL 患者必须采取临床治疗措施才能降低 CHD 发生的风险。边缘性高 TC（5.17~6.18mmol/L）的受试者，CHD 发生的风险亦有可能增加，也应进行临床干涉。按照 NCEP-ATP Ⅲ，仅仅只有血浆 TC ＜5.17mmol/L 才是人们所期望的胆固醇含量值。

同样依据 NCEP-ATP Ⅲ，将 486 例受试者分为期望 TC（＜5.17mmol/L）、边缘性高 TC（5.17~6.21mmol/L）和高 TC（≥ 6.21mmol/L）组。结果显示，随 TC 水平的增加，HDL 亚类趋向于变小，提示 TC 水平的增加，HDL 亚类的成熟代谢受阻，因而减弱了 RCT 的效率。此外，在分析上述血浆 TC 含量为期望值的中国健康体检人群 HDL 亚类组成与含量时，结果却大大出乎预料。结果显示，虽然该人群从整体来看血浆 TG、LDL-C 及 HDL-C 的均值（1.9mmol/L、2.5mmol/L 及 1.1mmol/L）都保持在相对正常的范围，但是血浆 HDL$_{2b}$ 含量仅仅为 324.2mg/L，明显低于血脂正常（TC＜6.21mmol/L，TG＜2.26mmol/L）人群 HDL$_{2b}$（379.9mg/L）的含量。

为了分析这种现象的原因，进一步研究血浆 TG 和 HDL-C 含量变化对上述人群血浆 HDL 亚类分布的影响，资料显示 176 例具有期望 TC 值的受试者，只有 103 例 TG＜2.26mmol/L，107 例 HDL-C ≥ 1.03mmol/L，并且这些受试者 HDL 亚类分布与正常血脂者一致。与此相反，TG ≥ 2.26mmol/L 的人群与 TG＜2.26mmol/L 的受试者比较，其血浆 HDL$_{2b}$ 含量显著降低（381.9mg/L vs 242.8mg/L），而 preβ_1-HDL 的含量则显著升高（79.3mg/L vs 118.1mg/L）。同样，HDL-C＜1.03mmol/L 的受试者，血浆 HDL 亚类分布也发生了逆转，表现为小颗粒的 preβ_1-HDL 的增加和大颗粒的 HDL$_{2b}$ 的减少。由于 TG 水平的升高不仅伴有 HDL-C 水平的下降，同时也会引起 LDL-C 水平的升高。用 3.34mmol/L 作为 LDL-C 的分割点，对具期望 TC 值的受试者进行二分，数据表明，在具有期望 TC 值的受试者中，20 例受试者 LDL-C ≥ 3.34mmol/L，其 HDL 亚类同样呈现变小的趋势。

因此，从 HDL 亚类分布的角度来讲，当对 CHD 发生风险进行评估时不能仅仅依据血浆 TC 水平，还应当同时考虑血浆 TG、HDL-C 及 LDL-C 的水平。那些 TC 含量低下但 TG、LDL-C 水平升高及 HDL-C 下降的受试者，因其 HDL 亚类分布异常，RCT 效率降低，仍然具有发生 CHD 的潜在风险。

同样对受试人群血浆 TC 含量进行九等分分析，结果发现血浆 TC 水平与 HDL$_{2b}$ 呈直线线性相关（R^2=0.960 7）。当血浆 TC 水平每增加 0.5mmol/L 时，HDL$_{2b}$ 含量减少 17mg/L。通过调查 HDL 亚类在高胆固醇血症（hypercholesteromia，HCL）及混合型高脂血症（mixed hyperlipidemia，MHL）受试者中的分布特征，结果发现，所有小颗粒的 HDL 亚类（preβ_1-HDL、HDL$_{3c}$、HDL$_{3b}$ 和 HDL$_{3a}$）在 HCL 及 MHL 者中均显著升高，然而大颗粒者（HDL$_{2a}$ 和 HDL$_{2b}$）则显著降低。同时，与正常血脂者比较，小颗粒的 preβ_1-HDL 在 HCL 及 MHL 者中分别升高了 44.3% 和 104%；而大颗粒的 HDL$_{2b}$ 则在这两组受试者中分别降低了 24.6% 和 53.9%。这些资料表明，HDL 亚类向小颗粒转化的趋势在 MHL 较 HCL 者中更为明显。

HTC 及 MHL 患者血浆 TC 含量升高,以及 MHL 患者血浆 TG 增加促使 LCAT、LPL 活性降低。CETP 活性升高,最终导致 HDL 颗粒变小。

此外,血浆脂质比值(TC/HDL-C、TG/HDL-C 及 LDL-C/HDL-C),由于同时考虑了致 AS 和抗 AS 两种因素,因而是有效评估 AS 风险的指标。研究结果发现:随着 TG/HDL-C、TC/HDL-C 及 LDL-C/HDL-C 值的升高,小颗粒的 HDL 亚类含量显著增加,而大颗粒的 HDL 亚类含量显著减少。当 TG/HDL-C 比值降低(≤ 2.5)时,TC/HDL-C 比值的增加对于 HDL 亚类分布变化并没有明显的影响。因此,血浆 TG/HDL-C 比值较 TC/HDL-C 能够更为灵敏地反映 HDL 亚类分布的变化。当 LDL-C/HDL-C ≤ 2.3 时,受试者 HDL 亚类的分布特征与先前报道的正常血脂者一致。鉴于血浆 TG/HDL-C、TC/HDL-C 和 LDL-C/HDL-C 比值的测定相对于 HDL 亚类的检测更为简便,所以这三个比值可一起作为预测 HDL 亚类分布的较好指标。

为了分析血浆 ApoA-I 含量与 HDL 亚类的关系,对 545 例受试者血脂、载脂蛋白及 HDL 亚类含量进行了检测。采用 ApoA-I 的均值加或减 1 标准差作为两个分割点,从而将人群分为 3 个亚组。研究结果表明,无论男性还是女性,随着 ApoA-I 含量的增加,所有 7 种 HDL 亚类的含量均逐渐显著地增加,特别是大颗粒的 HDL_{2b} 的含量增加更为明显。与 ApoA-I 低含量组比较,高 ApoA-I 组 $pre\beta_1$-HDL 大约增加了 40%,而 HDL_{2b} 增加了 70%,提示 RCT 速率和效率均显著增加。

利用健康体检人群,采用均值 ±1 标准差或三分法,分析了 ApoA-II、ApoC-II、C-III 及 B-100 含量与 HDL 亚类组成分布的关系,结果发现:血浆 ApoA-II 具有使大颗粒的 HDL_{2b} 和较小颗粒的 HDL_{3a}、HDL_{3b} 同时增加的双重作用。血浆 ApoC-II、C-III 或 B-100 含量增加时,血浆小颗粒的 HDL 亚类含量增加,然而,大颗粒的 HDL 亚类含量则显著减少。血浆 ApoC-II、C-III 及 B-100 对于 HDL 亚类颗粒的重构具有协同的影响。但是,高水平的 ApoA-I 不仅使成熟大颗粒的 HDL_{2b} 增加,而且可以起到对抗 ApoC-II、C-III 及 B-100 引起的 HDL 颗粒变小的作用。此外,随着 ApoB-100/ApoA-I 比值的上升或 ApoC-III/ApoC-II 比值的下降,血浆 $pre\beta_1$-HDL 的含量显著增加,而 HDL_{2b} 的含量则明显减少。每一种载脂蛋白不仅各自具有独特的作用同时也与其他载脂蛋白作用相关,进而调节 HDL 亚类颗粒的生成和代谢。ApoB-100、A-I,尤其是 ApoB-100/ApoA-I 比值能够准确、灵敏地反映各种 HDL 亚类含量的变化,ApoA-I 及 ApoC-II 是影响 HDL 亚类分布的独立的因素,血浆 ApoB-100 及 C-III 对于 HDL 亚类分布谱型的影响则与血脂及载脂蛋白的代谢紊乱相关。

此外,通过对肥胖、CHD 及 T2DM 患者其亚类分布和颗粒大小进行检测,结果发现在这些人群中,HDL 亚类颗粒进行了重组,趋向于较弱的抗 AS 的分布趋势,即大颗粒的 HDL_2(HDL_{2a} 和 HDL_{2b})含量减少、缺脂的小颗粒的 $pre\beta_1$-HDL 和 HDL_3 含量增加。与此同时,对于 CHD 及 CHD 伴 DM 患者血浆 HDL 亚类分布特征的研究中发现,CHD 患者 HDL 亚类颗粒明显变小,且伴有 DM 的 CHD 患者上述变化更为明显。为了明确空腹血糖(fasting plasma glucose,FPG)在 CHD 伴 DM 患者其 HDL 亚类代谢变化的过程中所扮演的角色,以 6.1mmol/L 作为切点,将人群分为两个亚组进行分析,结果显示,CHD 伴 DM 者在 ≥ 6.1mmol/L 亚组,HDL 亚类同样呈现变小的趋势。对 VA-HIT 试验的一项最新分析发现,脂蛋白颗粒亚型可预测冠状动脉事件的发生,而且用吉非贝齐治疗可改善它的亚型结果。VA-HIT 是一项前瞻性的病例对照研究,纳入的是患有 CHD 的男性患者。在目前的这项分析中,在 5.1 年的研究随访中,364 例发生心肌梗死或心源性死亡的男性患者与 697 例没有发生冠状动脉事件的年龄匹配受试者进行了比较。所有患者在基线、吉非贝齐或安慰剂治疗 7 个月后进行了广泛血样测定。这其中包括应用 NMR 光谱来测定 HDL 颗粒亚型的水平,以及平均的颗粒大小。结果显示,吉非贝齐治疗使 HDL 颗粒数升高了 10%,使小 HDL 亚型颗粒升高了 21%。

James Otvos 及其同事发现,"吉非贝齐治疗使 HDL 颗粒浓度明显改变,这些颗粒浓度是新发 CHD 事件的独立预测因素。"在对数回归分析中,校正了潜在的混杂因素后,总 HDL 颗粒浓度每升高一个标准差使冠状动脉事件的发生危险降低 29%。然而,平均 HDL 颗粒大小与 CHD 事件没有相关性。他们指出,HDL-C 浓度升高及 TG 水平降低只部分解释了 VA-HIT 试验中吉非贝齐的益处。Otvos 团队总结说:"这项 VA-HIT 试验病例对照的亚研究显示,贝特治疗使血浆 HDL 亚型颗粒出现有益的变化,并且其变化与这些脂蛋白中胆固醇含量的改变无关。""这些脂蛋白颗粒的变化可能有助于解释该试验中主要的 CHD 事件和死亡率的降低。"

Mora 等的研究表明,在经过有效的他汀类药物干预后,相较于 HDL-C 和 ApoA-I,HDL 颗粒(HDL-P)更适宜作为心血管剩留风险的标志物。同样,对于美国动脉粥样硬化多种族研究(Multi-Ethnic Study of Atherosclerosis,MESA)发现,小及中等大小 HDL-P 显著负相关于颈动脉内膜中膜厚度。Shah 等对于肥胖的糖尿病前期的青年人群的研究显示,肥胖的糖尿病前期的青年人具有致动脉粥样硬化的脂蛋白谱型,特征性的表现为小的 LDL-P 与 HDL-P 水平的增加及中等及大的 HDL-P 水平的下降。此外,低水平的中等大小的 HDL-P 则与高水平的颈动脉内膜中膜厚度密切相关;然而,高水平的小的 HDL-P 则与颈动脉脉搏波速度(pulse wave velocity,PWV)呈显著正相关。这些研究提示对心血管风险的评估,脂蛋白颗粒的检测可能优于传统脂质。来自北曼哈顿的研究资料表明,在大量的城市人群中,相比 HDL_{3C},HDL_{2C} 对于颈动脉内膜厚度的影响更为显著;同时,在伴有糖尿病的人群中 HDL_{2C} 的作用表现得更为突出;提示 HDL 各亚类具有显著不同的对抗动脉粥样硬化的生物作用。Monette 等研究发现冠脉内皮功能障碍的患者,其大的 HDL-P 水平显著降低;数量降低的大颗粒 HDL-P,使冠状动脉内皮功能障碍者内皮细胞内胆固醇流出能力减弱。这个结果支持 HDL 的大小、含量及功能可作为评估人群冠脉动脉粥样硬化的指标。同样,HDL-P 及小的 HDL 亚类被认为是心血管高危人群剩留风险的独立标志物,这些结果对于将来 HDL 靶向药物的发展及高危人群危险的分层都具有非常重要的意义。

第四节　展　望

一、目前有限的临床证据

虽然 T2DM 患者 LDL-C 的水平与非 DM 患者无差异,但 LDL-C 仍是防治大血管病变的重中之重。他汀类药物为首选药物,然而,他汀类药物对 LDL-P 的影响有限。COMETS 研究表明,代谢综合征(metabolic syndrome,MS)患者接受他汀类药物治疗 12 周后,LDL-P 的降低幅度远低于 LDL-C〔(−38%~−30%)vs(−51%~−38%)〕;LDL-P(<1 000nmol/L)的达标率亦远低于 LDL-C(<100mg/dl)(瑞舒伐他汀:80% vs 27%;阿托伐他汀:59% vs.19%)。因此,结合剩留风险现状与国人病变特点,在使用他汀类药物降低 LDL-C 的同时,也应当充分重视对其他血脂谱异常,如高 TG 及低 HDL-C 水平为特征的致 AS 性血脂异常的干预。多项临床试验亚组分析提示,单用他汀类药物或联合贝特类药物治疗可能显著降低 TG 升高水平和 / 或低 HDL-C 患者大血管与微血管事件风险。FIELD 研究结果显示非诺贝特治疗 T2DM 患者,总的 CV 事件下降率为 11%,其中低 HDL-C 组事件发生率下降 14%,高 TG 组事件发生率下降 23%,而低 HDL-C 及高 TG 患者事件发生率下降了 27%。此外,干预与血脂异常有关的 CV 事件剩留风险的获益证据来自控制 DM 患者 CV 风险行动(Action to Control Cardiovascular Risk in Diabetes,ACCORD),研究的亚组分析结果表明,与单应用辛伐他汀 20~40mg/d 比较,非诺贝特联合他汀类药物可降低伴有 TG 升高与 HDL-C 降低的 DM 患者(TG ≥ 204mg/dl,HDL-C ≤ 34mg/dl)主要 CV 事件 31%。近期荟萃分析显示,贝特类药物治疗在 7 389 例高 TG 患者中,CV 事件下降了 25%(P<0.001);15 303 例低 HDL-C 患者 CV 事件下降 16%(P<0.001);5 068 例高 TG 合并低 HDL-C 患者的 CV 事件下降了 29%(P<0.001)。

除大血管风险外,FIELD 和 ACCORD 研究均发现,非诺贝特单用或联用他汀类药物治疗都可以显著降低 T2DM 微血管病变(如视网膜病变),减缓 DM 肾病进展。

二、展望

由于脂蛋白组成、代谢及功能的多样性,其在 T2DM 或 MS 变化的复杂性,我们了解的还非常有限,还有很多问题需要进一步探索。而目前的研究已经发现,LDL-P 及 HDL-P 对于 CV 发生风险的预测明显优于 LDL-C 及 HDL-C,如何采取有效的措施改变 LDL-P 及 HDL-P 的分布特征,进而降低 CVD 发病的危险及进一步探寻 LDL-P 与 HDL-P 在 AS 性疾病中的确切作用都是我们将要解决的问题。因此,积极进行这方面的研究并应用相应的干预措施将具有重要的临床价值,并可能为 AS 的防治提供新的靶标。

(田 丽 田浩明)

第四章　内皮胰岛素抵抗与糖尿病大血管病变

Kannel 等于 1979 年在美国医学协会杂志（*JAMA*）发表了著名的 Framingham 心脏研究，首次明确指出糖尿病能够增加心血管疾病（CVD）发病率 2~3 倍，之后的大量临床研究均证实糖尿病能够显著增加心血管疾病的风险及病死率，并把糖尿病作为冠心病的等位症。与非糖尿病患者相比，肥胖型糖尿病患者的 CVD 发病率和死亡率更高，约有 70% 的糖尿病患者死于心血管疾病，包括冠心病、高血压、心衰和脑卒中。胰岛素抵抗在肥胖和 T2DM 发病过程中发挥着至关重要的作用，除了经典的靶组织（如肝脏、脂肪和骨骼肌），肥胖和 T2DM 患者的血管或内皮细胞也同样存在胰岛素抵抗，而内皮细胞胰岛素抵抗是动脉粥样硬化发生的重要的病理生理机制之一。

一、胰岛素抵抗与心血管疾病——临床证据

UKPDS 研究数据显示，良好地控制血糖能够有效地防止或减少糖尿病微血管病变，但不能使糖尿病大血管病事件发生率下降，提示高血糖不是决定糖尿病大血管并发症发生的主导因素。胰岛素抵抗动脉粥样硬化研究（IRAS）发现，在西班牙裔人群和非西班牙裔的白种人人群中，胰岛素的敏感性和颈动脉内膜中膜厚度（IMT）呈显著的负相关，已知颈动脉 IMT 是评判动脉粥样硬化程度的良好指标，说明胰岛素敏感性越高，动脉粥样硬化的程度越低，也说明胰岛素抵抗能够加重动脉粥样硬化的程度，增加 CVD 事件的发生率。魁北克心血管研究显示，在血糖正常的人群中，空腹高胰岛素血症是缺血性心脏病的独立预测因子。另外，圣安东尼奥心脏研究对没有糖尿病或糖耐量异常的男性进行研究，发现胰岛素抵抗增加了 2.5 倍心血管疾病风险，即使在校正了 11 项心血管危险因素如 LDL、HDL、甘油三酯、吸烟等后，胰岛素抵抗仍使心血管疾病的风险增加了 2 倍。因此，高胰岛素血症、胰岛素抵抗被认为是 CVD 事件发生的独立危险因素。很显然，在上述几个大型的临床研究中，血糖的因素被弱化，凸显了胰岛素信号通路在 CVD 事件发生中的重要作用。由于高胰岛素血症和胰岛素抵抗往往伴随着高血压、肥胖、血脂紊乱、慢性炎症状态及纤溶功能异常，这些 CVD 风险因素叠加在一起，使得这部分人群的 CVD 事件的发生率显著升高。随着社会经济的发展和人工智能化，人们的饮食结构和生活方式发生了巨大变化，营养过剩和久坐的生活方式是导致高胰岛素血症和胰岛素抵抗的罪魁祸首，因此，通过饮食控制和适当的运动增

加胰岛素的敏感性,降低血浆胰岛素的水平,不但能够预防 T2DM 的发生,更重要的是能够减少 CVD 事件的发生率。

二、内皮胰岛素抵抗与心血管疾病——实验动物证据

众所周知,*ApoE* 基因缺失小鼠由于体内存在高胆固醇血症而自发产生动脉粥样硬化,在 *ApoE* 基因缺失小鼠的基础上,将血管内皮细胞某个胰岛素信号通路的基因特异性剔除,能够模拟内皮胰岛素抵抗,从而在动物模型上研究内皮胰岛素抵抗对心血管病变的影响。

对血管内皮胰岛素受体(INSR)基因敲除的 *ApoE* 基因缺失小鼠进行的研究发现,胰岛素受体缺失的小鼠其动脉粥样硬化病变范围是对照组的 2~3 倍,而缺失小鼠的糖耐量、血浆胰岛素、血清胆固醇及血压均和对照小鼠无显著差异,提示内皮胰岛素信号通路的缺失或抵抗,而非其他系统性的危险因素,会加速动脉粥样硬化的形成。内皮细胞特异性剔除 *Akt1* 基因显著促进 ApoE$^{-/-}$ 小鼠动脉粥样硬化的发生,斑块的面积也明显增加,这归因于 *Akt1* 基因缺失小鼠的内皮细胞凋亡增加,IL-6、TNF-α 和 VCAM-1 等炎症基因的表达增加,以及 eNOS 活性减弱。内皮细胞特异性剔除 *eNOS* 基因也能够显著增加 ApoE$^{-/-}$ 小鼠动脉粥样硬化斑块的面积,同时小鼠伴有血压升高、心肌缺血和主动脉夹层。相反,若在内皮细胞中增强胰岛素信号通路,譬如:内皮 IRS1 过表达,则能够抑制 ApoE$^{-/-}$ 小鼠动脉粥样硬化的发生。已知 PKCβ 能够抑制内皮细胞的胰岛素信号通路,对一个内皮细胞过表达 PKCβ2 的 ApoE$^{-/-}$ 小鼠研究发现,PKCβ2 的过表达导致内皮的 Akt-eNOS 通路受损,血管紧张素诱导的内皮素 -1 表达增加,最终促进动脉粥样硬化的发生和进展。通过对 *FoxO1*、3、4 基因敲除小鼠的研究发现,敲除内皮细胞的 *FoxOs* 基因能够增加内皮 NO 的产生,促进细胞的生长,抑制内皮炎症和过氧化物的产生,最终防止小鼠出现动脉粥样硬化,这提示了 *FoxO* 基因从多方面造成了内皮细胞功能的紊乱,从而促进了动脉粥样硬化的形成。

内皮胰岛素抵抗除了促进动脉粥样硬化的发生,还能够抑制新生血管的形成。内皮细胞 *INSR* 基因特异性剔除的小鼠在缺氧的环境中,其视网膜新生血管形成会明显减少,视网膜周细胞的数量下降 57%,这种视网膜新生血管的减少在数量上与抗 VEGF 治疗效果相当。皮肤创口愈合延迟也是困扰糖尿病患者的一大问题,新生血管的形成在创口愈合过程中发挥至关重要的作用,研究显示在内皮细胞的胰岛素受体和 IGF-1 受体双基因剔除的小鼠,皮肤创伤组织新生血管形成显著减少,创口延迟愈合;而在一个内皮胰岛素受体底物 1(IRS1)转基因的小鼠模型中,内皮胰岛素信号通路的增强能够显著促进新生血管的形成和皮肤创口愈合,提示内皮胰岛素信号通路在糖尿病患者组织缺血后及组织创伤后新生血管形成和血运重建过程中发挥重要的作用。Paik 等发现,内皮细胞 FoxO 转录因子在后天的血管动态平衡和血管新生中有抑制血管生成的作用。在成年小鼠敲除 *FoxO1*、3、4 基因导致在子宫、肝脏和骨骼肌等多器官发生血管瘤,这与敲除小鼠的内皮细胞增殖增加及凋亡减少有关,提示 *FoxOs* 基因可抑制新生血管生成。

三、胰岛素信号通路对于内皮生物学功能的调控作用

尽管血管内皮细胞不是胰岛素经典的靶器官,但胰岛素信号通路对于血管内皮细胞生

物学功能发挥着重要的调控作用。

(一)胰岛素转内皮运输需要胰岛素信号通路的参与

循环胰岛素穿过血管壁到达局部组织发挥生物学功能需要内皮胰岛素信号通路的参与。胰岛素自胰岛 β 细胞分泌后需通过血液循环到达靶组织发挥作用,循环中的胰岛素需穿过血管壁进入局部组织,胰岛素穿过血管壁的方式主要包括主动弥散(passive diffusion)和转内皮运输(transendothelial transport)。研究显示,给予大鼠注射 ^{125}I 标记的胰岛素 10 分钟后,骨骼肌中的胰岛素主要存在于内皮细胞中。胰岛素的转内皮运输依赖于胰岛素受体及其下游的信号通路,过量非标记的胰岛素和胰岛素受体抗体能够抑制 ^{125}I 标记的胰岛素穿过内皮细胞,说明胰岛素的这种转内皮运输是胰岛素受体介导的。此外,在胰岛素受体底物 2(Irs2)内皮细胞特异性剔除的小鼠,循环进入骨骼肌的胰岛素显著减少,导致骨骼肌对葡萄糖的摄取减少和糖耐量减低。

(二)胰岛素信号通路对于维持正常的内皮细胞功能发挥重要的作用

胰岛素信号通路在维持正常的内皮功能、对抗内皮功能紊乱过程中发挥至关重要的作用。胰岛素能够直接刺激血管内皮释放一氧化氮(NO),还可通过激活和诱导内皮细胞的内皮型一氧化氮合酶(eNOS)的表达,从而增加 NO 生成,引起内皮依赖性舒张功能。胰岛素对 eNOS 的作用是通过 PI3K/Akt 通路实现的,Akt 能够直接引起 eNOS Ser1177 位的磷酸化,激活 eNOS,存在内皮胰岛素抵抗的肥胖和 T2DM 患者中 eNOS 的活性显著下降,NO 的合成释放显著减少,这是导致上述人群中动脉粥样硬化发生发展的重要病理分子基础。此外,胰岛素还能够通过抑制陷窝蛋白 -1(Caveolin-1),增强 eNOS-Hsp90 的相互作用,从而增强 eNOS 的活性。胰岛素通过激活 Akt,抑制 Caspase-9 活性,从而抑制 TNF-α 诱导的内皮细胞凋亡,胰岛素的这一抗凋亡效应和血管内皮细胞生长因子(VEGF)相当,已知 VEGF 是血管内皮细胞强有力的抗凋亡因子。氧化应激产物(ROS)能够抑制 eNOS 和前列环素(PGI2)合成酶的活性,导致内皮功能紊乱,而胰岛素能够减少内皮细胞 ROS 的生成,增加 eNOS 和 PGI2 合成酶的活性。此外,有研究显示胰岛素能够抑制血管内皮细胞 VCAM-1 的表达,抑制炎症细胞在内皮细胞上的黏附和聚集。综上所述,胰岛素信号通路对维持血管内皮功能起着关键作用,正常的血管内皮可抑制血小板聚集、白细胞黏附、血栓形成和血管平滑肌收缩。而胰岛素抵抗(IR)能够导致内皮细胞源性的 NO 生成减少,舒张功能障碍;使内皮素(ET-1)等缩血管物质增加,血管收缩性增加;导致 VCAM-1 表达增加,白细胞黏附和聚集,最终导致内皮功能紊乱。动脉粥样硬化(AS)是 CVD 发病最重要的病理生理基础,而内皮功能紊乱则被认为是 AS 解剖学证据出现之前的早期表现,也是 AS 产生的始动因素。

(三)内皮胰岛素信号通路在调控局部组织的血运循环过程中也发挥重要作用

胰岛素通过增加内皮细胞 NO 的产生,引起血管舒张,从而导致血流量的增加。另一方面,胰岛素还能够诱导毛细血管募集(capillary recruitment),增加组织的血液灌注量。对高胰岛素正血糖钳夹实验的大鼠研究发现,在不改变血糖的情况下,血浆胰岛素水平增加 2 倍,大鼠后腿的血液灌注量也增加了 2 倍,此现象出现在胰岛素输注后的 5 分钟,而此时毛细血管的血流量并未增加,提示毛细血管募集的增加是导致血液灌注量增加的主要因素。研究显示胰岛素诱导的毛细血管募集和组织灌注量可以被 NO 合成酶抑制剂阻断,其在肥胖的大鼠及肥胖人群和 T2DM 患者中明显下降。

缺血组织通过新生血管提高灌注这一能力的受损,即缺血组织血管新生能力的下降,是糖尿病血管病变发生的病理基础之一。随着动脉粥样硬化的形成,冠状动脉逐渐发生堵塞、缺血和缺氧,在机体对心肌缺血、缺氧的应答过程中,缺氧诱导因子(HIF)活性减弱、血管生长因子信号通路的改变、缺血时炎症反应的异常、骨髓源性促血管形成细胞的动员和功能的改变均会引起糖尿病患者上述能力的损伤。内皮胰岛素信号通路对于缺血组织新生血管的形成也具有重要的调控作用,实验发现,胰岛素能直接作用于血管内皮细胞促进血管新生。一方面,胰岛素能够促进内皮细胞的增殖、迁移及血管形成能力,而胰岛素的这一作用能够被 PI3K 或 Akt 抑制剂所阻断;另一方面,胰岛素能够通过 Akt 介导的信号通路促进 VEGF 的表达和分泌,研究显示内皮自分泌的 VEGF 对于血管新生也具有重要的意义。细胞迁移需要骨架蛋白 Actin 的重组,Rho 家族蛋白 Rho、Rac、Cdc42 在这个过程中发挥重要的作用,Akt 能够激活上述 Rho 家族蛋白,促进骨架蛋白的重组,从而促进胰岛素刺激的内皮细胞的迁移和血管形成。此外,Akt 还能够通过磷酸化 PAK(p21-activated protein kinase),调控细胞骨架的重组和细胞运动,从而影响内皮细胞的迁移和血管形成。

四、胰岛素调控内皮细胞功能的分子机制

胰岛素可以通过 PI3K-Akt 和 Ras-MAPK 信号通路调控内皮细胞的多种生物学功能,Ras-MAPK 通路的激活导致内皮素的产生增加,引起血管的收缩。PI3K-Akt 是胰岛素在内皮细胞中发挥功能的主要通路,众所周知,胰岛素和胰岛素受体(IR)结合后,导致 IR 的自身磷酸化,接着引起胰岛素受体底物(IRS)酪氨酸的磷酸化,磷酸化的 IRS 募集 PI3K 的 p85 调节亚基,激活的 PI3K 将 PIP2 转化为 PIP3(三磷酸磷脂肌醇),PIP3 募集 PDK1,PDK1 磷酸化并激活 Akt。

(一) PKC 等 Akt 上游因子对胰岛素信号通路的调控

目前发现的内皮细胞中调控 Akt 的上游因子并不多,除了 PDK1,mTORC2 也能够直接磷酸化激活 Akt,而蛋白磷酸酶 PP2A 通过去磷酸化而抑制 Akt 的活性。研究发现,PKC 家族蛋白在 IR、IRS 及 PI3K 等 Akt 上游能够调控内皮细胞中的胰岛素信号通路,IR 和 IRS 的丝氨酸 / 苏氨酸(Ser/Thr)磷酸化水平的升高会导致胰岛素刺激的 IRS1 酪氨酸磷酸化水平下降,PI3K p85 与 IRS 相互作用受阻,Akt 失活,从而引起胰岛素抵抗。PKCε 通过磷酸化 IR Thr1160,抑制胰岛素信号通路;IRS1 分子内有很多丝氨酸的位点可以被 PKC 家族蛋白磷酸化,从而导致胰岛素信号通路受损,这些丝氨酸位点包括:Ser24、Ser267、Ser270、Ser307、Ser332、Ser357、Ser522、Ser612、Ser632/635、Ser662 和 Ser1099/1100;活化的 PKCβ2 能够磷酸化 IRS2 的 Ser303 和 Ser675,抑制内皮细胞胰岛素诱导的 Akt/eNOS 的激活;PKCα、β、δ 激活后能够磷酸化 PI3K p85 分子内的 Thr86,阻碍 IRS1 和 PI3K 的相互作用,引起内皮胰岛素抵抗。除了 PKC 以外,JNK、IKKβ、mTORC1/S6K 也能够磷酸化 IRS 分子中的丝氨酸,导致内皮胰岛素抵抗。

(二) 胰岛素 -Akt-FoxO 通路的调控作用

受胰岛素激活的 Akt 能够调控包括 FoxO、eNOS、VEGF、HO-1、VCAM-1、BAD、Caspase-9

等一大批下游因子的活性,这其中由 *FoxO1*、3、4 基因编码的 FoxO 家族转录因子,作为内皮细胞中 Akt 的主要作用底物参与了内皮生长、血管新生、内皮 - 白细胞的相互作用等过程的调控。已知胰岛素通过 Akt 磷酸化 FoxO 分子内的 Thr24、Ser253 和 Ser316,导致 FoxO 从核内转移至胞质,抑制 FoxO 对其下游靶基因的转录调控。在内皮细胞中,FoxO1 和 FoxO3a 抑制内皮型一氧化氮合酶(eNOS)的转录,促进诱导型一氧化氮合酶(iNOS)的表达,引起内皮功能的紊乱。FoxO1 能够转录激活 VCAM-1 的表达,促进内皮 - 白细胞的相互作用,促进内皮介导的局部炎症反应。通过对内皮 eNOS 和 VCAM-1 的表达调控,FoxO 在动脉粥样硬化发病过程中发挥了重要作用。除了 eNOS 和 VCAM-1,Paik 等在研究 *FoxOs* 基因对内皮细胞稳态调节的过程中,发现了 21 个受 FoxO 转录调控的靶基因,包括:*Adm*、*Cited2*、*Ctgf*、*Fbn1*、*Hmga2*、*Klf6*、*Spry2*、*Tcf4*、*Pbx1*、*Noct*、*Ccnd1*、*Meis1*、*Mrc1*、*Sdpr*、*Selm*、*Tsc22d1*、*Bmper*、*Id1*、*Pcolce*、*Rab34* 和 *Nrep*。王宣春等对这 21 个受 FoxO 调控的靶基因进行了进一步的研究,最终确定了 3 个在血管内皮细胞中 FoxO1 介导的受胰岛素调控的基因,分别是:*Ctgf*、*Cited2*、*Adm2*,其中 *Ctgf* 基因表达在胰岛素作用 2 小时后下调了 80%,*Cited2* 下调了 60%,*Adm2* 在胰岛素作用 16 小时后下调了 54%。CITED2 编码一种转录共调节因子,已有研究显示 CITED2 能够抑制 HIF1α 的转录活性,在胰岛素抵抗的背景下,CITED2 在饮食诱导的肥胖小鼠、ob/ob 小鼠及伴有肥胖的 T2DM 患者血管内皮细胞中表达显著升高,而在内皮细胞中,胰岛素可通过胰岛素受体 -PI3K-Akt-FoxO1 信号通路显著下调 CITED2 的表达。抑制 CITED2 能够显著增加内皮细胞的增殖和血管形成能力,而过表达 CITED2 则能够抑制 HIF 的转录激活。后腿缺血动物模型研究发现,内皮细胞 *CITED2* 基因缺失导致缺血缺氧诱导的 *HIF* 靶基因内皮素 -1 的表达显著升高,提示 CITED2 通过抑制 HIF 的转录活性,从而抑制内皮细胞新生血管形成。综上所述,伴随肥胖和 T2DM 的胰岛素抵抗引起 CITED2 的表达增加,导致内皮细胞 HIF 信号通路和血管新生能力的受损,通过抑制内皮 CITED2 有望找到治疗糖尿病患者缺血性心血管疾病的新方法,为此,王宣春等发现了内皮细胞中调控血管新生的一个新的信号通路:胰岛素 - 胰岛素受体 -PI3K-Akt-FoxO1-CITED2 通路。

五、展望

糖尿病大血管病变已经成为糖尿病致死的主要原因,而内皮细胞功能紊乱被认为是糖尿病患者大血管病变的始动和关键因素,胰岛素信号通路的异常不但会加速 AS 形成,也会影响内皮新生血管的形成。对伴有胰岛素抵抗的动物模型和肥胖或 T2DM 患者的研究发现,血管或内皮细胞存在选择性胰岛素抵抗,即 PI3K/Akt 通路受到抑制,而 MAPK/Erk 通路不受抑制或增强,PI3K/Akt 通路抵抗导致 eNOS 的活性减弱,VCAM-1 的表达增加,促进动脉粥样硬化的发生;而 MAPK/Erk 激活能够促进内皮 ET-1 和 PAI-1 的表达,促进血管平滑肌细胞的增生和迁移,这样就进一步加重了动脉粥样硬化的病变程度。因此,通过设计合适的药物靶点,改善肥胖和 T2DM 患者血管内皮的 PI3K/Akt 通路,抑制 MAPK/Erk 通路,对于治疗糖尿病心血管疾病将具有重要的临床价值。

(王宣春)

第五章

基因多态性与糖尿病及其血管病变

第一节　基因多态性与糖尿病

糖尿病是继肿瘤、心脑血管疾病之后威胁人类健康的重大非传染性疾病。全世界约有2.2亿糖尿病患者,预计2025年全球糖尿病患者总数将达到2.8亿,更重要的是由于人们越来越长寿及肥胖的流行,在接下来的10年中,糖尿病的流行会更加迅速。糖尿病作为一种重大的疾病给发达国家及发展中国家的人们都带来了沉重的负担。因此糖尿病被世界卫生组织称为"21世纪的灾难"。它不但困扰着广大糖尿病患者,同时也给国家经济带来了沉重的负担。

糖尿病是由遗传因素和环境因素共同作用导致的疾病,在对糖尿病分子遗传学的研究中发现了多种与糖尿病发病机制有关的易感基因,这些基因变异使人更易患糖尿病。

随着基因分型技术的进步和遗传学统计分析专业的发展,糖尿病易感基因定位策略也在不断地发展变化。目前为止,糖尿病易感基因定位策略的发展过程可大体分为两个阶段:2006年以前的"前GWAS(Genome-Wide Association Studies)阶段"和其后的以单核苷酸多态性(SNPs)为遗传标记的"GWAS阶段"。

一、前GWAS阶段

2006年以前的基因组研究以限制性片段长度多态性(restriction fragment length polymorphism,RFLP)和微卫星标记[又称简单重复序列(simple sequence repeats,SSR)]为遗传标记,这些遗传标记密度低、覆盖性差,加之高通量的基因分型检测技术尚未出现,使得糖尿病的遗传学研究进展相对缓慢。该阶段主要应用的2型糖尿病(type 2 diabetes mellitus,T2DM)易感基因定位策略是基于家系的基因组扫描和连锁分析的定位克隆研究策略。基本原理是,以限制性片段长度多态性或微卫星为遗传标记,通过遗传连锁分析,将T2DM易感基因定位在特定的染色体区域,然后再通过不断缩小定位区域并最终克隆该基因,进一步阐明该基因的功能。这种研究策略的成功主要在于发现了几种符合孟德尔遗传模式的特殊单基因形式糖尿病的致病基因,如青少年发病的成年型糖尿病(MODY)基因、新生儿糖尿病致病基因(表型不同,致病基因也不同;已发现的有 *KCNJ11*、*ABCC8*、*EIF2AK3*

等)和某些胰岛素抵抗相关综合征的致病基因(如 Wolfram 综合征的致病基因 *WFS1*)等。这些相对少见糖尿病致病基因的发现,为更多了解参与糖调节的生物学通路打开了新的视野,从而也间接为糖尿病候选基因的选择提供了位置和功能上的参考。从治疗角度来讲,明确这些特殊类型糖尿病的致病基因也有利于选择相应的治疗方案。然而,受遗传学标志的覆盖率及分型技术等的限制,加之连锁分析与复杂疾病的符合度较低等原因,鉴定易感基因时易出现信号不强、遗漏多和重复性差等缺陷。因此,该研究策略对识别多基因遗传背景的疾病如 T2DM 易感基因收效甚微。

二、GWAS 阶段

GWAS 是指在全基因组层面上,开展多中心、大样本、反复验证的基因与疾病的关联研究,全面揭示疾病发生、发展与治疗相关的遗传基因。简言之,就是从人类全基因组范围内的序列变异中筛选出那些与疾病性状关联的单核苷酸多态性(SNPs)。近几年来,我们能够将关联研究从候选基因扩展到全基因组。此外,高通量基因型检测技术的建立和随之开发的遗传学统计分析方法使得大规模高通量的糖尿病易感基因病例对照研究成为现实。可以说 GWAS 使糖尿病的病因学研究突破瓶颈,迎来了新的曙光。

目前糖尿病分为 1 型、2 型、妊娠糖尿病和特殊类型糖尿病。特殊类型糖尿病是指目前病因已经较明确的糖尿病,导致该类糖尿病发生的原因有些是明显的环境因素如病毒感染、药物,有些是基因的变异如肝细胞核因子 1α、葡萄糖激酶基因等,因此本章并不涉及。

(一) 1 型糖尿病

1 型糖尿病(T1DM)即胰岛素依赖型糖尿病(insulin-dependent diabetes mellitus,IDDM)是一种 T 细胞介导的,使机体选择性攻击胰腺 β 细胞,导致细胞损伤、免疫系统损害的一类自身免疫性疾病(autoimmune disease,AD)。从 20 世纪 50 年代至今,T1DM 的发病率逐年增加,大量流行病学研究显示,T1DM 的发病率存在着巨大的地域差异、明显的种族差异及家庭聚集等现象,揭示了遗传因素和环境因素在其发病过程中的重要作用。而已有的群体和家系分析资料也表明,T1DM 患者一级亲属的平均患病率为 6%,明显高于普通人群的0.4%,单卵双生子 T1DM 的患病一致率最高可达 70%,进一步揭示了遗传因素在 T1DM 发病机制中的重要作用。20 世纪 80 年代和 90 年代所进行的研究主要集中于 HLA Ⅱ类基因区和胰岛素基因区的某些位点的相关性。而近年来,随着分子生物学技术的发展,尤其是人类基因组计划的迅速进展,加快了对 T1DM 易感位点的鉴别。

1. T1DM 的主效基因

(1) 人类白细胞抗原(human leukocyte antigen,HLA)基因:*HLA* 基因位于人类染色体6p21,该基因包含了大部分致 T1DM 的位点,T1DM 易感性有 60% 归因于 *HLA* 基因,而其中Ⅱ类基因区与 T1DM 的相关性最强。而Ⅱ类基因 DRB1*04-DQB1*0302 和 DRB1*03 在糖尿病的遗传机制中起着重要作用,90% 的 T1DM 人群存在该基因座位。自发 T1DM NOD 转基因小鼠模型证实,在抗原提呈细胞与 T 淋巴细胞结合的过程中,HLA Ⅱ类分子中的 DR 和 DQ 分子发挥着主要作用。有报道称Ⅱ类基因区中 *DR* 和 *DQ* 基因与 T1DM 最为相关,特别是 DR4-DQ8 和 DR3-DQ2 两种结合形式(单倍型)也同样存在于 90% 的 T1DM 人群。

DR15-DR6 这种单倍型存在于不到 1% 的糖尿病患者和 20% 与 T1DM 相关的人群中。所有关联基因并非独立存在,而是互相连锁在一起形成单倍型。*HLA* 基因是迄今为止 T1DM 最主要的易感基因。

（2）胰岛素（INS）基因：编码人胰岛素的 *INS* 基因位于人类染色体 11p15,负责编码胰岛素,调节血糖浓度,胰岛素基因异常必然引起胰岛素的改变,从而导致糖尿病。T1DM 易感性有 10% 归因于该基因区,其内存在多种 DNA 多态位点。位于 INS 上游约 0.5kb 处的变数串联重复序列（variable number of tandem repeats,VNTR）与 T1DM 相关。INS VNTR 由重复序列（ACAGGGGTCT-GGGG）串联排列组成,按重复序列个数的不同分为 Ⅰ、Ⅱ、Ⅲ 三类。Ⅰ 类有潜在的致病倾向,而 Ⅲ 类起着主要的保护作用。通过对 T1DM 的全基因组扫描发现,胰岛素基因区与 T1DM 有较强的连锁,并将胰岛素基因区称为 IDDM2。进一步的研究显示,VNTR 的多态性是胰岛素基因区与 T1DM 相关的首要决定因素,是 IDDM2 最可能的候选基因。

分子流行病学研究证实,IDDM 其易感基因的频率与发病率有一致的关系,但程度在各种族中并不完全一致,说明除了目前所发现的这些易感基因外,还有其他易感基因或因素在 T1DM 的发病过程中起着一定的作用。IDDM 的发生是散布于整个基因组的多个位点上等位基因间相互作用的结果。除了 *HLA* 基因和 *INS* 主效易感基因外,还有位于其他染色体上的次效易感基因在发病过程中发挥着作用。

2. 其他易感基因 全基因组关联分析可将易感基因定位于特定的染色体区域,这些研究的结果与之前确定的基因座位一致,为一些经典的基因座位的作用提供了依据。如通过 GWAS 再次验证了 HLA Ⅱ 类基因在 T1DM 遗传机制中的主效易感作用,并且发现了一些新的基因座位。大规模的 GWAS 利用遗传标记,进行高通量全基因扫描,将 T1DM 的易感基因定位于特定的染色体区域,再通过不断缩小定位区域最终克隆该基因,进一步阐明该基因的功能。尽管新发现的基因区尚待绘制详细的图谱和明确其特性,但位于这些区域的候选基因可能对免疫调节产生了重要影响。

（1）T 细胞蛋白质酪氨酸磷酸酶（T cell protein tyrosine phosphatase,TC-PTP）基因：蛋白质酪氨酸磷酸酶（protein tyrosine phosphatase,PTP）家族种类众多,对细胞增殖、迁移、凋亡、细胞周期等多种信号途径均有调控作用。它们中有些对所调控的信号途径有增强作用,而有些则呈现出完全相反的抑制作用。酪氨酸磷酸化过度或不足,是许多与信号转导失调相关疾病的重要特征。TC-PTP 是 PTP 家族中的重要一员,也是细胞信号转导中重要的调节因子,在自身免疫性疾病的发生和发展中起着关键作用。TC-PTP 表达于全身各种组织细胞,并在各个时期均有表达,在造血细胞和淋巴细胞中表达较高,说明 TC-PTP 对造血和免疫功能具有重要的调节作用。另外,TC-PTP 还参与多条细胞信号转导途径的调节,调节细胞分化、增殖,在人体的免疫调节和信号转导中起着重要的负调节作用。*TC-PTP* 基因位于人类染色体 18p11,这个区域长为 114 000bp,根据威康信托基金会病例控制协会（Wellcome Trust Case Control Consortium,WTCCC）的研究,发现了 2 个与 T1DM 显著相关的 SNPs（3 号内含子 rs1893217 和 7 号内含子 rs478582）,且 2 个 SNPs 与 T1DM 都是独立相关的。近期研究发现 TC-PTP 可能通过调节胰岛细胞 IFN-γ 信号转导参与胰岛细胞凋亡。

(2) 解旋酶 C 区域 1 诱导干扰基因(interferon induced with helicase C domain 1 gene,IFIH1):IFIH1 是一种参与多个自身免疫过程的 RNA 解旋酶,位于染色体 2q24.3,在淋巴组织、单核细胞、树突状细胞中广泛表达。IFIH1 编码一种病毒双链 RNA 胞浆受体,通过识别小核糖核酸病毒 RNA,激活细胞内级联反应,产生 I 型干扰素和促炎细胞因子以抵御病毒感染。被认为是 T1DM 的功能性候选易感基因之一。其已识别出的四种稀有变异体为 rs13422767、rs2111485、rs1990760 和 rs3747517,每一种变异体均可通过剪接、短缩蛋白产生或非同义替换方式来改变 IFIH1 的功能。研究发现人群健康组稀有变异体等位基因的分布频率明显高于 T1DM 病例组,这些稀有变异体等位基因可能降低罹患糖尿病的风险。

IFIH1 是特定的病毒复制双链的媒介,包括 RNA 病毒和副黏病毒,病毒感染引起的炎症被认为可能是影响 T1DM 进程的原因;在胰腺的自身免疫机制中,*IFIH1* 基因介导的抗病毒应答在 T1DM 易感个体可能会引起受感染的胰岛 β 细胞凋亡,最终导致敏感个体免疫耐受性的破坏。研究认为 *IFIH1* 可能是 T1DM 中特定触发病毒感染和自身免疫应答联系的介导者,该基因表达的增强可加剧敏感个体的自身免疫应答的恶化,*IFIH1* 基因突变产生的稀有变异体导致 *IFIH1* 基因的低表达和功能破坏,可能具有防止 T1DM 发生的作用。但研究结果显示 IFIH1 多态性和 T1DM 相关性存在明显的种族差异,可能因为某一稀有变异体只是影响某些种族 T1DM 易感性,还可能存在检测方法和选择研究对象的标准、数量不同等因素,所以 IFIH1 影响 T1DM 发病的相关机制有待进一步研究。

(3)C 型凝集素 16A 基因(C-type lectin domain family 16,member A,CLEC16A):*CLEC16A* 也称 *KIAA0350* 基因,位于 16p13 染色体 233kb 区内。基因全长 237 597bp,含有 24 个外显子,在免疫细胞中表达,其编码蛋白质属于 C 型凝集素家族,有糖类识别及细胞黏附等功能,在免疫调节程序中起到类似黏附因子和免疫信号分子的重要作用。存在于该基因的单核苷酸多态性(SNPs)rs2903692、rs725613、rs17673553 和 rs12708716 被认为与 T1DM 的遗传易感性显著相关。研究者通过研究在四种不同自然杀伤细胞(NK)系中 CLEC16A 的表达,发现其在 NKL 细胞系中有较高表达倾向,且发现该细胞系是 rs2903692 等位基因 A 仅有的同型结合体,进一步提示 CLEC16A 和自身免疫的密切关系。GWAS 调查中 CLEC16A 内含子 19 的两种变异体 rs725613 和 rs12708716 之间明显存在连锁不平衡性(LD)引起特殊关注,且分别在北欧和美国两个人群的独立研究中证实和 T1DM 具有显著相关性。在中国汉族人群的研究中,运用 PCR-RFLP 方法对 *CLEC16A* 基因另一种多态性 rs17802927 和 rs725613 进行基因分型,发现 rs725613 多态性 TT 基因型在 T1DM 患者中分布频率高于非糖尿病对照组;而 rs17802927 多态性的基因型分布和等位基因频率在两组人群无明显差异,提示在中国汉族人群中 rs725613 和 T1DM 显著相关。同时发现 T 等位基因在汉族非糖尿病人群的分布频率和白种人明显不同,显示出种族和地区差异。

对 T1DM 和其他自身免疫性疾病发病机制的相关性进行研究,在来自澳大利亚、比利时、挪威、瑞典、英国和美国 6 个国家的人群中发现:在与 T1DM 相关的多态性中,rs12708716 和多发性硬化风险增加有关,提示多发性硬化和 T1DM 发病机制的关联。随后相关的研究提示新近发现的多态性 rs6498169 与 T1DM、多发性硬化均相关,可以认为 T1DM 和多发性硬化在 *CLEC16A* 基因内存在共有的发病通路。

近年来的研究表明,*CLEC16A* 基因多态性和 T1DM 存在一定的相关性,并且说明在不同自身免疫性疾病中各种关联的复杂性。对自身免疫性疾病共性和差异的联合分析研究可能有利于更好地了解其发病机制,提供探索生物学和遗传学相关机制的线索,但该基因多态性影响 T1DM 的发病机制有待进一步证实。

此外,还有许多通过 GWAS 研究发现的 T1DM 易感位点,如 6q15(BACH2)、10p15(PRKCQ)、15q24(CTSH)、22q13(C1QTNF6)等,这些位点有待进一步精细定位和功能研究来明确。越来越多的研究揭示了 T1DM 是一种多基因遗传病,是由 *HLA* 基因和 *INS* 基因等主要易感位点和一些影响作用较小的易感位点决定的,而各基因间的相互作用及其表达产物如何导致疾病的发生机制尚待进一步研究。其易感位点研究有利于进一步了解其发病机制,有助于 T1DM 预测手段的发展,对疾病的预防具有重大意义。

(二)2 型糖尿病

2 型糖尿病(T2DM)是由于周围组织(如骨骼肌、肝脏、脂肪组织等)对胰岛素的敏感性下降和 / 或胰岛 β 细胞分泌胰岛素不足引起的,占糖尿病总人数的 90% 以上,是糖尿病的主要类型。T2DM 的家族聚集性、同卵双生子发病的高一致性及在某些种族人群中的高发率均强烈提示遗传因素在其发病中的作用。相关研究预计有 30%~70% 的 T2DM 患者患病风险可归因于遗传易感性。同时 T2DM 具有遗传异质性,其表型受到多基因遗传背景和复杂环境因素的共同控制。具体说来,每个患者可能有不同的易感基因组合,而非患者人群亦可不同程度集结各种遗传和环境等疾病易感因素;就单个遗传或环境因素而言,易感基因在患者群与非患者群中均可存在,其差别仅是频率上的差异。因此,确认 T2DM 易感基因实非易事。迄今为止,T2DM 易感基因究竟有多少及其相互作用尚未完全明确,但 2007 年以来T2DM 相关全基因组关联研究(GWAS)对糖尿病分子遗传学的研究中发现了多种与糖尿病发病机制有关的易感基因。取得的丰硕成果仍然令人鼓舞。

1. 电压依赖钾通道蛋白 1(KCNQ1) *KCNQ1* 基因定位于第 11 号染色体 11p15.5,约400kb,编码电压依赖性钾离子通道的一个亚基,由 676 个氨基酸组成,具有 6 个跨膜结构域和一个具有离子选择性的 P 环,4 个相同 α 亚基的 P 环组成一个离子滤过性孔道,孔区的结构高度保守,决定了通道对钾离子的高度选择性,第 4 个跨膜区(S4)上含有 4 个带正电荷的氨基酸,为电压敏感区,能够感受膜电位的变化,调节孔道开放与关闭。*KCNQ* 基因所编码的钾离子通道家族是膜电位钾离子通道的一个重要分支。钾离子是细胞信息传递中一种主要实行跨膜转运的载流离子。钾通道也是一类在机体内普遍存在的膜蛋白,通过钾通道的钾离子电流在很多生理过程中扮演着极为重要的角色。*KCNQ1* 基因主要表达在胰腺、心脏、内耳血管纹、前列腺、肾脏、小肠、外周血白细胞。KCNQ1 和 KCNE 家族蛋白相互作用,装配成功能性钾通道,发挥各种生理功能。

研究发现 *KCNQ1* 基因的 rs2283228、rs2237892、rs2237895、rs2237896、rs2237897 位点与T2DM 密切相关,并在多个种族中得到验证。在中国人中 rs2237897、rs2237892、rs2283228三个位点的危险等位基因变异均与较高的空腹血糖水平和 β 细胞功能缺陷显著相关。目前,*KCNQ1* 基因致病的机制尚不明确,通过对稳态模型的 β 细胞功能或胰岛素敏感性的评估,在对照组中,风险等位基因的多态性与胰岛素分泌减少相关。通过研究发现 KCNQ1/

KCNE1 在小鼠胰腺中高表达，形成膜电位钾通道和慢激活的钾电流。在乙酰胆碱的作用下，间接地调节细胞内钙离子浓度和降低钙激活的 C1 通道的电导性，从而调节胰腺分泌功能。后来有研究通过将 *KCNQ1* 基因导入到小鼠胰岛 MIN6 细胞株后发现，细胞株内 KCNQ1 及全部钾离子流密度均显著增高。且在 KCNQ1 过度表达的 MIN6 细胞中，无论实施何种刺激（高糖、低糖、丙酮酸诱导或是甲苯磺丁脲刺激），胰岛素分泌均显著受损。故推测在钾离子通道的调节下，胰岛 β 细胞上 KCNQ1 蛋白表达增多，从而减少了胰岛素的分泌，使得血糖水平升高。

KCNQ1 作为 T2DM 的易感基因，其发病机制还需要进一步的研究去阐明。而 KCNQ1 上 SNPs 是如何作用于胰岛导致胰岛素分泌减少，或者通过其他途径作用导致 T2DM 的发病风险增加，如何得到分子水平的阐释是未来研究的热点问题。*KCNQ1* 基因变异而致 T2DM 发病风险增加的过程中，是否也有其他基因及其编码产物的参与，比如 KCNE 家族，值得思考和进一步的研究。

2. β - 细胞腺苷三磷酸 - 敏感性钾通道（KCNJ11）基因　*KCNJ11* 基因位于人染色体 11p15 上，主要是编码内向整流钾通道 Kir6.2 亚基。该亚基主要分布在胰岛 β 细胞上，与磺酰脲受体 1（SUR1）共同组成了 ATP 敏感钾通道（KATP），因此该基因的基因变异都可以影响到钾离子通道的开放与关闭和胰岛 β 细胞的兴奋性，在胰岛素的分泌和生理作用过程中发挥着重要的作用。*KCNJ11* 基因的 Glu23Lys（E23K）错义突变在一些研究中与 T2DM 的危险增加相关。E23K 突变能增加胰腺 KATP 的基础自发开放概率，降低了 KATP 对 ATP 的敏感性，引起 KATP 的过度活跃。KATP 的过度活跃会阻碍细胞内 Ca^{2+} 增高，从而抑制胰岛素的分泌。Love-Gregory 研究组进行的研究提示 E23K 多态性的 K 等位基因可以增加 T2DM 的风险 13%，并且 KK 纯合子危险更大。

3. 转录因子 7 类似物 2（TCF7L2）　*TCF7L2* 基因定位于染色体 10q25.3 区域，包含 17 个外显子，其中有 4 个可选择剪接位点，5 个外显子为可选择性表达，且其中 3 个可选择性外显子连续地定位于 *TCF7L2* 基因的起始端，可以通过选择性地使用外显子来改变阅读框，进而就能转录出含有不同长度羧基末端的 TCF7L2 产物亚型。该基因在多种组织中都有表达，包括肠道、脂肪组织和胰腺，表达产物是高迁移率组（HMG）盒中包含的一个转录因子，即 T 细胞转录因子 -4（TCF-4），它是一种含 DNA 结合结构域的转录因子，可通过 Wnt 信号通路影响血糖稳态等。TCF7L2 与 T2DM 的相关性通过 GWSA 在多个种族人群中被证实。TCF7L2 与 T2DM 发生的可能机制包括：

（1）TCF7L2 参与胰岛素加工：TCF7L2 表达产物在胰岛素原向胰岛素转化中起关键作用，而 *TCF7L2* 基因的多态性可影响这一过程。*TCF7L2* 基因变异导致胰岛素水平下降可能与 β 细胞对前胰岛素加工效率降低有关，即增加的前胰岛素不能转化为胰岛素被利用（前胰岛素的显著增加可以理解为机体对前胰岛素加工障碍的代偿反应）。激素原转换酶 1,2（PC-1，PC-2）和羧肽酶 E（CPE）是胰岛素原加工成为胰岛素的主要蛋白，而 PC-1/PC-2 有保守的 TCF 结合位点，因此 *TCF7L2* 变异可能通过调节这些基因的转录而影响前胰岛素向胰岛素的转换。2011 年，GWAS 分析进一步证实了 TCF7L2 与血清中胰岛素原水平有关，从而影响胰岛素的加工过程而导致糖尿病的发生。

（2）TCF7L2影响β细胞的功能：*TCF7L2* 基因的表达与胰岛β细胞分泌功能、增殖与凋亡有关。研究者通过用siRNA诱导 *TCF7L2* 基因沉默，抑制 *TCF7L2* 基因表达，使胰岛β细胞的凋亡增加5.1倍，增殖减少近70%，而使其过度表达可以对葡萄糖和细胞因子诱导的β细胞的凋亡和功能下降产生保护作用。TCF7L2可以促进胰腺导管细胞的增殖和分化，同时促进β细胞的再生。TCF7L2同时可以影响胰岛素的分泌，机制可能是由于它调控与β细胞激素合成及分泌功能有关的若干基因的表达，其中包括调节浆膜上胰岛素颗粒融合和出胞运动的基因。如胰岛组织中缺少了有活性的TCF7L2的表达，分泌颗粒的运动会加快但是囊泡融合过程受限，进而导致胰岛素释放不足。其具体的机制还需进一步研究。

4. *WFS1* 基因　Wolfram综合征是由 *WFS1* 基因突变引起的单基因糖尿病，呈常染色体隐性遗传，临床表现以尿崩症、糖尿病、视神经萎缩和耳聋为主要特征。除特殊类型糖尿病外，*WFS1* 基因的单核苷酸多态性还与T2DM发病相关。*WFS1* 基因定位于染色体4p16.1，由8个外显子组成，长3.3kb，其中第8号外显子最长，约2.6kb。其编码wolframin蛋白，为内质网的一种跨膜蛋白。在脑组织、心脏和胰岛中高水平表达，在肺、肝脏、肾脏、骨骼肌和胎盘中也有表达。在内质网中，该蛋白可参与膜运输和蛋白质加工的调节，并且通过启动内质网应激在β细胞死亡中起关键作用。近年研究表明，*WFS1* 基因突变可致内质网应激，而内质网应激与糖尿病发病的关键因素——β细胞功能缺陷密切相关。

内质网是蛋白质合成与翻译后修饰、多肽链正确折叠与装配的场所。多种因素如低氧、高血糖、脂质过度负荷、病毒感染、化学毒素和分泌蛋白合成增加均可打破内质网稳态，造成未折叠和/或错误折叠蛋白质在内质网蓄积，导致内质网应激。轻度或短暂内质网应激时，首先触发未折叠蛋白反应（unfolded protein response，UPR），它是细胞的一种自我保护性反应，而当内质网应激严重及/或过久不能解除时，机体进一步启动细胞凋亡过程，从而引起糖尿病等疾病的发生。

内质网应激与β细胞缺陷密切相关，是T2DM及一些特殊类型糖尿病如Wolfram综合征的一个重要潜在病理机制。胰岛β细胞含有丰富的内质网，是胰岛素合成和分泌的重要场所，对内质网应激尤为敏感。越来越多的证据表明，胰岛β细胞中内质网稳态破坏引起的凋亡信号通路激活是β细胞减少、胰岛素分泌受损的一个重要原因。*WFS1* 基因编码的内质网跨膜糖蛋白wolframin，与内质网应激发生有关，在维持β细胞内质网稳态中发挥重要作用。

（1）*WFS1* 基因突变导致胰岛β细胞凋亡：高血糖、肥胖和慢性胰岛素抵抗时，胰岛素合成增加，β细胞负荷加重，导致β细胞内质网应激，最终致β细胞凋亡，这是糖尿病发病的重要机制之一。*WFS1* 基因缺陷可激活内质网应激的凋亡信号通路而致β细胞凋亡。在β细胞 *WFS1* 基因缺陷的小鼠中发现葡萄糖刺激胰岛素分泌受损且进行性糖耐量减低，最终发展为糖尿病。免疫组化观察发现，β细胞数量显著减少，胰岛破坏。进一步研究表明，*WFS1* 基因缺陷小鼠胰岛β细胞中凋亡标志物Caspase-3和CHOP表达增加。可见，*WFS1* 基因缺陷可导致β细胞中内质网应激而触发β细胞凋亡，致β细胞数量明显减少，胰岛结构破坏。

（2）*WFS1* 基因突变导致β细胞胰岛素分泌功能障碍，糖稳态受损：应用 *WFS1* 基因突变小鼠进行口服糖耐量实验，发现15分钟和30分钟血糖明显升高，葡萄糖稳态受损。进一步测定糖负荷后的免疫反应性胰岛素（immunoreactive insulin, IRI）水平发现，口服葡萄糖耐量试验 30 分钟血浆胰岛素水平明显下降，而腹腔内胰岛素注射实验未表现出胰岛素抵抗（IR）现象。可见，突变小鼠的糖稳态受损可能是由于胰岛素分泌缺陷而并不是由 IR 引起的。随后在突变小鼠胰岛中重新表达 *WFS1* 基因后，糖刺激胰岛素分泌水平可基本恢复，说明 wolframin 正常功能丧失可能直接导致了胰岛素分泌不足。对 *WFS1* 基因突变的单个 β 细胞进行 Ca^{2+} 动力学研究发现，wolframin 失活引起了细胞内 Ca^{2+} 浓度下降，wolframin 可能直接参与了胰岛素胞吐作用的刺激 - 分泌偶联。这些结果表明，*WFS1* 基因在胰岛素产生及其刺激 - 分泌偶联中发挥重要作用，其突变可导致 β 细胞胰岛素分泌功能障碍，葡萄糖稳态受损。

代谢性疾病如肥胖、T2DM，由于合成需求增加、能量利用效率改变和炎症通路的激活，代谢活跃组织如脂肪、肝脏和胰腺会产生内质网应激。内质网应激在代谢性疾病尤其是糖尿病的发病中起重要作用。T2DM 患者 β 细胞中存在慢性内质网应激，可导致 β 细胞凋亡，这点在遗传上对内质网应激易感的患者更为明显。因此，进一步研究 wolframin 功能及其与内质网应激的联系可使我们进一步了解 Wolfram 综合征、T2DM 的发病机制，为糖尿病的预防和治疗提供新的参考手段。

5. 过氧化物酶体增殖物激活受体 γ 协同刺激因子 1-α 基因　过氧化物酶体增殖物激活受体 γ 协同刺激因子 1-α（peroxisome proliferator-activated receptor-γ coactivator 1α, PGC-1α）基因位于人类染色体 4p15.1，由 13 个外显子组成，全长 67kb，编码一个核受体刺激因子 PGC-1α。主要在骨骼肌、肝脏和棕色脂肪组织中表达，在寒冷、禁食、运动等情况下可促使其激活组织功能，参与血糖代谢、脂肪酸的 β 氧化、适应性生热、肌纤维形式转换、线粒体功能调节等过程。在体内血糖平衡调节的过程中 PGC-1α 充当了"分子转换器"的角色，除参与 β 细胞的胰岛素释放外，空腹状态下，肝脏中的 PGC-1α 诱导糖异生的关键酶磷酸烯醇丙酮酸羧激酶（PEP-CK）和葡萄糖 -6- 磷酸酶（G-6-PD）的表达，促进糖异生作用。在肝脏中由糖异生所致肝葡萄糖生成过盛，是糖尿病患者空腹血糖升高和餐后血糖过度升高的主要促发因素。运动状态时，PGC-1α 还可通过上调存在于骨骼肌中的葡萄糖转运体 4（GLUT4），增加肌肉中的葡萄糖转运。PGC-1α 不但可以调节线粒体功能、脂类代谢平衡，还具有诱导清除活性氧（ROS）净化酶类的作用，而 ROS、线粒体功能失调和部分脂类代谢失衡的产物均促使胰岛素抵抗形成。总之，*PGC-1α* 基因突变所造成的功能失调在高血糖状态和胰岛素抵抗形成中发挥重要作用，最终促使 T2DM 的发生，目前基因多态性研究中被关注的主要有：Thr394Thr、Gly482Ser、Thr528Thr 和 Thr612Met。

研究发现在 T2DM 和非糖尿病患者中均发现 Gly482Ser 和空腹胰岛素、胰岛素抵抗指数（HOMA）有相关性，并指出 Thr394Thr-Gly482Ser 单倍体可能和 T2DM 有关。后来在高加索人群的研究中也发现在正常葡萄糖耐量（NGT）和葡萄糖耐量减低（IGT）两组肥胖受试者中，Gly482Ser 多态性均和胰岛素敏感性下降有关，进一步提示 PGC-1α 基因在肥胖者胰岛素抵抗遗传易感性方面具有重要作用。而又有学者对 PGC-1α 多态性 Gly482Ser 和 Thr394Thr 进行研究时，运用多重分析方法显示 Thr394Thr 在印度南部和北部人群中均和 T2DM 有相关性；而 Gly482Ser 多态性在印度南部和北部不同人群中的相关程度有较大差异,可能和特定人群有关。此外,在对噻唑烷二酮类药物于 T2DM 患者治疗中的研究发现体内整体血糖摄取(WBGU)改善和 *PGC-1α* 基因有关,且活化的 PGC-1α 对氧化能力和线粒体功能有改善作用。这些对 *PGC-1α* 基因及其多态性的研究将有助于糖尿病发病机制的探索,有可能为代谢性疾病的分子药物治疗提供新的思路。

6. 过氧化物酶体增殖物激活受体 γ(PPARγ)基因 *PPARγ* 基因定位于 3p25,含有 9 个外显子。编码核受体 PPAR 亚家族成员之一的 PPARγ。它是血脂和血糖稳态和细胞分化的重要调节因素。尽管 PPARγ 在脂肪组织中表达是最丰富的,它也在胰腺 β 细胞中表达,受体在 β 细胞中的靶向敲除可以导致高脂喂养时 β 细胞不出现增殖。对已发表的研究荟萃分析显示 PPARγ2 的 Pro12Ala 的错义突变与 T2DM 风险的减少相关。突变后可引起胰岛素抵抗的降低,即增强胰岛素的敏感性,可以降低 T2DM 的发生率。随后在多个种族中也已证明 PPARγ2 的 Pro12Ala 的基因多态性可降低 T2DM 的发病风险,并且认为 A 等位基因为胰岛素抵抗的保护基因。目前 *PPARγ2* 基因已成为胰岛素增敏剂噻唑烷二酮类药物的治疗靶点。

激活的 PPAR 主要是通过以下几种途径来增加外周组织的胰岛素敏感性,从而改善胰岛素抵抗,调节糖代谢,降低血糖。①促进脂肪组织中脂质及脂肪酸的清除,减少肌肉组织对自由脂肪酸的摄入。②促进脂肪细胞特异性功能基因的表达及脂肪细胞的分化过程。③直接加强脂肪细胞胰岛素受体的信号转导过程,从而增强脂肪细胞对胰岛素的敏感性。④减少肿瘤坏死因子 -α、瘦素生成,前者能抑制前脂肪细胞的分化及胰岛素刺激的葡萄糖转运,加速脂肪细胞脂肪分解,增加血自由脂肪酸水平,后者能直接作用于胰岛 β 细胞,减少胰岛素的转录水平,从而抑制胰岛素的分泌。⑤参与糖代谢过程中某些关键酶基因表达的调控,改善糖代谢,如促进葡萄糖转运体 4、磷脂酰肌醇 3 激酶基因表达,抑制丙酮酸脱氢酶激酶基因表达。磷脂酰肌醇 3 激酶是靶基因介导葡萄糖进入细胞内的关键性激酶,其介导的通路是胰岛素信号转导的主要途径。丙酮酸脱氢酶激酶 4 可抑制葡萄糖的氧化代谢,丙酮酸脱氢酶激酶 4 基因表达下调后,该抑制作用减弱,葡萄糖氧化增加。⑥促使胰岛素抑制脂肪分解的关键酶——磷酸二酯酶的表达增加。

7. 钙蛋白酶 10(CAPN10)基因 *CAPN10* 基因定位于染色体 2q37.3,含 15 个外显子,编码一种溶酶体半胱氨酸蛋白酶,可表达于骨骼肌、肝脏、胰腺等组织。研究显示 *CAPN10* 基因的 rs3792267、rs3842570 和 rs5030952 的单核苷酸多态性均与 T2DM 的发病风险相关,其中相关性最强的 rs3792267 可以影响葡萄糖刺激下的胰岛素分泌在胰岛 β 细胞中。来自中国人群的荟萃分析结果显示钙蛋白酶 10 基因 UCSNP43 位点 G 等位基因、GG 基因型可能是中国汉族人群 T2DM 的危险因子;A 等位基因、GA 基因型可能为保护因子。

钙蛋白酶 10 的过表达可以增强胰岛素的分泌。目前,钙蛋白酶 10 基因变异导致糖尿病易感性变化的确切生理机制还不清楚。以药物抑制钙蛋白酶可以导致胰岛素抵抗和胰岛素分泌的减少。在暴露于可穿透细胞的钙蛋白酶抑制剂 ALLM 和 E-64-d 4 小时后,小鼠胰腺胰岛细胞对葡萄糖刺激的胰岛素分泌反应增加,在肌肉束和脂肪细胞中,钙蛋白酶抑制剂 Ⅱ 和 E-64-d 均可以减少胰岛素介导的葡萄糖转运。肌肉中葡萄糖合成糖原也减少了。暴露于不同结构和不同作用机制的钙激活酶抑制剂 48 小时后,小鼠的胰岛细胞在 40%~80%

的葡萄糖刺激下,其胰岛素分泌受到抑制。

对肌肉中过度表达钙蛋白酶抑制蛋白的转基因小鼠的研究显示:在腓肠肌、三头肌和胫前肌中葡萄糖转运子 4(GLUT4)的水平增加 3 倍以上。胰岛素或收缩刺激的肌肉葡萄糖转运的强度在正常情况下是直接与肌肉的 GLUT4 量成正比的。令人惊讶的是,GLUT4 的明显增加不与胰岛素介导的肌肉摄取葡萄糖或电诱导肌肉收缩刺激的葡萄糖转运相关。由于钙蛋白酶使代谢减少,导致肌肉中 GLUT4 的增加,这与有 GLUT4 功能异常导致的相对胰岛素抵抗状态相关。钙蛋白酶 -10 在调节胰岛 β 细胞凋亡中发挥的作用也是有证据支持的。但是钙蛋白没有在调节胰岛素分泌和胰岛素作用中发挥作用。

8. 褪黑素受体 1B(MTNR1B)基因 *MTNR1B* 基因位于染色体 11q21-q22,全长 13 159bp,包含 2 个外显子和 1 个内含子,共编码 362 个氨基酸,表达产物为褪黑素受体 2(MT2)。褪黑素(melatonin,MT)是生物体内普遍存在的一种吲哚类激素,在人体内主要由松果体分泌,它调节着昼夜节律、睡眠、内分泌、免疫及衰老等多种重要生理功能。褪黑素的作用受褪黑素受体 1(Mella,MT1)和褪黑素受体 2(Mellb,MT2)介导,两种受体都是 G 蛋白偶联受体。MT1 由 *MTNR1A* 基因编码,MT2 由 *MTNR1B* 基因编码。*MTNR1B* 基因主要在视网膜和脑中表达,但该基因转录产物在胰岛 β 细胞中也有表达,通过褪黑素信号转导途径,它可能把昼夜节律的调控与血糖稳态的调节联系起来。在不同层面参与胰岛素分泌和调节血糖,在 T2DM 的发生发展中起到重要作用。

2009 年,Prokopenko 等首次报道欧洲人群 *MTNR1B* 基因多态性与空腹血糖水平和 T2DM 相关,此后,*MTNR1B* 基因多态性与 T2DM 的相关性研究在不同的种族人群中进行,并得到了重复性很好的相关阳性结果。

MTNR1B 基因增加 T2DM 易感性的可能机制有:

(1)*MTNR1B* 基因变异可影响胰岛素分泌:研究发现 *MTNR1B* 基因 rs10830963 位点的 G 等位基因携带者与非携带者相比,口服葡萄糖耐量试验(OGTT)后 30 分钟时的血清胰岛素水平低。进一步评估 β 细胞功能,结果发现 rs10830963 位点的 G 等位基因与葡萄糖刺激的胰岛素分泌降低有关。随后又有研究发现 rs10830963 位点的 G 等位基因携带者静脉推注葡萄糖耐量试验(IVGTT)后血清胰岛素分泌也是减少的。用 Bergman 最小模型法估算胰岛素敏感指数,发现 G 等位基因与胰岛素抵抗没有相关性。因此认为 *MTNR1B* 基因 rs10830963 位点的 G 等位基因通过引起 β 细胞胰岛素分泌减少而增加 T2DM 的易感性。正常人胰岛素分泌有两个时相,第一时相为 β 细胞贮存颗粒中胰岛素的分泌,第二时相主要反映了新合成的胰岛素及胰岛素原的分泌。Sparso 等发现 *MTNR1B* 基因 rs10830963 位点的 G 等位基因携带者 OGTT 后 30 分钟时胰岛素分泌显著下降。此外,rs10830963 位点的 G 等位基因携带者 OGTT 后胰岛素第一时相分泌高峰下降是明显提前的,这个结果提示:葡萄糖刺激后胰岛素从储存颗粒中释放的第一时相就是不正常。那 *MTNR1B* 的基因多态性是否与第二时相胰岛素分泌也相关呢? 研究者对 rs10830963 位点的基因变异是否影响胰岛素原的加工进行了研究。结果显示:rs10830963 位点的基因变异并不影响胰岛素原转化为胰岛素。此外,研究也发现 rs10830963 位点与葡萄糖刺激的第一时相胰岛素分泌相关,但与第二时相胰岛素分泌没有相关性。由此可见,*MTNR1B* 变异基因携带者是因为减少第一时相胰岛素分泌从而增加 T2DM 的发病风险。但 *MTNR1B* 基因多态性是如何引起葡萄糖刺激的胰岛素分泌下降,其机制尚不明确。

(2) *MTNR1B* 基因在 T2DM 患者的胰岛 β 细胞中表达增加:用分子和免疫细胞化学技术检测到 *MTNR1B* 基因在人类胰腺组织特别是胰岛中也有表达。并且观察到 T2DM 患者 MTNR1B 的 mRNA 转录水平比正常对照者显著升高,结果提示 *MTNR1B* 基因在 T2DM 患者中表达上调,在糖尿病患者的胰岛中表达更高,并且 *MTNR1B* 基因的表达与葡萄糖刺激的胰岛素分泌呈负相关。由于 rs10830963 位点位于 *MTNR1B* 基因的非编码区,因此认为 *MTNR1B* 基因变异可能通过影响 MTNR1B 在胰岛中的表达而发挥作用。那么 MTNR1B 表达增强是如何引起葡萄糖刺激的胰岛素分泌下降呢? MT2 是抑制性 G 蛋白偶联受体,当褪黑素与 MT2 结合后,与受体相连的 G 蛋白释放 GDP,结合 GTP 后转变为活化的状态,进而作用于腺苷酸环化酶。G 蛋白对于腺苷酸环化酶有抑制作用,所以当 MT2 与褪黑素结合后,细胞内 cAMP 水平会降低。而细胞内 cAMP 水平又是 β 细胞内颗粒通过胞吐作用释放胰岛素的重要因素。因此褪黑素与 MT2 结合可以降低 β 细胞的胰岛素分泌。有研究者认为当 MTNR1B 表达增强时,可以预测此时细胞内的 cAMP 水平比较低,胰岛素分泌下降,褪黑素对于胰岛素分泌也有抑制性作用,尤其是当褪黑素水平升高时,抑制作用会更加严重。将克隆 β 细胞暴露于 0.1μmol/L 浓度的褪黑素中,结果发现褪黑素降低葡萄糖刺激的胰岛素分泌。因此 *MTNR1B* 基因变异增加 T2DM 的发病风险可能是通过影响 MTNR1B 在胰岛中的表达,进而影响细胞内 cAMP 水平,从而导致胰岛素分泌下降。

9. 葡萄糖激酶调节蛋白(GCKR)基因 *GCKR* 基因位于染色体 2p23,全长 26 834bp,包含 19 个外显子,共编码 625 个氨基酸,主要存在于肝脏及胰岛细胞内。被认为是 T2DM 重要的易患基因之一。糖激酶(glucorinase,GCK)是在肝细胞、胰岛细胞和一些神经内分泌细胞内催化葡萄糖磷酸化的重要激酶,是哺乳动物葡萄糖传感器中一个重要的组成部分,在全身内环境稳态中起重要作用。GCK 的作用受 GCKR 介导。在肝细胞内,GCKR 调节 GCK 的活动,是 GCK 的限速因子,GCKR 能竞争性地抑制葡萄糖与 GCK 结合,从而抑制 GCK 的活性。6-磷酸果糖和 1-磷酸果糖能够通过影响 GCKR 与 GCK 的结合而加强或拮抗 GCKR 的这种抑制作用,从而影响肝脏糖脂代谢。最近研究发现,在啮齿类动物的胰岛 β 细胞内,GCKR 对 GCK 的调节作用微乎其微,故认为 GCKR 主要在肝脏细胞内表达。在肝脏中,肝细胞对葡萄糖的亲和力取决于 GCKR 与 GCK 的比例,即 GCKR 与 GCK 相辅相成。即使在杂合子状态下,GCKR 的基因突变也可能影响蛋白质的表达。由此证明,GCKR 和 GCK 与肝细胞内葡萄糖浓度变化有显著相关性。*GCKR* 基因多态性与胰岛素释放和 T2DM 相关性研究在各种族中展开,并且一致得到相关的阳性结果。

GCKR 基因多态性可能通过降低胰岛素的分泌、降低血糖和增加甘油三酯水平,从而降低 T2DM 的易患性。研究发现 *GCKR* 基因的两个单核苷酸多态性(rs780094 和 rs1260326)基因遗传位点与血糖水平、胰岛素分泌、甘油三酯水平及 T2DM 的发病有显著相关性。

(1) rs1260326 基因多态性:GCKR 单核苷酸 rs1260326 位于 *GCKR* 基因的第 15 个外显子区域的 446 位点,该基因 C → T 的改变可以引起氨基酸的替换,影响 GCKR 的表达水平及生物活性。Rees 等的研究显示,人类 GCKRP446L 的基因多态性改变了 GCK 在细胞内的位置,并通过增加高糖环境下细胞质中 GCK 的活性而促使肝脏葡萄糖的摄取和分解。在阿米什人群中进行的 *GCKR* 基因多态性研究表明,rs1260326 Pro446L TT 型人群空腹血糖水平低于其他型人群,而甘油三酯水平明显高于其他型人群。在健康荷兰白种人人群进行与 T2DM 相关的调查研究显示,GCKR rs1260326 的 C 等位基因与空腹血糖的升高相关。这可能是由于基因突变扰乱葡萄糖的代谢,而导致空腹血糖的增加。因此认为 rs1260326 C 等位基因的多态性与 T2DM 的发病有关。最近,在一项对糖代谢过程中 GCKR 基因多态性与胰岛素抵抗和炎症反应相关性的研究中显示,rs1260326 T 等位基因的变异减少了能使 GCKR 抑制作用增强的 6- 磷酸果糖的浓度,从而间接增加 GCK 活动,改变 GCK 在肝脏的调节作用,增加糖酵解,促进肝脏的糖代谢,提高丙二酰辅酶 A 的浓度。这为脂肪合成提供了底物,从而促使脂肪合成增加。此研究结果进一步证明了 rs1260326 T 等位基因与降低血糖和提高甘油三酯水平有显著相关性,由此认为其与降低 T2DM 的风险显著相关。

因此 GCKR rs1260326 基因变异可能通过减少增强 GCKR 抑制作用的 6- 磷酸果糖的浓度,进而影响肝糖代谢,降低 T2DM 的发病风险。但 rs1260326 基因变异是如何引起胰岛素分泌减少的,其机制尚不明确。

(2)rs780094 基因多态性:GCKR 单核苷酸 rs780094 位于 *GCKR* 基因的第 16 号内含子,其等位基因的配型存在 G/G、G/A、A/A 型与 C/C、C/T、T/T 型。在对丹麦人群的研究中,rs780094 A/A 纯合子人群与其他杂合子人群相比,有较低的患糖尿病的危险。研究表明,A/A 型人群空腹血糖水平较正常人低,空腹甘油三酯水平较正常人高。静脉口服 75g 葡萄糖后,G/G 型人群的血清胰岛素水平明显升高,提示可能存在胰岛素抵抗。另外,在对日本和斯里兰卡人群进行的 rs780094 基因多态性与空腹血糖和甘油三酯的相关性的研究也表明,rs780094 G 等位基因与 T2DM 发病有关。在对中国健康青少年和健康成人进行的 rs780094 T 等位基因与 T2DM 关系的调查研究中发现,无论在健康成人还是在健康青少年人群中,T/T 纯合子人群与 C/C、C/T 人群相比,都具有较高的空腹甘油三酯水平,但对空腹胰岛素影响不明显。鉴于糖尿病与血脂异常的密切关系,此研究表明 rs780094 T 等位基因多态性可能降低 T2DM 风险。在对 8 个人群 rs780094 基因多态性的研究中发现拥有 rs780094 T/T 和 C/C 纯合子人群与 C/T 杂合子人群相比,有较高的空腹和餐后甘油三酯水平。因此认为 rs780094 基因多态性与甘油三酯水平、血脂异常显著相关。研究发现 rs780094 A 等位基因可以降低 T2DM 的发病风险,主要是通过增加胰岛 β 细胞功能从而减少空腹血糖、减少糖耐量,并且携带 A 等位基因人群有较高空腹甘油三酯水平。因此,中国汉族 rs780094 基因多态性为 T2DM 和血脂异常的易患基因。

在白种人和黑种人人群中 rs780094 基因多态性与 T2DM 关系的调查研究显示,在白种人人群 rs780094 T 等位基因与降低空腹血糖、降低胰岛素水平、降低胰岛素抵抗、降低糖尿病的发病率、升高餐后血糖和升高甘油三酯水平显著相关。另外,rs780094 T 等位基因与升高高密度脂蛋白水平和降低胰岛 β 细胞功能相关。然而,在黑种人人群中,rs780094 T 等位基因仅仅与升高甘油三酯水平、降低胰岛素水平和胰岛素抵抗相关。因此在白种人人群中,rs780094 T 等位基因降低 T2DM 发病风险;而在黑种人人群中 rs780094 T 等位基因与 T2DM 的相关性较小。

GCKR 是通过全基因组联合研究法获得的 T2DM 易患基因,在不同种族的人群中有很好的重复性。GCKR 两个单核苷酸多态性(rs780094 和 rs1260326)基因遗传位点的变异与降低空腹血糖和胰岛素水平、改善胰岛素抵抗、增加空腹和餐后甘油三酯水平显著相关,这可能与 *GCKR* 基因变异影响胰岛 β 细胞分泌胰岛素有关,但其具体的机制尚待进一步研究。同时也表明,GCKR 两个单核苷酸多态性基因遗传位点的变异与甘油三酯水平和葡萄糖水平成反比,表明甘油三酯的升高是由于葡萄糖磷酸化能力的增加及 GCK 的过度表达引起的。因此,在某些环境下,血糖水平的降低是以血脂异常为代价的。

10. Toll 样受体 4(TLR4)基因　*TLR4* 基因位于染色体 9q32~33,包括 3 个外显子。TLR4 是第一个被人所知并详尽了解的 TLR,广泛分布于各种细胞,主要是固有免疫系统细胞,如巨噬细胞和树突状细胞。TLR4 同样与内源性配体相互作用,如热休克蛋白、纤连蛋白、纤维蛋白原、氧化型低密度脂蛋白(oxidized low density lipoproteins,oxLDS)和游离脂肪酸。配体与 TLR4 结合后激活细胞内信号通路,最重要的是 TLR4/NF-κB 通路,导致炎症细胞因子和其他与获得性免疫相关的共刺激分子的合成和释放,其中许多涉及胰岛素抵抗。

TLR4 常见的两个单核苷酸多态性(SNPs)位于 *TLR4* 基因外显子 3 的 +986(A → G)和 +1196(C → T)导致 TLR4 分子 299(Asp299Gly)和 399(Thr399Ile)核苷酸的改变,并呈连锁不平衡。研究显示 299Gly 和 399Ile 改变了 TLR4 胞外区的结构,进而影响其与配体的结合,导致对 LPS 的反应性降低。Asp299Gly 突变携带者体内的促炎症反应细胞因子、急性期反应、可溶性黏附分子下降,增加了严重感染的风险,同时也降低了颈动脉粥样硬化发病率。

TLR4 基因多态性主要与胰岛素抵抗相关:高血糖状态诱导胰岛素的分泌和释放,胰岛素通过减少肝糖原的输出和增加外周组织对葡萄糖的摄取降低血糖水平,其功能是由细胞膜上活化的胰岛素受体介导的。在胰岛素受体底物(insulin receptor substrate,IRS)蛋白的酪氨酸磷酸化后,很快诱导受体自身磷酸化,继而激活两种主要的下游信号转导通路:PI3K 通路和丝裂原活化蛋白激酶通路。慢性炎症早期因子如肿瘤坏死因子刺激或升高游离脂肪酸水平,抑制 IRS-1 丝氨酸磷酸化,进而破坏胰岛素信号转导引起胰岛素抵抗。肥胖的 T2DM 患者中 TLR4 的基因表达和蛋白含量在肌肉组织中明显升高,与严重胰岛素抵抗相关。在小鼠中定向破坏 TLR4 或是 *TLR4* 基因突变,对于肥胖相关的胰岛素抵抗有保护作用。研究提示,可能是由于血浆升高的游离脂肪酸水平引起异常升高的 TLR4 表达和信号转导,参与人体胰岛素抵抗的发病。由此推断,*TLR4* 基因 Asp299Gly、Thr399Ile 突变产生异常的 TLR4 蛋白通过使携带者体内的 TLR4 表达和信号转导水平下降,进而降低机体的胰岛素抵抗,使 T2DM 患病风险下降。具体还需要进一步的试验研究加以证实。

T2DM 作为一种多基因遗传病,其发病具有遗传倾向,是由多个基因多种环境因素共同作用的结果。免疫在胰岛素作用、血糖稳态和 T2DM 中发挥重要作用。固有免疫反应是连接外界环境与机体相互作用的重要系统,固有免疫相关炎症途径的基因突变可能影响到 T2DM 危险因素的代谢表型,参与疾病的发病。TLR4 是固有免疫反应中重要受体,作为与环境相互作用的重要物质,其基因突变可能会改变某些环境因素对机体的作用。*TLR4* 基因 Asp299Gly 及 Thr399Ile 的突变,可影响 TLR4 蛋白的结构,引起感染风险增加的同时也会降低慢性炎症相关疾病(如 T2DM)的患病风险。

11. **早老素相关菱形样蛋白**(presenilin associated rhomboid like protein,PARL)　PARL 为线粒体膜内蛋白质,是菱形蛋白(属于膜内丝氨酸蛋白酶)家族中的一员,位于 3q27 染色体上,由 379 个氨基酸构成,含有 1 412 个核苷酸残基,有 10 个外显子和 9 个内含子。其最常见的 SNPs rs3732581(Leu262Val)与 T2DM 发病密切相关。*PARL* 基因对调控线粒体功能有重要作用,主要表现为影响线粒体含量和完整性;同时还通过调节细胞色素 C 的释放,对细胞凋亡产生重要影响。研究结果表明:PARL 在保持线粒体正常结构和功能方面具有重要作用,高脂饮食诱发的胰岛素抵抗可能是由于 PARL 表达的下降导致线粒体功能受损所致。线粒体含量、功能缺陷引起人类肌肉中胰岛素抵抗;随着胰岛素抵抗的进展,导致进一步的线粒体受损及 PARL 活动下降,这种恶性循环和 PARL 抗 β 细胞凋亡能力的下降,最终可能促使 T2DM 的发生。动物实验中发现肥胖和 T2DM 小鼠中 PARL 在骨骼肌上的表达比瘦小和正常血糖的小鼠下降 50%。经过运动治疗 3 周,测定该蛋白在体内的表达明显恢复,并伴有胰岛素敏感性的增加。同时在人体中的葡萄糖钳夹试验也证实:PARL 蛋白的表达和胰岛素敏感性呈正相关。2003 年首次发现 *PARL* 基因变异体 rs3732581(Leu262Val),初步研究提示该多态性和胰岛素抵抗的形成密切相关,是 T2DM 遗传危险因子。后来的研究发现 PARL 的 16 个 SNPs 中的 4 个与线粒体功能相关性最强,进一步表明 PARL 遗传变异对线粒体的数量和完整性的影响,为研究 *PARL* 基因变异可能导致的 T2DM 等疾病研究提供了依据。在 *PARL* 基因多态性和 T2DM 相关性的不同人群研究中,对美国白种人研究报道中提出 *PARL* 基因 rs3732581 多态性和空腹血浆胰岛素水平有关,并且对年龄和空腹胰岛素的正相关关系有一定影响,但基于对 3 666 位参与者基因型和基因表型的分析,报告称在英国人群 rs3732581 多态性和空腹血浆胰岛素水平无显著相关性。上述两组研究中,美国人群有较高的 BMI $[(33.4 \pm 7.2) \mathrm{kg/m^2}]$,而英国研究人群 BMI $[(27.3 \pm 4.5) \mathrm{kg/m^2}]$ 是偏小的,因此认为 rs3732581 多态性与血浆胰岛素水平的正相关性可能在肥胖人群中尤为显著。同时也可能存在种族差异。总之,相关研究初步提示 SNPs rs3732581(Leu262Val)是和 T2DM 相关性很强的多态性之一,但 *PARL* 基因及多态性在 T2DM 中的确切发病机制有待更深入的研究分析。

12. **内皮细胞型一氧化氮合酶**(endothelial nitric oxide synthase,eNOS)**基因**　*eNOS* 基因位于染色体 7q35~36,包含 26 个外显子,跨度为 21~22kb,通过内皮细胞表达,mRNA 基本表达长度约为 4 052 个核苷酸。eNOS 和其他两种一氧化氮合酶(NOS)——nNOS、iNOS 生成气态亲脂的自由基 NO,由 eNOS 产生的低浓度 NO 是保持良好的内皮功能所必需的,主要表现为维持内皮依赖性血管扩张,阻止血小板黏附和聚集,抑制平滑肌增生,减少白细胞在内皮的黏附,故和 T2DM、高血压、动脉粥样硬化密切相关。从具有 T2DM 家族史的健康新生儿中分离出人脐静脉内皮细胞(HU-VECs),研究发现其中有的细胞内出现异常的 NO 合成和 *eNOS* 基因表达的破坏。研究认为 *eNOS* 基因突变导致内皮 NO 合成及生物利用度下降,从而引起血管内皮细胞功能失调,目前发现的 eNOS 突变所产生常见多态性有 Glu298Asp(G894T)、T-786C 和 4b/4a,对其功能研究显示:前两种多态性可导致 eNOS 蛋白结构改变、表达降低和活性下降;后者可降低血浆 NO 的浓度,这些均可能导致胰岛素抵抗、高血压、动脉粥样硬化并增加 T2DM 的发病风险。多个人群的研究中提示存在 *eNOS* 基因多态性和 T2DM 相关性。

目前研究发现还有许多 T2DM 的易感基因如 *HHEX*、*SLC30A8*、*FTO*、*CDKAL1*、*IGF2BP2*、*CDKN2A*、*JAZF1* 等。由于 T2DM 是一种多基因遗传疾病,其易感基因的定位研究是一项艰巨而复杂的任务,随着 GWAS 广泛开展,人们可以发现更多的新的易感基因。虽然目前已取得一些重要的进展,但仍有许多重要的问题有待解决。其病因的研究还需要更多候选基因及环境因素的参与,在更多的人群及遗传家系中进一步证实。进一步明确易感基因在 T2DM 发生发展过程中的作用可以更好地为我们对糖尿病的早期预防、诊断提供更多的帮助。

(三) 妊娠糖尿病

妊娠糖尿病(gestational diabetes mellitus, GDM)是妊娠过程中首次发现的不同程度的葡萄糖耐量异常。GDM 可以增加产妇和新生儿围产期疾病的患病率和病死率,也是 GDM 患者产后发生 T2DM,其子代成年后发生肥胖症、糖耐量减退、糖尿病和代谢综合征的高危因素。GDM 在妊娠妇女中不同种族人群有所差别,但都呈逐年上升趋势。随着分子生物技术的发展,今年来对 GDM 相关的基因多态性有了初步认识。

1. **人类白细胞抗原(human leukocyte antigen, HLA)基因**　HLA 复合体是被发现的第一个与疾病有明确关联的遗传系统,迄今已发现 60 余种疾病与该系统有关,糖尿病即是其中之一。早期研究发现 GDM 孕妇 HLA 的 A33、HLA-DR2、HLA-DR9 基因频率明显高于正常孕妇。后来研究发现 DRB1*0405-DQA1*0302-DQB1*0401、DRB1*0901-DQA1*0302-DQB1-0303 等位基因与 GDM 呈正相关,为易感基因;DQB1*0403、DRB1*0406 与 GDM 呈负相关,可能为保护基因。国内学者对中国北方汉族人群的研究也有类似发现。因此认为 *HLA* 基因和 GDM 有密切关系,*HLA* 基因多态性是 GDM 的易感因素。

2. **磺酰脲类受体 1(sulfonylurea receptor-1, SUR1)基因**　*SUR1* 位于胰岛 β 细胞和骨骼肌细胞,是胰岛 β 细胞 ATP 敏感性钾离子通道的组成部分之一,其功能是调节胰岛素分泌。研究发现了 GDM 患者 *SUR1* 基因有 8 个不同的变异体,T2DM 患者有 7 个不同的变异体。GDM 及 T2DM 患者 *SUR1* 基因的外显子 16 拼接体位点的 tagGCC 等位基因与血糖正常者相比,突变频率更高,R1273RAGG 等位基因频率亦显著高于血糖正常者。提示 *SUR1* 基因某些等位基因的特殊基因型及其附近位点的改变有可能与 GDM 和 T2DM 相关。后有研究报道 SUR1 结合折叠区 2 的 T/G 多态性与口服糖耐量试验后胰岛素水平相关,即 T/T、T/G 基因型的妊娠妇女口服葡萄糖 60 分钟后胰岛素水平显著升高,而 G/G 基因型无此相关性,提示 *SUR1* 基因的多态性与胰岛素水平相关。国内也有研究发现 SUR1 24 内含子等位基因 C 及 31 外显子等位基因 A 可能为 GDM 及 T2DM 的易感基因。SUR1 24 内含子 CC 基因型及 31 外显子 AA 基因型可能在胰高血糖素血症的形成中起一定作用。

3. **脂联素(adiponectin, APN)基因**　许多研究证实脂联素水平与 GDM 之间存在一定的关系。通过对葡萄糖耐量、妊娠期糖耐量减低和 GDM 对比研究后得出,脂联素是衡量胰岛素抵抗(IR)和胰岛细胞功能的重要指标,是妊娠期出现胰岛素抵抗并发展为糖尿病的关键因素。研究发现,血浆脂联素水平与糖耐量试验血糖水平呈负相关,而与孕周呈正相关,妊娠期血浆脂联素水平与孕前体重指数呈负相关,并且 GDM 患者腹壁脂肪组织脂联素 mRNA 水平低于健康孕妇。研究发现,GDM 与脂肪组织脂联素的表达减少进而增加胰岛素抵抗水平相关。一些研究发现脂联素基因多态性与 GDM 也存在相关性。用 DNA 测序法进行脂联素基因多态性与 GDM 关系研究发现 GDM 组 SNP +45T/T 携带者明显高于 T/G+G/G 携带者,等位基因频率比较亦显示,GDM 组 T 等位基因频率高于妊娠期糖耐量减低组和糖耐量正常组,其差异有显著性,而且脂联素基因外显子 2 的 +45 位点的 SNP 与 GDM 患者血清脂联素水平有明显的相关。还有研究发现脂联素基因 -11426A/G 位点多态性可能与 GDM 的发生有关,G 等位基因在 GDM 孕妇中分布频率增加,A → G 突变可能通过降低血清脂联素水平参与 GDM 的发生。

目前发现的 GDM 易感相关的基因还包括 β3 肾上腺素能受体基因、尾加压素 Ⅱ 基因、葡萄糖激酶基因、甘露糖凝集素基因等。目前人们已认识到 GDM 是一种多基因遗传性疾病,并做了大量研究,但迄今尚未确定某个基因与 GDM 的关系。可能 GDM 系在多种遗传和环境因素共同作用下的结果,单个基因多态性对其影响甚微。随着大样本分析试验的开展,基因标记物和分子遗传技术的不断发展,以及试验方法的不断改善,完整的 GDM 基因背景将被逐渐揭示,这将有望从基因水平上预防和治疗 GDM。

第二节　基因多态性与糖尿病血管病变

糖尿病并发症是影响糖尿病患者死亡率和致残率的主要原因,预防和延缓糖尿病并发症的出现,提高糖尿病患者的生存质量已经成为迫切需要解决的公共卫生问题。征服糖尿病并发症的关键是系统地了解其病因,然而面对这种涉及多基因、多系统的复杂性疾病,揭示其发病原因、阐明发病机制却是糖尿病并发症预防和诊疗工作的瓶颈,众多研究者试图从不同角度,采用不同手法攻克这一难题,突破这一瓶颈。糖尿病并发症包括高血糖引起的视网膜病变、糖尿病肾病、糖尿病神经病变及大血管病变,以上并发症均不同程度上与人类的遗传特性有关。

一、基因多态性与糖尿病视网膜病变

糖尿病视网膜病变(diabetic retinopathy,DR)通常被定义为一种主要影响视网膜内层小血管的微血管病变,它是一种多因素参与的具有很强遗传特性的糖尿病慢性并发症。DR 可导致视网膜变性,使全球大约 4.8% 的人群失明,是公认的致盲第二大杀手。探索并积极寻找其预防和治疗的方法,是目前面临的主要问题。许多因素可影响 T2DM 患者视网膜病变的发展和流行,包括糖尿病病程、血糖控制、血压控制等,其中最关键的是前两者。良好的血糖控制一直被认为是防止视力丧失的重中之重,但仍有一些血糖控制较差的患者没有发生视网膜病变,提示它的发生应有多因素参与。通过大量的流行病学调查发现,糖尿病视网膜病变的发生和发展除了与疾病的病程、血糖控制的情况有关外,人群中个体差异的因素也十分重要。有的患者糖尿病的病程很长且血糖控制不良,但随访过程中并未发生糖尿病视网膜病变或其病变程度很轻;而有些患者虽然病程较短且血糖控制良好,但仍然发生了严重的

增生性糖尿病视网膜病变,且病变呈明显的家族聚集性趋势。在排除了外界因素的干扰后,考虑发生这一现象的主要原因是由于遗传基因易感性不同所致。

DR 发病机制迄今尚未完全阐明,目前认为,它的发生是由高血糖导致的视网膜多元醇通路活性增加、蛋白质非酶糖基化、毛细血管壁细胞代谢紊乱、自由基氧化作用、凝血 - 纤溶系统紊乱、促新生血管的生长因子增多、局部 RAS 系统异常等诸多生物 - 化学通路共同作用的结果。临床上,糖尿病视网膜病变的特点是基底膜(basement membrane,BM)增厚、外膜细胞损伤、内皮细胞功能障碍、微血管瘤、微血管梗死灶和新血管形成。遗传和环境因素同时参与了糖尿病视网膜病变的发生,目前为止,不同染色体上的多个位点被证实与糖尿病视网膜病变有关,提示有多个基因参与其发病。

(一) 糖基化终端产物高级受体(RAGE)基因

糖基化终端产物高级受体(receptor for advanced glycation end-products,RAGE)基因位于染色体 6p21.3,含有 11 个外显子、10 个内含子及一个长约 1.7kb 的 5' 侧域。RAGE 属于细胞表面分子免疫球蛋白超家族成员,能与多种配体结合,是一种信号转导受体。正常生理状态下,RAGE 在一些组织和细胞,如肝脏、肾脏、心脏及神经细胞、内皮细胞、平滑肌细胞、炎症细胞等呈低水平表达。但一些特定环境下,如高血糖、氧化应激等可引起 RAGE 表达明显增强。研究发现,RAGE 可作为一种跨细胞膜信息传递的通道广泛存在于多种细胞表面,与这些细胞表面的受体(AGEs、促炎因子、淀粉样纤维和 amphoterin 等)结合后能够激活并诱发一系列促炎、促凝血反应,并导致氧化应激,产生大量活性氧类,后者进一步激活核转录因子(NF-κB)。NF-κB 的激活可以增加黏附因子、内皮素和促凝血组织因子等基因的表达,导致血管通透性的改变和血管细胞的增殖,增强了内皮细胞的促凝能力,使血管内皮细胞的收缩功能强于舒张功能,血流调节受损,从而导致神经内膜血流灌注减少,该病理过程参与糖尿病慢性并发症的发生发展。氧化应激还可以诱导血管生长因子 RAGE 过度表达,促进视网膜中新生血管形成,引起增生性糖尿病视网膜病变的发生。单核苷酸多态性分析发现 *RAGE* 基因的 rs2070600(G>A)与糖尿病视网膜病变显著相关。它可使第 82 个密码子编码的氨基酸由甘氨酸变为丝氨酸,是影响糖尿病视网膜病变的关键基因。

(二) 视黄醛 X 受体 α(RXR)基因

视黄醛 X 受体 α(retinoid X receptor,RXR)基因编码的蛋白是核激素受体超家族的一个成员,它与许多其他的核受体(如过氧化物酶体增殖物激活受体 PPARs)一同构成异质二聚体,通过调节胰岛素相关基因的转录和脂肪细胞的分化进一步参与对机体脂质和糖代谢的调控。同时,它还可介导多种激素和药物的生物作用。PPARs/RXR 异质二聚体的活动受转录后修饰、基因多态性、剪接变异体、活化因子和阻遏因子等影响。RXR 激动剂可抑制肝糖原的产生,并增加外周组织对葡萄糖的摄取。PPARγ/RXR 拮抗剂可降低白色脂肪组织、骨骼肌和肝脏的甘油三酯(TG)含量,并通过加强瘦素的作用来增加脂肪酸和能量的消耗,从而改善食源性肥胖和胰岛素抵抗。*RXR* 基因被认为参与了糖尿病微血管并发症的发生,包括糖尿病肾病和糖尿病视网膜病变。关于 RXR-γ 亚型与糖尿病并发症的关系,最近的调查结果提示:RXR-γ 亚型的基因 SNP 位点 rs3818569,无论是基因型频率还是等位基因频率,均显示其与糖尿病视网膜病变的发生显著相关(P 值分别为 0.002 3 和 0.005 7)。多变量逻辑回归分析显示,糖尿病病程、空腹血糖(fasting plasma glucose,FPG)和 RXR 优势基因型(GG)都是糖尿病视网膜病变发生的独立风险因素。

(三) 醛糖还原酶(AR)基因

醛糖还原酶(aldose reductase,AR)基因编码的蛋白是多元醇通路的关键酶,该酶基因表达异常或酶活性改变,影响 DM 微血管并发症的发生。人的功能性 AR 基因位于染色体7q35,由跨越 18kb 的 10 个外显子组成。最近的研究显示,位于 AR 基因 5′ 端转录起始点上游 2.1kb 处存在(AC)n 二核苷酸重复序列多态标记,该标记与血 AR 活性相关。应用此标记见到 AR 基因与中国香港人的 2 型 DM 早期视网膜病变及英国白种人人群的 1 型 DM 肾病关联。最近的研究表明,AR 的活性与 AR 基因多态性相关。含有 AR 的 Z-2 等位基因的T2DM 视网膜病变患者,其 AR 活性显著增加,而呈现 AR 其他等位基因型者 AR 活性显著降低。高血糖状态下 AR 被激活,葡萄糖经多元醇途径增多,导致细胞代谢和功能的障碍,促进 DM 微血管病变形成。具体机制可能是,在糖尿病高糖条件下,继发性的细胞内高葡萄糖可使 AR 激活,AR 活力升高可导致葡萄糖大量转化为山梨醇,而山梨醇是一种极性很强的化合物,不能自由透过细胞膜而大量储积在细胞内,由此造成细胞内高渗状态,使大量细胞外液渗入,细胞产生水肿。山梨醇还可导致细胞膜通透性改变,使 K^+、氨基酸、肌醇等大量丢失,干扰细胞代谢,破坏这些组织的结构与功能,从而产生病变。

虽然糖尿病视网膜病变的机制尚未阐明,但其病理特点主要表现为血管通透性增加、组织缺血和新血管的形成。因此,影响这些过程的因素势必会影响 DR 的发病。最近的 DR模型也表明,局部缺氧贯穿了其发病的整个过程。长期高血糖导致的视网膜血管损伤使其局部缺氧,刺激了缺氧诱导因子的 DNA 结合活性。低氧诱导因子上调了大量缺氧诱导的基因,包括血管内皮生长因子和促红细胞生成素。

(四) 血管内皮生长因子(VEGF)基因

血管内皮生长因子(vascular endothelial growth factor,VEGF)基因是具有肝素结合活性、相对分子质量为 $(34\sim46) \times 10^3$ 的二聚体糖蛋白。它可以促进血管发生、血管形成、内皮细胞增殖或迁移、增强血管通透性。人 VEGF 基因位于染色体的 6p21,缺氧是刺激 VEGFmRNA 表达的最强因素。大量研究表明,视网膜缺血时释放的新生血管生长因子或血管源性生长因子是导致视网膜细胞异常增殖和新生血管生成的主要原因,而 VEGF 可能是最直接的眼球内新生血管形成因子。VEGF 能特异性地作用于糖尿病视网膜血管内皮细胞,促进其增殖及新生血管形成,在糖尿病视网膜细胞增殖过程中具有重要作用。受体结合实验也提示,VEGF 是通过与视网膜内皮细胞高亲和受体结合来刺激视网膜血管增殖的。

VEGF 刺激视网膜内皮细胞增殖和诱导新生血管形成的机制:VEGF 主要在神经节细胞、神经胶质细胞如星形胶质细胞和 Muller 细胞、平滑肌细胞、血管壁周细胞和 RPE 细胞表达,这些分泌 VEGF 的细胞血来源于视网膜血管,故当 DR 的视网膜血管血流灌注不足或无灌注时,这些细胞由于缺氧而分泌 VEGF 增加,进一步刺激血管内皮增殖,从而形成新生血管。VEGF 除了有促进新生血管形成的作用外,还会降低血管内皮细胞间的紧密连接蛋白表达,使血管通透性增加。同时,还能抑制内皮细胞的凋亡,这点对维持正常的血管功能异常重要,因为内皮细胞的退化会导致毛细血管闭锁、无灌注的透明血管形成。目前发现

VEGF 基因 –634G/C、+405G/C、–2578C/A、936C/T、460C/T 等与 DR 的发生发展具有一定的相关性。

(五) 人类促红细胞生成素 (EPO) 基因

人类促红细胞生成素 (erythropoietin, EPO) 基因位于 7 号染色体 q21.15 的位置。血浆中存在的 EPO 由 165 个氨基酸组成。成人的 EPO 主要由肾脏产生, 它在体内无法储存, 主要由缺氧来刺激其重新合成。在中枢神经系统中, EPO 对脑、脊髓等部位有神经保护作用。而视网膜作为中枢神经系统的外延部分, EPO 同样参与了缺血的视网膜神经元的保护。EPO 对糖尿病性视网膜病变时视网膜神经细胞的保护作用的可能机制有: ①减轻缺血过程中的炎症反应, 发挥神经保护作用; ②促进血管生成, 增加神经血供, 促进神经功能的恢复; ③更重要的是, EPO 可防止后根神经节的神经元细胞的凋亡。这一作用依赖于促红细胞生成素的 EPO/EPO2R 系统。EPO2R 是 I 型单跨膜细胞因子超家族中的一员。EPO 与 EPO2R 结合后, 受体发生同型二聚 / 寡聚作用使 EPO2R 相关的酪氨酸激酶 JAK22 自身磷酸化, 导致其下游的多个信号途径磷酸化, 主要包括 Ras 细胞分裂素活化蛋白激酶 (MAPK)、磷脂酰肌醇激酶 23 和信号转录与转导活化因子 5 (STAT5), 导致了一系列抗凋亡机制的启动。

新生血管形成是糖尿病视网膜病变的关键步骤。糖尿病视网膜病变时视网膜新生血管的形成与视网膜的缺血缺氧有密切的关系。在血管内皮细胞局部缺氧的情况下, EPO 可刺激细胞的增殖、迁移和血管生成。Takagi 等研究发现阻断 EPO 可以抑制玻璃体的新生血管的形成, 表明 EPO 可能参与了视网膜新生血管的形成。许多研究发现, 与对照组相比, DM 患者和增生型糖尿病视网膜病变患者的 EPO 含量更高。动物研究结果也显示, 患有缺血性视网膜病变者, 其 EPO 浓度升高, 给予 EPO 抑制剂后可防止新生血管形成。以上证据进一步支持了这一观点, EPO 表达量增加可能加快糖尿病视网膜病变的发生, 而 EPO 的表达是受其基因的单核苷酸多态性调控的。EPO rs1617640 是被发现的与终末期肾病 (end stage renal disease, ESRD) 和增生型糖尿病视网膜病变 (proliferative diabetic retinopathy, PDR) 显著相关的 SNP 位点, 它位于基因的启动子位置。EPO 对糖尿病性视网膜病变时的视网膜神经细胞有保护作用, 但同时又参与了视网膜新生血管的形成, 所以关于 *EPO* 基因对糖尿病视网膜病变的调控作用还需要进一步研究, 而更多功能方面的探察将有利于我们更好地理解 EPO 在糖尿病视网膜病变和糖尿病终末期肾病发生中所起的作用。

除此之外, 糖尿病视网膜病变 (DR) 与老年性黄斑变性 (age-related macular degeneration, AMD) 一样, 都存在一定程度的脉络膜血管新生。*CFH* 基因的 rs1061170 和 rs3753394 及 *ARMS2/LOC387715* 基因的 rs10490924 与脉络膜的新血管形成有关, 因而我们猜测以上基因多态性有可能也参与了 DR 的发生。糖尿病视网膜病变目前并无有效的治愈方法, 早期发现、早期治疗对延缓其进展至关重要, 可使绝大多数患者保存有用的视力。

二、基因多态性与糖尿病肾病

糖尿病肾病是糖尿病患者重要的合并症之一。我国的发病率亦呈上升趋势, 目前已成为终末期肾病的第二大原因, 仅次于各种肾小球肾炎。由于其中存在着复杂的代谢紊乱, 因而一旦发展到终末期肾病,往往比其他肾脏疾病的治疗更加棘手,因此及时防治对于延缓糖尿病肾病恶化的意义重大,增加对糖尿病肾脏病变发病机制的理解可为临床研制新的治疗方法提供思路。

(一)瞬时受体电位阳离子通道 1(TRPC1)基因

瞬时受体电位阳离子通道 1(transient receptor potential channel 1,TRPC1)基因位于染色体 3q22-24,全基因组扫描和连锁分析表明,*TRPC1* 基因确与糖尿病肾病密切相关。TRPC1 表达于细胞膜上,是瞬时受体电位(TRPC)亚家族中最先发现的蛋白,是一类非选择性的阳离子通道,主要通透 Na^+ 和 Ca^{2+},对胞质内 Ca^{2+} 的稳态起着重要作用。它参与多样化的生理过程,包括通过影响受体介导型和钙库操纵型的 Ca^{2+} 信号转导,调节细胞的异常增殖、分化、迁移和凋亡。也就是说,TRPC1 蛋白表达上调,细胞内 Ca^{2+} 浓度升高,细胞内 Ca^{2+} 稳态破坏,从而促进细胞的增殖,抑制细胞的凋亡。同时,TRPC1 还可以通过影响神经元的存活,参与中枢神经系统的发育等。

TRPC1 主要表达于肾小球和系膜细胞上。大量的研究发现,无论是动物实验中的 db/db 小鼠、ZDF 大鼠、链佐星诱导的糖尿病大鼠模型,还是临床上的糖尿病患者,其肾脏 *TRPC1* 基因的表达量均较正常值明显下降。而且,这种现象与肝细胞核因子 4(HNF4)的功能障碍有关。HNF4 是一种主要参与葡萄糖依赖的胰岛素分泌的核因子,有研究显示,它的功能障碍可导致 T2DM。以上均提示 HNF4 和 TRPC1 的功能障碍可能与糖尿病肾病的易感性增加有关。2008 年,*TRPC1* 基因多态性与 T1DM 患者 DKD 间的相关性首次在欧洲的美国女性人群中得到揭示,即 *TRPC1* 基因的 SNP 位点 rs7621642 和 rs2033912 与 T1DM 患者糖尿病肾病间的关联性有统计学意义。同时,研究已证实 *TRPC1* 基因的 SNP 位点 rs953239 与中国汉族人群中 T2DM 患者的糖尿病肾病密切相关,突变型(CC)的糖尿病肾病发生率明显低于野生型(AA)。但因为每个民族都有其独特的遗传背景,并且同一疾病的易感性在不同的种族中很可能是由不同的基因调控的。因而,对不同的人群进行 *TRPC1* 基因多态性与糖尿病肾脏并发症间相关性的研究,全面分析各个种族的基因分布,有助于更深刻地了解糖尿病及糖尿病肾病的易感性与遗传的关系。

(二)内皮细胞一氧化氮合酶(eNOS)基因

内皮细胞一氧化氮合酶(endothelial nitric oxide synthase,eNOS)基因位于染色体 7q35。它所编码的蛋白质是内源性血管调节系统的关键酶,主要作用是调节血流量和血压。在缺氧、剪切力和血流量改变等刺激下,血管内皮细胞会利用精氨酸、钙/钙调素依赖酶、内皮细胞一氧化氮合酶(ecNOS)等原料合成一氧化氮(NO)。管腔内 NO 的释放可以介导局部血管的舒张、血小板的聚集及抑制血管平滑肌细胞的增殖。因此,有理由认为基因突变所致的 ecNOS 活动异常可能参与了高血压、动脉粥样硬化,甚至糖尿病患者的肾/肾血管损伤。最近的一项初步观察也提示,ecNOS 4a 等位基因与 T1DM 患者的糖尿病肾病风险增加有关,尤其是在终末期肾衰竭和持久蛋白尿的患者中更为显著。ecNOS 4a 等位基因纯合子的血清 NO 水平低于平均水平近 20%,并且 ecNOS 4a 等位基因携带者的 NOx 水平明显低于非携带者。NOS3 变异体 894 G>T 与糖尿病肾病的发展和心血管事件有关,被认为是糖尿病肾病的修饰基因。糖尿病早期,在高血糖的刺激下,入球小动脉和肾小球内皮细胞的 NO 合成和/或敏感性增加,可能是由 ecNOS 表达增强诱发入球小动脉扩张、肾小球增大和肾小球的功能性高渗所致。在糖尿病肾病的后期,肾脏会发生一些结构和功能性改变,如内皮功能障碍等。在这个过程中,肾小球系膜细胞中内源性 NO 介导的 cGMP 的产生可抑制蛋白激酶 C 的活动,从而使肾脏功能得以改善。而 *ecNOS* 基因的突变可通过减少 NO 介导的 cGMP 的产生进而加剧糖尿病患者的肾脏损害。回归分析表明,高血压和 *ecNOS* 基因多态性均是糖尿病肾病的相关变量,意味着 *ecNOS* 基因多态性可能与 T2DM 患者的糖尿病肾病有关,但二者的关系尚待进一步评估。

(三) 载脂蛋白 E(ApoE)基因

载脂蛋白 E(apolipoprotein E,ApoE)基因位于染色体 19q13.2。它有 3 个等位基因(ε2、ε3 和 ε4)分别编码蛋白的 3 个亚型即 E2、E3、E4。有 6 种常见的 ApoE 多态性:ε3/3、ε4/4、ε2/2、ε3/2、ε4/2 和 ε4/3。*ApoE* 基因编码的蛋白是一种由 299 个氨基酸组成的糖蛋白,在脂代谢中发挥着核心作用,因而影响脂代谢或粥样硬化,*ApoE* 基因的遗传变异在某种程度上发挥着重要的影响。与 ApoE2 或 ApoE3 纯合子携带者相比,ApoE4 等位基因携带者有较高的血浆总胆固醇水平和低密度脂蛋白水平。另外,ApoE2 与脂蛋白受体的亲和性低于 ApoE3 和 ApoE4,从而延迟了对甘油三酯(TG)丰富的脂蛋白的清除。

韩国的一项对于 T2DM 患者的研究发现,大量蛋白尿组中患者的 ε2 等位基因频率明显高于正常蛋白尿组。日本的研究获得了类似的结果,提示 ε2 等位基因可以增加糖尿病肾病的发病风险,而 ε4 等位基因对其则是一个保护因素,即与非携带者相比,ε2 携带者的糖尿病肾病风险高出 3.1 倍。但也有研究指出 ε4 等位基因是影响 T2DM 患者糖尿病肾病发生的危险因素,因而 *ApoE* 基因多态性与糖尿病肾病之间的关系仍需要更大样本量的研究来证实。*ApoE* 基因多态性影响糖尿病肾病发展的机制尚不清楚,可能与其多态性引起的脂质异常有关,也可能是 ApoE 对肾系膜细胞的直接影响。已有报道,ApoE2 对生长因子所致的系膜增殖的保护作用比 ApoE3 或 ApoE4 弱,也就是说,ε2 携带者的肾脏自分泌保护功能低于 Apoε3/ε4。目前为止,没有任何干预措施可以防止 *Apoε2* 基因携带者糖尿病肾病的发生和发展,故急需具有实际意义的治疗措施。

(四) 转化生长因子(TGF-β1)基因

转化生长因子(transforming growth factor-β1,TGF-β1)基因位于染色体 19q 13。它由 7 个外显子组成,其中外显子 5、6 和部分的外显子 7 可编码有活性的 TGF-β1 蛋白。转基因小鼠在出生前或出生数小时内死亡,基因敲除小鼠在出生时大多表现正常,但却在 3 周内死于广泛炎症,这可能与 TGF-β1 对巨噬细胞的影响有关,因而有学者认为 TGF-β1 参与多种炎症和自身免疫性疾病的发生。TGF-β1 可参与调节细胞外基质的几乎所有成分(如胶原蛋白、纤连蛋白和蛋白聚糖等),而糖尿病肾病的主要特征是细胞外基质的改变,如肾小球基底膜增厚和系膜基质增多。另外,研究提示糖尿病患者的 TGF-β1 蛋白表达量增加,并且肾小球内的 TGF-β1 mRNA 水平与肾小球膜、肾小球基底膜和 Bowman 囊的 Ⅳ 型胶原染色强度有关,因而认为糖尿病引起的 TGF-β1 增多参与了糖尿病肾病的发生,是糖尿病肾病的易感基因之一。通过 PCR 体系对上百名正常人和糖尿病肾病患者的 *TGF-β1* 基因型做了简单、快速的分析,发现 *TGF-β1* 基因变异体与糖尿病肾病有关,该变异体是 5 号外显子区域的一个碱基 C 突变为 T,使其编码蛋白由苏氨酸变成异亮氨酸。

三、基因多态性与糖尿病大血管并发症

大血管并发症是糖尿病致病和死亡的主要原因。高血糖和许多其他因素,包括肥胖、高血压、血脂紊乱和胰岛素抵抗都参与了糖尿病心血管疾病的发生和发展。糖尿病大血管病变,即动脉粥样硬化性血管疾病,如冠心病、脑血管疾病和周围性血管疾病,主要表现为冠状动脉、脑动脉和下肢较大动脉的粥样硬化。它的本质是动脉粥样硬化性闭塞,主要病理变化表现为动脉内膜粥样硬化和纤维化,动脉中层变性、纤维化和钙化。病变早期呈黄白色条纹或点状,稍凸出于内膜表面,宽 1~2mm,长度不等。以后点状逐渐融合、增大成斑块,向血管腔内凸出,大小不等,形状不一。斑块内有大量脂质的巨噬细胞、胆固醇、胆固醇酯、磷脂、甘油三酯、糖蛋白钙盐等沉积,伴有血细胞碎片。平滑肌细胞和弹力纤维细胞大量增殖,内膜、内膜下层及中层增厚,外膜可有纤维化、钙化,内膜凸出于管腔使之变狭窄。粥样硬化斑块表面可破溃形成溃疡,出血,血栓形成,导致血管腔部分或完全阻塞,使所供区域血流减少或中断。不同于非糖尿病患者的是有较多 PAS 阳性的糖蛋白沉积伴微血管病变。

(一)基质金属蛋白酶 9(MMP-9)基因

基质金属蛋白酶 9(matrix metallopeptidase 9,MMP-9)基因编码一组能够降解细胞外基质(extracellular matrix,ECM)的锌依赖性肽链内切酶,它是一种可对血管基底膜和细胞外基质成分进行降解的蛋白水解酶。MMP-9 有三个重复的 Ⅱ 型纤连蛋白域,这使它可以绑定在 ECM 组分上,如明胶、胶原蛋白、层粘连蛋白等。在某些肿瘤、心血管和呼吸道疾病中都可以观察到这种酶的表达量增加。最近的研究结果显示,MMP-9 存在于人类冠状动脉病变中,它可以阻止胶原蛋白变性。目前认为,血浆 MMP-9 水平在冠状动脉性疾病的诊断和预后评估中具有重要意义。在动脉粥样硬化及其病变进展的过程中发生了广泛的血管重建。动脉粥样硬化的早期,斑块的增长可能主要源于脂质沉积,而晚期结缔组织的聚集和平滑肌细胞的增生才是斑块增长的主要原因。MMP-9 和 MMP-3、MMP-1 一样,参与了损伤血管的重建和斑块形成相关蛋白的水解,促进了血管平滑肌细胞的迁移和增生。大量实验证实,T2DM 患者的 MMP-9 平均血浆浓度显著高于正常对照组,糖尿病大血管病变组的 MMP-9 水平明显高于糖尿病无大血管病变组。因而我们推测,动脉细胞外基质的重建、斑块易损性及与 *MMP-9* 基因相关的平滑肌细胞迁移均参与了动脉粥样硬化的病理过程。

基质金属蛋白酶(MMPs)的许多亚型有降解细胞外基质和控制组织重建的作用。在糖尿病视网膜病变发展的早期阶段,基质金属蛋白酶可以调节各种细胞功能,包括细胞凋亡和血管生成,尤其是 MMP-9 在糖尿病视网膜病变发展中具有重要的作用。有研究证实MMP-1 和 MMP-9 调节异常导致 T1DM 微血管病变的发生,即在糖尿病视网膜病变形成时,高血糖可诱导 MMP-9 活化,加速视网膜毛细血管细胞的凋亡,从而导致视网膜新生血管和纤维化的过程。MMP-9 参与了糖尿病视网膜病变的发生,但其在糖尿病视网膜病变发病中的具体作用尚需进一步研究。

(二)细胞核框架蛋白(Lamin A/C,LMNA)基因

该基因位于染色体 1q21,被证实是多个种族人群的 T2DM 易感基因,主要编码核结

构蛋白 lamin A 和 C。*LMNA* 基因的 10 号外显子 1 908 位点的单核甘酸多态性 C → T(即 LMNA 1908T),影响 566 号密码子,它是在 LMNA 剪切前最后一个被 lamin A 和 C 分享的密码子区域,此种变异可能会影响 LMNA 转录后 mRNA 剪切。有研究证明,此种多态性与脂肪组织代谢和肥胖表型密切相关。LMNA 1908C/T 多态性与高胆固醇血症密切相关的原因可能与 lamin 影响了与胆固醇代谢相关的转录因子的作用有关。LMNA 启动子区域存在维 A 酸反应单元,维 A 酸可通过特异的核受体产生不同的生物效应。另外,家族性混合性高血脂基因连锁分析发现 *LMNA* 基因所在的 1 号染色体的 q21-23 区域与血脂紊乱有关,lamin A 与脂肪分化相关的甾体激素反应单元结合蛋白具有相互作用,后者同时也是内源性胆固醇合成过程的重要转录因子。因此,LMNA 1908C/T 多态性可能是通过上述两条途径影响胆固醇的代谢,因而与血浆总胆固醇、甘油三酯和高密度脂蛋白胆固醇关系密切。同时,多元线性回归的分析结果证实:在校正了除总胆固醇和甘油三酯以外的其他风险因素的情况下,LMNA 1908T 等位基因和糖尿病肾病间也存在高度的相关性。

第三节 展 望

一旦确定了易感基因,接下来就是要明确其功能与作用的机制。糖尿病相关基因多态性的研究还需要对 T2DM 易感基因的致病机制进行深入的功能学研究。为探索疾病发生机制及寻找药物靶点提供线索,这些基因对于发现一些以前未被发现的可能改变 β 细胞功能、胰岛素活性或其他代谢活动的生物学通路有很好的提示作用。我们可以研制相应的药物以影响这些易感基因在其所在生物通路上的作用,为根据基因检测技术的个体化治疗带来了希望。

(闻 杰 刘乃嘉)

第六章 微循环与糖尿病微血管病

第一节 微循环与微血管病概述

目前全球范围内糖尿病发病率逐年升高,世界卫生组织宣布 2008 年全球有 3.47 亿糖尿病患者,占成年人口的 9.5%,预计 2030 年这一数字将翻番。我国 20 岁以上成人的糖尿病患病率在过去 10 年间,从 2.6% 增加至 10%,部分省市(如吉林省、北京市)成年人患病率 ≥ 15%,T2DM 占其中 90%~95%。而随着生活方式、饮食结构的改变和人口老龄化,糖尿病慢性并发症所带来的问题尤为明显,据美国糖尿病协会(ADA)统计数据显示,3 年、5 年、10 年以上的糖尿病患者,出现慢性并发症的概率分别为 46%、61% 和 98%,呈逐年上升趋势。糖尿病慢性并发症主要包括微血管病(microvascular disease)和大血管病(macrovascular disease),其中微血管病是指持续血糖升高和代谢紊乱引起的微血管壁、微血管内血流及微血管周围组织形态结构、功能改变所引起的一系列临床表现;主要包括糖尿病肾病、视网膜病变、神经病变和心肌病,最终分别导致终末期肾病(肾衰竭、尿毒症)、视力下降或失明、足部坏疽和心力衰竭等。微血管病并发症是糖尿病致死、致残的主要原因之一。因此在糖尿病的发生发展过程中微血管首先是作为糖尿病病因的损伤靶点,而微血管损伤后又进一步影响糖尿病发生、发展、预后及其疗效,是糖尿病发病机制与防治领域亟待解决的重要问题。

一、微循环的概念

有机体的生命过程始终贯穿着个体和环境间、生物体内部器官间、组织和细胞间的物质、能量和信息的传递,其传递方式和部位,因不同生物而有明显的差别。单细胞生物可以通过细胞膜直接和外界进行物质、能量和信息传递。进化至节肢动物,开始出现了只限于背部的血管,血液自血管流出后成为血淋巴,缓慢流动于细胞、组织之间进行物质、信息和能量的传递,因而是一种开放性循环。脊椎动物的循环系统已进化为闭锁循环,血液能够在心、血管系统内以相对高的速度进行循环,高效率地完成精确的物质、能量和信息传递。两栖类动物开始出现淋巴循环系统,此时流动于组织间隙中的液体不再是血淋巴,而是没有血细胞的组织液。闭锁性循环系统中直接参与组织、细胞的物质、信息和能量传递的部分只有微血管中的血液、初始淋巴管中的淋巴液及组织间隙中组织液。这种直接参与细胞、组织的物质、能量、信息传递的血液、淋巴液、组织液的流动被称为微循环(microcirculation)。主要包括三大系统：①血液微循环系统（microhemocirculation），即细动脉和细静脉之间的血液循环；②淋巴微循环系统（lymphatic microcirculation），即毛细淋巴管中的淋巴液循环；③组织液微循环系统或称为超微循环系统（ultracirculatory system），即存在于微血管、细胞和毛细淋巴管之间的组织液循环。三个系统相互依存与影响，共同承担着维持组织细胞形态、功能与代谢稳态的作用，具有同等重要的作用。但是由于方法学的限制，血液微循环系统的研究最充分，该系统传递物质、能量、信息的根本是血液的流动，其功能状态影响全身组织灌注、功能和代谢。正常情况下，微循环的血流量与组织器官的代谢水平相适应，保证各组织器官的血液灌流量并调节回心血量。如果微循环发生障碍，将会直接影响各器官的生理功能。微循环的组成随器官而异。典型的微循环主要由细动脉、分支毛细血管、网状毛细血管、集合毛细血管和细静脉等组成（图6-1）。

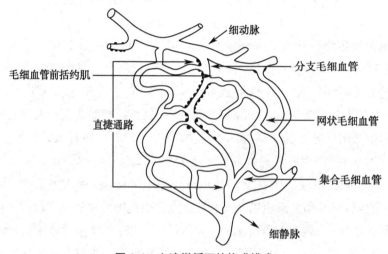

图 6-1　血液微循环的构成模式

二、微血管病的概念与研究历程

（一）微血管病的概念

微血管病（microvascular diseases, or microangiopathy）是各种病因造成微血管壁、血流和微血管周围组织形态、功能和代谢异常所致的组织器官损伤而引起的一系列临床表现，是肾病、血栓性血小板减少性紫癜、糖尿病、高血压、冠心病、结缔组织病等多种疾病共同的病理过程。根据微血管病发病原因和过程，一般可将其分为急性和慢性两种。前者微血管病变可以主导疾病发生、发展与预后，如血栓性微血管病引起肾衰竭、休克等，后者微血管病变常为疾病的并发症，如糖尿病微血管病是其慢性微血管病的典型例证。

（二）微血管病的研究历程

1925 年 Moschcowitz 报道一例急性溶血性贫血伴有瘀斑和死前出现神经症状的患者，尸检显示在末梢细动脉和毛细血管内出现微血栓，当时认为血栓是毒素引起红细胞聚集所致。1936 年 Baehr 提出血栓的主要成分为血小板，血栓形成造成血小板减少的观点。1952 年 Symmers 首次提出血栓性微血管病（thrombotic microangiopathy, TMA）的概念，归纳其临床特征为发热、溶血性贫血、紫癜或其他出血、神经系统改变；实验室检查主要改变为贫血、白细胞升高伴核左移，出现尿蛋白和尿胆原，高胆红素血症，典型病理改变为细动脉和毛细血管内透明血栓形成，由此引起学术界重视。1953 年发现血栓性微血管病与结缔组织病的发病有关。1957 年 Ashton 建立了实验性糖尿病微血管病模型。1959 年 Royer 报道儿童肾病的微血管病现象。1966 年 Pardo 等报道血栓性微血管病与恶性高血压有关。1967 年 Baker 和 Brain 发现血栓性微血管病出现小而破碎的红细胞这一特征性改变。1970 年 Norton 报道了系统性红斑狼疮和硬皮病的微血管病现象。1977 年 Waitzman 等发现前列环素和血栓素在糖尿病微血管病发病中的作用。1979 年 Glenner 报道阿尔茨海默病患者存在脑微血管病。在微血管病的诊断方面，随着新技术的出现，也由早期的血液学检查和病理诊断，逐步发展为活体微血管观察和磁共振等分子影像技术的动态与综合判断。

第二节　微循环的临床检测方法简介

从血液微循环方法学的角度，临床微循环检测方法主要包括两大类：一类是借助显微镜直接观测微循环范围内微血管、微血管内血流及微血管周围组织的形态与功能；另一类则是借助其他仪器通过检测微血管区血流灌注、局部温度、压力、弹性、代谢等间接反映微血管功能状态。下面以甲襞和球结膜微循环检查为第一类的代表，以激光多普勒检测为第二类的代表简单介绍临床微循环检测方法。

一、甲襞微循环检查

人体可以直接观察到血液微循环的部位有甲襞、口唇黏膜、舌、齿龈和球结膜等，其中甲襞微循环检查具有操作简单、安全方便、无创、便于随访和直观量化等优点，是最常用的微循环观察部位。

（一）甲襞微循环的分布和血液循环通路

甲襞血管来自指动脉。指动脉分出小动脉进入甲襞真皮层后逐步分支，至真皮中层再次分支成为细动脉，细动脉互相连接形成乳头下动脉丛，由细动脉分支成毛细血管，走向表皮，成为甲襞毛细血管的输入支；在乳头下毛细血管急剧反折，形成与输入支平行的毛细血管输出支。甲襞毛细血管输入支和输出支形如发夹，统称毛细血管袢（简称管袢）。管袢输出支单独或汇合 2~3 个输出支，注入乳头下细静脉。乳头下细静脉互相交连形成浅、深二层乳头下静脉丛。甲襞血液循环：沿小动脉→细动脉→毛细血管输入支→毛细血管输出支→细静脉→小静脉方向流动。

（二）观测方法

由于无名指的软组织和皮肤相对于其他手指最薄，且尺侧面、桡侧面处相差不大，所以通常选择无名指作为观察部位。一般右利手患者可以检查左手无名指，左利手患者可以检查右手无名指。但如果无名指外伤或有局部病变而影响检查时，也可选择示指作为观察部位。检查前 1 小时避免激烈活动或重体力劳动。检查前一天禁服对心血管有影响的药物。在检查室休息 15~30 分钟后，取坐位，必要时取卧位，检查左、右手无名指，手与心脏处于同一水平。

(三) 主要检测指标及常见变化

1. 管袢数 管袢数的多少表示灌流毛细血管的多少,正常情况下管袢数 ≥ 7 条 /mm。不同疾病状态下管袢数可以增多或减少,如严重休克时收缩压下降至 60mmHg 左右、肢体水肿、严重的雷诺现象、皮肤萎缩性疾病等管袢数明显减少。

2. 管袢直径 甲襞微血管管袢分为输入支、输出支和袢顶三部分,不同疾病状态下这三部分的改变不同,所以测量管袢时需要同时测量这三部分的直径,其正常值分别是9~13μm、11~17μm 和 12~18μm。

3. 管袢长度 管袢长度受血管走行方向和观察角度的影响较大,正常情况下一般为150~250μm。

4. 管袢形态 正常甲襞微血管管袢呈发夹形,偶尔可见交叉或畸形管袢。糖尿病、结缔组织病、动脉硬化症等疾病状态下,交叉或畸形管袢数明显增多。

5. 血流速度 甲襞管袢内的血液流速可以分为七个等级,即线流、线粒流、粒线流、粒流、粒缓流、粒摆流和停滞。健康人血流多为线粒流、粒线流或线流,糖尿病时血流速度常减慢。

6. 血管运动性 部分健康人甲襞管袢自发地出现管径粗和细,或血流速度快和慢的交替变化,称为血管的运动性。其交替变化节奏既不和心搏一致,也不受呼吸的影响。频率一般少于 6 次 /min,多数为 2~4 次 /min。高血压、糖尿病时,血管运动性明显增加,频率可达7~26 次 /min。

7. 红细胞聚集 红细胞之间相互黏着的现象称为红细胞聚集。正常情况下红细胞无聚集。但是当疾病因素造成红细胞膜电荷的变化,血液黏度增加,血流速度减慢时,红细胞可发生聚集。聚集的程度分为轻度、中度和重度。轻、中度红细胞聚集,当除去病因之后可以解聚;而严重的红细胞聚集,数个或数十个红细胞紧密聚集在一起,形成血球血浆分离,增大血流阻力,妨碍氧的传输,标志病情严重。

8. 白微栓 白微栓是由血小板聚集或血小板和白细胞的黏附形成的。正常情况下无白微栓,但是当疾病因素造成血小板聚集或血小板和白细胞的黏附增加时可导致白微栓形成。

9. 渗出与出血 渗出是血管内血浆成分大量透过血管壁后积聚在微血管周围的一种现象。正常情况下无渗出,当疾病因素造成血管通透性增加时可引起渗出。管袢出血的主要原因是血管损伤或血管运动神经调节障碍。红色为较新鲜的出血,暗红色、褐黄色为陈旧性出血。糖尿病患者常出现甲襞微循环的渗出与出血(见文末彩图 6-2)。

10. 乳头下静脉丛 乳头下静脉丛由细静脉连接而成,接受流过管袢和流经动、静脉短路支的血液,再注入小静脉。乳头下静脉丛管壁薄,易扩张,能容纳较多的血液。由于乳头下静脉丛居管袢之下,位置较管袢深,呈水平分布,一般健康成人不易清晰看到。在皮肤菲薄、组织液少、管袢数较少时,由于组织透光性能较好,可以较清楚地看到乳头下静脉丛。

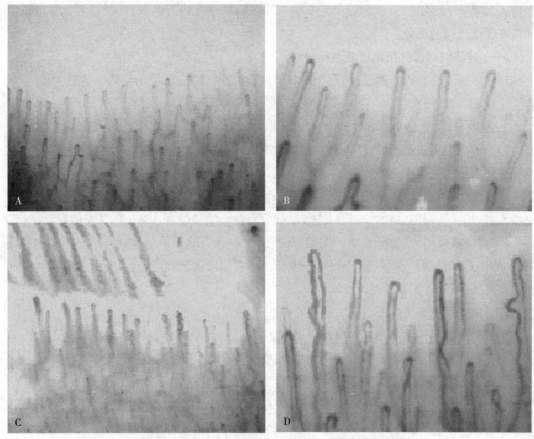

图6-2　正常(A、B)和糖尿病患者(C、D)甲襞微循环

A.正常人甲襞微循环低倍显微镜下;B.正常人甲襞微循环高倍显微镜下;

C.糖尿病患者甲襞微循环管襻增宽(高倍);D.糖尿病患者甲襞微循环襻周出血(低倍)

(四)甲襞微循环变化的综合定量评价

　　甲襞微循环检查包括多个单项检测指标,如何根据这些单项指标的变化综合评价微循环障碍是甲襞微循环检查的关键所在。由于每项指标在微循环障碍中的地位和作用、改变的病理生理基础、出现的频率和等级不同,其临床意义也不相同。因此,需要根据单项指标改变在微循环障碍中的实际意义,进行综合定量评价。通过评价的积分值,来客观、定量地确定微循环障碍的程度。糖尿病患者甲襞微循环检查的总积分值明显增加。

(五)毛细血管恢复试验

　　甲襞微循环显微镜下可见2种毛细血管,一种持续有红细胞灌流,另一种仅有断续红细胞灌流,后者代表了重要的毛细血管功能储备。毛细血管恢复试验的检测原理是:当血流阻断一定时间后阻断解除时,毛细血管出现反应性充血,该试验用反应性充血后增加的毛细血管密度百分比来反映微血管的舒张功能。国内董雪红等研究发现,T2DM患者毛细血管恢复率明显低于正常人,存在明显的微血管舒张功能障碍。

二、球结膜微循环检查

　　目前临床上常用的无创性微循环检测中,球结膜微循环是唯一可以观察到血液由小动脉进入细动脉、毛细血管、细静脉又汇集注入小静脉的全部流程的部位,具有其他部位微循环检查无法比拟的优势。

(一)球结膜血管分布和血液循环通路

球结膜血管分为深浅两层,深层为睫状前动脉、静脉系统;浅层为结膜后动脉、静脉系统和结膜前细动脉、静脉系统。

1. 睫状前动脉、静脉系统 睫状前动脉分为细动脉,进而分支为毛细血管,呈树枝状分支,相互吻合,汇集成细静脉,注入睫状前静脉。睫状前动脉、静脉及其分支细动脉、细静脉、毛细血管都不随结膜移动。

2. 结膜后动脉、静脉系统 结膜后动脉的分支细动脉,呈树枝状分支,成为走行自然的毛细血管,相互吻合,汇集成细静脉,注入结膜后静脉。结膜后血管系统随球结膜移动。

3. 结膜前细动脉、静脉系统 结膜前细动脉、静脉是睫状前动脉、静脉的分支,在距角膜约 4mm 处和结膜后动脉、静脉的分支吻合。结膜前细动脉、静脉及其所属毛细血管分布于角膜周围,不随球结膜移动。

(二)观测方法

原则上瞳孔颞侧和鼻侧球结膜都可以观察,但是鼻侧微循环局部影响因素较颞侧多,且睑裂斑比较明显,可见范围较小。所以通常观察颞侧球结膜微循环。

(三)主要检测指标及常见变化

球结膜微循环检查的主要观察指标及常见变化见表 6-1,糖尿病患者球结膜微循环图像见文末彩图 6-3。和甲襞微循环检查一样,球结膜微循环检查也需要根据每项指标在微循环障碍中的地位和作用、改变的病理生理基础、出现的频率和等级进行综合定量评价。

表 6-1 球结膜微循环主要观察指标及常见变化

观察指标	正常参考值	常见变化
清晰度	清晰	稍差或模糊
网状结构	无	局部密网格或广泛密网格
微血管数 /(条·mm^{-1})	3~20 岁:4 ± 0.5;21 岁以上:4 ± 0	增多
细静脉管径 /μm	3~20 岁:12 ± 2;21~50 岁:11 ± 1 51 岁以上:10 ± 1	增宽或变细
细动脉管径 /μm	3~20 岁:28 ± 1;21~50 岁:29 ± 1 51 岁以上:30 ± 1	增宽或变细
动 - 静脉短路支	无或偶见	增多
微血管走行	柔和	直 / 曲 / 多弯、螺旋状、多旋环状或丝球状
粗细不均、边缘不齐	无或偶见	增多
囊状扩张	无或偶见	增多
微血管瘤	无	有
流速	线流、线粒流	粒线流、粒流、粒缓流、粒摆流和停滞
白细胞	可见	增多

续表

观察指标	正常参考值	常见变化
白微栓	无	有
红细胞聚集	无	轻、中、重度聚集
渗出或水肿	无	有
缺血区	无	有
出血	无	有
含铁血黄素沉着	无或少量	多

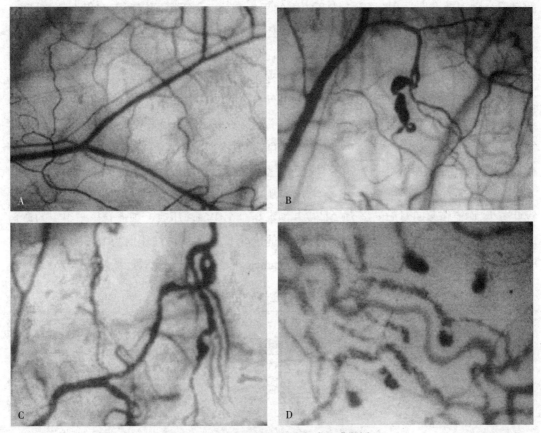

图 6-3　正常人和糖尿病患者球结膜微循环

A. 正常人球结膜微循环低倍显微镜下；B. 糖尿病患者球结膜微血管瘤形成（高倍）；C. 糖尿病患者球结膜微循环粗细不均，渗出（高倍）；D. 糖尿病患者球结膜多处微血管瘤形成、红细胞聚集（高倍）

三、激光多普勒血流灌注检查

血流灌注量反映的是微血管形态、结构及功能变化的一个综合性指标。目前多用激光多普勒（laser Doppler flowmetery，LDF）方法来监测组织血流灌注量。激光多普勒可以监测局部组织的毛细血管、细动脉、细静脉和动静脉吻合支的血流。用激光多普勒将监测组织加热到 44℃，使局部组织血管充分扩张可以评估组织血管的储备能力和缺血状态。

(一)基本原理

激光多普勒是一种采用激光光束无创监测微小组织内血细胞运动的方法。探头内包含两种光纤:发射光纤和接收光纤。发射器发射的特定波长的激光进入组织并发生散射。遇到移动的血细胞的激光频率会发生改变,称为多普勒的频移。散射的激光被接收光纤接收到转换为电信号,来分析血液灌注量、移动血细胞的浓度及血细胞移动的平均速度。

组织血流灌注量＝移动血细胞的浓度 × 血细胞移动的平均速度

(二)主要用途

1. **监测组织灌注量** 激光多普勒技术常用于组织灌注压或微循环血流的监测。阻断、加热和体位的改变(抬高或降低肢体)是最常用的刺激手段。如果不采用刺激手段,微循环的血流会呈现动态性,与微循环扩张和收缩的程度有关。由于不同情况下有很大的差异性,在不采用刺激情况下很难区分正常和疾病组织。刺激手段及主要监测参数包括:

(1)阻断后反应性充血:阻断后反应性充血是进行 3~5 分钟动脉阻断(典型情况是将袖带放置于踝部,激光多普勒探头放于足背或踇趾上),袖带的压力突然释放后,灌注水平陡增,通常高于基础水平几倍。监测参数包括与基线相比的百分比变化、上升时间、峰值、斜率和到达峰值额度时间。进一步结合局部皮肤离子渗透乙酰胆碱以诱导微血管内皮功能依赖性舒张,发现肥胖者胰岛素敏感性下降、基线和高胰岛素血症时乙酰胆碱介导的血管舒张受损,乙酰胆碱介导的血管舒张与胰岛素敏感性呈正相关,与血压呈负相关。

(2)组织灌注压或毛细血管压:将激光多普勒探头放在袖带下面,对袖带充气,然后压力线性减少,血流恢复时对应的压力就是皮肤灌注压。组织灌注压或毛细血管压与组织的愈合能力密切相关。在不截肢、不进行血管重建术的情况下,当组织灌注压值为 15mmHg 时,仅有8% 的患者能够愈合;当组织灌注压值达到 30mmHg 时,有 85% 的患者能够愈合(表 6-2)。

表 6-2 组织灌注压与创伤愈合的关系

组织灌注压值 /mmHg	在不截肢、不进行血管重建术的情况下,愈合的百分比 /%	组织愈合的可能性
30	85	非常大
25	55	有可能
20	23	比较小
15	8	很小

(3)体位变化刺激测试(静脉 - 动脉反射):下肢静脉压增加时,刺激局部交感神经轴突反射,启动末梢血管床的前毛细血管和小动脉血管收缩。在严重腿部缺血时,将发生小腿微动脉回流的降低,此现象被称为静脉 - 动脉反射。

(4)加热刺激:激光多普勒和加热刺激相结合是一种新的技术。用激光多普勒将监测组织加热到 44℃,使局部组织血管充分扩张,可以评估组织血管的储备能力和缺血状态。具体方法是:用激光多普勒记录一段加热前的灌注量作为基线,然后将探头加热到 44℃,达到最大程度充血水平。记录结果的单位是 PU。加热前后血流速度变化的百分比为评估指标(图 6-4~ 图 6-6)。

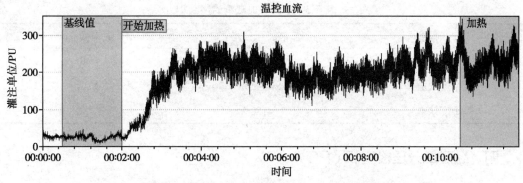

图 6-4　激光多普勒血流灌注加热后正常反应图像

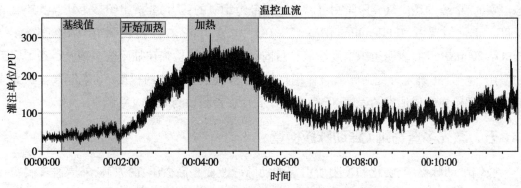

图 6-5　激光多普勒血流灌注加热后反应下降图像

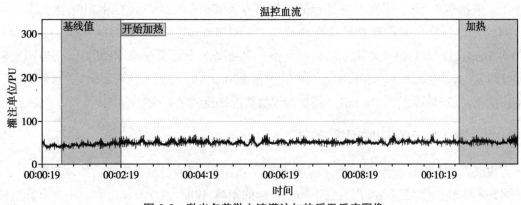

图 6-6　激光多普勒血流灌注加热后无反应图像

2. 监测血管自律运动　在非刺激组织内常常存在小血管节律性直径变化（自律运动）。外周血管疾病时自律运动呈现无序性，可能是由于外周血管的异常导致低频血管收缩的丧失。这一指标可以用来评价外周神经和血管的功能。

3. 组织缺氧的判断　表 6-3 是缺血和缺氧的分级标准。综合上述研究，LDF 最大值 >20PU，LDF 的百分比变化 >150%，或经皮氧分压（transcutaneous monitoring of oxygen，$TcPO_2$）吸氧时 >35mmHg，并且 $TcPO_2$ 百分比变化 >50%，是能够治愈的标准。建议同时监测 LDF 和 $TcPO_2$ 值，特别是 $TcPO_2$ 值较低时。

表 6-3　组织缺血缺氧的判断

缺血程度	血流增加百分比 /%	组织灌注压 /mmHg
正常	>500	>40
中度缺血	150~500	30~40
重度缺血	<150	<30

四、经皮氧分压检查（TcPO$_2$）

TcPO$_2$ 是局部的、非侵入性的监测，可以通过与测定位点相连的电极反映从毛细血管或表皮发散的氧气含量。TcPO$_2$ 取决于呼吸系统摄入的氧、血液传输的氧和循环系统的状态。实时、持续的经皮氧分压监测可以反映局部组织氧的压力，分析组织是否缺氧及缺氧的程度。正常情况下，TcPO$_2$>40mmHg；当 TcPO$_2$ 为 20~40mmHg 时，表明组织中度缺氧；当 TcPO$_2$<20mmHg 时，表明组织重度缺氧。目前，经皮氧分压检查在临床很多领域得到了广泛的应用，包括：①确定外周血管氧合作用；②确定外周血管疾病的程度；③确定截肢的最佳范围；④评价血管成形术的程序；⑤筛选高压氧疗患者和预测无反应患者。

五、激光多普勒趾 / 踝动脉压检查

肢端小动脉痉挛、硬化和梗阻所引起的动脉压改变是高血压、糖尿病、外周血管疾病等多种疾病早期病变之一，所以对趾 / 踝动脉压的检查可以早期发现病变，从而为临床医生提供重要的防、诊、治指标。目前采用的激光多普勒指、趾动脉压实际上是趾 / 踝端动脉收缩压。根据《跨大西洋外周动脉诊疗的多学会专家共识（第二版）》（TASC Ⅱ），激光多普勒监测的血管阻塞患者的趾动脉压参考值为（70±10）mmHg（正常足），50~70mmHg（跛足），10~40mmHg（存在静息性疼痛或软组织创伤）。当趾端动脉压低于踝部动脉压时，表明末梢血管阻塞；当踝部动脉压 <50mmHg 或趾动脉压 <30mmHg，提示下肢重度缺血；当踝部血压难以监测时，趾动脉压（<30mmHg）将作为评估重度缺血的唯一指标。

六、激光多普勒皮肤温度测定

皮肤温度与微血管灌注、组织损伤及代谢密切相关，可通过激光多普勒的方法测定。激光多普勒皮肤温度测定在外周血管损伤性疾病的预防、诊断、治疗及预后判断中具有其他检测方法不可替代的作用。2007 年，皮肤温度测定被 TASC Ⅱ 列为诊断和疗效判断的主要指标之一。

第三节　糖尿病微血管病的共同发病机制

微血管病发病机制的早期研究主要强调外源性致病因素对于血细胞的影响，启动凝血过程，形成血栓，进而损伤微血管，造成微血管病。目前认为持续高血糖状态是微血管病发病的主要原因，微血管内皮细胞的损伤及其功能障碍是微血管病发病的重要环节，并且强

调内皮与血液成分的相互作用在微血管病发生、发展中的作用。对糖尿病与／或肥胖伴有微血管病的患者微血管功能进行研究时发现，糖尿病时存在的高血糖、高游离脂肪酸均可造成患者出现毛细血管密度降低、毛细血管血流阻断后恢复延迟、乙酰胆碱依赖性的微血管扩张反应减弱等微血管功能障碍的表现，其主要特点是内皮依赖性血管舒张反应障碍，尤以微血管反应最明显，糖尿病性微血管病的发生机制尚未阐明，以下是糖尿病微血管病普遍得到认同的可能的发病机制，以后各节将叙述各靶器官特有的发病机制，共同机制将不再赘述。

一、发病机制

（一）氧化应激

氧化应激致微血管内皮细胞损伤是糖尿病微血管病的主要发病环节，糖尿病微血管病中氧化应激主要与高血糖代谢过程中产生的超氧阴离子自由基、脂质自由基和过氧亚硝酸盐等有关，而葡萄糖氧化、蛋白质的非酶糖化、葡萄糖多元醇通路活性的增强、DAG-PKC 信号转导通路激活、硫氧还蛋白活性降低、血管紧张素系统的激活等是导致内皮细胞氧化应激的主要机制。糖基化终末产物与其受体结合后可促进氧化应激，使下游的炎症因子表达增强。体内的糖基化终末产物积聚，还可以抑制一氧化氮合酶的合成，减少一氧化氮的产生。这些机制导致活性氧生成和堆积，体内活性氧增多引起：①靶细胞的直接损伤，其中主要包括血管内皮细胞与胰岛细胞；②阻断胰岛素的信号转导，自由基影响胰岛素信号转导，抑制内皮细胞产生 NO；③活性氧中的 O_2 直接与 NO 作用，既消耗 NO，又形成新的过氧亚硝酸自由基，并进一步使血管内皮细胞 ATP 耗竭死亡。活性氧的产生和 PKC 的激活相互促进，形成恶性循环。微血管内皮细胞对以上损伤反应十分敏感，故成为活性氧攻击的主要靶细胞。

（二）多元醇代谢旁路活化

一些组织（如视网膜、晶体、神经节及肾脏等）的葡萄糖可进入细胞生成山梨醇及果糖，两者可引起细胞肿胀、凋亡，使相应的血管功能受损，多元醇代谢活跃，细胞内山梨醇积聚，增加血管中糖蛋白和黏多糖的沉积并加速血管硬化，促进微血管微血栓的形成，出现糖尿病肾病及视网膜病。

（三）糖化产物形成

机体蛋白糖基化，葡萄糖和蛋白质结合形成复杂的终末糖化产物，该物质能与其受体结合，受体主要存在于视网膜及肾脏细胞上，能产生炎症反应，使内皮细胞通透性增加，而致视网膜及肾脏血管受损。

（四）己糖胺通路增强

高血糖时，己糖胺通路增强的代谢过程导致内皮细胞上发生氧化糖基化，增加了多种前炎症因子的释放和表达，其中纤溶酶原激活物抑制因子 -1 的转录明显增高。

（五）蛋白激酶 C（PKC）激活

高血糖时血管内皮细胞、平滑肌细胞二酰甘油合成增加并使 PKC 活化，从而改变蛋白质功能，发生一系列生物学效应，促进多种细胞因子表达，如血管内皮生长因子、血小板衍化生长因子。持续高血糖状态是微血管病发病的中心环节,微血管病变的具体发病机制为新生血管形成,并能抑制钠 - 钾 -ATP 酶活性,使内皮细胞功能损伤。

(六) 其他

1. 非对称二甲基精氨酸(内源性一氧化氮合酶抑制剂) 高同型半胱氨酸血症和C反应蛋白均为动脉粥样硬化的独立危险因素,也是糖尿病微血管病的致病因素。目前认为同型半胱氨酸血症是糖尿病微血管病发病的重要危险因素。患者体内的二甲基四氢叶酸还原酶(MTHFR)将二甲基四氢叶酸还原成甲基四氢叶酸,后者作为同型半胱氨酸再甲基化为蛋氨酸的甲基供体,它在维生素 B_{12} 作用下使同型半胱氨酸再甲基化代谢。糖尿病微血管病患者的 *MTHFR* 基因多态性,造成酶缺陷或活性降低,阻碍同型半胱氨酸再甲基化,导致同型半胱氨酸血症出现。同型半胱氨酸血症对微血管的损伤主要表现为:①促使活性氧生成,损伤微血管内皮细胞,破坏凝血 / 纤溶平衡;②使血小板受损,激活其黏附和聚集功能;③促进血管平滑肌细胞增殖。因此如何阻止糖尿病中同型半胱氨酸血症的出现对于防治糖尿病微血管病具有重大意义,值得进一步深入研究。

2. 内皮舒张因子和收缩因子失衡 内皮舒张因子 NO 产生减少,导致微血管舒张储备不良。微血管内皮损伤后在 NO 减少的同时,前列环素(PGI2)也减少,从而导致内皮细胞抗血小板聚集、抗血栓形成能力减弱。内皮源性收缩因子产生增加,如内皮素,破坏了 NO 与内皮素间的平衡,微血管有异常收缩,阻力增加。NO 在微血管壁中向平滑肌弥散功能受损及平滑肌细胞对 NO 反应性下降。微血管功能障碍发生前后常有微血管内皮细胞的功能障碍与 / 或损伤,此种损伤常从内皮细胞与 / 或巨噬细胞的激活开始。高血糖、氧化应激等均可使内皮细胞、巨噬细胞激活,从而释放各种炎症介质和自由基损伤血管内皮细胞,此种变化已被一系列临床测定与实验研究证实。因此糖尿病微血管病可能是一种轻度的亚急性或慢性炎症性病变。

3. 过氧化物酶体增殖物激活受体(PPARs) PPARs 是核受体中的超家族,PPAR 从转录水平上参与许多细胞功能和病理生理变化的调控,它具有多种生物学效应,在脂肪细胞的分化、糖基化代谢、泡沫细胞动脉粥样硬化的形成、炎症反应中均起重要作用。近年来发现,PPAR 和 PPAR 的激动剂对糖尿病均有一定的防治作用。

二、糖尿病微血管病的防治

糖尿病微血管病在于早期发现,预防糖尿病,才能真正预防糖尿病微血管病的发生。糖尿病患者预防微血管病更需定期检测并早期发现并发症,治疗上首先是糖尿病的治疗,纠正糖尿病患者不良生活方式和代谢紊乱是防治微血管病的关键,提高糖尿病患者的生活质量和培养良好的心态也是必不可少的,并要坚持综合方案和个体化方案相结合,注意控制饮食、合理运动、监测血糖、进行糖尿病自我教育管理和药物治疗,降糖、降压、降脂。前述糖尿病性微血管病主要包括糖尿病视网膜病变、糖尿病肾病、糖尿病神经病变、糖尿病心肌病变、糖尿病肺病、糖尿病肝病及多器官微血管病。故在总体治疗糖尿病的同时,根据各脏器的本身特点,给予对症支持治疗,其中调脂治疗、改善微循环和抗栓治疗是防治糖尿病微血管病血栓形成的关键。

目前他汀类药物多效性是心血管系统和内分泌研究的热点,他汀类药物对于糖尿病微血管病的疗效与直接脂肪酸的降低相关,也和他汀类药物治疗的多效性、间接性作用有关,这些作用包括提高血管内皮功能及动脉粥样硬化斑块的稳定性,改善氧化应激和炎症反应,及阻止血栓反应。故目前国际指南推荐冠心病患者服用他汀类药物,通过降脂和额外的多效性改善患者的预后。斯泰诺研究了 160 名有持续微量白蛋白尿的 T2DM 患者,比较采用强化多因素治疗(非常类似于目前的治疗指南)和传统治疗的疗效。在强化治疗组,85% 用过他汀类药物治疗,而传统治疗组只有 22% 用过。在 7.8 年的治疗期间及 5.5 年的随访期间,他汀类药物强化治疗降低了微血管并发症(包括肾病和终末期肾病)发生的风险。同样,也会降低糖尿病肾病的进展、激光治疗及黄斑水肿的风险。尽管他汀类药物强化治疗能减缓自主神经病进展过程,但对周围神经病进展则无作用。中医药对糖尿病微血管病的治疗也取得了一定的进展。例如:现代中药复方丹参滴丸对微循环障碍具有多靶点改善作用,其中丹参的水溶性成分可以清除过氧化物、抑制血管内皮细胞黏附分子的表达,抗白蛋白渗出,抗血小板聚集,而三七可以抑制肥大细胞脱颗粒,抗血小板聚集,抗白细胞黏附。对糖尿病患者的微血管病变有良好的预防和治疗作用,除了对心血管系统有明确的保护作用外,还能明显改善患者的视网膜微循环,防止视力的下降和失明,并且在糖尿病肾病发生发展的不同环节中发挥作用,对糖尿病周围神经病变的症状改善也有很好的效果。

糖尿病肾病、糖尿病视网膜病变、糖尿病神经病变等方面的内容在本书临床篇第十四章、第十五章、第十六章有详述,在此不赘述。

第四节　糖尿病心肌病与微循环

糖尿病心肌病(diabetic cardiomyopathy,DCM)是指发生在糖尿病患者中,不能用高血压、冠心病、心脏瓣膜病及其他心脏病来解释的心肌疾病。糖尿病心肌病是糖尿病引起心脏微血管病变和心肌代谢紊乱所致的心肌多量的局灶性坏死,早期通常表现为心肌顺应性降低和舒张期充盈受阻为主的舒张功能不全,晚期以收缩功能不全为主,最终进展为心力衰竭、心律失常及心源性休克,重症患者甚至猝死。

DCM 最早在 1972 年由 Ruberler 等提出,研究发现有 4 名糖尿病患者在冠状动脉正常的情况下发生了心力衰竭。1974 年,Hamby 等通过进一步病理研究,首次提出了糖尿病心肌病的概念。1998 年,Adlerberth 等对瑞典随机人群(7 100 名,其中糖尿病患者 249 名)随访 16 年,显示在糖尿病患者死因中,心血管死因所占比例高达 62.6%,究其原因,目前认为有两点:第一,糖尿病促进动脉粥样硬化的进展,容易发展为脑血管粥样硬化、冠状动脉粥样硬化和周围动脉粥样硬化,使心肌梗死、脑卒中和间歇性跛行的可能性增加,从而增加死亡的风险;第二,糖尿病导致体内代谢紊乱,直接影响心肌细胞、血管内皮细胞和微循环,导致心脏的结构和功能改变,最后发生心力衰竭和死亡,即糖尿病心肌病。现已公认,糖尿病心肌病是一个独立的原发病,其发病不依赖于高血压、冠状动脉疾病和其他已知心脏疾病。

一、糖尿病心肌病的病理特点

(一) 正常心肌胶原网络

心肌细胞负责心脏泵功能,占据心肌结构的 2/3,然而其数量却不足心脏细胞总数的 1/3,非心肌细胞占多数,其中 90% 以上是成纤维细胞,成纤维细胞能够合成胶原等细胞外基质成分及胶原酶。细胞外基质(extracellular matrix,ECM)成分的含量常被用来评估器官纤维化的程度,主要由多种蛋白质构成,如胶原(collagen,CL)、层粘连蛋白(laminin,LN)及纤维连接蛋白(fibronectin,FN)等,其中主要是 Ñ 型胶原(占心肌间质总胶原 80% 以上)和 Ó 型胶原(占心肌间质总胶原 11%)。Ñ 型胶原具有良好的韧性,其多少决定着心脏的僵硬度,Ó 型胶原则易于伸展,与室壁弹性有关。它们的适当比值对维持心肌组织结构及心脏功能的完整性具有重要意义。

(二) 糖尿病心肌肥大

基础研究证明高糖能诱导心肌细胞肥大。T2DM 人群研究表明糖尿病心脏左心室壁厚度、室腔及重量日益增加,导致心室变硬。糖尿病是左心室肥大的重要危险因素。糖尿病心肌病早期阶段只有一系列超微结构改变,包括肌纤维排列的改变,线粒体的断裂(与氧化应激和损伤的线粒体功能有关),胞质面积增大,伴随胞质脂质含量增加,胶原纤维横断面积增加。随着病程发展,逐渐出现左心室重量增加,室壁增厚,与此同时心脏舒张期顺应性降低,射血分数减少,功能障碍,进而出现收缩期功能障碍。

(三) 糖尿病心肌纤维化

心肌纤维化是指在心肌的正常组织结构中胶原纤维过量积聚,心脏组织中胶原浓度显著升高或胶原成分发生改变。心肌纤维化是一种连续变化的过程,根据有无心肌细胞缺失、坏死和瘢痕形成可分为反应性纤维化和修复性纤维化,前者根据病变特点又分为间质纤维化和血管周围纤维化;后者主要表现为心肌细胞坏死和瘢痕形成,并伴有心脏功能的异常。反应性纤维化与修复性纤维化常并存于同一组织器官。

以往研究认为糖尿病心肌病变是以心肌细胞的肥大增殖为主,但近年来已认识到非心肌细胞(主要是成纤维细胞)和细胞外间质(主要成分是心肌间质胶原)在心室重构中起着不可忽视的作用,并认为心肌间质纤维化可能是糖尿病心肌病变的特征性病理改变。心肌纤维化表现为细胞外基质合成与降解失衡,间质胶原沉积增多,各型胶原比例失调(Ñ、Ó 型胶原比率增加)、排列紊乱,主要是心肌 Ñ 型胶原表达明显增多,使心肌纤维增粗,心肌僵硬度增加,心室顺应性下降,最终导致心室收缩及舒张功能不全。

心肌纤维化程度与心肌功能改变密切相关,尤其是舒张期功能障碍。可分为 3 期:1 期心肌舒张受损(心肌和二尖瓣 E/A<1,二尖瓣舒张受损),主要表现为代谢紊乱,无明显心肌纤维化;2 期中度舒张功能障碍(心肌 E/A<1,而二尖瓣 E/A>1,二尖瓣假正常化),主要表现为中度纤维化,左心房压力增高;3 期严重舒张功能障碍(心肌 E/A<1,二尖瓣 E/A>1.5,二尖瓣流入受限),主要表现为严重纤维化,左心房压力严重增高。

(四) 微血管病变

临床导管技术及正电子发射断层摄影技术均发现糖尿病患者的最大冠脉血流量明显减

少,总冠脉阻力增加,冠脉血流储备显著降低,提示糖尿病患者存在心肌微循环障碍。而糖尿病患者心肌组织光镜下观察发现毛细血管数量减少,基底膜增厚,微血管数与心肌纤维数比率显著降低。这种病理改变使心肌处于缺血状态,影响了心肌收缩和舒张功能。大量研究显示糖尿病微血管病变的典型改变包括微循环障碍、微血管瘤形成和微血管基底膜增厚。

糖尿病微血管病变导致糖尿病心肌病的确切机制尚未阐明,目前认为是多因素相互协作形成的,多元醇代谢异常、糖化反应的亢进、一氧化氮(NO)合成减少及内皮受损、血小板功能受损和凝血异常、生长激素过多、PPAR 过度表达等,可能与糖尿病心肌病微血管病变的发生发展有关。微血管痉挛及灌注不足均可引起局部心肌细胞坏死,从而导致局部心肌纤维化和代偿性心肌细胞肥大。

二、糖尿病心肌病特有的发病机制

糖尿病心肌病是一个复杂的病理过程,诸多因素如代谢紊乱、心肌纤维化、心脏自主神经病变和干细胞改变等都参与了糖尿病心肌病的发生发展。

(一)肾素-血管紧张素-醛固酮系统(RAAS)和血管生长因子(VEGF)

糖尿病患者 RAAS 激活,使血管紧张素 Ⅱ 和醛固酮表达增加,导致心肌细胞肥大、凋亡增加及间质纤维化增加。糖尿病患者 VEGF 及其受体的表达减少,机制包括氧化应激和内皮素-1 的表达增加,这会导致血管内皮细胞受到损伤后难以修复,微血管的结构和功能受损;同时在缺血损伤后侧支循环形成障碍。

(二)铜代谢紊乱

近年来研究逐渐表明铜代谢改变也是糖尿病心肌病的一个重要的致病因素。糖尿病患者血清铜水平明显升高,而同时伴有微血管并发症或高血压的患者血清铜水平达到了最高水平。高血糖损伤了铜和血浆铜蓝蛋白、白蛋白(血浆主要铜结合蛋白)的结合能力,导致细胞外基质中铜水平增加。而糖基化蛋白可增强与铜的亲和力。因此,细胞外基质中过多的铜可激活氧化还原系统,导致自由基产生增加,使氧化应激增强,并促进纤维化。

(三)心肌细胞凋亡

多项研究发现,STZ 诱导糖尿病大鼠心肌 Caspase-3(凋亡过程中的一种效应酶)活性增高,DNA 片段化及 TUNEL 阳性凋亡细胞较正常组增多,同时伴有心脏舒张和收缩功能不全,证实了在糖尿病心肌病变过程中有心肌细胞凋亡的发生,并随心脏功能的降低呈加速趋势。心肌细胞具有不可再生性,随着凋亡的不断积累,心肌细胞数目逐渐减少,并被胶原纤维等细胞外基质代替,造成心肌修复性纤维化,加速心力衰竭形成。

(四)心脏自主神经病变

糖尿病患者伴心脏自主神经功能病变(cardiac autonomic neuropathy,CAN)的发生率很高,有研究显示糖尿病住院患者自主神经病变发生率约为 64.0%。神经活动的平衡被打破,可引起无痛性心肌缺血、心肌梗死及恶性心律失常甚至心源性猝死。糖尿病患者受损的自主神经主要包括交感神经和副交感神经系统。交感神经张力与反应性增强,可引起心肌微血管痉挛,血管普遍狭窄、闭塞,心肌灌注受损,胶原纤维变粗及心肌间质糖蛋白沉着,最终导致心肌弥漫性小灶性坏死和纤维化,同时副交感神经病变也可导致心功能异常。

(五) 干细胞

近年研究表明糖尿病心肌病可能是一种干细胞疾病。糖尿病氧化应激增加可改变心肌祖细胞功能,致缺陷的心肌祖细胞生长和肌细胞形成,过早地引起心肌衰老和心力衰竭。Messina E 等研究发现,在 STZ 诱导的糖尿病小鼠中敲除 *P66Shc* 基因可保护心脏免受氧化应激的损伤,野生型糖尿病小鼠发生的心肌祖细胞数量减少,端粒缩短(细胞衰老的表现)的现象在 P66Shc2/2 小鼠中并未观察到,提示与心肌祖细胞命运相关的 P66Shc 切除可改善心肌祖细胞的衰老、凋亡和心力衰竭。

三、糖尿病心肌病的临床表现

(一) 充血性心力衰竭

充血性心力衰竭为糖尿病心肌病的主要临床表现。成年 T1DM 患者较 T2DM 患者更多地发生充血性心力衰竭。在糖尿病患者中,女性并发充血性心力衰竭的概率约为男性的 2 倍。在考虑年龄、血压、体重和胆固醇等因素后,女性糖尿病患者发生心力衰竭的可能性为对照组的 5 倍多,男性约为 2 倍。患者如有心肌梗死病史,则很难与心肌梗死后心力衰竭鉴别,需病理活检方能确诊。合并高血压者需与高血压心脏病相鉴别。

(二) 心律失常

可能由于心肌灶性坏死、纤维瘢痕形成,引起心肌电生理特性不均一而导致心律失常。可表现为心房颤动、病态窦房结综合征、房室传导阻滞、室性期前收缩及室性心动过速等。不同于冠心病主要呈各种室性心律失常。

(三) 心绞痛

糖尿病患者除伴发心外膜下冠状动脉病变外,也由于壁内小冠状动脉阻塞而发生心绞痛。

四、防治糖尿病心肌微血管病变的病理生理基础

糖尿病心肌病目前无特效的治疗方法,以对症支持治疗为主。糖尿病心肌病早期通常表现为心肌顺应性降低和舒张期充盈受阻为主的舒张功能不全,晚期以收缩功能不全为主,故在早期应给予积极内科综合治疗,延缓疾病的发展,到晚期则以心力衰竭的治疗为主,即减轻心脏负荷,缓解心力衰竭症状,防治心室重构的综合治疗。

(一) 控制血糖

虽然尚无直接证据支持,糖尿病控制及并发症研究(DCCT)和英国糖尿病前瞻性研究(UKPDS)均显示,降低血糖可使糖尿病患者微血管并发症发生率降低。血糖控制可能是预防糖尿病心肌病发生最基础和最重要的措施。节制饮食并加强体育锻炼,不仅可提高胰岛素敏感性,而且是一种有效预防因肥胖加重心肌功能异常的辅助措施。研究显示,糖尿病心肌病患者经 1 年严格的血糖控制后,心力衰竭发生率下降 29%。血糖控制药物治疗的方法包括口服降糖药、胰岛素治疗等。治疗的目标是使血糖达标(HbA1c<6.5%)。对于单药治疗,二甲双胍独立于降糖效益之外,具有降低 T2DM 患者心血管事件发生率的作用。二甲双胍是胰岛素增敏剂,可减少脂肪细胞 FFA 的产生,抑制肝糖产生,可直接改善外周胰岛素敏

感性和内皮细胞功能。不能达标者加用胰岛素,Cai 等的研究肯定了补充胰岛素可以抑制糖尿病诱发的心肌细胞凋亡。

(二)调脂

高血糖导致脂质酯化,有毒性的脂质中间代谢产物堆积(脂毒性),干扰线粒体腺苷三磷酸(ATP)的生成和细胞内钙离子的稳态,引起心肌损害、细胞凋亡,进而致心肌功能障碍。北欧辛伐他汀生存研究(4S 研究)结果显示,降低血清胆固醇水平可使心血管死亡率降低42%,冠心病突发事件减少 55%。由此可见,降脂治疗在糖尿病心肌病的治疗中占据重要地位。他汀类药物降低血清胆固醇和降低冠状动脉粥样硬化性心脏病终点事件的作用已经被脂质假说所证明。他汀类药物除有降低胆固醇的作用以外,还具有多种生物学效应。

(三) ACEI 和 ARB

血管紧张素转换酶抑制剂(ACEI)可改善冠脉血流,对糖尿病心肌病相关微血管并发症有益。ACEI 对血管紧张素 Ⅱ 的作用可改善心肌纤维化、小血管功能和结构改变,并降低糖尿病患者(尤其是伴高血压者)心血管疾病发生率。ACEI 是心力衰竭治疗的基石,可以增加灌注的毛细血管数目,部分地阻止心功能障碍的发展,抑制心脏间质和血管周围纤维化。ACEI 对心脏病变时心室重构的保护作用,也并非仅通过减少 Ang-Ⅱ 的生成和降低 AT_1 受体活性。有研究认为,ACEI 对肥厚心脏的保护作用除了抑制 Ang 的合成,更重要的是缓激肽的堆积,同时亦有研究表明,ACEI 能减轻心室肥厚和改善胰岛素的敏感性,增加组织对葡萄糖的利用,从而降低血糖。对于糖尿病患者,血管紧张素受体阻滞剂(ARB)对心肌纤维化的作用与 ACEI 相似。

(四) β 受体阻滞剂

近期数项选用新一代 β 受体阻滞剂(琥珀酸美托洛尔及卡维地洛等)的临床研究显示,患者存活率、左心室射血分数(LVEF)及左心室重构逆转均有改善,且无掩盖低血糖、恶化血糖控制及增加糖尿病发生率等不良反应。因此可以认为,β 受体阻滞剂治疗糖尿病心肌病临床疗效确定。

(五)重视微循环障碍治疗

目前认为,蛋白激酶 C(PKC)激活是糖尿病血管损伤的共同通路。PKC 通路的激活导致细胞内信号通路的改变及血管功能的障碍,促使糖尿病微血管病变的发生和发展。糖尿病心肌病是因为微血管闭塞而引发的。对患者的微血管病变情况给予评估,然后再综合制订患者的治疗方案。除 ACEI 和 ARB 对糖尿病心肌病相关微血管并发症有益外,有循证医学证据的药物尚少。

1. 抗炎及抗氧化应激治疗 在心血管疾病(如充血性心力衰竭)和糖尿病相关心脏损害早期,可观察到氧化应激增加和低度炎症。然而,对于糖尿病心肌病,目前临床无特异性和针对性良好的抗氧化应激及抗炎治疗方法。金属硫蛋白(MT)是富含半胱氨酸的金属结合蛋白,具有抗氧化活性等多种生物学功能。金属硫蛋白可抵抗 α 诱导的心脏毒性,对糖尿病心肌病具保护效应。MT 作为一种非特异性的强抗氧化剂,可保护糖尿病患者的心脏免受炎症细胞因子诱导的氧化损伤和细胞死亡,因而可以预防糖尿病心肌病的发生。微量元素锌可诱导心脏中 MT 的高表达,所以,补充微量元素锌可能成为预防糖尿病心肌病的有效措施。在试验性糖尿病心肌病中,肿瘤坏死因子(TNF)α拮抗剂可减少心肌炎症和纤维化,改善左心室功能。白介素转换酶抑制剂在试验性糖尿病心肌病中也具有抗炎和心脏保护作用。另外,大蒜可能具有防止糖尿病心肌病的潜力,而且还有助于控制糖尿病的血糖浓度。这些变化与大蒜油强大的抗氧化属性有关。大蒜油里发现的20余种物质可能对这种作用有贡献。

2. 高压氧治疗 研究表明,在高压氧环境下机体心血管系统的氧分压和氧溶解量增加,可改善机体氧平衡使缺血组织血管扩张、血流速度加快、微循环改善,使心肌受损部位的瘢痕形成、侧支循环的建立均出现得较早,但具体机制仍不清楚,需进一步深入研究。

五、糖尿病心肌病的预防

糖尿病心肌病的预防重点在于糖尿病的二级预防,防止各种并发症的发生。因此,必须控制糖尿病的发展和血糖的基本稳定。这样可以降低"三高现象"的连锁反应,减轻细胞的皱缩与水肿效应,从而可以维持正常细胞膜的功能;适量的体育运动不仅可以增强血液循环,改善微循环功能,冲刷与按摩血管内膜,而且可以改善细胞膜功能,有利于维持血糖的稳定;防止感染,避免患感染性心肌病,如果有感染迹象,应及时行抗感染治疗。

第五节 展   望

糖尿病微血管并发症是糖尿病致死、致残的主要原因之一,回顾糖尿病微血管病的研究历史,人们对糖尿病微血管病的认识源于对临床糖尿病视网膜、心肌、肾脏、神经等并发症的细致观察,在糖尿病临床实践中得到扩展与深化,早期的研究者在多种动物模型的实验研究中反复印证了临床发现的微血管病现象,并不懈地探讨其发病机制,而这些实验研究结果又推动了临床微血管病的诊断、治疗。但是,在生物与基础医学相关领域高速发展的今天,临床微血管病的发展相对滞后,糖尿病微血管病共同的发病机制和不同靶器官的微血管病特有的分子机制亟待阐明,临床急切需要新的用于诊断的生物标志分子和治疗靶点。基础医学研究的一些机制有待临床进一步验证并逐步向临床应用转化,在一些方面存在基础研究与临床的脱节。因此糖尿病微血管病的快速发展更需要重视转化医学的问题,相信基于转化医学理念的糖尿病微血管病研究成果有望在更高的层次成为糖尿病微血管病诊断防治应用的新切入点。只有糖尿病微血管病基础和临床相互促进才能更进一步地加强糖尿病微血管病发病机制研究,更深入地了解其病理生理,更进一步地提高糖尿病微血管病的临床诊治水平,改善糖尿病微血管病并发症患者的预后,进一步降低糖尿病致死率和致残率。

(夏经钢 金惠铭 刘秀华)

第七章

肠道菌群与糖尿病及其血管病变

第一节 肠道菌群概述

古希腊的希波克拉底在公元前 300 多年就说过："所有的疾病都始于肠道"。中医也有"粪毒入血,百病蜂起"的说法,这充分说明了肠道对于人类健康的重要性。在漫长的进化史中,人类肠道中有一群伴随人类共同进化的共生微生物——肠道微生物组,也叫肠道菌群。成年人肠道菌群种类繁多,但肠道 80%~90% 的细菌都是由厚壁菌门(Firmicutes)和拟杆菌门(Bacteroidetes)这两个门组成的。而有些类群,虽在大多数个体的肠道菌群中都有发现,但通常丰度都很低,如放线菌门和变形菌门。另外,还有一些古菌,如产甲烷菌〔主要是史氏甲烷短杆菌(*Methanobrevibacter smithii*)〕、真核生物及病毒。肠道菌群与宿主的消化、营养、代谢、免疫等方面密切相关,是人体"内化了的环境"因素,其地位与作用相当于后天获得的一个重要"器官"。肠道微生物与宿主之间进行着紧密的相互作用,宿主的健康状况及膳食结构发生变化,体内的共生微生物的组成就会发生变化;反过来,体内共生微生物组成的变化也会影响人体的健康。宿主和肠道菌群之间进行着活跃的代谢交换与共代谢过程,共同形成一个完整的代谢系统。

大量研究发现,肠道菌群可以通过代谢和免疫等途径与宿主之间建立"分子对话"机制,与宿主产生相互作用。

第二节 肠道菌群与宿主的代谢互作

肠道菌群会受到宿主遗传和环境因素的影响。一项针对 1 812 名德国北部地区人群的研究显示,遗传因素和非遗传因素各自能导致肠道菌群约 10% 的变异。该研究发现编码维生素 D 受体的基因(*VDR* 基因)的变异明显影响菌群共代谢和肠 - 肝轴。研究还发现宿主许多生理及病理指标,包括许多疾病敏感基因与肠道菌群及肠 - 脑轴有关。但更多研究认为环境因素对菌群的影响强于宿主遗传因素的影响。如对 TwinsUK 队列的 2 252 名双胞胎研究后发现,宿主基因对肠道菌群结构影响很小,而菌群 β 多样性 20% 的变异来源于饮食和生活方式有关的环境因素。

另一方面,肠道菌群对宿主的代谢也产生了重要的影响。肠道菌群在食物的消化、维生素合成和宿主代谢中发挥了非常重要的作用。肠道菌群还能通过携带人体自身不能产生的酶,协助宿主在消化复杂糖类和植物多糖时尽量减少对热量的吸收。不过肠道菌群影响宿主的作用,主要是通过代谢未被消化的食物或脱落的肠道细胞或黏膜,产生一系列生物活性物质而实现的。

肠道菌群的基因组编码的基因数量是人自身基因组的 100~150 倍,具有极其丰富的代谢潜能,有研究表明宿主血液中有 1/3 的小分子物质来自肠道菌群。这些影响宿主代谢的肠道菌群代谢产物主要包括:短链脂肪酸(short chain fatty acid,SCFA)、胆汁酸(bile acid,BA)、支链氨基酸(branched-chain amino acid,BCAA)、甲胺类(如 TMAO)及气体递质(如 H_2、CH_4、CO_2、CO、H_2S)等。肠道菌群通过这些代谢产物对宿主健康产生重要的影响。

一、短链脂肪酸(SCFA)

盲肠和近端结肠中的厌氧菌能通过对食物,主要是对膳食纤维的无氧分解产生 SCFA (发酵蛋白和肽也会产生少量的 SCFA),参与对能量代谢的调节。尤其是肠道中含量最丰富的三种 SCFA——乙酸、丙酸和丁酸,对脂代谢、糖代谢和胰岛素敏感性能产生有益的作用。

SCFA 是肠道黏膜细胞的能量来源,能进入循环系统作为机体的能量及信号分子。丁酸是肠道黏膜细胞主要的能量来源,丙酸能够促进肠道和肝脏的糖异生、从头合成脂类和蛋白。而乙酸则是胆固醇合成的前体。

SCFA 通过结合 G 蛋白偶联受体 43(GPR43,又称为 FFAR2)发挥作用,并进一步活化胰高血糖素样肽(GLP)。与 FFAR2 相似,与 FFAR3 结合则能够诱导肠道激素酪酪肽(PYY)和 GLP-1 的分泌。由于这些肠道激素有改善胰岛素信号通路的作用,因此改善肠道菌群可能通过产生 SCFA,促进胰岛素分泌,进而调节糖代谢。有研究报道,在食物中添加丁酸能减少小鼠由饮食诱导的胰岛素抵抗,这一作用是通过增加能量消耗和线粒体功能实现的。

二、胆汁酸(BA)

BA 是来源于胆固醇的代谢产物。BA 作为重要的信号分子能通过在不同器官与法尼酯 X 受体(FXR,NR1H4)、G 蛋白偶联受体(TGR5,GPBAR1)的结合控制血糖、血脂和能量代谢,影响对肠道激素分泌、肝糖异生、能量消耗、炎症和肠道菌群结构的调节。

肠道菌群在 BA 的合成、修饰和信号转导中都发挥了重要作用,它们通过胆盐水解酶将宿主来源的初级 BA 解离为次级 BA。如果去除小鼠的肠道菌群,次级 BA 生成将减少,伴随着肝脏 CYP7A1 表达的上升及回肠 FGF15 和 SHP 表达的下降;另据报道,若小鼠肠道中产生胆汁盐水解酶的乳杆菌减少,合成 TβMCA(能拮抗 FXR)就会增加,使高脂饮食诱导产生的肥胖、胰岛素抵抗和非酒精性脂肪肝(NAFLD)得到改善。减肥手术可致 BA 水平上升,其机制可能包括回肠和肝脏的 BA 重吸收下降、肝脏血糖生成减少、肠道糖异生增加和肠道菌群结构改变。

BA 还直接影响菌群结构,使 BA 与菌群结构和功能之间保持着平衡,这一平衡能影响血糖水平,BA 信号受损及紊乱会导致 T2DM 和肥胖相关的其他代谢并发症。BA 对 T2DM

的影响主要基于对 BA 螯合剂作用的研究,如 BA 螯合剂对 T2DM 宿主的血糖和胰岛素敏感性均产生有益作用。

三、支链氨基酸(BCAA)

BCAA 包括亮氨酸、异亮氨酸和缬氨酸,是 9 种可以由肠道菌群合成的基本氨基酸中的三种。BCAA 能刺激胰岛素分泌,其血浆浓度的升高与肥胖和胰岛素抵抗相关。在对 277 名有胰岛素抵抗的非糖尿病受试者进行研究时发现,他们血液中 BCAA 水平显著上升。通过元基因组分析发现,菌群携带的合成 BCAA 的酶及内转运蛋白也被富集,且与血液 BCAA 水平相关。*Prevotella copri* 和 *Bacteroides vulgatus* 是将 BCAA 的合成与胰岛素抵抗相关联的关键细菌。动物实验也显示,*P.copri* 能诱导胰岛素抵抗、加重葡萄糖不耐受和升高血液 BCAA 水平。

四、甲胺类

肠道中细菌产生的酶能将食物中的 L- 肉毒碱、卵磷脂、胆碱和甜菜碱合成三甲胺(TMA),TMA 在肝脏氧化为氧化三甲胺(TMAO)。大量研究报道,TMAO 与 T2DM、心脑血管疾病及其相伴的血栓形成密切相关。如 TMAO 编码基因 *FMO3* 表达与 BMI 和腰臀比呈正相关,与胰岛素敏感性呈负相关。TMAO 能提高亚极量刺激物依赖的血小板活化,这一过程是通过提高细胞内存储的 Ca^{2+} 的释放实现的。在给无菌小鼠进行粪菌移植后,再饲喂胆碱或 TMAO,发现肠道菌群与血浆 TMAO 水平、血小板高反应性血栓形成倾向存在着明显的联系。TMAO 水平还与促进炎症反应的 $CD14^+CD16^+$ 单核细胞数量显著相关,一旦清除肠道菌群后这一现象随即消失。

五、酚类物质及其代谢物

许多肠道细菌能利用食物氨基酸产生酚类物质和吲哚。除了在天然食物中含有低浓度的 4- 甲酚(或称 p- 甲酚)外,该化合物还可由肠道细菌代谢酪氨酸产生。高浓度的 4- 甲酚(100~200μmol/L)抑制 3T3-L1 前脂肪细胞分化为成熟脂肪细胞,诱导凋亡,减少葡萄糖摄取。香草酸是肠道菌群生物转化多酚产生的另一种物质。它具有降低高脂饮食饲喂小鼠的高胰岛素血症、高血糖、高脂血症和肝脏胰岛素抵抗的发生率的作用。

六、吲哚及其衍生物

吲哚是单纯由细菌的色氨酸酶代谢食物中色氨酸产物的信号分子。吲哚硫酸酯、吲哚乙酸都能够活化主动脉平滑肌细胞的芳香基碳氢化合物受体(AHR)通路并通过上调组织因子及抑制组织因子的泛素化和降解来促进血栓形成。细菌代谢色氨酸生成的吲哚丙酸(IPA)与膳食纤维的摄入、降低 T2DM 风险和保护 β 细胞功能呈正相关,与胰岛素分泌有正相关的趋势,与低水平炎症呈负相关。提示,IPA 降低 T2DM 风险的作用是由于膳食纤维的摄入、与炎症之间的相互作用和对 β 细胞的直接作用所致。

七、气体

结肠中由肠道菌群代谢产生很多气体,其中某些能发挥"气体递质"的作用。由肠道菌群代谢产生的气体主要有:氢气(H_2)、甲烷(CH_4)、二氧化碳(CO_2)等。正常人类结肠中含量最高的两种气体是 H_2 和 CH_4。它们是由肠腔中菌群对不可溶或不完全可溶的碳水化合物发酵、呼吸吞入的 CO_2 及穿过肠道黏膜并扩散而来的气体生成的。肠道中产生太多气体会引起腹胀、腹痛。近来研究发现,肠道菌群产生的气体与宿主代谢之间也存在着密切联系。

1. H_2 体外实验证明,*Roseburia*、*Ruminococcus* 和 *Eubacterium* 三个属的细菌能产生 H_2。而利用 H_2 的微生物主要是一类古菌——产甲烷菌,它们能够将 H_2 作为电子供体,将 CO_2、甲醇或乙酸转化为甲烷。肠道中的 H_2 水平存在着较大个体差异,它主要取决于肠道菌群产生 H_2 的水平而非利用水平。口服或皮下注射 H_2 可以改善糖尿病及糖尿病神经病变,但肠道菌群产生的 H_2 对宿主的影响尚有待研究。

2. CH_4 肠道中的 CH_4 完全来源于菌群的代谢,它既不能由宿主细胞产生也不能被其利用。CH_4 是由产甲烷菌一系列脱氢酶和还原酶催化 CO_2 形成的,*M.smithii* 是肠道菌群中丰度最高的产甲烷菌。最近,又发现一条甲烷形成的新通路,即利用细菌的单一铁固氮酶将 CO_2 转变为甲烷。单一铁固氮酶存在于很多不同的微生物中,它通过向代谢 CH_4 的古菌提供 CH_4,作为其碳源和能量来源。但 CH_4 对宿主发挥了有益的抑或有害的作用尚存在着争论。有研究认为,CH_4 能拮抗 LPS 诱导的巨噬细胞 NF-κB/MAPKs 信号通路并通过提高 PI3K/AKT/GSK-3β 介导的 IL-10 表达来抑制免疫反应。对于糖尿病视网膜病变,CH_4 能通过与调节 miRNAs 有关的抗炎作用发挥对其的保护作用。而伴有自主神经病变的 T1DM 患者有 36% 的人产 CH_4,这些患者的 HbA1c 更高。在用甲硝唑治疗后,这些人中有 63.3% 的 CH_4 生成显著下降,同时 HbA1c 也显著下降。但研究者不能确定 CH_4 生成菌的变化与糖代谢之间的因果关系。

3. H_2S 硫酸盐还原菌能还原硫酸根离子(SO_4^{2-}),生成硫化氢气体或其离子形式(H_2S 或 HS^-)。这一过程能够利用许多电子供体,如乳酸、丙酮酸、甲酸、乙醇、SCFA 和氨基酸,生成相应的还原性化合物。除了电子供体外,硫酸根还来自内源产生和外源性的物质,包括肠道分泌的黏液、未吸收的蛋白、含硫氨基酸、牛磺酸。硫酸盐还原菌与产甲烷菌竞争相同的底物 H_2,因此 CH_4 或 H_2S 的产量取决于硫酸盐生成 H_2S 的效率。事实上,较 CH_4 而言,生成 H_2S 的反应更易发生。H_2S 有保护细胞及其 DNA、抗氧化、刺激细胞呼吸及促进 ATP 形成的作用。然而,肠道中 H_2S 却表现出明显不同的作用。如肠道中 H_2S 能抑制肠道上皮细胞的呼吸、损伤细胞 DNA、抑制丁酸氧化,缩短细胞寿命,参与肠道炎症或肿瘤的发展。2018 年的研究发现,采用高膳食纤维饮食能抑制 T2DM 患者肠道 H_2S 产生菌的浓度,进一步减少对机体有害的 H_2S 的生成。H_2S 在肠道和其他组织中这种作用上的不同可能源于浓度的差异。

4. 一氧化氮(NO) NO 是 GLP-1 发挥细胞内作用的主要信号分子之一。大部分 NO 是由食物来源的硝酸盐 - 亚硝酸盐 -NO 途径产生的。外源或内源微生物能引起诱导的一氧化氮合成酶(iNOS)的低度活化并产生 NO。产生的 NO 又能反过来影响肠道菌群结构。

5. CO_2 CO_2 可以被肠道细胞吸收进入循环系统或迅速被肠道中细菌所利用。据报道，将缺血的大鼠后肢暴露在 CO_2 环境下，能促进血管新生并降低机体的氧化应激。但肠道菌群是否产生 CO_2 及其对糖尿病和并发症的影响尚不清楚。

八、其他代谢物

另外还有一些有机酸，如苯甲酸、马尿酸、琥珀酸也被认为参与了菌群对代谢性疾病的影响过程。

第三节 肠道菌群与宿主的免疫互作

宿主免疫系统的成熟有赖于宿主特异性菌群的自然定植，因为给无菌小鼠移植人或大鼠菌群不能有效诱导免疫反应并且不能对肠道感染产生保护作用。肠道通透性与机体免疫存在密切联系，而肠道菌群能改变肠道通透性。肠道上皮不仅是消化食物和吸收营养的地方，而且也是肠道菌群产生互相作用的场所。如果肠道通透性受到损伤，肠腔内分子可移位入肠道上皮细胞间，破坏细胞连接，并激活炎症反应。比如肠出血性大肠埃希菌（enterohaemorrhagic *Escherichia coli*，EHEC）和肠致病性大肠埃希菌（enteropathogenic *E coli*，EPEC）能黏附于肠道上皮细胞并通过改变肠道上皮的紧密连接（tight junction，TJ）破坏肠道屏障的完整性。炎症反应的激活则能引起干扰素（interferon，IFN）和肿瘤坏死因子（tumor necrosis factor，TNF）等炎症介质水平的升高，而这些炎症介质能调节许多 TJ 蛋白的表达，如 ZO-1、JAM-A、occludin、claudin-1 和 claudin-4。越来越多的证据表明，肠道菌群与宿主的先天免疫和适应性免疫之间存在着广泛而深入的互作。

一、肠道菌群与宿主先天免疫

肠道上皮与肠道先天免疫系统是肠道菌群和宿主之间共生和互作的"媒介"。这种协同作用并不是通过清除肠道中的病原体实现的，而是使宿主对肠道中存在的共生菌产生"耐受"，并为益生菌提供生态位。肠道上皮细胞通过模式识别受体（pattern recognition receptors，PRRs）对病原体相关分子模式（pathogen-associated molecular patterns，PAMPs）的识别对于这种平衡非常重要。先天免疫系统通过非抗原特异性的模式识别受体的激活，对肠道菌群产生快速反应，释放 IFN-α、IL-18、IL-22，促进上皮细胞的抗菌作用。肠道菌群携带的 N- 酰胺合成酶基因高于人体其他部位的共生菌群，而 N- 酰胺与宿主的 G 蛋白偶联受体（G-protein-coupled receptors，GPCRs）互作，调节代谢激素的分泌和葡萄糖稳态。这些效应与人体自身产生的信号分子的作用非常接近，提示人体肠道中的这些共生微生物通过模拟与人体自身产生信号分子相似的化学物质，诱导宿主细胞的免疫反应。一项动物实验研究显示，通过某些肠道菌群相关的机制，诱导的肠道上皮细胞特异性清除髓样分化因子 88（myeloid differentiation primary response gene 88，MyD88）能够使宿主部分地免受饮食诱导的脂肪堆积、炎症和糖尿病的侵扰，肠道上皮的 MyD88 能依据膳食改变宿主代谢，影响肠道菌群的结构、能量代谢和推动肥胖及相关疾病的发展。另外，由肠道菌群产生的活性氧

（reactive oxygen species，ROS）能抑制 IκB 的泛素化和降解。

二、肠道菌群与宿主适应性免疫

1. T 细胞免疫　保持肠道稳态的免疫细胞主要是调节性 T（Treg）细胞，包括典型的表达 Foxp3 的 Treg 细胞、表达 IL-10 基因的 Foxp3-Treg 1 型细胞和调节性上皮内 CD4⁺CD8αα⁺T 细胞。肠道菌群对 Treg 细胞具有较强的调节作用。虽然出生后肠道黏膜中 Treg 细胞的出现与菌群定植无关，但在成年小鼠，某些细菌（*Clostridium clusters* Ⅳ、ⅪⅤa 和 ⅩⅧ）、细菌成分（*B.fragilis* 多糖）或细菌代谢产物（SCFA）能诱导肠道固有层功能性 Treg 细胞，并对局部或系统性免疫相关疾病提供保护。研究认为，断奶前肠道 Treg 细胞主要为胸腺 Treg（tTreg）细胞，与此不同，肠道菌群诱导后，Treg 细胞 Helios（tTreg 标志）表达水平较低，推测其可能转变为外周 Treg（pTreg）。由此，断奶期菌群的改变与外周 Treg 细胞的诱导和胸腺 Treg（tTreg）/外周 Treg（pTreg）的比例变化有关。

除了 Treg 细胞，肠道菌群还对其他 T 细胞有调节作用，如无菌小鼠定植表达多糖的 *B.fragilis* 能纠正 Th1、Th2 细胞的失衡。肠道菌群对 Th17 细胞的影响受到人们关注，小鼠肠道固有层大部分 Th17 细胞能对细菌抗原，尤其是分节丝状菌（segmented filamentous bacteria，SFB）产生反应。无菌小鼠由于不携带 SFB，因此肠道固有层 Th17 细胞数量较少。黏着于上皮细胞的细菌，如柠檬酸杆菌（*Citrobacter rodentium*）、大肠埃希菌（*Escherichia coli*）O157 及由 20 种能黏附于上皮的细菌组合能诱导小鼠肠道 Th17 细胞。菌群还对 Tfh 细胞数量和功能有影响，反过来，Tfh 细胞能调节菌群，如：缺乏 Tfh 细胞的小鼠肠道厌氧菌显著减少。Tfh 细胞能通过受体 P2X7 感知细菌 ATP 并由此塑造肠道菌群结构。

2. B 细胞免疫　据报道，T 细胞依赖的 B 细胞产生抗体的过程与细菌抗原的暴露有关。SFB 能通过刺激肠道独立和通过三级淋巴组织显著促进 T 细胞依赖的 IgA 的生成。SFB 和 *Mucispirillum spp.* 等能黏附于上皮细胞的细菌很可能通过提高树突状细胞的抗原提呈能力，有效诱导 T 细胞依赖的 IgA 的分泌。有趣的是，抗原特异性 IgA 的产生不需要持续的菌群定植，一旦肠道中抗原特异性 B 细胞反应建立后，除非遇到新的细菌，抗原特异性 IgA 反应能长期存在。在遇到新的细菌抗原后，新的 B 细胞克隆不断产生，使 IgA 类型变得越发复杂。然而，生命早期诱导产生的 B 细胞克隆仍然存在，提示存在长期记忆性 B 细胞反应。研究显示，由不同的 MHC 类型介导的细菌抗原识别能促进 IgA 类型的转变，进而调节肠道菌群结构。

IgA 能在肠腔结合细菌抗原并阻止其被摄取、参与细菌裂解和凝集，抑制细菌增殖、中和致病菌毒素，分泌型 IgA 还能诱导多形拟杆菌（*Bacteroides thetaiotaomicron*）下调其表面促炎抗原表位的表达。肠道菌群也显著影响肠道 IgA 的产生。缺少肠道微生物刺激会导致肠道 IgA⁺ 血液细胞和 IgA 浓度减少。

除肠道 IgA 外，IgM 和 IgG 也能结合肠道菌群，这主要是通过 T 细胞依赖的途径产生的。B1 细胞是产生小鼠多克隆、低亲和力、抗共生菌的 IgM 反应的主要来源。不同于小鼠，人的肠道 IgM⁺ 血液细胞是分泌 IgM 的主要细胞，能协助维持黏膜层不同共生菌的存在。肠道分泌区域中存在着相当数量的 IgG2b 和 IgG3，这些抗体的产生依赖于 B 细胞而非 T 细胞协助的 TLR 信号的作用。新生小鼠缺乏细菌的刺激会导致黏膜 B 细胞转换为 IgE 家族，使 CD4 T 细胞依赖的血清 IgE 水平升高。在出生后立即定植肠道菌群后这一过程则被逆转，而成年小鼠无此作用。

由此可见，宿主免疫系统对细菌的识别启动 Th1、Th2 和 Th17 细胞的分化，促进调节性 T 细胞（Treg）的成熟和分泌性免疫球蛋白（sIgA）的产生。然而时至今日，将肠道菌群与宿主信号、饮食带来的代谢性改变联系起来的机制仍未得到充分解释。

第四节　肠道菌群与糖尿病的关系

越来越多的研究表明，肠道菌群与 1 型糖尿病（T1DM）、2 型糖尿病（T2DM）及妊娠期糖尿病（GDM）的发生发展密切相关。虽然 T1DM 主要与基因缺陷有关，但后天因素和环境因素也在此疾病的发展中发挥了重要作用。肠道菌群与宿主肠道免疫系统甚至全身的免疫系统之间互作，提示肠道菌群可能参与了 T1DM 的发病进程。T2DM 患者一般存在着较为严重的胰岛素抵抗，而且还时常表现为系统性的低度炎症。大量研究显示，肠道菌群的失调能导致肠道中 LPS 产生菌被富集，肠道通透性增加，LPS 入血到达全身各个靶器官，引起全身性的低度炎症，最终导致胰岛素抵抗和糖尿病。

一、肠道菌群与 T1DM

发达国家 T1DM 的发病率在第二次世界大战后升高了很多倍，这与许多其他免疫介导的疾病的趋势相同。究其原因，可能与环境的快速变化和人们生活方式的改变有关。值得注意的是，肠道菌群的显著变化也与人们生活的环境及生活方式的改变密切相关。

人类 T1DM 发病率较低，而且有时要超过 20 岁才会被发现。鉴于人群试验研究周期较长，因此研究肠道菌群与 T1DM 的关系，一开始更多地采用动物模型。非肥胖性糖尿病（NOD）小鼠是研究 T1DM 的常用动物模型。研究发现，缺乏 MyD88 的 NOD 小鼠存在着菌群结构的变化。给缺乏 MyD88 的 NOD 无菌小鼠移植已知种类的细菌或不含特定病原菌的菌群，能够预防糖尿病的发生。而给缺乏 MyD88 的 NOD 无菌小鼠移植缺乏 MyD88 的 SPF 级 NOD 小鼠的菌群，能降低糖尿病的严重程度。将对 MyD88 缺乏小鼠有保护作用的菌群移植给野生型 NOD 小鼠后能同样对糖尿病产生保护作用。将缺乏 MyD88 的 SPF 级 NOD 小鼠菌群移植给野生型 NOD 小鼠后会降低后者胰岛炎的程度，并延缓自身免疫性糖尿病的发生。经单独培养的革兰氏阳性需氧菌或分节丝状菌的定植能降低糖尿病发病率、减缓疾病进展、诱导小肠固有层调节 T 细胞表达 β- 抵御素 14（mBD14）。抗生素处理后的野生型新生 NOD 小鼠对糖尿病显示出部分的保护作用。在同样的成年小鼠上未出现这一效应，但血糖水平和胰岛炎的程度均更轻。年轻的 NOD 小鼠饲喂常规饮食会使宿主对肠道共生菌失去防御力，并且引起肠道屏障的损伤，这可能导致细菌进入腹腔并增加腹膜巨噬细胞的数量。

近来，涉及肠道菌群及 T1DM 关系研究的人群试验也逐渐增多。如 DIPP 研究发现，与对照组相比，在 T1DM 患者发病前 Bacteroidetes/Firmicutes 比例逐渐上升，α- 多样性则逐渐降低。在这些患者血清自身抗体转阳前,包含 *Bacteroides dorei* 和 *B.vulgatus* 的一群细菌丰度显著高于对照组。元基因组分析显示,*B.dorei* 的丰度在患者出生后 7.6 个月时达到高峰,此时正是他们开始进食固体食物的时候。甚至 T1DM 患者的 *B.dorei* 还存在着 DNA 甲基化,提示其编码蛋白功能的变化。而在血清自身抗体转阳后,上述差异变得更加显著。元基因组分析显示,T1DM 患者丁酸盐产生菌和降解黏液的细菌丰度降低,除丁酸盐之外的短链脂肪酸产生菌丰度升高。另一项来自芬兰的研究显示,T1DM 患者产丁酸和乳酸的细菌丰度减少与 β 细胞自身免疫反应有关联。从细菌种类来看,与对照组相比,T1DM 患者有两种分布最广的 *Bifidobacterium* 属的细菌(较大年龄患者的 *Bifidobacterium adolescentis* 和较小年龄患者的 *Bifidobacterium pseudocatenalatum*)缺乏,而 *Bacteroides* 的丰度则显著上升。DIABIMMUNE 研究发现,在 T1DM 患者血清自身抗体转阳后到被确诊前这一段时间,他们的 α- 多样性即开始降低。它们的 *Blautia*、*Rikennellaceae*、*Ruminococcus* 和 *Streptococcus* 丰度升高,某些在炎症状态下会消失的细菌此时丰度会下降,如 *Lachnospiraceae* 和 *Veillonellaceae*。一项来自美国的研究将受试者分成了四组:第一组诊断为 T1DM;第二组患者至少有一种与 T1DM 有关的自身抗体阳性;第三组受试者的亲属自身抗体阳性;第四组亲属自身抗体阴性。研究发现,有亲属自身抗体呈阳性的和有亲属自身抗体呈阴性的受试者,菌群多样性无差异,但有亲属自身抗体呈阴性的受试者的肠道中 *Lactobacillus* 和 *Staphylococcus* 属细菌的丰度与其他组的不同。亲属中有多种自身抗体阳性的受试者组 *Bacteroides* 和 *Akkermansia* 的丰度上升,*Prevotella* 丰度下降。然而,*Akkermansia* 的作用尚存在争议,如在年轻的 NOD 小鼠,*Akkermansia* 丰度的上升被认为与对自身免疫性糖尿病的保护密切相关。2013 年的一项研究发现,T1DM 患者 *Clostridium*、*Bacteroides* 和 *Veillonella* 丰度上升,*Lactobacillus*、*Bifidobacterium*、*Blautia coccoides-Eubacterium rectale* 群和 *Prevotella* 丰度下降。一项针对墨西哥 T1DM 儿童的研究发现,较病程超过 2 年的患儿而言,新 T1DM 患者有更高丰度的 *Bacteroides*,而无 T1DM 者 *Prevotella* 丰度更高。

在向 T1DM 发展的患儿肠道内,*Coprococcus eutactus* 和 *Dialister invisus* 完全消失。在此过程中,编码多种糖转运系统的基因上调,促进氨基酸合成的基因下调。新发 T1DM 患者的肠道菌群除了结构明显与正常对照组不同外,其功能也存在着显著差异。在正常对照组,肠道中的黏液能维持肠道完整性,它是由产乳酸和丁酸的细菌所诱导合成的,但在 T1DM 患者,不产生丁酸却能利用乳酸的细菌抑制黏液的合成,从而引起 β 细胞的自身免疫反应并引发 T1DM。与 T1DM 发生有关的自身免疫反应机制提示肠肽能神经元可能通过调节免疫细胞功能和影响炎症因子和抗炎因子的产生,导致神经退行性变。在病原菌引发的级联反应所产生的淋巴因子在自身免疫性胰岛细胞损伤的进展中发挥着重要作用,并可能导致肠肌层神经病变。肠道菌群是通过与肠道上皮细胞和肠道神经系统的相互反应来影响肠道黏膜功能的,这一功能的改变又导致了肠道动力、感知功能和痛觉的变化,即菌群 - 肠 - 脑轴。

二、肠道菌群与 T2DM

2012 年的研究发现,中国 T2DM 患者肠道菌群存在着中度的失调,伴有丁酸盐产生菌减少和机会致病菌增加。在 T2DM 患者,*Blautia* 和 *Serratia* 两个属的丰度高于糖尿病前期患者,而在正常糖耐量患者它们的丰度更低。针对中国南方 T2DM 患者的研究发现,与非糖尿病患者相比,他们肠道中有更高丰度的乳杆菌属的细菌。乳杆菌属细菌与空腹血糖和糖化血红蛋白(HbA1c)、C 肽和血浆甘油三酯呈负相关,与脂联素和高密度脂蛋白(HDL)胆固醇呈正相关。*Bacteroidetes/Firmicutes* 的比例和 *Bacteroides/Prevotella* 群与 C.coccoides/Eubacterium.rectale 群的比例与血浆葡萄糖水平呈正相关。糖尿病患者肠道内 *Betaproteo bacteria* 被富集,并与血浆葡萄糖呈正相关。比较遗传性肥胖和饮食诱导瘦素抵抗小鼠和正常糖耐量小鼠,26 种细菌的丰度存在差异。一些研究显示 *Akkermansia muciniphila* 的丰度与肥胖和糖尿病呈负相关,并能诱导减重和葡萄糖耐量与系统炎症的改善。

　　一项针对欧洲妇女正常糖耐量、糖耐量减低、T2DM 三种不同人群的研究发现,T2DM 患者肠道内显著富集的是 Clostridiales 目及其中的 *Clostridium clostridioforme* 和 *Lactobacillus gasseri*、*Streptococcus mutans* 两种细菌。*C.clostridioforme* 与甘油三酯和 C 肽呈正相关,而 *L.gasseri* 与空腹血糖和 HbA1c 呈正相关。21 种细菌显著被抑制,包括 Roseburia、两种来自 Clostridium 的细菌、某些来自 Clostridiales 目的细菌、两种 Eubacterium eligens、Coriobacteriaceae 科中的细菌和一种 Bacteroides intestinalis。*Clostridium* 属的细菌与 C 肽、胰岛素和甘油三酯的水平呈负相关,*B.intestinalis* 则与胰岛素和腰围呈负相关。该研究还尝试用肠道菌群结构预测糖尿病,发现效果要好于 BMI、WHR 和腰围。T2DM 患者的淀粉和糖代谢、果糖和甘露糖代谢及氨基酸、离子、单糖的 ABC 转运等代谢通路上调,而甘油酯类代谢和脂肪酸合成的通路上调,这些通路与谷胱甘肽合成有关且可能对氧化应激的反应有重要作用。基于肠道菌群,IGT 妇女能被分成 T2DM- 或 NGT- 样代谢类型,这样的分类可能为预测患者是否带有 T2DM 高风险因素提供新的工具。此外,欧洲妇女 T2DM 亚群和中国人 T2DM 核心菌群还存在着差异。提示,在发展 T2DM 新的宏基因组预测工具时,必须考虑人群和地域的因素。与脂肪不同,蔗糖引起肝脏甘油二酯(IR 的脂质介质)、尿液 F2 异前列腺素(系统性氧化应激的标志)和尿酸水平升高,从而触发高血压。给予高糖饮食后的第 21 周,肠道肠杆菌目和大肠埃希菌丰度升高。也有研究认为,T2DM 患者的 α- 多样性下降。与 T1DM 和 T2DM 组相比,正常对照组的 β 多样性下降,提示正常个体间差异更小。在门和属的水平,T1DM、T2DM 和正常人的菌群存在显著差异,而且 T2DM 的差异更大。

　　对于肠道菌群在胰岛素代谢通路和低度炎症中所发挥作用的研究,使肠道菌群与 T2DM 的关系变得越来越清晰。在一项人类肠道菌群元基因组关联分析中,发现 T2DM 患者的特定肠道细菌、细菌所携带的基因和代谢通路存在着显著相关性。低水平炎症是肥胖和 T2DM 的标志之一,炎症因子是通过 Toll 样受体(Toll-like receptors,TLRs)和炎症级联反应主调节器 NF-κB 这条通路的作用产生的。而这条通路是由肠道中的革兰氏阴性菌的外膜主要成分脂多糖(LPS)所激活的。直接注射 LPS 即能引起小鼠肥胖和胰岛素抵抗,提示 LPS/CD14 系统的激活是胰岛素抵抗和肥胖的基础。LPS 能与巨噬细胞上的 TLR4 受体结合并促进炎症因子的释放,进一步通过抑制胰岛素的分泌和下调胰腺和十二指肠 Homeobox 1(PDX1)基因的表达而损伤胰岛 β 细胞。

　　肠道菌群在 T2DM 的发生发展进程中的作用可能与其调节了 SCFA 和肠道激素的分泌

有关。肠道菌群能够通过 SCFA 与 FFAR2 结合,影响肠道激素,如 GLP-1 和 PYY 的分泌,而这些肠道激素成为调节胰岛素分泌的关键信号分子。它们能够改善胰岛素抵抗和 β 细胞功能。动物实验发现,小鼠双歧杆菌属丰度的增加与抗炎作用有关,而这种作用是由 GLP-2 的产生和肠道通透性的下降所介导的。

2018 年,国内学者赵立平团队发表在 *Science* 杂志上的文章,将 43 名 T2DM 患者随机分为两组,对照组只给予阿卡波糖,实验组在阿卡波糖的基础上再加上了一套以全粮谷物(whole grains)为主,辅以中医药食同源食物(traditional Chinese medicinal foods)和益生元(prebiotics)的膳食,取三类食物的首字母,这一膳食配方被命名为 WTP 膳食。通过元基因组分析,作者发现干预过程中,两组的 α 多样性均显著降低。在干预结束时两组的肠道菌群结构存在着显著差异。从功能上来看,参与碳水化合物分解的基因在两组受试者中均显著增加。高纤维饮食能富集 T2DM 患者肠道 SCFA 产生菌及抑制产吲哚和 H_2S 细菌,使肠道中 SCFA 浓度上升,刺激肠道 L 细胞产生更多的 GLP-1,同时降低吲哚和 H_2S 水平。进一步的菌群移植实验发现,接受了患者干预后菌群的小鼠,血糖水平明显低于移植了干预前菌群的小鼠。采用膳食纤维富集的 15 种 SCFA 产生菌设计形成的指标与 HbA1c 呈显著负相关,采用这一指标能够预测一个新的 T2DM 人群 HbA1c 水平。这一研究揭示了肠道菌群中的 SCFA 产生菌,通过刺激肠道细胞分泌 GLP-1 等肠促胰酶素、抑制吲哚和 H_2S 产生菌数量,在改善 T2DM 症状中发挥了重要作用。该研究为证明肠道菌群失调与 T2DM 之间的因果关系提供了最新的有力证据。

三、肠道菌群与 GDM

孕妇肠道菌群会随着妊娠的进程发生显著变化。有研究表明,妊娠后期肠道菌群的结构显著异于妊娠早期,这一变化能促进孕妇积累脂肪和升高血糖。另一项研究关注肠道菌群与肠道分泌的一些激素之间的关系。该研究发现,脂肪因子水平与参与能量代谢的主要细菌 *Ruminococcaceae* 和 *Lachnospiraceae* 丰度呈强相关,胰岛素与 *Collinsella* 丰度呈正相关。胃肠肽与 *Coprococcus* 呈正相关,与 *Ruminococcaceae* 呈负相关,显示超重及肥胖孕妇胰岛素和肠道激素的变化与肠道菌群中特定细菌丰度的变化存在着关联。以上研究显示,肠道菌群的失调可能导致妊娠期妇女产生 GDM,并促进疾病的进展。但肠道菌群与 GDM 的关系尚需要更多的研究来支持。

第五节 肠道菌群与糖尿病血管病变

糖尿病血管病变患者普遍处于一种明显的氧化应激状态。肠道菌群结构的失调往往伴有携带的氧化应激相关基因增加,提示肠道菌群失调可能促进宿主肠道和系统性的氧化应激。大量研究表明,富含膳食纤维的食物或益生元对于改善糖尿病及其血管病变等并发症有明显效果。与此同时这两类食物也具有明显的调节菌群的作用。因此除了它们自身难以被小肠吸收所产生的直接抑制血糖升高对血管病变的改善作用外,它们可能还通过改善肠道菌群的结构和功能,降低宿主的氧化应激状态,间接地改善糖尿病血管病变的症状。目前,这方面的研究还未成体系,我们更多地可以从肠道菌群对非糖尿病相关的血管病变的影响中,推测肠道菌群对糖尿病血管病变的可能作用。

一、肠道菌群对糖尿病心血管病变(CVD)的可能作用

失调的肠道菌群能促进动脉粥样硬化、血栓形成、心力衰竭等心血管相关疾病的发生发展,而这些疾病又是常见的糖尿病血管病变类型。探讨对上述疾病的影响有助于理解肠道菌群在糖尿病并发 CVD 中的可能作用。

胆固醇逆向转运机制(reverse cholesterol transport,RCT)能阻止过多的胆固醇在外周组织的沉积。肠道紊乱时,RCT 作用被抑制,LPS 产生增加,进一步诱导趋化因子和细胞黏附分子的表达,促进单核巨噬细胞黏附于内皮层,启动和促进泡沫细胞形成,而泡沫细胞是动脉粥样硬化斑块的主要成分。肠道菌群通过产生的 LPS 与 TLR3 和 TLR4 结合,直接抑制 LXRs 信号通路,下调 ABCA1 和 ABCG1 的表达,从而显著抑制胆固醇从巨噬细胞的外流。某些属细菌的丰度高低与 CVD 的发病风险显著相关。一系列研究揭示,肠道菌群的失调可能是导致 CVD 发病的病因。如针对人和动物的研究显示,肠道菌群代谢产物 TMAO 水平与 CVD 发病风险密切相关。TMAO 能致敏血小板,增加血栓形成风险;通过诱导促炎因子的表达、白细胞招募和黏附分子水平的升高引起血管炎症。检测急性冠脉综合征患者血浆 TMAO 水平能预测近期和远期心血管事件。除了动脉粥样硬化,心力衰竭患者的 TMAO 水平也显著升高,而它的升高预示着更低的远期生存率。增加膳食纤维的摄入能够降低 CVD 相关风险因子,如腹部肥胖、高血压和代谢综合征等。但作者未就其中肠道菌群的作用作进一步探讨。

二、肠道菌群与糖尿病微血管病变

1. **糖尿病肾病** 在尿毒症和慢性肾脏疾病(CKD)患者或动物模型中,肠屏障均受到严重损伤。尿毒症环境能破坏肠道上皮紧密连接蛋白和肠屏障功能,而经过血液透析后这一情况能够得到部分改善。紧密连接蛋白表达下降是肠道菌群结构改变的结果,它使尿毒症毒素通过肠道上皮促进胃肠道产生炎症反应。终末期肾病患者肠道内携带吲哚和对甲酚生成酶、脲酶、尿酸酶的细菌丰度增加,而丁酸盐产生菌丰度降低。这些肠道菌群代谢的变化会加重尿毒症毒性和炎症。近来研究揭示由氧化应激和内质网应激导致肾小管间质受损,产生一种常见的尿毒症毒素硫酸吲哚酚(indoxyl sulfate,IS),其前体吲哚是由肠道菌群利用膳食中的色氨酸作为原料合成的,提示肠道菌群可能参与了尿毒症的进展。经过低聚半乳糖干预,终末期肾病动物模型的肠道菌群结构得到改善,粪便吲哚和血清 IS 显著减少,肾脏巨噬细胞浸润减少,肾脏损伤随之减轻。T2DM 患者膳食纤维摄入的增加与蛋白尿发生率、估算的肾小球滤过率和慢性肾病的发生率降低相关。通过增加复杂碳水化合物的摄入能促进肾脏的健康,如 CKD 患者增加膳食纤维的摄入能减少对甲酚的产生。抗性淀粉能抑制 T1DM 大鼠尿液中 25-羟维生素 D_3 和维生素 D 结合蛋白的排泄。虽然膳食纤维和抗性淀粉能显著调节肠道菌群,但以上研究并未阐明菌群在宿主发生的上述有益变化中发挥的作用。

2. 糖尿病视网膜病变 糖尿病患者结膜的细菌分离培养阳性率高于非糖尿病患者,而且伴有视网膜病变的糖尿病患者结膜细菌阳性率高于不伴有此病变的糖尿病患者。其中凝固酶阴性葡萄球菌的比例在分离培养细菌中占第一位。视网膜色素上皮(retinal pigment epithelium,RPE)细胞是视网膜的外部屏障,在使机体免受视网膜病变的过程中发挥了重要作用。据报道,RPE细胞表达 GLP-1R,提示 GLP-1 可能是联结肠道菌群与糖尿病视网膜病变的"媒介"。但菌群在糖尿病视网膜病变中的作用仍有待进一步研究。

3. 糖尿病神经病变 微血管病变所致周围神经血流低灌注是糖尿病周围神经病变(diabetic peripheral neuropathy,DPN)的重要致病因素。发生 DPN 的患者,AGE、多元醇、PKC 和己糖胺途径能通过生成活性氧(ROS)直接改变细胞的氧化还原能力。由于上述代谢途径的活化能引起机体氧化应激状态,因而氧化应激作为高血糖诱导细胞损伤的"中间环节"使形成 DPN 的各机制得到统一。

目前临床上仅有两种药物用于治疗 DPN,分别是抗氧化剂 α-硫辛酸和醛糖还原酶依帕司他,而依帕司他还具有促进抗氧化酶活性的能力。它们的作用机制均提示抑制氧化应激是治疗 DPN 的有效手段。

肠道菌群失衡同糖尿病患者氧化应激反应的发生密切相关。肠道菌群元基因组分析显示,T2DM 患者肠道菌群携带的硫酸盐还原和氧化应激基因增加。长期高脂饮食导致的调控氧化应激状态与肠道菌群的失调密切相关。α-硫辛酸能显著降低机体氧化应激标志物 ROS 和丙二醛(MDA)水平,而这两种标志物的浓度与机会致病菌大肠埃希菌和肠球菌属丰度呈显著正相关,与具有潜在益生作用的乳杆菌丰度呈显著负相关。同时,机体总抗氧化能力(T-AOC)升高,这一作用与上述肠道细菌的丰度显著相关。由此可见,高脂饮食改变了肠道菌群,引发氧化应激反应,两者共同导致了代谢综合征。此外,LPS 体外诱导的肠神经变性需要游离脂肪酸的参与,并可能是因 NO 的产量增加所致。然而目前尚未见到肠道菌群与糖尿病合并微血管病变之间关系的研究。

第六节 以肠道菌群为靶点的糖尿病膳食干预

鉴于膳食对于调节肠道菌群的强大作用,人们期望采用以肠道菌群为靶点的膳食方案对糖尿病进行干预,但未阐述干预过程中肠道菌群的变化与糖尿病症状改善之间的关系。高脂饮食能增加肠道通透性并减少肠道上皮细胞 TJ 蛋白的表达。高脂饮食可能通过破坏肠道菌群的平衡,增加肠道通透性,促进内毒素的产生,并通过受损的肠道进入血液,进而引起炎症水平的提高,抗炎因子水平下降,破坏组织和器官的胰岛素信号转导通路,引起胰岛素抵抗。因此,杜绝高脂饮食,采用能显著调节肠道菌群的饮食是干预糖尿病及其并发症的有效手段。

一、低脂高蛋白饮食

富含大量优质蛋白、以海鲜为主的饮食能降低能量摄入和脂肪积累,并表现出更高的自主活动能力和更低的呼吸交换率。与瘦肉饮食相比,海鲜饮食能富集 *Bacteroides* 属而降低

Robinsoniella 属的水平,并且升高了芳香族氨基酸代谢基因的水平。

二、高膳食纤维饮食

膳食纤维具有很强的调节菌群的作用,高膳食纤维饮食对于 T2DM 的改善作用也有大量报道,于是肠道菌群在高膳食纤维饮食改善 T2DM 过程中的作用引起了人们的重视。Ma-Pi 饮食是一种富含复杂糖类、豆类、发酵制品、海盐和绿茶,加入了蔗糖,去除了动物来源的脂肪和蛋白的具有益生作用的饮食。该饮食对患者代谢状况的改善优于糖尿病推荐饮食。虽然 Ma-Pi 饮食和糖尿病推荐饮食均能够增加肠道菌群多样性,并且富集短链脂肪酸产生菌,如来自 *Faecalibacterium*、*Roseburia*、*Lachnospira*、*Bacteroides* 和 *Akkermansia* 等的细菌。但 Ma-Pi 饮食能抑制有促炎作用的 *Collinsella* 和 *Streptococcus* 属细菌,提示 Ma-Pi 饮食具有通过调节肠道菌群减轻 T2DM 患者炎症水平的能力。另一种基于前西班牙时期的墨西哥饮食(pre-hispanic Mexican diet,PMD)的食物组合,富含纤维、多酚类物质、蔬菜蛋白质,并含有健康比率的 ω6/ω3 脂肪酸。该饮食能降低高糖高脂饮食所引起的葡萄糖不耐受、体重、脂肪积累、血浆和肝脏胆固醇及瘦素与肝脏 ROS 水平。同时显著增加 *Bifidobacterium* 的丰度。健康受试者食用全粮谷物 1 周,尿液中蛋白代谢(尿素和甲基胍)产物、脂代谢(肉毒碱和酰基肉碱)产物和肠道菌群代谢(4- 羟基苯乙酸、三甲基醋酸和醋酸二甲酯)产物水平较食用精粮者更低,但到 2 周时这种差别消失。食用全粮谷物还能提高粪便中乙酸和丁酸水平。鉴于两组蛋白摄入量并无差别,那么蛋白代谢产物水平的这种差别可能与肠道菌群发酵全粮谷物中某些成分后,对氮平衡的调节有关。

在另一项采用 WTP 膳食干预试验中,经过 9 周的严格干预和 14 周的维持,包括血压、肝功能、血脂、糖代谢和炎症指标等各项生理生化指标得到显著改善。肠道菌群的结构在这些患者也得到了明显改善:从科的水平看,均表现为 LPS 产生菌为主的类群,肠杆菌科和脱硫弧菌科(Enterobacteriaceae)细菌丰度的下降,这两个科的 LPS 产生菌通常含有较高的内毒素活性,益生菌双歧杆菌科(Bifidobacteriaceae)丰度的升高;从属的水平看有类似的趋势,提示在不同个体中变化的细菌类型可能不同,但同属于内毒素产生菌。菌群结构趋于健康和合理。在这一群肥胖患者中,有一名患者经过 6 个月的干预,体重下降 60.5kg,HbA1c 从 7.58% 下降至 4.52%,其他各项代谢指标也得到明显改善。在分析他的肠道菌群结构的过程中,发现有一种肠杆菌科的细菌异常增殖,经过分离培养,得到一株产脂多糖(LPS)的阴沟肠杆菌。将这株细菌移植给无菌小鼠,发现可以引起宿主的肥胖和胰岛素抵抗,并且在小鼠粪便中又分离到这株细菌,且与原菌株完全相同,提示这株 LPS 菌可能与肥胖和胰岛素抵抗有关。随后,同一研究小组采用这种 WTP 膳食对一种遗传性肥胖 Prader-Willi 综合征(PWS)和单纯性肥胖分别进行干预时,发现这种膳食能够同时改善遗传性肥胖和单纯性肥胖的代谢状况和炎症水平,并能改变肠道菌群的结构和功能,肠道菌群产乙酸能力增加。代谢组学分析显示,TMAO 和硫酸吲哚水平下降,而肠道菌群中某些携带产 TMA 和吲哚的基因也下降,提示肠道菌群可能参与了这些代谢物的合成。在将干预前后的菌群分别移植给无菌小鼠,发现移植干预前菌群的小鼠炎症水平和脂肪积累高于移植干预后菌群的小鼠。这些多组学研究提示,失调的肠道菌群可能同时在遗传性肥胖和单纯性肥胖病程中发挥了病因学的作用。因此,高纤维饮食可能通过富集 SCFAs 产生菌,增加肠道内 SCFAs 浓度,降低 LPS 产生菌水平,进而减少 LPS 入血引起组织器官的炎症。高纤维饮食还能抑制某些能产生有害物质(如 TMA、吲哚)的有害菌,从而改善宿主的代谢状况。

三、益生元

菊粉是一种最常用的益生元,它是长链的果聚糖,聚合度大于 10,它能降低糖尿病大鼠空腹血糖水平,缓解糖耐量与血脂异常。菊粉在肠道中的发酵部位是远端结肠,它能将糖尿病大鼠失调的菌群恢复至与正常组相似的水平。菊粉能富集乳杆菌群属和 SCFA 产生菌毛螺菌科、考拉杆菌属和拟杆菌属,抑制能产生 LPS 和 H_2S 的脱硫弧菌属,而毛螺菌科的丰度与餐后血糖反应呈负相关。菊粉还能升高血清 GLP-1 的水平、降低血清 IL-6 水平、脂肪组织 IL-6 基因的表达及肝脏编码糖异生功能的 *PEPCK*、*G6pc* 基因的表达。

低聚果糖是聚合度低于 10 的菊粉样果聚糖,它完全由近端结肠代谢。据报道,与单纯使用高脂高糖饮食相比,合并使用低聚果糖干预六周后,可以同时降低这两类动物的体重、能量摄入量、体脂含量,并且能消除高脂高糖饮食给两组动物带来的某些细菌丰度的差别。低聚果糖不能改变血浆食欲刺激素(ghrelin)水平和结状神经节 CB1 的表达,但能降低血浆 GIP 水平和升高 PYY 水平。在亲代母鼠的高脂饲料中添加低聚果糖,能够降低亲代母鼠的体重并防止亲代和子代断奶期大鼠的脂肪积累。这些效应还伴随着食欲因子水平和肠道中 *Bifidobacterium spp.* 丰度的增加。

低聚木糖是指由 2~7 个木糖分子以 β-(1,4)- 糖苷键连接而成的功能性聚合糖,天然成分存在于许多植物性食物当中,如竹笋、洋葱、玉米芯等中。低聚木糖不为唾液、胃液、胰液、肠液中的酶类所分解,可以直接到达大肠内优先被 *Bifidobacterium* 所吸收和利用,并产生 SCFA(乳酸、乙酸等),降低肠道的 pH。低聚木糖在体外具有很强的富集 *Bifidobacteria* 的能力,而在糖尿病前期患者,它能降低 *Enterorhabdus*、*Howardella* 和 *Slackia* 的丰度。

低聚壳聚糖(COS)是 β-(1,4)- 葡萄糖胺的低聚物,它分离自蟹类、虾和昆虫的贝壳。它能显著降低 db/db 小鼠的血糖和胰岛素抵抗水平,抑制炎症反应、脂肪生成及白色脂肪组织中脂肪细胞分化。COS 还能提高闭合蛋白(occludin)的水平,这种蛋白能维持肠道上皮完整性。它通过增加 *Akkermansia* 的丰度、降低 *Helicobacter* 的丰度调节肠道菌群结构,而 Spearman 相关分析结果显示,干预前的菌群结构失调与炎症水平、高血糖和脂代谢异常呈正相关。进一步研究证实,COS 能调节菌群的代谢途径。总之,COS 能改善糖代谢并重塑失调的菌群结构。

四、益生菌

益生菌对高脂饮食诱导的肥胖模型代谢表型的改善作用是菌株特异性的。益生菌减轻脂肪组织炎症的效应与体重变化未显示出相关关系。多菌株混合物能通过减少脂肪组织巨噬细胞浸润改善脂肪积累、胰岛素抵抗和血脂异常,改善肠道菌群结构,降低小肠菌群摄取脂肪酸的能力,促进 SCFA 受体 GPR43 的表达。这些有益作用与肠道菌群的改变相关,如恢复 *A.muciniphila* 和 *Rikenellaceae* 的丰度和降低 *Lactobacillaceae* 的丰度。有人用三株不同的益生菌对高脂饮食诱导的动物模型进行 12 周的干预后发现,三株细菌均能有效缓解高脂饮食引起的体重增加、脂肪组织巨噬细胞浸润,改善血糖及胰岛素代谢和肝脏脂肪变性。RDA 分析显示,益生菌共改变了 83 个细菌分类操作单元(operation taxonomy units,OTUs)的丰度,其中 49 个 OTUs 与一至数个代谢指标密切相关。在 15 个与代谢指标呈负相关的 OTUs 中有 13 个在干预后被富集,在 34 个与代谢指标呈正相关的 OTUs 中有 26 个被至少一株益生菌抑制。但三株益生菌改变的功能相关 OTUs 不同,*Lactobacillus paracasei* CNCM I-4270 和 *L.rhamnosus* I-3690 能够促进盲肠中乙酸的产生但不影响 LBP(指征 LPS 水平)的浓度,而 *Bifidobacterium animalis* subsp lactis I-2494 不能升高乙酸,却能降低脂肪含量和肝脏 TNF-α 的表达。提示在使用益生菌对代谢异常宿主进行干预时要考虑菌株特异性。*Lactobacillus rhamnosus* hsryfm 1301 及其发酵奶能改善高脂饮食诱导产生的肠道菌群紊乱和脂代谢异常。*Lactobacillus plantarum* 能改善高热量饮食引起的体重增加,而与在高热量饮食中添加 *L.plantarum* 的大鼠相比,添加 *E.coli* 能积累更多的腹部脂肪,升高血浆瘦素水平,富集肠杆菌科细菌。肠杆菌科细菌与大鼠的体重呈正相关关系。

五、蔬菜、水果及其活性成分

蔬菜、水果及它们的活性成分也能通过调节肠道菌群有效改善糖代谢。苦瓜粉能显著降低糖尿病动物模型的空腹血糖和胰岛素水平,同时能降低 *Ruminococcaceae*、*Bacteroides* 和 *Ruminococcus* 的丰度,但未影响它们的菌群多样性。这一效应可能是苦瓜粉通过抑制 MAPK 信号通路的活化来实现的。火龙果花青素可以减轻高脂饮食诱导的体重增加和内脏脂肪堆积,改善肝脏脂肪变性和胰岛素抵抗,这些对代谢紊乱的保护作用可能与炎症状态和肠道菌群结构的改善有关。肠道菌群发酵食物中的多酚(主要为羟基肉桂酸和黄酮)产生小分子生物活性复合物。多酚影响肠道菌群结构并刺激细菌产生 SCFA,间接对宿主代谢产生有益作用。无论人群试验还是动物实验,糖尿病或肥胖个体吸收和转运多酚至靶组织的量均减少。石榴皮提取物也含有多酚,添加石榴皮提取物虽然不能降低由高脂饮食引起的体重增加、糖耐量异常和炎症因子水平升高,但能降低总胆固醇和 LDL 胆固醇,富集肠道中 *Bifidobacterium* 的数量。石榴多酚生物利用度较低,提示石榴皮提取物对脂代谢的这种改善作用可能与肠道菌群的改善有关。采用蔓越橘提取物干预 8 周能减轻高脂高糖饮食诱导的体重和内脏脂肪增加,提高胰岛素敏感性。此外,还能减轻肝脏重量和甘油三酯浸润,这与其肝脏的氧化应激和炎症减轻有关。蔓越橘提取物的这些效应与 *Akkermansia* 丰度升高 30% 有关。

第七节　肠道菌群与糖尿病治疗

一、肠道菌群与糖尿病药物

糖尿病药物种类繁多,作用机制各异。近来发现,许多糖尿病药物除了原先经典的作用机制外,还可能通过调节肠道菌群达到改善糖尿病的作用。

1. 双胍类 二甲双胍是治疗 T2DM 的一线用药,过去认为二甲双胍主要是通过活化肝脏和骨骼肌 AMP 依赖的蛋白激酶(AMPK)发挥降糖作用。近来人们逐渐认识到,二甲双胍还能通过改变钠依赖肠道胆汁酸转运体,抑制胆汁酸的重吸收;调节肠道菌群并促进 GLP-1 的分泌。将肠道菌群移植入无菌小鼠后发现经二甲双胍改造后的肠道菌群移植给无菌小鼠能改善其糖代谢。对于饲喂 HFD 的小鼠,二甲双胍能富集 *A.muciniphila* 和 *Clostridium cocleatum* 的丰度。而前者是保持黏液层的完整性并能改变 SCFA 产生菌的丰度。二甲双胍能直接影响菌群结构,在不同的研究中,它能富集肠道中的 *B.adolescentis*、*A.muciniphila* 和某些 SCFA 产生菌,*B.adolescentis* 被证明与 HbA1c 呈负相关,并能增加宿主的胰岛素敏感性;*A.muciniphila* 具有保持肠道黏液层完整性的作用。无论是 T2DM、糖耐量减低或正常糖耐量者,二甲双胍使用者的菌群结构与未使用者不同。另据文献报道,二甲双胍能降低 *Intestinibacter spp.* 丰度并富集 *Escherichia spp.* 的丰度,增加粪便中丙酸和丁酸的浓度。从功能角度看,二甲双胍能增加 SCFA 的生成和调节肠道细菌金属蛋白编码基因的表达。SCFA 的生成增加能改善糖代谢,而金属蛋白则参与了 T2DM 的发生。二甲双胍可以通过调节血糖摄取和利用、增加 GLP-1 和胆酸水平并改变肠道菌群,从而影响肠道微环境。由于二甲双胍的这些强有力的调节菌群的作用,以至于在开展肠道菌群与 T2DM 研究时,必须考虑和排除患者使用二甲双胍对实验结果的干扰。

2. α- 糖苷酶抑制剂 阿卡波糖作为一种 α- 糖苷酶抑制剂能够降低淀粉在小肠的吸收,从而降低餐后血糖水平。近来研究发现,阿卡波糖也能调节糖尿病前期患者肠道菌群的多样性和组成,肠道菌群的这种变化又与许多代谢表型强相关。阿卡波糖能够富集 T2DM 患者肠道中 *Bifidobacterium longum* 和 *Enterococcus faecalis* 丰度,*E.faecalis* 丰度与 LPS 浓度呈负相关,*B.longum* 丰度与 HDL 胆固醇浓度呈正相关。阿卡波糖能调节 T2DM 患者的肠道菌群,并由此调节胆汁酸代谢,对机体代谢产生有益影响。阿卡波糖很可能还通过增加结肠菌群对不可溶膳食纤维的发酵,增加糖耐量减低患者血清丁酸浓度。

3. 噻唑烷二酮类 吡格列酮能通过与 PPAR-γ 核受体结合,减少胰岛素抵抗。吡格列酮能改善 KKAy 小鼠的肠道菌群结构,但降低菌群多样性。

4. DPP Ⅳ抑制剂 西格列汀也能改善肠道菌群,机制不明。但发现西格列汀能减轻肠道壁水肿、减轻肠道炎症并维持肠道黏膜完整性。维格列汀能显著减少糖尿病大鼠菌群多样性,富集丁酸盐产生菌,并使 Bacteroidetes/Firmicutes 比例恢复正常。

5. GLP-1 受体激动剂 作为一种 GLP-1 类似物,利拉鲁肽能通过调节肠道菌群结构减轻单纯性肥胖和糖尿病引起的肥胖。它能降低菌群 α- 多样性,并在各分类地位上影响单纯性肥胖和糖尿病肥胖小鼠模型的菌群,而且它对菌群的调节可能独立于大鼠血糖水平这一因素之外。艾塞那肽和利拉鲁肽能够增加胰岛素的分泌、降低胰高血糖素水平、减缓胃排空、增加饱腹感、减重和降低低血糖风险。

6. SGLT 抑制剂类药物 LX4211 能通过抑制 SGLT1 和刺激 GLP-1 与 PYY 分泌,减少糖类的吸收。这些作用可能是通过盲肠发酵未被吸收的葡萄糖产生 SCFA 而实现的。

7. 中药 一些治疗糖尿病的中药也有明显的调节肠道菌群的作用。作为黄连素主要成分的小檗碱过去被用来治疗细菌性痢疾,近年来发现它有治疗糖尿病的功效。动物实验揭示,它至少部分是通过调节肠道菌群的结构而改善肥胖和胰岛素抵抗的。很多中药组方也被证实有很强的调节菌群的作用。葛根芩连汤是《伤寒论》中的一个中药方剂,具有解表清里之功效。近来发现它治疗糖尿病效果较好。研究发现,在服用葛根芩连汤进行干预后,T2DM 患者的肠道菌群与葛根芩连汤存在着剂量依赖关系。共 146 种微生物与生化指标存在正相关或负相关。其中,*Faecalibacterium prausnitzii* 与 HbA1c、FBG、2h-PBG 呈正相关,与 HOMA-β 呈负相关。而 *F.prausnitzii* 是一种重要的丁酸盐产生菌。另外一种包含 8 味中药的方剂 AMC 和二甲双胍一样,能够显著改善高血糖和高血脂,同时都能改变 T2DM 患者的肠道菌群结构。它们显著增加以 *Blautia spp.* 为代表的共变化群(coabundant group)的细菌。这群细菌与糖脂代谢的改善显著相关。然而相较于二甲双胍,AMC 改善 HOMA-IR 和血浆甘油三酯的作用更强,并且调节菌群作用更大。AMC 还能富集以 *Faecalibacterium spp.* 为代表的共变化群细菌,而之前的报道发现 *Faecalibacterium spp.* 与 T2DM 的改善显著相关。

二、肠道菌群与其他糖尿病治疗方式

针对伴发糖尿病的肥胖患者进行 Roux-en-Y 胃绕道手术后,Firmicutes 和 Bacteroidetes 两个门细菌的丰度减少,而 Proteobacteria 门细菌的丰度增加。从更低的分类地位来看,共有 11 个属和 22 个种的细菌在手术后发生显著变化。有 10 个种的细菌与总胆固醇或 LDL 胆固醇相关,5 个种与甘油三酯相关。*F.prausnitzii* 与空腹血糖直接相关。由此显示,Roux-en-Y 术后肠道菌群结构和功能的改变与代谢和炎症指标的改善密切相关。

粪菌移植近年来被应用于肠道疾病或者代谢性疾病。如将较瘦供体的肠道菌群移植给胰岛素抵抗男性患者后,胰岛素敏感性得到改善,这种改善伴随着肠道菌群多样性的增加及丁酸盐产生菌丰度的升高。而移植自身菌群的胰岛素抵抗患者未见到此现象。

综上所述,肠道菌群可以在代谢及免疫两个方面影响宿主,它们能够通过产生 SCFA 等有益或有害的代谢产物与宿主进行"分子对话",调节机体的能量代谢、糖代谢、脂代谢等。大量研究逐步揭示肠道菌群在糖尿病发生发展中的作用。虽然已有许多肠道菌群与非糖尿病相关血管病变的研究,也对肠道菌群失调促进机体氧化应激(与糖尿病血管病变密切相关)作了大量阐述。但肠道菌群在糖尿病血管并发症发生发展过程中的确切作用,尚有待进一步的研究。

(张　烽　赵立平)

第八章

神经内分泌与糖尿病及其血管病变

一、神经内分泌网络与糖尿病

研究表明,脑尤其是下丘脑对于人体的能量代谢调节具有重要作用,其通过分泌多种活性物质对代谢进行调节。此外,下丘脑表达多种活性物质的受体,接收外来的代谢相关信号,从而使机体产生一系列的代谢活动。

例如,下丘脑弓状核含有两类神经细胞群,一类产生促进食欲的神经肽 Y(NPY)和刺鼠相关蛋白(AgRP),另一类表达抑制食欲的阿黑皮质原(proopiomelanocortin,POMC),这两者对食物摄取及能量消耗具有"相反"的作用。关于对糖代谢的调节,已发现下丘脑存在葡萄糖感觉性神经元,这些神经元不仅能够感受激素(胰岛素、瘦素等),还能感知营养素(葡萄糖、脂肪酸)以调节葡萄糖稳态。

下丘脑的功能异常,可引起肥胖、胰岛素抵抗及血糖升高,目前认为神经内分泌系统与糖尿病的发生、发展有着密切的联系,理论上可进一步导致各种糖尿病慢性并发症。但神经内分泌系统是否与之有直接关联,目前的基础与临床研究证据并不多。

二、糖尿病血管病变的机制

糖尿病血管病变即慢性并发症的发病机制,目前较为公认的学说有:多元醇途径、蛋白质非酶糖基化途径、PKC 途径、己糖胺途径、氧化应激途径等。神经内分泌系统可能通过直接或间接作用影响糖尿病的慢性并发症。

炎症因子与炎症细胞参与了糖尿病的发病及并发症的发生。2006 年 Hotmamisligil 首次提出了代谢性炎症的概念,主要指营养物和代谢过剩所触发的炎症过程,其分子机制和信号通路类似于传统的炎症反应,但它是一种慢性的低程度的炎症反应。

经典的天然免疫系统包括巨噬细胞、抗原提呈 B 细胞和树突状细胞。研究证实单核巨噬细胞参与了动脉粥样硬化慢性炎症反应的全过程,其在内皮下的聚集及吞噬脂质和释放细胞因子促进了动脉粥样硬化病变的发生与发展。巨噬细胞在肝脏、脂肪等代谢器官的募集和激活导致胰岛素抵抗和 T2DM 的发生。巨噬细胞在不同的外界刺激和微环境作用下,根据活化状态和功能的不同,可以分为作用相反的两个亚群 M1 型和 M2 型。M1 型即经典活化的巨噬细胞,激活后可增加炎症反应因子如肿瘤坏死因子(TNF-α)、IL-6、IL-12 和氧自由基的产生;M2 型即替代性活化的巨噬细胞,激活后可增加抗炎症反应因子如 IL-10、

TGF-β 等因子的产生。

IL-1β 是慢性炎症状态下高分泌的炎症因子之一,其高水平与糖尿病心血管并发症相关。使用 IL-1β 抑制剂 Anakinra、Rilonacept 及其单克隆抗体 Canakinumab、Gevokizumab 能够在动物模型及小样本的临床试验中明显改善糖尿病心血管并发症,大规模临床试验正在进行中。提示对抗炎症是防治糖尿病慢性并发症的靶点之一。

三、神经内分泌系统与糖尿病血管病变

(一)垂体、肾上腺与糖尿病血管病变

糖皮质激素及去甲肾上腺素是下丘脑 - 垂体 - 肾上腺轴(HPA)及交感神经系统产生的内源性免疫调节因子,这已广为人知。目前认为,不良的周围环境和生活方式都对机体产生不同程度的慢性刺激(毒性刺激),当机体受到外界刺激时,HPA 轴就会分泌较多的皮质醇激素,进而影响一系列的代谢进程,如糖类、脂类、蛋白质类等物质代谢及能量平衡过程。同时可以对免疫和炎症反应进行调节。但炎症与 HPA 轴的关系相当复杂,在正常情况下,糖皮质激素主要通过细胞因子 - 糖皮质激素反馈环来限制炎症。糖皮质激素结合在白细胞上的皮质醇受体,阻断细胞内的信号通路,最终阻止进一步产生炎症因子。在慢性毒性刺激下,白细胞长期暴露于较高水平的皮质醇下,导致糖皮质激素受体下调,而对皮质醇出现抵抗。这样,细胞因子 - 糖皮质激素反馈环就被打破,细胞因子产生增多,皮质醇水平也会慢性升高。在增生型糖尿病糖尿病视网膜病变的患者,血清促肾上腺皮质激素(ACTH)及皮质醇水平均低于非增生型糖尿病视网膜病变的患者,提示 HPA 轴可能参与了视网膜病变的发生。在糖尿病进展到慢性肾病的过程中,HPA 轴也有参与。小剂量地塞米松抑制后的皮质醇水平与表皮生长因子受体(EGFR)呈显著负相关,与血胱抑素 C、尿白蛋白呈正相关,提示HPA 轴活性的升高可能是 T2DM 患者发生 CKD 的独立危险因素。其机制可能与糖尿病患者肾脏 11β- 羟类固醇脱氢酶 2(11β-HSD2)活性降低有关,由于 11β-HSD2 活性降低,导致无法将活性的皮质醇转化为皮质酮,活性的皮质醇积聚,产生了部分盐皮质激素的作用。而众所周知盐皮质激素受体(MR)激活与肾病的发生、发展关系密切。

1954 年,有发现产后大出血后垂体功能减退可以使糖尿病视网膜病变减轻,故一度曾以切除垂体或切断垂体柄来作为治疗糖尿病视网膜病变的手段。其后诸多研究认为,GH/IGF-1 激活对于糖尿病视网膜病变的发生具有促进作用。然而该结论也并非具有决定性,例如在肢端肥大症的患者并不常见严重的视网膜病变,而先天性 IGF-1 缺乏的患者中,仍然可以见到糖尿病视网膜病变。故此,GH/IGF-1 被认为是糖尿病视网膜病变的放大因素而非始动因素。

泌乳素(PRL)会随着垂体切除或垂体柄切断而升高,伴随糖尿病视网膜病变缓解。从这个角度看,PRL 有可能对视网膜病变具有保护作用。PRL 可以被剪切成为血管抑制素(vasoinhibin),后者直接作用于内皮细胞,降低血管通透性、抑制血管舒张和血管生成。血管抑制素还通过凋亡,介导了血管的退化。在一组男性糖尿病患者中,血 PRL 浓度显著高于正常对照组,但是在增生型糖尿病视网膜病变组 PRL 显著低于无视网膜病变组。考虑到血管抑制素是由 PRL 衍生而来,故上述临床结果提示有较高水平 PRL 的糖尿病患者,具有较

低的发生、进展为视网膜病变的风险,其主要是因为血管抑制素的保护作用。基础研究发现,高泌乳素血症可以缓解由糖尿病导致或者由玻璃体内注射血管内皮生长因子(VEGF)导致的视网膜通透性改变,当使用溴隐亭处理后,高泌乳素血症及血管抑制素带来的好处即被阻断。

新近研究发现,β_2- 肾上腺素能受体(β_2AR)的激动剂具有很强的抗炎作用,当 β_2- 肾上腺素能受体被激活,能抑制巨噬细胞产生肿瘤坏死因子 α,对于糖尿病肾病及糖尿病心血管并发症具有保护作用。其机制可能是高糖抑制了 β-arrestin2,后者是 NF-κB 的负性调节因子同时也抑制了与 IκBα 的相互作用。而 β_2- 肾上腺素能受体的激动剂可以逆转高糖导致的上述效应。但是这种保护效应在不同器官组织结论并不一致,高脂喂养(高胰岛素血症)可以使小鼠心脏磷酸二酯酶 4D(PDE4D)表达增加,同时降低了 PKA 对肌浆网受磷蛋白的磷酸化,导致心肌收缩与舒张功能障碍。在糖尿病人的心脏中,PDE4D 也有表达增加,当抑制了 β_2AR 后,能显著缓解 PDE4D 的活化,预防糖尿病相关的心肌收缩功能障碍。

(二)神经肽类与糖尿病血管病变

神经肽是一类小氨基酸分子,主要由神经细胞产生,具有广泛的功能,包括调节体温、生殖行为、摄食与摄水、昼夜节律等。神经肽对免疫系统和炎症反应也有调控作用。黑皮质素系统对于免疫系统的细胞,如淋巴细胞、单核细胞和巨噬细胞具有抗炎的效果,甚至对巨噬细胞分化为组织特异性细胞也具有调控作用。神经肽 Y(NPY)最早于 20 世纪 80 年代被发现并分离,广泛分布于中枢及外周神经系统。已经证实,NPY 在机体能量平衡的过程中,起着重要的作用。晚近还发现,NPY 参与了糖尿病所致心血管病的发生过程。下丘脑弓状核NPY 水平升高,可以引起多食和体重增加,通过加重胰岛素抵抗及慢性炎症,导致血管并发症。此外,NPY 与 Y1 受体结合后,可以介导血管收缩与平滑肌细胞增殖。

内源性黑皮质素(melanocortin)是控制很多生理、病理过程的肽类,其作用是通过不同的 7 串膜的 MCR1-5 黑皮质素受体(MCR)来实现的。MCR 是 G 蛋白偶联受体家族中的一员,MCR4 主要位于中枢,调节摄食和能量消耗;而 MCR1 和 MCR5 在视网膜上有表达,当MCR1 和 MCR5 被激活后,可以恢复高糖抑制的抗氧化酶 GPx、MnSOD 活性,产生抗氧化应激的作用,故可能对糖尿病视网膜病变具有保护作用。

褪黑素(melatonin)是松果体分泌的主要激素,功能涉及许多生物学过程的节律调节。有研究发现褪黑素可以预防 1 型和 2 型糖尿病的肾脏损伤。对于糖尿病视网膜病变,褪黑素也展示了其一定的保护作用,给予褪黑素后,显著提高了被高糖抑制的抗氧化酶及还原性物质的水平,抑制了 IL-1β、TNF-α、iNOS、NF-κB 等炎症因子,其作用有的是通过其受体介导,而另外还有些作用有赖于其抗氧化应激及抗炎、抗凋亡作用。

P 物质(substance P,SP)属于速激肽家族成员,编码基因为 *Tac1*,是由 C- 痛觉纤维针对损伤释放的一类重要的神经肽。SP 可以提高白细胞的传递和聚集,诱导 IL-8 和 IL-6 表达,对成纤维细胞、平滑肌细胞和内皮细胞均具有促进有丝分裂的作用。研究发现 SP 的降解酶中性内肽酶(NEP)在糖尿病患者及动物模型的皮肤伤口表达增加,而 SP 水平低于非糖尿病患者和模型。局部给予 SP 或抑制 NEP 可以促进伤口的愈合。提示 SP 在糖尿病皮肤创面的修复方面具有促进作用。

血管活性肠肽（vasoactive intestinal peptide，VIP）是一种 28 氨基酸多肽，能够产生血管舒张作用。VIP 是由神经元、内分泌和免疫细胞产生的具有免疫调节功能的神经肽，广泛分布于中枢神经系统、周围神经系统及心、肺、甲状腺、泌尿道、消化道、生殖器官和免疫系统。VIP 从结构上与分泌素 / 胰高血糖素家族相关，与垂体腺苷酸环化酶激活肽（pituitary adenylate cyclase-activating polypeptide，PACAP）具有 70% 的同源性。PACAP 是一种 38 氨基酸的下丘脑多肽，可以刺激腺苷酸环化酶活性，增加垂体细胞 cAMP 水平。除了在下丘脑，PACAP 还广泛表达在很多外周器官和组织，如免疫系统。糖尿病黄斑水肿（DME）是由于供应视网膜血液的血管受到高糖的损伤并引起缺氧所致。PACAP 和 VIP 被发现能通过调节 HIF、VEGF 及其受体的表达，来预防视网膜病变。眼内注射 PACAP 能显著缓解糖尿病的视网膜损伤，机制可能与调节视网膜细胞凋亡有关。

GLP-1 是 20 世纪 70 年代发现的一种多肽，由肠道黏膜上皮 L 细胞分泌，研究发现其具有促进胰岛素分泌的作用。近来研究发现，GLP-1 也可以由神经细胞产生、分泌，故在本章节归于神经肽类一并讨论。GLP-1 本身及其类似物，如艾塞那肽、利拉鲁肽、贝那鲁肽等目前均已广泛用于临床治疗 T2DM。目前认为，该类药物治疗糖尿病具有多靶点效应，除了刺激胰岛素分泌以外，还能抑制胃排空、增加饱感、减少摄食、降低体重进而缓解胰岛素抵抗的效应。对于心血管系统，GLP-1 也有一定的保护作用。研究发现，GLP-1 能改善内皮功能、抑制血管内膜增厚、改善心肌能量代谢、减轻缺血再灌注损伤等效果。LEADER 研究证实，GLP-1 类似物利拉鲁肽对于心血管高危患者，较安慰剂具有更多的心血管获益，主要复合心血管终点风险降低了 13%，其中心血管死亡风险降低了 22%。经分析，利拉鲁肽的这种心血管获益独立于心血管药物、降糖药物的使用及严重低血糖的发生。而索玛鲁肽在 SUSTAIN6 研究中发现降低主要心血管病风险 26%（其中非致死性脑卒中和非致死性心肌梗死分别降低 39% 和 26%）。对于糖尿病微血管并发症，基础研究发现 GLP-1 及其类似物能够通过 AGEs-RAGE、PKC、血流动力学、氧化应激、炎症、细胞凋亡等多种途径，改善糖尿病肾病、视网膜病变和神经病变。临床研究发现，利拉鲁肽可以降低微血管事件风险 16%，尤其能降低肾脏不良事件风险（新发大量蛋白尿、血清肌酐倍增、终末期肾病或肾病导致的死亡）22%。GLP-1 类似物是否在减少糖尿病大血管、微血管并发症方面具有类效应，目前还有不同认识，尚待更多的临床研究数据来明确。

四、展望

糖尿病慢性并发症是以血管病变为基础的全身系统性损害，若仅着眼于局部的病变特征，恐无法把握慢性并发症的全貌，从而无法找到治疗慢性并发症的关键环节。神经内分泌是调节人体生理病理功能的高级网络，参与了诸多的疾病发生过程。从神经内分泌网络出发，可以更全局性地理解糖尿病的发生机制，进而有可能针对糖尿病血管并发症的发生发展找到更为上游的治疗靶点。

（胡　吉）

第九章

肾素 - 血管紧张素系统与糖尿病肾病

第一节　肾脏功能与糖尿病肾损伤

肾脏是机体最主要的排泄器官,机体新陈代谢所产生的代谢产物,除了二氧化碳等挥发性气体从肺排出外,其他代谢产物主要通过肾脏排出体外。尿生成是肾脏排出代谢产物的方式,此外,通过尿液排放,肾脏还在机体水和电解质平衡、体液渗透压稳定、体液量和酸碱平衡等的调节中起到关键作用。

肾脏也是一个内分泌器官,可合成和释放肾素,参与动脉血压等的调节;可合成和释放促红细胞生成素等,参与红细胞生成的调节;肾脏分泌的 1α- 羟化酶可使 25- 羟维生素 D 转化为 1,25- 二羟胆骨化醇,调节钙的吸收和血钙水平。肾脏还能生成激肽、前列腺素,参与全身或局部血管活动的调节。此外,肾脏还是糖异生的重要场所之一。可见,肾脏是一个具有多种生理功能的器官。

肾脏尿生成的基本功能单位是肾单位,人类每个肾约有 100 万个肾单位,它与集合管共同完成尿的生成过程。肾单位由肾小体和与之相连接的肾小管构成。肾小体由肾小球和肾小囊组成。肾小球是位于入球小动脉和出球小动脉之间的一团毛细血管网。肾小囊有脏层和壁层,脏层上皮细胞(足细胞)和肾小球毛细血管内皮细胞共同构成滤过膜,壁层则延续至肾小管。肾小管包括近端小管、髓袢和远端小管。远端小管经连接小管与集合管相连接。在结构上,集合管不属于肾单位,但集合管与肾小管的远端小管相互衔接,功能上与远端小管一起在尿液浓缩过程中起重要作用。

尿生成包括三个基本过程:①血浆在流经肾小球毛细血管网时,部分水和小分子物质透过滤过膜,形成超滤液(原尿);②原尿在流经肾小管和集合管的过程中,经选择性重吸收;③肾小管和集合管进行分泌和重吸收,最后形成尿液。

正常人体的肾脏有强大的功能储备,半个肾脏足以完成尿生成和机体水、电解质及酸碱平衡调节功能,因此,即使一个人在失去一侧肾脏后,机体正常尿生成功能也不会受到影响,然而,目前临床上终末期肾病患者人数却在快速增加。肾功能损伤一旦进入终末期,患者只能通过透析、移植等替代治疗手段进行治疗。近年来,临床上腹膜透析、血液透析的容量在不断增大,肾脏移植的病例数也不断增加,然而,现实的情况是仍然不能满足不断增加的终末期患者的需要。

　　造成国内目前临床上终末期肾病患者人数快速上升的原因是多方面的。首先是人类预期寿命的延长。近年来，随着经济发展、生活水平和医疗保健水平的提升，中国人的平均预期寿命明显延长，已接近 80 岁。肾脏在出生后不再具有生成新的肾单位的能力，无论何种原因导致有功能的肾单位的丧失，都会引起不可逆的肾脏功能下降。正常情况下，人体在约 40 岁后，由于自然衰老，每年约有 1% 的肾单位丧失功能，因此，正常情况下，一个年龄接近 80 岁的老人，由于自然衰老，还有近 50% 的肾单位仍有功能。因此，中国人预期寿命延长是导致终末期肾病患者人数不断增加不可忽视的原因。但是，生活节奏和饮食习惯的改变也是导致肾脏损伤加剧的又一个重要原因，在这方面，糖尿病肾病的发病人数的增加成为终末期肾病患者人数激增最重要的原因。

　　随着我国经济的高速发展和生活水平的提高，人们饮食结构发生了明显改变。随之而来，我国糖尿病发病率呈现快速增长，中国成为全球范围内糖尿病发病率增长较快的地区之一。20 世纪 80 年代初，我国糖尿病的发病率为 0.67%；1996 年增长到 3.67%；根据中华医学会糖尿病学分会 2012 年公布的数据，中国的糖尿病发病率已超过 9%，全国糖尿病患者人数接近一个亿，中国已成为世界上 "糖尿病第一大国"。糖尿病发病率的增长在大、中城市及东部沿海等经济发达地区的增长尤为迅速，在北京、上海等重要城市，糖尿病及低糖耐量患者已高达 14%。

　　糖尿病可引发多种并发症，糖尿病肾病（diabetic nephropathy，DN）是糖尿病较为常见的并发症之一，约有 1/3 的糖尿病患者会出现不同程度的肾脏功能损害。而临床上，肾脏损害一旦进入终末期，只能通过替代治疗维持生命，不仅要消耗大量的医疗卫生资源，患者的生活质量也显著降低。在发达国家，目前由糖尿病肾病而引起的终末期肾病（end-stage renal disease，ESRD）占所有终末期肾病患者的 40%~50%；在美国，2006 年新诊断出的 ESRD 病例中，与糖尿病有关的病例占 44%。

　　与体内其他器官相比，肾脏是固有细胞种类较多的器官。在皮质，有肾小球血管内皮细胞、肾小球壁层上皮细胞、脏层上皮细胞（足细胞）、肾小球系膜细胞、近曲和远曲小管上皮细胞及皮质间质细胞等；在髓质，有髓袢小管上皮细胞、髓质间质细胞等。值得注意的是，肾小管不同节段的小管上皮细胞在形态和功能上也有很大不同，如肾脏对葡萄糖、氨基酸等的重吸收只在近端小管进行，其他节段小管上皮细胞并不具有这些功能。此外，髓质间质细胞根据其分布部位不同，如分布在血管周围或是小管周围，其形态和功能也有所区别。在糖尿病引起肾脏功能损伤时，病变可累及小球、肾小管或血管，除了肾脏的实质细胞功能受损外，还有间质细胞的功能异常，由于多种因素交叠，使得糖尿病引起的肾脏损伤的发生机制十分复杂。

　　糖尿病究竟通过何种途径导致肾脏等靶器官功能受损是研究者从一开始就关注的问题，但至今尚未得出明确的结论。现有的资料显示，糖尿病引起的肾脏和其他靶器官损害是多因素共同作用的结果。高血糖、糖基化终末产物、脂质过氧化产物增多和胰岛素缺乏都参与糖尿病引起的靶器官损害，但越来越多的资料显示，糖尿病时体内血糖水平异常升高，使机体器官、组织和各种细胞长期暴露于异常升高的血糖环境，引起细胞内外环境改变和一系列生理生化反应改变是导致肾脏等靶器官损害最根本的原因。大量研究资料显示,氧化应激是糖尿病致靶器官损害的重要原因,高糖状态下,氧自由基(reactive oxygen species,ROS)生成增加是导致肾脏糖尿病肾损害的关键。ROS 家族包括自由基形式的超氧阴离子($\cdot O_2^-$)、羟自由基($\cdot OH$)、非自由基形式的过氧化氢(H_2O_2)、单线态氧($^1O_2$)等。

体内 ROS 来源也很多,细胞获取的氧,主要用于在细胞器内与葡萄糖和脂肪相结合,转化为能量,满足细胞活动的需要,这一过程主要发生在线粒体内,所生成的 ROS 约占细胞ROS 的 70%,是细胞氧化代谢的副产物。约 2% 的氧可通过不同方式转化成 ROS,包括通过 NADPH 氧化酶、细胞色素 P450 等也可产生 ROS。

由于 ROS 非常活跃,几乎可以与各种化学物质发生作用,包括大分子蛋白、核酸和脂类物质等,因此,起初认为这种物质的存在对细胞是伤害性的,现在,已有大量研究证实体内一定水平的 ROS 的存在对正常细胞生理生化过程的进行是必需的。ROS 参与免疫反应及病原体的清除,近期的研究已充分证实 ROS 还参与正常细胞代谢信号传递过程。因此,正常生理情况下,机体 ROS 的生成和清除处在动态平衡状态,在病理情况下,过多 ROS 生成则引起一系列对细胞具有破坏性的连锁反应。

糖基化是细胞内的蛋白质、脂质或其他生物大分子在酶的参与下附加上糖链的过程。糖基化过程是体内重要的、不可或缺的大分子修饰过程。蛋白质的糖基化可以发生在蛋白质翻译的同时或在翻译后的加工过程。蛋白质上特异性氨基酸位点上的糖基化修饰与蛋白质的正确折叠、酶活性生成、蛋白质体内代谢调节等都有十分重要的关系。与特异性糖基化修饰不同,非酶糖基化(nonenzymatic glycosylation)是一系列复杂的非酶促反应,非酶糖基化反应分为可逆的早期反应和不可逆的晚期反应两个阶段。首先是葡萄糖分子上醛基中的碳和蛋白质多肽赖氨酸形成双键,生成 Schiff 碱;Schiff 碱经分子重排过程和脱水形成 Amadori 产物,Schiff 碱和 Amadori 产物称为早期糖基化产物;Amadori 产物再经Maillaid 反应,即裂解、氧化、环化等一系列反应,形成不可逆的非酶糖基化终产物(advanced glycosylation endproducts,AGEs)。

正常生理情况下,AGEs 的生成需要经过数月,同时机体也有清除 AGEs 的机制。但在糖尿病时,由于血糖浓度异常升高,体内非酶糖基化反应加快,AGEs 生成增加,造成 AGEs大量堆积并形成 AGEs 复合物,进一步妨碍其清除,加重体内 AGEs 堆积程度。由于 AGEs的生成是非特异性的,大量蛋白质的非酶糖基化导致蛋白质功能降低、老化,代谢速度加快或减慢,生物活性改变,进而使机体细胞和组织发生衰老和病变。AGEs 水平升高是导致肾脏和血管等靶器官损害的重要原因。

在非酶糖基化反应过程中,特别是晚期反应发生时,Amadori 产物通过氧化反应形成AGEs,在此过程中,会产生大量的超氧阴离子,超氧阴离子继而生成过氧化氢和羟自由基等氧自由基。因此,氧化作用参与了 AGEs 的形成,氧化作用促使非酶糖基化向晚期反应发展,同时,也是非酶糖基化反应导致组织细胞损伤的重要原因。有学者研究认为,在非酶糖基化的初始阶段,氧自由基产生就已经增加,非酶糖基化开始是还原型的糖的自身氧化,生成烯二醇和二羰基,在此过程中就有超氧阴离子产生。因此,非酶糖基化和氧化反应关系密切,氧化反应参与了糖基化反应,糖基化反应又促进了氧化反应,抗氧化可以抑制氧化应激造成的损害，同时也抑制了 AGEs 的形成。

高糖状态下的脂质过氧化反应也是糖尿病时导致细胞、组织功能损害的重要原因。高糖环境导致细胞 ROS 生成增加，引起 ROS 氧化生物膜过程，即 ROS 与生物膜的磷脂、酶和膜受体相关的多不饱和脂肪酸的侧链及核酸等大分子物质发生脂质过氧化反应形成脂质过氧化产物（lipid peroxide，LPO）如丙二醛（malonaldehyde，MDA）和 4- 羟基壬烯酸（4-hydroxynonenal，HNE），从而使细胞膜的流动性和通透性发生改变，最终导致细胞结构和功能的改变。

第二节　经典肾素 - 血管紧张素系统的 概念与糖尿病肾损害

肾素 - 血管紧张素系统（renin-angiotensin system，RAS）是体内重要的内分泌系统。传统或经典概念中的 RAS 系统是指由肝脏合成的血管紧张素原（angiotensinogen，AGT），经肾脏近球细胞分泌的肾素（renin）催化，裂解成为 10 肽的血管紧张素 I（Ang I），Ang I 在血管紧张素转化酶（angiotensin converting enzyme，ACE）的作用下，去掉 C 端两个氨基酸，成为 8 肽的血管紧张素 II（angiotensin II，Ang II），Ang II 在氨基肽酶的作用下，去掉 N 端的天冬氨酸，成为 7 肽的血管紧张素 III（Ang2-8），血管紧张素 III 可进一步生成 6 肽的血管紧张素 IV（Ang3-8）等。Ang II 是 RAS 系统中最重要的活性物质，Ang II 在体内有两类受体：血管紧张素 I 型受体（angiotensin type I receptor，AT1 receptor）和血管紧张素 II 型受体（angiotensin type II receptor，AT2 receptor）。血管平滑肌上分布有 AT1 受体，Ang II 通过作用于血管平滑肌上的 AT1 受体引起血管平滑肌收缩，因此，在静脉注射 Ang II 后可引起血压升高。在整体情况下，当血压降低或其他因素导致肾脏血流量减少时，肾素释放增加，通过 Ang II 生成增加，使血管收缩，升高血压，从而恢复肾脏的血流灌注。

分子生物学技术研究最终证实，AT1 受体可以分为 AT1a 和 AT1b 两种亚型，两种受体亚型有很高的同源性，但分别是由两个完全不同的基因所编码。AT1a 和 AT1b 在体内有相同的生物学效应，且 AT1a 和 AT1b 受体与 Ang II 有相同的亲和力和相似的免疫原性，均可被已有的 AT1 受体阻滞剂所阻断和抗体识别，因此，用药理学和免疫检测手段无法区分两种受体。但用分子生物学技术可以发现，组织中可同时表达 AT1a 和 AT1b 受体。在不同组织中，两种受体的分布比例有所不同，其意义何在，目前尚不清楚。此外，关于 Ang II 作用于 AT2 受体引起的生物学效应目前还不是十分清楚，尽管已有一些关于 AT2 受体功能的研究资料，但不同报道之间存在很大差异。

除了全身 RAS 系统外，许多组织中还存在局部 RAS 系统。组织局部 RAS 系统最先是在中枢神经系统的研究中发现的。在中枢神经系统的研究中，最早注意到给予 Ang II 可以引起明显的生物学效应，提示了中枢神经系统中有 Ang II 受体分布。由于血浆中的 Ang II 不能透过血脑屏障，最初认为中枢 Ang II 的来源是外周血液中的 Ang II 经第三脑室的血管脉络丛进入中枢的。到 20 世纪 70 年代，研究逐步证实脑组织表达 RAS 系统所有已知的成员,包括肾素、AGT、ACE 及 Ang Ⅱ 的受体,即中枢神经系统有局部 RAS 系统存在。与全身循环 RAS 系统不同,中枢神经系统中 RAS 系统生成的 Ang Ⅱ 主要通过旁分泌和自分泌发挥生物学作用。此后,在多个器官和组织中都相继证实有局部 RAS 系统的存在,其中研究最多的是肾脏和心血管系统中的局部 RAS 系统。现在已经明确,循环 RAS 系统和组织局部的 RAS 系统在功能上是有区别的,全身 RAS 主要参与机体血压和水、电解质平衡调节,而局部 RAS 在细胞增殖、重构、炎症介质合成和释放、病理性损伤与修复中的作用更为重要。

Ang Ⅱ 在血浆中的半衰期并不长,血浆中 Ang Ⅱ 的浓度也很低,为 0.01~0.02pmol/ml。但至今,对组织局部 Ang Ⅱ 的水平尚无定论。不过有资料显示,组织局部 Ang Ⅱ 的浓度可能存在很大差异,在心、肾等组织中,局部 Ang Ⅱ 水平可能远高于血浆 Ang Ⅱ 水平。同时,与全身 RAS 不同的是,局部组织中裂解 Ang Ⅰ 生成 Ang Ⅱ 主要不依赖 ACE,而是糜酶(chymase)。

在糖尿病肾病发生机制研究中,RAS 系统功能异常参与糖尿病肾脏损害的发生和发展是目前研究最多、也是最为肯定的一个方面。为此,RAS 系统的抑制剂,包括血管紧张素转化酶抑制剂(angiotensin converting enzyme inhibitor,ACEI)和血管紧张素 Ⅱ 受体阻滞剂(angiotensin Ⅱ receptor blocker,ARB),尽管其最早的临床应用是治疗高血压,但近年来,已成为临床上缓解和治疗糖尿病肾脏损害的首选药物。

糖尿病时 RAS 系统过度激活,特别是肾脏局部 RAS 系统的过度激活是糖尿病导致肾脏损伤的重要原因。已有大量的研究结果证实,高糖状态下,组织氧化代谢发生改变,生成过多 ROS,导致组织发生氧化应激。氧化应激可刺激肾脏局部 RAS 系统激活,而肾脏局部 RAS 系统激活后,Ang Ⅱ 生成增加又可刺激细胞生成 ROS,由此形成恶性循环。在肾脏中,Ang Ⅱ 使产生的 ROS 参与了许多信号转导过程。最后通过刺激细胞因子和炎症因子等的生成,引起细胞功能改变,组织发生病理性重构,导致肾脏功能受损。因此,在糖尿病时使用 ACEI 或 ARB,或通过抗氧化治疗,均可以延缓糖尿病引起的肾脏损害。值得注意的是,近几年研究发现 Ang Ⅱ 通过 AT1 受体参与肾脏线粒体功能及线粒体产生 ROS 的调节。另外,Ang Ⅱ 还能够引起肾脏细胞的线粒体功能失调或线粒体依赖性细胞凋亡。

一、RAS 与系膜细胞

糖尿病肾病早期的病理改变主要是肾小球肥大、基底膜增厚和蛋白尿的出现。晚期糖尿病肾病的病理特征与其他原因导致的慢性肾功能减退相似,出现肾小球硬化、肾小管坏死、肾功能显著下降、细胞外基质过度沉积、肾脏弥漫性纤维化。已有的资料证实,肾小球系膜细胞能够独立表达 RAS 系统已知的所有成员,高糖环境能使肾脏系膜细胞 ROS 生成增加,进而导致细胞 RAS 系统激活。在离体培养的肾脏系膜细胞中,高糖刺激可使系膜细胞 AGT、ACE 的表达水平明显升高,培养液中 Ang Ⅱ 浓度显著高于正常;同时,细胞上 AT1 受体表达水平也明显升高。有研究认为,Ang Ⅱ 通过作用于 AT1 受体,刺激 ROS 产生,进而刺激系膜细胞转化生长因子(transforming growth factor,TGF-β)合成和分泌增加,刺激系膜细胞发生增殖,细胞外基质蛋白合成增加,包括Ⅳ型胶原和纤连蛋白(fibronectin)。Ⅳ型胶原和纤连蛋白都是肾小球基底膜的主要成分。如果这一系列的病理性改变发生在整体上，即可导致肾小球系膜增生和基底膜增厚。在高糖培养的肾脏系膜细胞中，加入 AT1 受体阻滞剂或 ACEI 都可明显抑制高糖刺激引起的细胞增殖和细胞外基质蛋白合成增加。胞内 Ang Ⅱ 功能的研究是近年研究的热点之一，ACEI 虽能降低高糖引起的肾小球系膜细胞胞外培养液中的 Ang Ⅱ 浓度升高，但对胞内 Ang Ⅱ 水平上调没有影响，同时也不能缓解高糖引起的系膜细胞 ECM 合成增加。如果用 siRNA 对 AGT 进行敲低后则可同时降低细胞内外 Ang Ⅱ 水平，并且抑制高糖引起的系膜细胞细胞外基质（ECM）合成增加。这一结果提示高糖诱导的系膜细胞损伤主要是通过胞内 Ang Ⅱ 介导的。近期的一些研究结果显示，高糖环境下系膜细胞内 RAS 的激活与细胞损伤的产生还可通过胰岛素样生长因子介导。另有报道，高糖条件下系膜细胞 PI3K 的激活及 ECM 合成增加、细胞增殖并不依赖 Ang Ⅱ，而是直接通过 AT1 受体来引起下游一系列变化，但具体机制尚不完全清楚。

二、RAS 与足细胞

除肾小球系膜细胞外，Ang Ⅱ 对肾小球血管内皮细胞和足细胞也有作用。但与系膜细胞不同，肾小球血管内皮细胞和足细胞均为终末分化细胞。Ang Ⅱ 引起肾小球血管内皮细胞发生氧化应激，一氧化氮合成减少，最终引起细胞凋亡增加。同样，Ang Ⅱ 可导致肾小球足细胞受损，足突丧失、融合，凋亡增加。肾小球血管内皮细胞和足细胞都是肾小球滤过膜的组成成分，内皮细胞和足细胞的受损，特别是足细胞的受损，会导致肾小球滤过屏障受到破坏，从而引起蛋白尿的发生。

足细胞的足突靠近基底膜侧并通过 α3β1 整合素复合物铆钉于肾小球基底膜。相邻足细胞间由裂孔膜相连，形成蛋白质过滤的最后屏障，分子直径大于 40nm 的蛋白质不能通过裂孔膜。裂孔膜由 nephrin、CD2AP、podocin、足萼糖蛋白（podocalyxin）等蛋白质分子组成，被称为"裂孔膜复合体"。其中 nephrin 在维持裂孔膜结构及蛋白尿形成中起着关键的作用。当足细胞受损时，足突的正常结构改变、消失，足细胞脱落，基底膜暴露，滤过膜完整性受到破坏。由于其增殖能力有限，不能有效地覆盖基底膜，将导致蛋白尿的发生。

大鼠通过微型注射泵注射 Ang Ⅱ 后，电镜显示：微丝束排列紊乱，足突宽度增加，足突融合；TUNEL 染色显示：足细胞凋亡增加；蛋白检测显示：nephrin 的表达降低。Ang Ⅱ 引起的细胞凋亡与足细胞裂孔膜结构破坏密切相关。足细胞表达 Ang Ⅱ 受体。在足细胞，Ang Ⅱ 作用于 AT1 与 AT2 受体后，发挥截然相反的作用，通过 AT1 减少裂孔膜相关蛋白的基因表达，而通过 AT2 受体增加裂孔膜相关蛋白的基因表达。

三、RAS 与小管上皮细胞

在肾小管，高糖刺激导致 RAS 系统过度激活是引起肾小管上皮细胞损伤、肾小管上皮向间质成纤维细胞转分化（epithelial-mesenchymal transition，EMT）的重要原因。在慢性肾脏损伤和纤维化的研究中，近几年，肾小管上皮细胞转分化的发生机制及作用备受关注。肾小管上皮细胞是终末分化细胞，理论上讲不再具有分化和增殖能力。然而，在糖尿病、慢性缺血缺氧、慢性炎症等病理情况下，肾小管上皮细胞可以向成肌纤维细胞（myofibroblast）转分化。EMT 的发生是导致肾脏功能丧失和纤维化的重要原因。转分化的肾小管上皮细胞在形态特征上，丢失肾小管上皮细胞的特性，如刷状缘消失、细胞极性消失、细胞间紧密连接消失等，同时，表达成肌纤维细胞标记蛋白，如 α-SMA、波形蛋白等。在离体培养条件下，转分化的肾小管上皮细胞不再像铺路石样生长，变得细长，呈梭状，或出现分叉。转分化的肾小管上皮细胞除了细胞形态和标志性蛋白分子表达水平发生改变外，功能上也出现明显变化。细胞迁移能力增强，能透过肾小管基底膜进入细胞间质，同时，细胞增殖能力显著增强，细胞外基质蛋白合成能力增强。尽管 EMT 在整体动物的研究中尚存争议，EMT 仍被认为是肾脏慢性纤维化发生的重要原因之一，有报道在单侧输尿管结扎（unilateral ureteric obstruction，UUO）引起肾脏纤维化的动物模型中，近 1/3 的间质成纤维细胞是由 EMT 产生的。RAS 系统在 UUO 模型中是过度激活的，Ang Ⅱ 是梗阻性肾病的主要病理媒介，而肾小管细胞凋亡及 EMT 是肾小管萎缩的主要原因。UUO 导致的肾小管细胞凋亡、胶原沉积、肾间质白细胞与巨噬细胞浸润均通过上调 Ang Ⅱ 水平介导。UUO Agt（-/-）小鼠血清 Ang Ⅱ 水平与 WT UUO 小鼠相比显著减少，而肾小管细胞凋亡减少，细胞增殖减少。在离体情况下，高糖刺激能引起 EMT 发生已有明确的研究结果，而且小管上皮细胞局部 RAS 激活是高糖引起的 EMT 的重要原因。AT1 受体阻滞剂能够明显抑制高糖刺激引起的 EMT 发生，减少细胞 TGF-β 和细胞外基质蛋白合成。在正常培养的小管上皮细胞中，单独给予 Ang Ⅱ 也可观察到 EMT 发生，这一结果从另一方面证实了 Ang Ⅱ 在 EMT 的发生中的重要性。EMT 发生后，除了大量增殖、细胞外基质合成增加、参与肾脏纤维化形成外，转分化的肾小管上皮细胞还丧失原有的水、电解质、氨基酸和蛋白质等的重吸收转运功能，这也是 EMT 导致肾脏功能减退的重要原因，然而目前这方面的研究资料还不多。

另外，糖尿病情况下 Ang Ⅱ 与 AGEs 等能够激活 ERK1/2、p38、NF-κB、PKC、STAT1 等信号通路并引起 ROS 的生成。从而导致肾小管细胞肥大，炎症趋化因子、细胞因子、生长因子及黏附分子在间质聚集逐渐引起炎症和纤维化。而 AT1 受体拮抗剂（candesartan，olmesartan 或 valsartan）能够显著降低高糖引起的近端肾小管上皮细胞 N- 乙酰 -β- 葡萄糖胺（NAG）、8- 羟基 -2- 脱氧鸟苷（8-OHdG）、p22phox 等蛋白表达升高，恢复高糖引起的胞质抑制 kappa B（IκB）水平下调。说明 ARB 通过阻断胞内胞外 AT1 受体信号转导从而阻断高糖引起的氧化应激，在糖尿病肾病条件下保护肾小管功能。RAS 在糖尿病肾病的发展过程中起到了核心作用，而 AGEs 及其受体 RAGE 同样是糖尿病肾病的致病因素，在体外用 AGEs 处理人近端小管细胞可导致 RAGE mRNA 水平上调，继而发生 ROS 升高、细胞凋亡，同时表现为促炎、促血栓及纤维化基因表达上调。以上小管损伤均可被 AT1 受体阻滞剂所阻断。RAS 还与 DN 过程中 AGE-RAGE 轴的激活密切相关，阻断 RAS 可通过抑制 RAGE 表达上调抑制 AGEs 对小管的损伤。

四、RAS 与肾间质细胞

在高糖状态下，肾脏间质细胞活化也是导致糖尿病肾脏纤维化的重要原因。在正常肾脏组织中，间质细胞的数量并不多，间质细胞的增殖和细胞外基质蛋白合成维持在较低水平。高糖刺激能够导致肾脏间质细胞的活化,一个重要的标志是间质细胞中 α-SMA 的表达水平明显增加,细胞增殖和迁移能力增强,同时,基质蛋白合成能力明显增强。在慢性纤维化的肾脏组织切片中,能观察到大量间质成纤维细胞。关于纤维化发生过程中间质成纤维细胞的来源目前有多种观点,有 EMT 来源说,也有血液单核细胞来源说,但是间质细胞活化并发生增殖仍然被认为是间质细胞最主要的来源。在体外实验中,已经证实 Ang Ⅱ是导致间质成纤维细胞活化增殖的重要因素。此外,TGF-β、炎症因子也能导致肾间质细胞活化。这些因子之间还存在复杂的相互作用,Ang Ⅱ 刺激可使肾脏成纤维细胞 TGF-β、纤连蛋白和 Ⅰ 型胶原表达增加,*AGT* 基因表达上调,并激活 ERK 和 p38 MAPK,这一现象可被 ARB 阻断。ERK 和 p38 MAPK 的抑制剂可显著抑制 Ang Ⅱ 诱导的纤连蛋白水平增加。说明 MAPK 在 Ang Ⅱ 诱导的肾间质纤维化中起重要作用,ARB 可预防肾间质纤维化。而 Ang Ⅱ 能刺激间质细胞 TGF-β 的合成和释放增加,AT1 受体阻滞剂能有效阻断这一作用。

　　总之,大量的基础及临床研究结果已经证实,糖尿病时,RAS 系统特别是肾脏组织局部 RAS 系统激活在糖尿病肾病发病,以及肾脏病理性重构中有重要作用(图 9-1)。而 RAS 系统抑制剂,包括 ACEI 和 ARB 的使用,可以缓解糖尿病引起的肾脏损害。

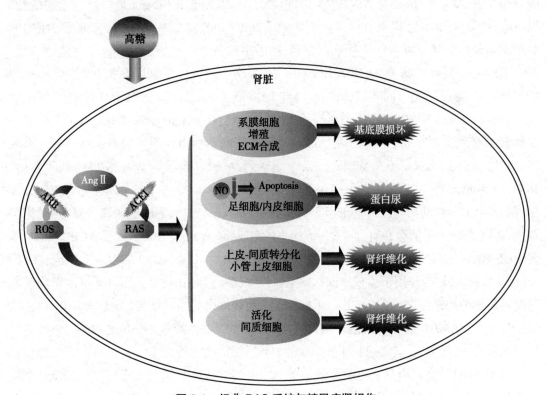

图 9-1　经典 RAS 系统与糖尿病肾损伤

RAS:肾素 - 血管紧张素系统;Ang Ⅱ:血管紧张素Ⅱ;ACEI:血管紧张素转化酶抑制剂;
ARB:血管紧张素Ⅱ受体阻滞剂;ROS:活性氧类;ECM:细胞外基质

第三节 ACE2—Ang1-7—Mas 受体轴在
糖尿病肾病中的改变与作用

21 世纪初,RAS 系统的概念有了重要更新和突破。2000 年,Donoghue M 等和 Tipnis SR 等分别从心力衰竭患者 cDNA 文库和淋巴瘤 cDNA 文库中克隆到一种与 ACE 类似的锌金属蛋白酶,由于该蛋白与 ACE 具有高度同源性,后被命名为 ACE2。ACE2 含 805 个氨基酸,其中有 40% 氨基酸序列与 ACE 相同,61% 氨基酸序列相似。*ACE2* 基因定位于 X 染色体 p22 位点,含有 18 个外显子。与 ACE 相似,ACE2 也是一种羧肽酶,但其酶解机制和作用底物与羧二肽酶 ACE 有所不同,ACE2 只能水解多肽羧基端的一个氨基酸残基,ACE2 可以水解 Ang Ⅰ 生成 Ang1-9,或水解 Ang Ⅱ 生成 Ang1-7。体外研究结果证实,ACE2 水解 Ang Ⅱ 的效率是 Ang Ⅰ 的 400 倍,因此推测,体内 ACE2 的作用主要是水解 Ang Ⅱ,调节 Ang Ⅱ 水平,同时生成与 Ang Ⅱ 在功能上相拮抗的 Ang1-7,稳定 RAS 系统的功能与作用。

早在 20 世纪 80 年代,Tonnaer JA 等用大鼠脑组织匀浆液裂解 Ang Ⅰ 后,就观察到除 Ang Ⅱ 和 Ang Ⅲ 外,还有 Ang1-7 产生,但当时认为,Ang Ⅱ 和 Ang Ⅲ 均具有生物活性,而 Ang1-7 为 RAS 系统代谢过程中产生的无活性中间产物。1988 年,Santos RA 等用狗的脑组织匀浆提取物裂解 Ang Ⅰ 后也观察到,除了生成 Ang Ⅱ 外,还有 Ang1-7 生成,实际上 Ang Ⅰ 的主要裂解产物是 Ang1-7,用 ACEI 后,Ang Ⅱ 的生成受到明显抑制,但对 Ang1-7 的生成并无明显影响。同年,Schiavone MT 等报道了 Ang1-7 能刺激下丘脑血管升压素 (vasopressin,AVP) 释放,其作用与 Ang Ⅱ 相当。1989 年,Campagnole-Santos MJ 等在大鼠延髓孤束核和迷走背核中微量注射 Ang1-7 后,观察到动物出现明显的血压下降和心率减慢。1992 年,Santos RA 等在 Wistar 大鼠中观察到,Ang1-7 产生与 AVP 相似的利尿作用。1993 年,Kohara K 等在 SHR 大鼠中观察到,SHR 大鼠血浆 Ang1-7 显著高于对照 WKY 大鼠,给予 ACEI 后,动物血压有明显降低,同时血浆 Ang1-7 的水平出现明显升高,当时作者推测,RAS 系统中可能存在有独立的 Ang1-7 代谢通路,Ang1-7 生成不依赖 ACE。其实,体内 ACE 和 ACE2 代谢通路之间有密切的相互关系,Ang Ⅰ 经 ACE2 裂解成为 Ang1-9 后,Ang1-9 可在 ACE 的作用下生成 Ang1-7。随后又观察到脑室内注射 Ang1-7 可以影响压力感受性反射的敏感性,但与 Ang Ⅱ 作用相反。一系列的研究结果证实,Ang1-7 并非 RAS 系统中无生物活性的代谢中间产物。与此同时,在心血管等系统中的研究也证实,Ang1-7 可以舒张血管,降低血压,能够抑制体外培养的血管平滑肌增生等。

尽管 Ang1-7 在体内具有生物学效应被越来越多的研究结果所证实,但对于 Ang1-7 体内发挥生物学效应的受体机制曾一度让研究者感到迷惑。由于在心血管、中枢神经系统中都观察到 Ang1-7 产生与 Ang Ⅱ 相反的生物学效应,最早以为 Ang1-7 可能通过阻断 Ang Ⅱ 发挥其生物学作用,即 Ang1-7 的作用是通过 AT1 或 AT2 受体实现的。1994 年,Ambühl P 等在下丘脑室旁核中证实[7-D-Ala]-Ang1-7 能特异性阻断 Ang1-7 的作用,但不能阻断 Ang Ⅱ 的作用,证实[7-D-Ala]-Ang1-7 是 Ang1-7 特异性的阻断剂,同时也证实 Ang1-7 的生物学作用并非通过 AT1 或 AT2 受体实现。

Mas 是一个有七次跨膜结构的膜受体，由于其内源性配体并不明确，一度成为孤儿受体。2003 年，Santos RA 等用经典放射自显影技术证实 Ang1-7 即为 Mas 受体的内源性配体。自此，RAS 系统被证实除了 ACE—Ang Ⅱ—AT1 受体效应通路外，还存在另一条有功能代谢通路，即 ACE2—Ang1-7—Mas 受体效应通路。新发现的代谢通路与 RAS 系统的传统通路在许多功能上相互拮抗。Ang1-7 可通过作用在 Mas 受体，降低血压和抑制平滑肌细胞生长而对心血管系统起到保护作用，部分原因是由于 Mas 可与 Ang Ⅱ 的 AT1 受体进行寡聚结合，进而干扰其信号传递。

在肾脏组织中，最早观察到 ACE2 与 ACE 在肾小管上皮细胞上共表达，此后在肾小球中也观察到有 ACE2 的表达。糖尿病时，肾脏组织中 ACE2—Ang1-7—Mas 通路发生了显著变化。2003 年，Tikellis C 等报道，在 STZ 诱导糖尿病大鼠肾脏中 ACE2 水平出现显著下降，用 ACEI 治疗后能逆转糖尿病引起的 ACE2 水平降低，于是提出，糖尿病时 ACE—Ang Ⅱ—AT1 受体通路功能增强，同时 ACE2—Ang1-7—Mas 受体通路功能减弱，RAS 系统功能失衡是糖尿病引起肾损害发生的原因。2008 年，Mizuiri S 等和 Reich HN 等对 T2DM 患者和正常肾组织样本进行比较，结果均显示，T2DM 患者肾小球和肾小管中 ACE2 表达水平降低，而 ACE 表达水平升高。此后，在不同动物模型和患者肾穿刺标本中，都有关于糖尿病时 ACE2 水平变化的研究报道，然而至今，各种报道的结果并不完全一致。在 STZ 诱导的糖尿病大鼠中，糖尿病发病早期可以观察到 ACE2 表达水平的升高，但在后期，ACE2 水平却表现出明显的持续性的降低。对于各种研究结果的不一致，有人推测，可能与糖尿病发病及肾脏损害程度有关。糖尿病早期 ACE2 水平可能出现自身调节和代偿性升高。

2006 年，Oudit GY 等在 ACE2 敲除的小鼠模型上证实，与同龄动物相比，ACE2 功能缺失的动物会出现早期肾小球硬化，同时肾脏组织中 Ⅰ、Ⅲ 型胶原和纤维连接蛋白沉积明显增加。此后，Oudit GY 等在糖尿病小鼠中过表达人 ACE2，结果显示，过表达人 ACE2 后，小鼠血浆中 ACE2 活性增强，Ang1-7 水平升高，同时伴有 Ang Ⅱ 水平下降。过表达 ACE2 后，动物血压水平降低，趋于正常，糖尿病引起的肾脏肾小球系膜区基质增生减少，α-SMA 表达升高减少，Ⅲ 型胶原表达水平升高被抑制；同时，NADPH 氧化酶活性降低，NADPH 氧化酶中 p47 和 Nox4 亚单位 mRNA 水平降低，高糖状态下肾脏组织氧化应激被抑制。Liu CX 等在 STZ 诱导的糖尿病大鼠模型中也用腺病毒载体过表达 ACE2，并与用 ACEI 治疗的作用进行比较。结果显示过表达 ACE2 对糖尿病引起的肾脏损害有保护作用，动物血压水平降低，尿蛋白水平和血浆肌苷水平降低，肾小球硬化指数降低，组织氧化应激水平和 TGF-β 水平降低，VEGF 和 Ⅳ 型胶原水平降低，而 SOD 活性升高。过表达 ACE2 产生肾脏保护作用与 ACEI 相似，在过表达 ACE2 的基础上进一步使用 ACEI 并不能增强肾脏保护效果。2011 年，在 T2DM 小鼠中，Moon JY 等研究结果显示用渗透压微泵慢性注射 Ang Ⅱ 可以加速糖尿病肾损害，Ang Ⅱ 刺激 NADPH 氧化酶中 Nox4 和 p47 亚单位表达水平升高，活性增强，加剧氧化应激反应，Ang1-7 可以抑制 Ang Ⅱ 引起的氧化应激反应，抑制 Ang Ⅱ 引起的肾小球系膜增生、胶原沉积和 TGF-β 增加，在体外培养的系膜细胞中，他们也观察到一致的结果。

糖尿病情况下，ACE2 对足细胞起保护作用。ACE2 敲除的小鼠中，免疫染色显示肾小球 nephrin 表达减少, VEGF 表达增多, 注射 STZ 导致糖尿病发病后较早出现蛋白尿(4 周),而 C57BL/6 野生型小鼠 STZ 糖尿病模型出现蛋白尿的时间则较晚。为了阐明 ACE2 在糖尿病肾病中的作用, Nadarajah R 等使用转基因方法在小鼠足细胞的 nephrin 启动子区域导入人的 ACE2 序列, 结果显示: 相对于对照组, 转基因组动物的肾小球 ACE2 的 mRNA、蛋白表达及活性都明显增加; 给予 STZ 造成糖尿病模型后, 野生糖尿病模型组蛋白尿明显增加, 而 ACE2 转基因组与野生对照组比较, 无论是血糖水平还是尿中蛋白的变化都没有差异。ACE2 转基因 STZ 组与野生 STZ 模型组比较, 可以明显减轻肾小球与系膜区面积, 降低 TGF-β 的表达, 增加 nephrin 与 Synaptopodin 的表达。至于 ACE2 是否通过 Ang1-7 起作用, 目前还不清楚, 尚未有 Mas 受体在足细胞的报道。

在体外培养的肾小管上皮细胞中, 高糖刺激可引起细胞 ACE2 和 Mas 受体表达水平显著下降, ACE2—Ang1-7—Mas 轴功能降低, 这一改变已被证实与高糖刺激引起的肾小管上皮细胞功能改变有密切关系。Ang Ⅱ 诱导的 Nox4 表达是肾小管上皮细胞内主要的内源性 ROS 的来源。Ang1-7 可以减少 Ang Ⅱ 诱导的 Nox4 表达和细胞凋亡, 并且其效应与 NADPH 氧化酶抑制剂相当。2012 年, Zhou L 等观察到高糖刺激可引起肾小管上皮细胞发生转分化, 细胞增殖和基质蛋白合成增加。在给予外源性 Ang1-7 后, 能明显抑制高糖刺激引起的细胞转分化, 同时, 细胞增殖和基质蛋白合成也明显减少。高糖可引起肾小管上皮细胞中 MAPK 信号通路激活, 包括 ERK1/2、p38 和 JNK 磷酸化水平均显著升高。从已有的资料显示, 三条通路的激活均参与肾小管上皮细胞转分化的发生, 都与 TGF-β 合成增加有关。外源性 Ang1-7 能抑制高糖引起的 ERK1/2 和 p38 磷酸化水平升高, 但对 JNK 磷酸化水平升高无明显作用。在原代培养的近端肾小管细胞上, Ang1-7 也可以完全抑制 Ang Ⅱ 引起的 p38、ERK 1/2 及 JNK 磷酸化, 并部分抑制 Ang Ⅱ 引起的 TGF-β1 表达上调, 对肾小管起到一定保护作用。高糖通过上调 TGF-β1, 经由 TGF-βR 减弱 NRK-52E 肾小管细胞中 ACE2—Ang1-7—Mas 效应, 上调纤连蛋白表达, TGF-β1 同样有上述作用。相反的, Ang1-7 则对 TGF-β1 具有抑制作用, ACE2 与 TGF-β1 之间存在负反馈调节机制。Ang1-7 与 Mas 结合能够激活一种酪氨酸磷酸酯酶 SHP-1, 从而抑制高糖引起的 LLC-PK(1)近端肾小管细胞中 P38 磷酸化及 TGF-β1 的合成。

通过对糖尿病肾脏组织和细胞中 ACE2—Ang1-7—Mas 受体通路改变的观察、过表达 ACE2 后对糖尿病肾损害的作用研究, 联系 Ang1-7 在心血管及中枢神经系统中所观察到的研究结果, 有人曾经提出 ACE2—Ang1-7—Mas 受体轴是针对 RAS 系统进行新药开发和临床治疗的新靶点。联合使用 Mas 激动剂和 ACEI 或 ARB 可能会提高糖尿病肾病的治疗效果。然而, 随着研究的深入, 并非所有结果都沿着所期望的方向走。2008 年 Shao Y 等就报道, 在 STZ 造成的糖尿病大鼠模型中, 用渗透压微泵持续给予 Ang1-7 后并未观察到预期的肾脏保护作用, 相反, 动物肾脏功能出现损伤加速的表现, 蛋白尿加重, 血浆肌苷和尿素氮水平进一步升高, 肾脏组织中 TGF-β1 水平不仅明显高于正常动物, 而且显著高于未治疗的糖尿病动物。与此同时, 在一些体外实验研究中, 也相继观察到了类似的结果: 2006 年, Su Z 等报道在肾小管上皮细胞上用 Ang Ⅱ 引起细胞 MAPK 通路激活, p38、ERK 1/2 及 JNK 磷酸化水平升高, 给予 Ang1-7 后, 逆转了 Ang Ⅱ 激活细胞 MAPK 通路的作用, Ang1-7 的作用不是通过 AT1 或 AT2 受体实现的,而是通过 Mas 受体介导的,因为 AT1 受体或 AT2 受体阻滞剂均不能阻断 Ang1-7 的作用,但 Mas 受体阻滞剂能有效阻断 Ang1-7 的上述作用。此后,同一研究小组的结果报道,在正常培养的人肾脏系膜细胞中,给予 Ang1-7 引起细胞 MAPK 通路激活,包括 p38、ERK 1/2 及 JNK 磷酸化水平升高。在 Ang1-7 的作用下,系膜细胞中 TGF-β1、纤连蛋白和Ⅳ型胶原合成水平也明显增加。这一作用与前期观察到的 Ang Ⅱ 的作用十分相似。Ang1-7 的上述作用同样可被 [7-D-Ala]-Ang1-7 阻断,AT1 或 AT2 受体阻滞剂都不能阻断这一效应,提示 Ang1-7 的上述作用同样是由 Mas 受体介导的。2011 年,Velkoska E 等在肾大部切除动物模型上观察到,ACEI 能有效降低动物血压,减少心肌肥厚和纤维化,然而,Ang1-7 却进一步升高血压,加重心肌重构和纤维化。

总之,Ang1-7 是 RAS 系统中除 Ang Ⅱ 外另一个有生物效应的因子。RAS 系统除 ACE—Ang Ⅱ—AT1 受体效应通路外,还存在 ACE2—Ang1-7—Mas 受体效应通路,研究者仍然认为 RAS 系统功能的平衡是维持正常机体功能的关键,但是,由于缺乏对两条效应通路相互调控机制的清楚认识,如何维持 RAS 系统功能平衡,如何通过 ACE2—Ang1-7—Mas 受体效应通路治疗或缓解糖尿病肾病发展,还需进一步地研究加以阐明。

第四节　肾素原 / 肾素受体的功能与糖尿病肾损伤

肾素是 RAS 代谢通路的第一个关键酶,也是 RAS 系统代谢的限速酶。尽管 Ang Ⅱ 是 RAS 系统中最重要的生物活性物质,然而,RAS 系统代谢通路真正的限速环节在 Ang Ⅰ 的生成,特别是在局部组织 RAS 系统中,除 ACE 外,还有糜酶、氨基肽酶、中性内肽酶等也能裂解 Ang Ⅰ 生成 Ang Ⅱ。在肾组织中,裂解 Ang Ⅰ 生成 Ang Ⅱ 主要不是依赖 ACE,由糜酶裂解 Ang Ⅰ 生成 Ang Ⅱ 的比例比 ACE 还高,为此,有人提出 ACEI 只能缓解,不能阻断糖尿病肾病的发展,其原因就在于 ACEI 并不能完全阻断 Ang Ⅱ 的生成。

肾素是一种酸性蛋白酶,其前体为 N 端带有 43 个氨基酸的肾素原(prorenin),经酶解去掉 N 端 43 个氨基酸残基后,暴露其酶解活性中心,成为有活性的肾素。AGT 是至今已知体内肾素作用的唯一底物。各种动物的 AGT 同源性并不高,人的 AGT 由 452 个氨基酸组成,AGT 经肾素裂解后,由 N 端 10 个氨基酸组成的短肽即为 Ang Ⅰ。由于心、脑、肾等多种组织中都有完整的组织局部 RAS 系统,因此,除肾脏近球细胞外,这些组织也都能合成肾素原。在肾脏,近球细胞也不是肾素原的唯一来源,系膜细胞、肾小管上皮细胞,特别是集合管上皮细胞,同样能合成和释放肾素原 / 肾素。实际上,由于近球细胞数量相对有限,而肾小管上皮细胞的数量非常庞大,因此,由非近球细胞合成并释放的肾素原 / 肾素的量是相当可观的。

肾素是 RAS 的第一个关键酶,具有限速性和高度特异性。了解肾素激活机制,有助于肾素抑制剂的开发。肾素抑制剂(renin inhibitor)不同于目前临床使用的 ACEI 和 ARB,能在源头的限速环节上抑制 Ang Ⅱ 的生成,而且由于该裂解反应特异性非常高,因此,在理论上肾素抑制剂对 RAS 系统功能异常激活所导致的疾病,如高血压、糖尿病肾病等,具有比 ACEI 和 ARB 更好、更特异的治疗效果。研究中用了很长时间寻找特异性肾素抑制剂,第一代肾素抑制剂为肽类抑制剂,无法用于临床治疗;此后,研究人员几乎用了 20 年时间开发出第二代非肽类肾素抑制剂,以 Aliskiren 为代表的第二代肾素抑制剂目前已在部分国家用于临床治疗高血压、慢性肾功能减退、糖尿病肾病等疾病。现有研究资料表明 Aliskiren 对多种病因导致的肾脏损害有保护作用。2011 年,Lynetta M 等的结果显示,在培养的小鼠足细胞中,高糖环境会导致足细胞中纤连蛋白、Cola5 IV 和 TIMP1 的 mRNA 和蛋白水平升高,以及 TIMP2 和 cleaved Caspase-3 的 mRNA 水平升高;肾素抑制剂 Aliskiren 可以缓解上述改变,提示肾素抑制剂可以缓解高糖引起的足细胞功能改变,包括促纤维化和促细胞凋亡等变化。Takashi Uzu 等的临床研究结果表明,在患有 T2DM 的高血压患者中,肾素抑制剂和 ARB 均可减少蛋白尿;然而,在降低尿液中的白蛋白和 AGT 方面,肾素抑制剂的效果甚至不如 ARB。在抗 Thy1.1 诱导的肾小球肾炎中,Miyata 等观察到 Aliskiren 可以降低尿蛋白、尿白蛋白、肾内 AGT 表达水平及血浆肾素活性和血浆 Ang II 水平,缓解 PAI-1 的升高等,说明在抗 Thy1.1 诱导的肾小球肾炎的发展过程中,Aliskiren 可以通过抑制肾内 RAS 的过度激活发挥肾脏保护作用。在此模型中,动物并未出现高血压现象,因此,肾素抑制剂的肾脏保护作用并不依赖其降血压效果。此外,Tylicki L 等的研究也证明在肾脏移植患者中,Aliskiren 可以缓解蛋白尿,作用效果与氯沙坦无异,且副作用小。近期还有研究证明,Aliskiren 在 UUO 模型和缺血再灌注模型中均有肾脏保护作用。已有的临床及基础研究资料显示,通过抑制肾素活性能够缓解 RAS 异常导致的多种肾脏损伤病理进程,然而,与最初的预期相比多少有些失望,已有的资料则显示,肾素抑制剂的效果并不优于 ARB、ACEI。对此,一方面可能肾素抑制剂的使用时间有限,有些资料需要进一步验证,另一方面研究人员也在思考肾素抑制剂作用有限的可能机制。

早在 1985 年,Luetscher JA 等就在《新英格兰医学杂志》上发表文章,指出在糖尿病时,RAS 系统一个最为明显的改变是血浆中无活性的肾素原水平的显著升高及有活性的肾素水平降低,肾素原升高程度与糖尿病患者小血管并发症的发生密切相关,临床上通过检测血浆肾素原水平可预测微血管病变、微量蛋白尿和肾损伤的发生。2008 年 Kang JJ 等的研究结果证实,糖尿病状态下,肾素原 / 肾素在肾小管上皮细胞中的表达显著升高,相比而言,近球细胞肾素原 / 肾素合成和释放的改变并不十分明显。因此推测,糖尿病时非近球细胞合成和释放的肾素原 / 肾素可能在糖尿病肾脏损害中起作用。与近球细胞来源的肾素原 / 肾素不同的是,肾小管上皮细胞或系膜细胞来源的肾素原 / 肾素可能更多是在组织局部发挥作用。

在正常血浆中,肾素原的浓度远高于肾素,为肾素的 5~10 倍。而组织中,肾素原 / 肾素水平远高于血浆。起初人们推测,组织中可能存在能捕获肾素原 / 肾素的结合蛋白,也曾发现一些能与肾素原、肾素结合的蛋白,如 M6P/IGF2R(mannose-6-phosphate/insulin-like growth factor 2 receptor)等。2002 年 Nguyen G 等报道体内存在有功能的特异性肾素原 / 肾素受体(PRR),并克隆了 PRR cDNA 序列。根据 Nguyen G 等的报道,PRR 为一酪氨酸激酶偶联受体,和已知的酪氨酸激酶偶联受体无同源性。肾素原和肾素与 PRR 有相同亲和力,且亲和力很高,亲和常数是 nmol 级的。当肾素原与之结合后,肾素原构象发生改变,在不需要裂解 N 端 43 个氨基酸残基成为肾素的情况下,暴露其活性中心,形成有酶解 AGT 活性的变构体；而当肾素与 PRR 结合后，其构象也会发生改变，变构的肾素裂解 AGT 的活性升高数倍。此外，肾素原/肾素与 PRR 结合后，PRR 被激活，通过激活细胞内 MAPK 信号通路也可引起细胞功能改变。因此，肾素原/肾素与 PRR 结合后，可通过两条途径参与细胞或组织功能调节：①通过激活细胞内 MAPK 信号转导通路，改变细胞功能；②使肾素原/肾素发生变构，提高裂解 AGT 生成 Ang I 的效率，通过生成更多 Ang II 发挥效应。在体内，最先观察到在肾脏系膜细胞上有 PRR 分布，此后在心血管系统的内皮细胞、心肌细胞和血管平滑肌细胞上，以及肾小管上皮细胞上也发现有 PRR 分布，在神经节和胶质细胞中，PRR 的表达水平非常高，肾素/肾素原受体的功能见图 9-2。

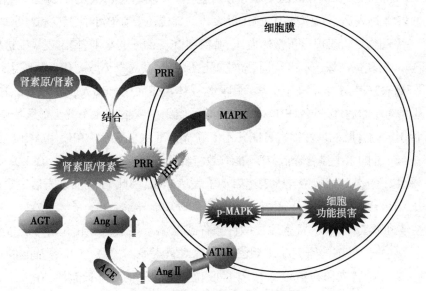

图 9-2　肾素/肾素原受体的功能

PRR：肾素原/肾素受体；AGT：血管紧张素原；Ang I：血管紧张素 I；ACE：血管紧张素转化酶；
Ang II：血管紧张素 II；HRP：柄区肽；AT1R：血管紧张素 I 型受体

人的 *PRR* 基因位于 X 染色体 11.4 位点，其 mRNA 全长 2034 bp，有很长的 3' 非翻译区，没有其他剪切方式。人的 PRR 由 350 个氨基酸组成，有单次跨膜区域，胞内片断有酪氨酸激酶活性。与 RAS 系统中其他成员不同，不同种属间 *PRR* 基因序列有很高同源性。人和大鼠 *PRR* 基因同源性高达 95%，氨基酸序列的同源性也超过 80%。进一步的研究发现，从高等动物到低等动物，*PRR* 基因同源性都很高，特别在 PRR 的跨膜区和胞内区。研究还发现，在 *C.elegans* 或 *Drosophila melanogaster* 等低等动物中，尽管这些生物体并不表达 RAS 系统所有成员，但却表达 PRR，提示 PRR 在这些生物体内有不依赖于循环 RAS 系统的功能。

已有的资料显示，肾素原/肾素结合 PRR 后，可激活胞内 MAPK 信号转导通路中的 ERK1/2 和 p38 通路。在肾脏系膜细胞中，ERK1/2 通路的激活可引起细胞 TGF-β1、PAI1、胶原蛋白（collagens）、纤连蛋白（fibronectin）、环氧合酶 -2（cyclooxygenase-2）等的表达增加。这些作用并不依赖肾素原/肾素的酶解活性和 Ang II 的生成。而 p38 通路的激活则与早幼粒细胞锌指转录因子（promyelocytic zinc finger transcription factor）核转位和负反馈下调 PRR 表达有关，而已有的肾素抑制剂能够抑制肾素活性，但不能阻断肾素原/肾素与 PRR

结合和受体的激活。

PRR 被确认为 RAS 的新成员后，有研究者对 PRR 在高血压、糖尿病等一些病理情况下的变化进行了观察。在糖尿病患者的肾脏穿刺样本及糖尿病动物模型中，都观察到 PRR 水平有显著升高。肾素原水平的升高是长期以来临床上观察到糖尿病患者的一个特征性改变，于是，人们自然想到高肾素原通过激活 PRR 可能与高血压和糖尿病肾病等疾病的发生有关。由于缺乏明确有效的 PRR 阻断剂，曾有不止一个研究小组尝试通过建立 PRR 基因敲除动物来研究 PRR 在体内的功能。然而，很快实验结果就证实，PRR 完全敲除动物不能存活。此后，他们转而进行了过表达 PRR 的研究。

2006 年，Ichihara A 等和 Burcklé CA 等分别建立了过表达人 PRR 的小鼠模型。在 Ichihara A 等建立的 PRR 过表达小鼠模型中，PRR 过表达的部位主要在肾小管上皮和肾小球，研究结果显示，转基因动物尽管表现出正常的血压、血糖和血浆 Ang Ⅱ水平，却出现早期进行性肾脏损伤，包括早期出现蛋白尿，到 28 周时，动物就已出现明显的肾小球硬化。肾脏组织中 ERK 磷酸化水平升高，TGF-β1 水平高于正常。用肾素受体阻滞剂（handle region peptide，HRP）能显著缓解转基因动物的病理进展，HRP 对动物血浆及组织中 Ang Ⅱ水平并无显著影响，提示过表达 PRR 后引起的肾脏病理性损害可能并不依赖 Ang Ⅱ水平变化。在使用 ACEI 后，尽管血浆及肾脏中 Ang Ⅱ的水平显著降低，却不能有效缓解肾脏病理的发展进程。在 Burcklé CA 等的研究中，采用了平滑肌细胞特异性表达启动子表达 PRR，因此 PRR 的过表达主要在血管平滑肌细胞中，结果动物呈现高血压，但未出现明显的肾功能异常。

最初在体外研究中发现，肾素原在酸性条件或低温条件下，无须酶解，可通过变构被激活。1999 年，有一个日本的研究小组观察到用针对肾素原 N 端 1-15 位氨基酸的抗体与肾素原结合后，也能使肾素原在不裂解 N 端 1-43 位氨基酸的情况下被激活；用人工合成肾素原 1-8 位或 1-15 位氨基酸组成的短肽，可抑制肾素原的非酶切变构激活，相反 9-15 位氨基酸组成的短肽没有阻断效应。此后，研究进一步发现肾素原 N 端 1-43 片段中有两个重要的功能区，7-10 位氨基酸被称为 Gate 区，能与肾素活性中心结合，封闭活性中心；11-15 位氨基酸被称为柄区肽（handle region peptide，HRP）能与 PRR 结合，并被用作 PRR 阻断剂。

PRR 发现后，由于肾素原 / 肾素与 PRR 结合可以通过 Ang Ⅱ依赖和非依赖途径参与糖尿病肾损害等病理过程的发生和发展，于是人们开始通过阻断肾素原 / 肾素与 PRR 的结合治疗糖尿病肾损害。而 HRP 片断是肾素原 / 肾素与 PRR 结合的部位，2004 年 Ichihara A 等首先用人工合成的含 HRP 片断的多肽和内源性肾素原 / 肾素竞争与 PRR 结合，观察对糖尿病肾病的治疗效果。在 STZ 诱导的糖尿病大鼠模型上，用渗透压微泵持续注射 HRP 后，在不改变动物血糖和血压水平的情况下，HRP 有效降低蛋白尿，缓解糖尿病肾脏的病理损害，表现为减少胶原沉积，缓解肾小球硬化等。HRP 能够明显降低肾脏组织中 Ang Ⅰ和 Ang Ⅱ水平。此后，该课题组的研究结果进一步显示，在 AT1 受体基因敲除的小鼠中，用 STZ 诱导糖尿病发生后，同样可以出现肾脏损害，提示糖尿病导致的肾脏损害并非完全依赖于 Ang Ⅱ。ACEI 能够显著降低血浆及肾脏组织中 Ang Ⅱ水平，然而对糖尿病引起的肾脏损伤无明显的改善作用；在用 HRP 治疗后，有效缓解了糖尿病导致的肾脏损害，HRP 在不明显影响血浆 Ang Ⅱ水平的情况下，有效降低肾脏组织中 Ang Ⅱ水平。与 ACEI 相比 HRP 显著降低肾脏组织中 ERK1/2、p38、JNK 磷酸化水平,而 ACEI 对 ERK 磷酸化水平无显著影响。此后,又相继有关于 HRP 通过阻断 PRR,抑制内毒素引起的炎症反应和视网膜血管增生,降低脑卒中倾向自发性高血压大鼠心脏及肾脏纤维化程度,缓解胰岛素抵抗等研究结果报道。

正当人们对 HRP 及其类似物是否成为下一个针对 RAS 新靶点的治疗药物充满期待时,2008 年,Muller DN 等在 2K1C 动物模型中观察到,HRP 并不改变肾动脉结扎引起的高血压、心肌肥厚和肾脏病理学变化,包括肾间质巨核细胞的浸润和胶原蛋白的过度沉积,同时,HRP 也不影响 PRR 的 mRNA 水平。此外,Krebs C 等也报道,在 Goldblatt 高血压大鼠钳制肾脏动物模型中,依那普利能够降低血压水平和间质纤维化,同时,降低 PAI-1 表达水平;HRP 对血压水平、间质纤维化和 PAI-1 表达均无影响。看来 HRP 是否是 PRR 的阻断剂仍需进一步研究来证实,然而,糖尿病时 PRR 和肾素原水平均有显著升高,而肾素原 / 肾素与 PRR 的结合可通过组织局部高 Ang Ⅱ 和非 Ang Ⅱ 依赖途径,导致器官病理性损害,由此看来,阻断 PRR 仍然是针对 RAS 系统(图 9-3)新药物开发的靶点。

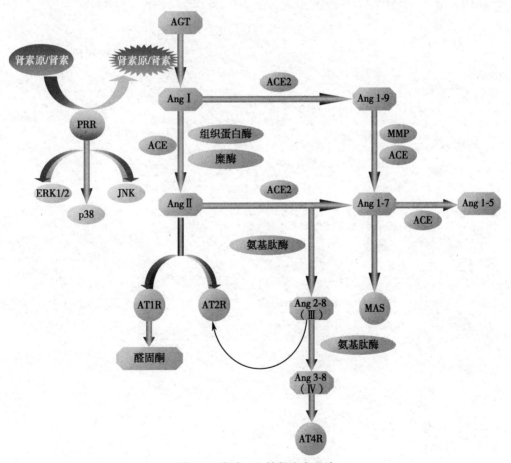

图 9-3　肾素 - 血管紧张素系统

PRR:肾素原 / 肾素受体;AGT:血管紧张素原;ACE:血管紧张素转化酶;ACE2:血管紧张素转化酶 2;Ang Ⅰ:血管紧张素 Ⅰ;Ang Ⅱ:血管紧张素 Ⅱ;Ang 1-9:血管紧张素 1-9 肽;Ang 1-7:血管紧张素 1-7 肽;Ang 1-5:血管紧张素 1-5 肽;Ang 2-8(Ⅲ):血管紧张素 2-8 肽(Ⅲ);Ang 3-8(Ⅳ):血管紧张素 3-8 肽(Ⅳ);AT1R:血管紧张素 Ⅰ 型受体;AT2R:血管紧张素 Ⅱ 型受体;AT4R:血管紧张素 Ⅳ 型受体;MAS:MAS 受体;MMP:基质金属蛋白酶

第五节 展 望

RAS系统(见图9-3)功能异常参与糖尿病肾病的发生和发展,针对RAS的抑制剂ACEI和ARB已在临床广泛使用,在保护糖尿病肾损害中也取得公认的治疗效果。近年来,ACE2—Ang1-7—Mas受体轴的发现、PRR的发现使RAS系统的概念有了根本的改变,这些变化,不仅让我们对体内RAS系统的认识更加完整,更好地理解ACEI和ARB作用机制和临床治疗效果的局限性,也为设计、开发针对RAS系统的新的药物提供了良好的理论基础,特别是PRR的发现及其在糖尿病肾病中的作用和机制的明确,让我们意识到,目前即将上市的肾素抑制剂同样存在其作用的局限性。我们正逐渐认识到,机体RAS系统已不再是单一的通路,而是一个网络,RAS系统中各个成员之间还存在复杂的相互调节,哪里是干预的理想环节,如何有效维持整个RAS系统功能的平衡,而不是单纯阻断某一环节,还有许多问题需要探讨。

(陆利民　殷帆)

第十章 激肽释放酶 - 激肽系统与糖尿病肾病

第一节 激肽释放酶 - 激肽系统概述

激肽释放酶 - 激肽系统(kallikrein-kinin system, KKS)最初由两位法国学者 Abelous 和 Bardier 于 1909 年首次报道,他们发现静脉注射尿液可引起狗的血压下降,因而推测尿中存在降压物质。1930 年,Frey EK、Kraut H 和 Werle E 发现高分子量激肽原,命名为"Kallikrein",即激肽释放酶。此后,随着相关研究的进展,关于 KKS 的认识逐渐增加,发现该系统在炎症反应、血压调控、凝血、疼痛等生理与病理过程中具有广泛作用。

KKS 由激肽原、激肽释放酶、激肽酶、激肽及其受体组成。激肽原是激肽的前体,主要分为两类:高分子量激肽原(high molecular weight kininogen, HMWK)和低分子量激肽原(low molecular weight kininogen, LMWK)。HMWK 由 626 个氨基酸组成,含 6 个结构域(D1~D6)。根据糖基化程度的不同,其分子量为 90~120kDa,主要由肝脏合成,经激肽释放酶的裂解产生缓激肽。除此之外,HMWK 本身还是内源性凝血途径的主要凝血因子之一。LMWK 由 406 个氨基酸组成,其分子量为 50~60kDa,与 HMWK 相比,缺少 D6 结构域。LMWK 经组织激肽释放酶裂解而释放出胰激肽(kallidin),又称为赖氨酰缓激肽(lys-bradykinin)。除 HMWK 与 LMWK 外,研究人员发现在大鼠中还存在第三种类型的激肽原,即 T 激肽原,该激肽原在人体中没有发现。

激肽释放酶属于丝氨酸蛋白酶,分为两类:血浆激肽释放酶(plasma kallikrein, PK)和组织激肽释放酶相关肽酶(kallikrein-related peptidases, KLKs),前者存在于血浆中,而后者位于各种组织,两者的基因、分子量、底物特异性及产生的激肽均不尽相同。PK 由肝细胞合成并以无活性的酶原形式释放入血液循环中,激肽释放酶原被Ⅻa 因子激活并转换成 PK 后可裂解 HMWK 而释放缓激肽;与 PK 不同,KLKs 表达于多个组织中及中枢神经系统,能裂解多种底物分子,包括 LMWK 及基质蛋白。在人的 KLKs 家族中,KLK1 裂解 LMWK 后生成胰激肽,后者再经血浆氨基肽酶裂解而生成缓激肽。

激肽是一些小分子的肽类,包括缓激肽和胰激肽。缓激肽由 9 个氨基酸组成,与相应受体结合后,发挥广泛的生理作用,包括内皮细胞依赖的扩血管作用、收缩支气管和肠道平滑肌、增加血管通透性、促进尿钠排泄等。缓激肽可被 3 种激肽酶降解,包括:血管紧张素转换酶(ACE)、氨基肽酶 P(APP)及羧肽酶 N,分别能裂解其 7-8、1-2 及 8-9 位键。胰激肽由十个氨基酸组成,与缓激肽相比,其 N 端多了一个赖氨酸。胰激肽经血浆氨基肽酶裂解而生成缓激肽,发挥相同的生理作用。

激肽受体是 G 蛋白偶联的受体,包括 B1 和 B2 两个受体(B1R,B2R)。B2R 组成性的广泛表达于正常组织中,能与缓激肽或胰激肽结合,介导其生理作用。B2R 与 Gq 和 Gi 偶联,前者能激活磷脂酶 C 而增加细胞内游离钙离子浓度,后者则能抑制腺苷酸环化酶。与B2R 不同,生理情况下,B1R 表达很少,但是多种病理因素可诱导其表达,如缺血 / 再灌注、炎症、创伤、休克、过敏等。缓激肽或胰激肽与 B1R 结合后,能使细胞内钙离子浓度升高并导致急性或慢性的炎症过程。

第二节　激肽释放酶 - 激肽系统与糖尿病肾病

自 1999 年起,关于 KKS 在糖尿病肾病中的作用受到了关注,早期主要集中于 KKS 在介导血管紧张素转换酶抑制剂的肾脏保护中的作用。之后很多研究集中在 KKS 各个组分在糖尿病肾病中的变化、调控及其与肾病进展的关系,尤其是作为最重要的下游组分受体的表达与调控。

多项研究表明,B1R 和 B2R 的表达可相互代偿,如在 B2R 敲除的小鼠肾脏和心脏,B1R 的表达明显增加,而在 B1R 敲除的小鼠,B2R 的表达同样显著增加,因此,单个受体基因敲除的小鼠很难用来阐明该受体在肾病中的作用。Kakoki M 等建立了 B1R、B2R 双敲除的 Akita 糖尿病小鼠模型,发现 B1R、B2R 双敲除小鼠与对照小鼠相比,其血糖和血压没有显著性变化,然而其肾病、神经病变及骨矿物质丢失显著加重,表现为尿白蛋白排泄增加、肾小球硬化加重、间质纤维化及基底膜增厚更为明显。Yuan G 等在链脲佐菌素和高脂饮食诱导的糖尿病小鼠中,给予腺病毒过表达人的组织激肽释放酶,发现能显著改善其肾病损害,包括尿白蛋白排泄、病理学表现及肌酐清除率的改善。而 Bodin S 等建立了组织激肽释放酶敲除的小鼠,并利用链脲佐菌素诱导糖尿病,发现与野生型小鼠相比,其尿白蛋白显著增加,而血糖和血压水平没有差异。众多研究发现,在链脲佐菌素诱导的糖尿病鼠及 Akita 小鼠肾脏中,B1R 和 B2R 的表达都是明显升高的,其机制可能与高血糖的调控有关。链脲佐菌素诱导的糖尿病大鼠中,血浆和肾脏的缓激肽水平也升高。我们自己的研究也发现,给予 2 型糖尿病 db/db 小鼠、1 型糖尿病 Akita 小鼠及 STZ 诱导的 1 型糖尿病小鼠外源性的胰激肽原酶,可以显著降低尿白蛋白、改善肾脏超微结构、降低肾脏局部的炎症、减少纤维化、减少氧化应激产物堆积等。综上所述,糖尿病状态下 KKS 的激活可能是一种保护性反应,其在糖尿病肾病的发展过程中具有保护作用,因此,激活 KKS 有可能作为防治糖尿病肾病的有效靶点。

目前发现了 4 种常见的激肽受体多态性,包括 B1R 启动子区(−699G/C)、B2R 启动子区(−58C/T)、B2R 第一外显子(+9/−9bp I/D)及 B2R 第二外显子(181C/T)。一项混合了 1 型和2 型糖尿病人群的研究发现,+9/+9 表型即 B2R 低表达能减少微量蛋白尿的发生,而另外的研究发现 +9/+9 表型与心血管风险增加及收缩性高血压、微量蛋白尿有关,与前一项研究的结果相反。因此,目前的临床研究尚不能得出一致的结论,需要更大样本量的研究来揭示激肽受体多态性与糖尿病肾病的关系。

第三节 激肽释放酶 - 激肽系统的保护作用与机制

一、KKS 的抗纤维化作用及机制

肾脏的系膜细胞在糖尿病肾病肾小球病变中具有重要作用,该细胞表达 B1R 和 B2R,最近的几项研究提示,B2R 信号系统可能在肾脏纤维化的发生发展中有重要作用,激活系膜细胞上的 B2R 能抑制系膜细胞的增殖。Kakoki M 等在 B2R 敲除的 Akita 糖尿病小鼠肾脏中发现,与对照组相比,其肾小球硬化、肾小管间质硬化及基底膜增厚均加重,提示 B2R 信号系统可能发挥了拮抗上述病理改变的作用。该研究还发现,B2R 敲除小鼠肾小球硬化的发展与 megsin 蛋白的表达增加有关,而 megsin 能抑制系膜区基质蛋白降解,进一步提示 B2R 信号系统可能对肾脏纤维化有保护作用。

与 B2R 受体信号系统不同,B1R 信号通路激活与炎症反应有关。在单侧输尿管结扎的动物模型中,给予 B1R 拮抗剂能减少巨噬细胞浸润,而 B1R 敲除则能减少前炎症因子如 MCP-1 和 IL-6 的表达从而减轻肾脏纤维化。这些研究结果提示 B1R 信号通路的激活能促进肾脏纤维化。Kakoki M 等比较了 B1R、B2R 双敲除的小鼠模型与单独 B2R 敲除的小鼠,发现在 12 月龄的时候,前者的肾小球硬化、肾小管间质纤维化及基底膜增厚明显较后者严重,其机制可能与 TGFâ1、CTGF 及 ET1 等促纤维化因子的高表达有关。在高盐诱导的肾脏损伤大鼠模型,输注缓激肽能减少氧化应激及 MAPK 活性,从而减轻肾脏炎症、凋亡及纤维化,提示 KKS 激活能减轻肾脏纤维化。

二、KKS 的抗氧化应激作用及机制

氧化应激是介导糖尿病肾病发生与发展的主要机制之一,过多活性氧类(reactive oxygen species,ROS)的堆积是机体抗氧化系统和致氧化系统失衡的结果,而 ROS 增多能激活几条参与糖尿病肾病发生的通路,包括多元醇通路、糖基化终末产物及其活性配体、蛋白激酶 C(PKC)激活、己糖胺通路等。因此,减少 ROS 的堆积可能对改善糖尿病肾病有益。

糖尿病时增多的 ROS 主要来源于线粒体的氧化磷酸化,而一氧化氮能可逆性地抑制细胞色素 C 氧化酶,该酶是电子传输链的关键酶,除此之外,cAMP 依赖的通路也能抑制该酶的活性。研究发现,缓激肽能激活内皮型一氧化氮合酶(eNOS)并增加肾脏上皮细胞的 cAMP 水平。激肽还能促进前列腺素类的合成,包括前列腺素 E2 和 I2,后两者则能升高细胞内 cAMP 水平。这些结果提示,KKS 可能通过 NO 和前列腺素对 ROS 的产生起到一定作用。而研究确实发现,在人的内皮细胞中,缓激肽能减少线粒体超氧阴离子的产生,而 NOS 抑制剂则能减少该作用。在 STZ 糖尿病大鼠,缓激肽能减少氧化应激产物的生成。在高盐诱导的肾损伤大鼠模型,输注缓激肽能提高肾脏 NO 水平、减少 ROS 生成。西卡前列

腺素（cicaprost）是前列腺素 I2 的类似物，研究发现该类似物能减缓 STZ 糖尿病大鼠的肾损伤。与野生型小鼠相比，B2R 敲除的小鼠血浆中氧化应激产物升高了 30%，而 B1R、B2R 双敲除的小鼠血浆氧化应激产物升高了 70%。我们的研究发现，在糖尿病小鼠的肾脏，重要的抗氧化分子还原性谷胱甘肽（GSH）含量明显下降，而给予外源性胰激肽原酶后，肾脏中的 GSH 含量显著上升。上述的研究提示，KKS 可能通过几种不同的机制而对调控氧化应激的平衡产生作用。

三、一氧化氮在 KKS 保护肾脏中的作用

一氧化氮是左旋精氨酸经一氧化氮合酶（NOS）合成的，具有广泛的生理和病理作用。NOS 有三种亚型，包括内皮型（eNOS）、诱导型（iNOS）及神经元型（nNOS），目前已经在动物模型及临床研究中证实，eNOS 缺陷会导致糖尿病肾病的发生与发展。eNOS 活性受细胞内钙离子浓度的调控，细胞内钙离子浓度升高会激活 eNOS，合成一氧化氮。

B1R 和 B2R 与 Gq 和 Gi 蛋白偶联，激活后能升高细胞内钙离子浓度从而激活 eNOS。在 B1R 和 B2R 双敲除的小鼠，其血浆中 NO_2^-/NO_3^- 的水平明显降低，提示 NO 合成的减少。给予 STZ 诱导的糖尿病大鼠左旋精氨酸能减少蛋白尿，而给予 NOS 抑制剂 L-NAME 则能加重蛋白尿及病理改变。在 db/db 小鼠、Akita 糖尿病小鼠中，eNOS 缺陷均会显著加重肾脏损害。我们的研究发现，糖尿病小鼠体内的 NO_2^-/NO_3^- 明显低于非糖尿病小鼠，而给予外源性胰激肽原酶后其显著上升，同时伴有肾脏损伤的显著改善。上述的研究提示 KKS 可能通过 eNOS、NO 而对糖尿病肾病发挥保护作用。

四、KKS 在 ACEI 和 ARB 的肾脏保护中的作用

多个大型的临床研究均证实血管紧张素转化酶抑制剂（ACEI）对 1 型和 2 型糖尿病肾病具有保护作用，而这种肾脏保护作用部分是不依赖于其降压作用实现的。此外，多个临床研究也证实了血管紧张素 II 受体阻滞剂（ARB）也能显著改善肾脏病变、延缓肾功能的下降，同样，ARB 的肾脏保护作用部分也是不依赖于降压的，目前众多的研究证实，KKS 的激活可能部分介导了 ACEI 和 ARB 的肾脏保护作用。

缓激肽是血管紧张素转化酶的底物之一，经该酶的作用转化为其无活性的代谢产物缓激肽 1~7。研究发现，血管紧张素转化酶对缓激肽的亲和力远超过其与血管紧张素 I，提示缓激肽在介导 ACEI 的保护作用中可能有更重要的贡献。动物及人的研究均发现，给予 ACEI 后能升高血浆缓激肽的水平。Duncan J 等发现，给予大鼠 ACEI 后，其血浆、肾脏、心脏及肺中的缓激肽水平均显著升高。在 STZ 诱导的糖尿病大鼠模型、Zucker 肥胖糖尿病大鼠模型及 db/db 小鼠模型中，B2R 拮抗剂能降低 ACEI 对肾脏的保护作用，这些研究结果都强烈支持 KKS 至少部分介导了 ACEI 的肾脏保护作用。

中性内切酶（neutral endopeptidase，NEP）是降解缓激肽的另外一个酶，能将缓激肽降解为无活性的形式，而 ARB 能抑制 NEP 活性，因此，ARB 能升高循环和组织中的缓激肽水平，这在动物和临床研究中均得以证实，提示 KKS 可能也部分介导了 ARB 的肾脏保护作用。

第四节　展　　望

　　众多的动物及临床研究证实 KKS 对糖尿病肾病具有保护作用,其机制可能与一氧化氮、前列腺素等介导的抗氧化应激、抗纤维化作用有关。ACEI 和 ARB 对糖尿病肾病的保护作用已经众多临床研究证实,并且 KKS 也介导了其部分的保护作用。目前,我国临床上有胰激肽原酶的药物制剂,其临床使用的指征包括糖尿病肾病、糖尿病周围神经病变等。国内开展的一些小规模、短期的临床观察确实发现该类药物能够减轻糖尿病肾病的尿白蛋白排泄,然而缺乏长期的、严格设计的临床研究结果。从目前的基础研究结果推测,如果联合应用激活 KKS 的药物与 ACEI 或者 ARB 类的药物,可能对糖尿病肾病有更好的保护作用。因此,目前需要相关循证医学的证据,证明通过直接激活 KKS 系统或者联合 ACEI、ARB 能对糖尿病肾病发挥更充分的保护作用,为临床防治糖尿病肾病提供更好的选择。

（张朝云）

第十一章 自噬与糖尿病血管病变

第一节 自 噬

一、简述

为了维持细胞的正常生长和发育，作为细胞基本组成的蛋白质和细胞器，其生成和降解的平衡都需要得到精密的调控。这种平衡的调控在发育或者面对外界环境刺激时显得格外重要。胞内蛋白质降解系统分为两种：选择性降解——蛋白酶体（proteasome）系统，由泛素化蛋白参与，主要降解短寿命蛋白质；非选择性降解——由溶酶体（lysosome）介导的细胞自噬（autophagy）系统。细胞器的降解则只能通过由溶酶体介导的细胞自噬系统。

自噬是指从粗面内质网的无核糖体附着区脱落的双层膜包裹部分胞质和细胞内需降解的细胞器、蛋白质等成分形成自噬体（autophagosome），溶酶体（哺乳动物）和／或液泡（酵母菌、植物）与之融合成自噬溶酶体，将内容物降解成氨基酸、游离脂肪酸释放出来，作为细胞结构重建的原料，并在饥饿、营养缺乏时提供能量，以实现细胞本身的代谢需要和某些细胞器的更新。这个现象最早由 Clark 于 1957 年在分化过程中的肾脏细胞发现。

直到 1962 年，才由 Ashford 和 Porter 提出自噬的概念，"autophagy"来源于希腊语，"auto"意为自身，"phagy"意为吞食。他们在用胰高血糖素灌注大鼠肝脏后发现了肝脏细胞内有"自己吃自己"的现象。由于当时已经知道胰高血糖素只在机体血糖降低时分泌，通过刺激糖原分解提高血糖水平促进分解代谢，于是 Ashford 和 Porter 推测自噬的主要目的是通过降解细胞内部分非必需的细胞器及胞质蛋白，一方面减少细胞自身的能量消耗，另一方面利用这些细胞器和蛋白质降解过程中产生的能量供给细胞生存。由于自噬体内的多种水解酶都能非特异性地降解大分子底物（蛋白质、脂类、核酸和糖类），所以自噬发生前必须用双层膜包裹被降解物，将降解这一过程限定在有限的范围内，避免损伤细胞其他组分。

自噬在进化中具有高度的保守性，所有有核细胞中都能观察到自噬现象。在酵母细胞、植物细胞和动物细胞中的自噬过程非常相似，而且自噬相关的基因在进化上也是高度保守的。酵母中与自噬相关的基因命名为 *ATG* 基因（autophagy related gene）。由于自噬的最直接功能是通过降解一些胞质蛋白来提供能量去应对营养不足的环境压力，所以可以通过筛选对饥饿敏感或者不能消化特定胞质蛋白的酵母突变株来寻找自噬相关蛋白。目前发现的自噬相关蛋白主要是在酵母中通过遗传突变筛选发现的。

二、自噬的类型

自噬分为三种形式,分别为大自噬(macroautophagy)、小自噬(microautophagy)和分子伴侣介导的自噬(chaperone mediated autophagy,CMA)。

大自噬是自噬的主要途径,用于消除受损的细胞器及不需要的蛋白质。大自噬的形成,最初先由粗面内质网的无核糖体附着区脱落的双层膜结构形成杯状凹陷,包裹胞质和线粒体、内质网等细胞器,形成具有双层膜结构的自噬体,一般在哺乳动物细胞中直径为0.5~1.5μm,酵母菌细胞中为0.3~0.9μm。自噬体外膜与溶酶体开始融合时,内膜和来源于胞质的内容物即被溶酶体的水解酶所降解。

小自噬是溶酶体形变后直接吞噬将要降解的胞质。其分子机制至今都没有得到很好的解释。

CMA降解和大自噬相比显得更加复杂并且具有很高的特异性,只能降解具有5肽序列(KFERQ)的可溶蛋白。该降解过程首先由分子伴侣——热休克蛋白HSC70识别并结合该5肽序列,与靶蛋白形成复合物之后,再和溶酶体膜上的溶酶体膜糖蛋白LAMP2A识别并结合,将靶蛋白转运到溶酶体内降解,与LAMP2A的识别是该途径的限制步骤。CMA降解和上面两种自噬最大的不同就是该过程的底物只能是特异性的蛋白质,而且靶蛋白只能在分子伴侣及溶酶体膜蛋白的协助下以一个分子接一个分子的形式进入溶酶体。

三、自噬的功能

目前的研究表明自噬主要有四个方面的功能:应对营养缺乏,参与感染后的免疫反应,修复细胞损伤,调控细胞程序性死亡(programmed cell death,PCD)。

饥饿时应激使细胞生存是自噬最基本的功能。酵母出芽生长时,自噬保持在低水平,甚至测不到;一旦出现缺氮,自噬迅速被诱导激活。用自噬标志物微管相关蛋白轻链3(LC3)标识小鼠。缺氮时,几乎所有组织细胞器的自噬活动均有增加。多数组织的自噬激活在24小时内达到高峰,并持续3~12小时。在其后的2日内逐渐下降到基线水平。酵母在缺乏营养供给的情况下会诱导出高水平的细胞自噬,通过降解细胞内的非必需蛋白质和其他组分为细胞代谢提供能量,为合成细胞生存所必需的蛋白质和其他细胞组分提供氨基酸和其他基本分子。哺乳动物出生时,母体营养瞬间切断,研究表明此时多数组织的自噬均有暂时性激活,用来抵抗出生时的饥饿。Atg5作用于自噬体分离膜的延伸。在新生儿时期的自噬中起重要作用。缺乏Atg5的小鼠出生时正常,生后10小时内将出现系统性氨基酸缺乏,而且寿命比野生鼠更短。用牛奶提供营养可推迟其死亡。高等的真核生物,从刚脱离母体胎盘营养供应的新生个体,到体外培养的细胞或者组织,在营养缺乏的时候都会产生高水平的自噬。

自噬作用已经被确认为一种免疫机制。在破坏胞内病原体的过程中,自噬具有非常重要的作用。如果自噬过程被阻断将不能有效破坏胞内病原体,例如导致肺结核病的结核分枝杆菌就能够通过阻断降解它的细胞器成熟得以逃过免疫反应而存活。有一类病毒和细菌就是通过抑制自噬过程而不能被细胞清除。

自噬能够清除细胞内受到损伤而不能行使正常功能的细胞器、膜结构或者蛋白质。目前认为导致积累细胞损伤和细胞衰老的重要原因是,这些细胞不能完成清除受损细胞组分的自噬过程。正常生长时自噬保持在低水平状态,这种基线自噬能调节胞内蛋白质平衡,尤其在神经细胞和肝细胞中。基线自噬首先在缺失 Atg7 的鼠肝细胞中发现。腹腔注射聚肌胞(plpC),使小鼠缺失 Atg7 蛋白,20 日后可观察到细胞器如线粒体和内质网异常堆积;肝细胞中出现泛素肽堆积,肝大,血清丙氨酸转氨酶和天冬氨酸转氨酶异常增加。约 90 日后小鼠因肝大和异常肝小叶形成而死亡。在缺失 Atg5 的肝细胞亦能观察到蛋白堆积。缺失 Atg5 的小鼠出生时有吮吸障碍,其机制未明,但异常蛋白的堆积很可能导致中枢神经病变。这表明,基线自噬在胞内物质的清除中起关键作用。

一些最新的研究提出除了细胞凋亡(apoptosis)之外还有一种新的细胞程序性死亡机制存在。这个新的非细胞凋亡的细胞程序性死亡现象和细胞自噬紧密相关并且依赖于自噬蛋白。这种现象被称作自噬性程序性细胞死亡(autophagic PCD)。自噬和此类程序性细胞死亡的同时出现为自噬性程序性细胞死亡假说提供证据的同时也提出了新的问题——机体在这些程序性细胞死亡的区域发生自噬的目的究竟是促进还是抑制细胞死亡。目前的研究只能确信这种死亡机制与细胞凋亡不同,却不能判断死亡与自噬的因果关系。

四、自噬的过程

至今研究最多的是大自噬的分子机制和生理作用,一般所说的自噬都指大自噬。

(一) 大自噬

1. 诱导　自噬的起始主要由雷帕霉素靶蛋白(mammalian target of rapamyoin,mTOR)信号通路及自噬相关基因 *ATG1* 基因的调控。

在正常生长环境或营养丰富时,雷帕霉素靶蛋白激酶(target of rapamycin,TOR)处于活化状态,抑制自噬使自噬保持在基线水平。环境的改变如饥饿、缺氧或者营养缺乏时,雷帕霉素靶蛋白激酶受到抑制,自噬迅速被激活。例如幼鼠出生时,胎盘供给营养的切断诱发自噬以适应营养来源的不足。雷帕霉素靶蛋白激酶对自噬起负调控作用:首先,作为传导信号抑制一系列自噬基因表达,使转录和翻译都下调;其次,直接或间接促进 Atg13 的过磷酸化,削弱 Atg13 与 Atg1 激酶的结合,抑制自噬。Atg13 和 Atg1 激酶的结合能够促进 Atg1 的激酶活性,激活自噬。饥饿时,Atg1 的活化可抑制核糖体 S6 蛋白激酶(S6K)的活性,从而抑制细胞的生长,使细胞的能量供应和蛋白合成用于抵抗饥饿。最近的一些研究表明,除了上面提到的营养缺乏之外,氨基酸信号、胰岛素或其他生长因子信号、超氧自由基、钙离子、AMPK 信号通路等都能够诱发细胞自噬。

引发自噬的起始事件是 Atg1 蛋白复合体的激活。在酵母细胞中,该复合体包括 Atg1、Atg13 和 Atg17-Atg31-Atg29 亚复合体。哺乳动物中的 Atg1 蛋白复合体和酵母细胞类似,各组件都能在酵母细胞中找到同源蛋白。而 mTOR 信号通路尤其是 TOR 蛋白复合体 I (TORC I)则是 Atg1 蛋白复合体的负调控上游信号。不过 TOR 蛋白复合物 I 对自噬的调控在不同物种间并不是完全相同的。例如,在酵母细胞中 TORC I 不再磷酸化 Atg13 之后,

Atg13 才能和 Atg1 结合并激活 Atg1,而果蝇和哺乳动物中 Atg13 始终和 Atg1 结合在一起,只有当 TORC Ⅰ不再磷酸化 Atg13 之后,这个结合才能激活 Atg1。另一个显著不同是,果蝇中 TORC Ⅰ始终和 Atg1 结合在一起,即使自噬被激活;而在酵母和哺乳动物中一旦自噬被启动,TORC Ⅰ就不再和 Atg1 结合。

营养不足是诱发自噬的一个重要信号,氨基酸和糖是细胞能量供给的主要物质。细胞外氨基酸的浓度主要影响 mTOR 信号通路进而调控自噬。对细胞外糖浓度的感受主要是由 Ras/PKA 信号通路负责。有报道称 Atg1 是 PKA 的底物能被 PKA 磷酸化,所以 Ras/PKA 信号通路对自噬的抑制很可能就是通过磷酸化 Atg1 来实现的。在高等动物中除了细胞外的营养物质之外,细胞生长环境的各种细胞生长因子及激素同样能够通过 mTOR 信号通路和 Ras/PKA 信号通路影响自噬。

2. 自噬体的形成　细胞内膜结构的动态平衡过程在酵母、植物和动物中非常保守。当自噬被激活后,首先,一个双层膜的囊状结构在胞质中形成,将一部分胞质包裹起来。这个过程受到 GTP 酶、磷脂酰肌醇激酶和各种磷酸酶的高度调控。在酵母中进行的分子遗传学研究鉴定出了 31 个自噬相关蛋白(Atg),通过荧光标记实验发现大部分的 Atg 蛋白分布在前自噬体结构上(pre-autophagosomal structure,PAS)。在这 31 个自噬相关蛋白中,Atg1~10、Atg12~14、Atg16~18、Atg29 和 Atg31 这 18 个蛋白直接参与自噬体的形成,被称为 AP-Atg 蛋白。系统研究表明这些 AP-Atg 蛋白到前自噬体结构 PAS 的招募过程是互相依赖的。在酵母中,Atg12 在 Atg7 和 Atg10 的帮助下和 Atg5 共价结合,Atg16 再和 Atg5 结合并连接到 Atg12-Atg5 复合物上,这个结合过程在自噬体的形成中至关重要。Atg8 能够以和自噬体膜形成磷脂酰乙醇胺的形式(Atg8-PE)共价结合在膜上,帮助自噬体膜的延伸和融合。哺乳动物细胞中最可靠的自噬体分子标记蛋白 LC3 就是酵母 Atg8 蛋白的同源蛋白。

3. 自噬中的降解　在哺乳动物细胞中自噬体向溶酶体的运输和融合依赖于微管及适当的酸性环境。在酵母中,这个过程也依赖于一系列相关蛋白的相互作用。融合完成后,自噬体外膜成为溶酶体膜,自噬体内膜和来源于胞质的内容物即被溶酶体内的各种酶所降解。

4. 相关蛋白的再循环　参与自噬体形成的蛋白质多数在自噬体形成后不再起作用(只有 Atg8 和 Atg19 继续保留在膜上),表明这些蛋白在自噬体形成后即可回收,参与下一个自噬体形成过程。Atg9 是自噬体形成过程中唯一的整合蛋白,Atg2 和 Atg18 可特异性调控 Atg9 从膜上脱落进行再循环。在真核细胞中存在 Atg18 和 Atg9 的类似物,表明这种自噬相关蛋白的循环再利用在进化中很可能也是保守的。

(二) CMA 降解

当外界营养来源受限时,细胞为了应对环境恶化会迅速激活自噬,降解细胞非必需蛋白质和细胞器用来提供生存所需的能量及细胞生存所必需组分的合成原料。大约在 30 分钟时大自噬最先被激活,并持续最大活力至少 4~8 小时。如果营养来源受限的状态持续超过 10 小时的话,细胞将会从非特异性降解的大自噬转向特异性降解非必需蛋白质的 CMA 降解途径。大约在 36 小时后,CMA 降解途径达到最大活力,如果营养来源持续受限的话,该 CMA 降解的最大活力将持续至少 1~3 日。CMA 降解的特异性选择使得细胞可以选择性地降解在该条件下完全无用的蛋白质,并将降解得到的氨基酸用来合成存活所必需的蛋白质。已经确知的一些由 CMA 途径降解的蛋白质就是糖酵解过程中的代谢酶,而糖酵解途径恰恰是在饥饿条件下所不需要的。CMA 降解同样会选择性地清除细胞内的受损蛋白质。在应用某些药物时,会导致细胞内的蛋白受到损伤,这时候由 CMA 途径来降解清除这些受损的蛋白就显得尤为重要。氧化压力或者将细胞暴露给有毒化合物都会激活 CMA 降解途径。相比于对照组细胞,CMA 降解途径受损的细胞对这些刺激会变得更加敏感。依赖于细胞种类,CMA 降解途径也会降解一些特定的蛋白来行使一些专门的功能。

　　CMA 降解的活力在啮齿类动物及人类的各种细胞中随着年龄的增加而出现明显地降低,主要是因为溶酶体膜蛋白 LAMP-2A 的减少,这个减少不是因为蛋白表达的下调,而是由于作为 CMA 降解途径重要受体蛋白的 LAMP-2A 稳定性的下降而导致蛋白量减少。通过研究能够在衰老过程中始终保持正常 LAMP-2A 蛋白水平的转基因小鼠,发现该转基因小鼠能够维持正常的 CMA 活力,对外界压力具有更好的应激反应,具有更长的健康寿命。研究表明,CMA 降解活力的降低会导致更差的细胞稳态和对外界刺激的低效率响应,使生物个体变得更易衰老,CMA 降解活力的减退和某些退行性病变或癌症发生都具有相关性。

第二节　自噬与糖尿病

　　自噬和细胞凋亡对很多人类疾病的发生和治疗具有非常重要的作用,近年来自噬和细胞凋亡的相互作用吸引了很多科学工作者的目光。有些情况下,自噬和凋亡是两个互不相干的生理过程,但是在一些条件下,自噬能够抑制凋亡,有时自噬甚至作为凋亡发生的上游信号。自噬和细胞凋亡的调控过程也有许多交叉的地方。比如,细胞凋亡的重要调控蛋白 Bcl-2 同时也能够调控自噬,参与自噬的蛋白 Atg5、Atg4D 等在细胞凋亡的过程中也扮演了一些重要的角色。

一、自噬与 β 细胞功能

　　糖尿病是一种以持续高血糖为主要表现的代谢紊乱综合征。根据造成持续高血糖的原因主要分为两个类型:①1 型糖尿病,β 细胞受到破坏引起的胰岛素绝对缺乏,患者几乎完全丧失胰岛素的分泌能力,终生依靠注射胰岛素维持血糖浓度在正常范围;②2 型糖尿病,主要是由于存在胰岛素释放和作用的缺陷,组织细胞对胰岛素不敏感,即胰岛素抵抗(insulin resistance,IR),同时伴随着胰岛素分泌能力的减少,其基础治疗方案主要由运动和饮食构成,也通过药物治疗手段控制血糖,除控制血糖外,长期目标是预防相关并发症的发生与发展。

　　作为 2 型糖尿病发病的一个关键环节——β 细胞数量的减少,在早期研究中多被归因于细胞凋亡,但是其他的细胞死亡途径也不能忽视,其中之一就是自噬相关的细胞死亡。这种自噬相关的细胞死亡不具备核染色质浓集等细胞凋亡时的形态学特征,而是以胞质空泡化为特征,表现为胞质内出现大量包裹着胞质和细胞器的空泡结构——又称为自噬体或自噬溶酶体,以及溶酶体酶对空泡内成分的降解。如果自噬显著增加或者长期持续,其降解可能失去特异性,最终导致细胞的解体和死亡。观察发现在 2 型糖尿病患者的胰岛 β 细胞中发生这种细胞死亡的现象增多。目前仍然很难确定自噬究竟是这种细胞死亡形式的直接原因，还是在挽救细胞死亡失败后的一种伴随现象。

研究者们目前仍倾向于支持自噬对细胞的作用具有两面性这一理论：即自噬既可促进细胞存活，又能导致细胞死亡。也就是说，自噬的首要作用是维持细胞内环境的稳态，在应激状态下将细胞内非必需组分降解并重新分配胞内养分到细胞生存的关键过程，通过清除受损蛋白和细胞器维持细胞内正常的蛋白和细胞器功能，利于细胞存活；但过度激活的自噬会引起细胞死亡。

胰岛 β 细胞是典型的分泌细胞，由胰岛 β 细胞合成的胰岛素原储存在胰岛素 β 颗粒中，在高糖等条件下通过胞吐方式释放、分泌胰岛素进入血液循环。机体通过调节胰岛 β 细胞对胰岛素的释放来维持正常血糖浓度的同时，在胰岛 β 细胞内，机体还需要通过不断调节胰岛素合成、分泌和降解之间的平衡，使胰岛 β 细胞内的胰岛素水平维持在理想状态，用以保证行使正常的胰岛素分泌功能。正常情况下，β 细胞中储存一定量的胰岛素 β 颗粒，胰岛素 β 颗粒的半衰期为 3~5 日。以往的研究认为胰岛素 β 颗粒的降解和更新主要通过分泌自噬（crinophagy）机制来完成，即由溶酶体与胰岛素 β 颗粒直接融合以降解清除多余的胰岛素。随着近年来研究的深入，发现自噬对胰岛 β 细胞的功能维持也非常重要。自噬同样能够参与对衰老胰岛素 β 颗粒的降解，使胞内胰岛素 β 颗粒维持在适当的水平，从而维持 β 细胞的正常功能。所以有研究认为胞内自噬降解途径的改变可能与 β 细胞分泌功能不足相关。

实验表明，糖尿病 db/db 小鼠和高脂喂养的非糖尿病 C57BL/6 小鼠其胰岛 β 细胞的自噬水平较对照组高，2 型糖尿病患者的胰岛 β 细胞内自噬水平也显著增加。有人推测，自噬上调可能是为了防止因胰岛素合成过多而引起 β 细胞内胰岛素 β 颗粒积聚。在分泌能力缺失的 Rab3A（–/–）小鼠模型的胰岛 β 细胞中，胰岛素的合成正常但是因为分泌能力的缺失，胰岛素会在胰岛 β 细胞内大量积蓄，而实验结果表明，Rab3A（–/–）小鼠通过上调自噬水平避免了胰岛 β 细胞内胰岛素 β 颗粒的大量积累。

有报道发现，在持续高血糖造成的氧化应激压力下，胰岛 β 细胞中会形成并积累泛素化蛋白聚合体，并且该过程受到细胞自噬的调控。由于泛素化蛋白的积累会损伤细胞，所以有理由相信自噬对于调控胰岛 β 细胞的应激反应是非常重要的。为了进一步验证这个假说，研究者们通过在胰岛 β 细胞组织特异性缺失自噬相关基因 Atg7 构建了胰岛 β 细胞自噬能力不足的小鼠模型。蛋白 Atg7 的缺失会导致自噬体的形成不能顺利进行。该模型小鼠表现出了明显的高血糖、糖耐量异常及空腹低胰岛素血症。形态学观察也发现了胰岛 β 细胞的大量死亡及增殖减慢，导致明显的胰岛 β 细胞减少，同时胰腺的胰岛素含量也明显降低。另一篇报道也证明自噬对于高脂饮食下的胰岛 β 细胞的代偿性增加非常重要。

将该小鼠模型的胰岛分离并体外培养，发现其基础胰岛素分泌和高糖诱导后的胰岛素分泌能力都明显低于对照组。影响胰岛素分泌的重要因素是胞质内的钙离子浓度，实验组的胞质钙离子浓度也明显低于对照组。而影响胞质钙离子浓度的则是 ATP 依赖的钙钾离子通道，其活力又由线粒体生成 ATP 的能力决定。所以胰岛素分泌能力的减少很可能源于线粒体功能的不足。随后研究者们又通过电镜对实验组小鼠的胰岛进行细胞及亚细胞结构的观察，发现实验组小鼠的胰岛 β 细胞和对照组相比，具有更少的胰岛素颗粒，以及形态异常的线粒体、粗面型内质网和高尔基复合体。即使是在低放大倍数下看上去正常的胰岛 β 细胞在高放大倍数时也能发现其中形态异常的细胞器。这些都表明实验组胰岛 β 细胞的线粒体功能紊乱并且发生了内质网应激。

因为自噬是清除受损细胞器的唯一途径,所以可以得到结论,由于胰岛 β 细胞中自噬能力的缺失,无法清除受到损伤的各种细胞器:第一,线粒体受损导致 ATP 生成不足,胞内钙离子浓度过低,使得胰岛素无法分泌;第二,受损的线粒体和内质网应激不断积累,最终导致胰岛 β 细胞的增殖减慢甚至死亡。

通常情况下,胰岛素信号通路不仅能够刺激蛋白质合成,同时也能够抑制胞内的自噬水平。既然胰岛素能够抑制自噬,那么反过来推断,如果胰岛素抵抗,自噬水平则应当上调。当胰岛素抵抗时,细胞的糖脂代谢都严重受损,无法有效地通过葡萄糖转运蛋白摄入糖分为细胞代谢提供能量,这时细胞内自噬水平的上调则能够通过降解细胞内非必需的胞质蛋白或细胞器为细胞生存提供能量。

从这个角度看,胰岛 β 细胞维持恰当的自噬能力是利于细胞存活并发挥相应功能的。

二、自噬与胰岛素抵抗

除了直接影响胰岛 β 细胞,自噬功能的紊乱还可能参与胰岛素抵抗导致糖尿病的发生。

有研究表明,在糖尿病 db/db 小鼠和高脂喂养的 C57BL/6 非糖尿病小鼠中胰岛素受体蛋白和内质网应激的重要标记蛋白呈负相关。在用内质网应激诱导剂处理的 3T3L1 脂肪细胞及肥胖患者的脂肪组织中也观察到了胰岛素受体蛋白的下调和内质网应激标记蛋白的上调。而且这种蛋白下调可以被自噬的抑制剂阻断却不能被蛋白酶体抑制剂阻断,表明内质网应激能够通过自噬下调胰岛素受体的蛋白水平进而导致胰岛素抵抗。

营养过剩会造成肥胖,换句话讲就是摄入的能量超过了消耗的能量,多余的能量被机体转化成脂肪组织堆积在身体里。一般认为,这个过程的代谢负担是引起胰岛素抵抗的重要原因。肥胖患者的代谢产物中有大量的长链饱和脂肪酸,而长链饱和脂肪酸被认为是引起胰岛素抵抗的关键因素,同时也能够诱导自噬增加。

另外,又有报道称胰岛素抵抗和高胰岛素血症能够抑制肝脏细胞自噬的发生。通常情况下,胰岛素信号通路不仅能够刺激蛋白质合成,同时也能够抑制胞内的自噬水平。既然胰岛素能够抑制自噬,那么反过来推断,如果胰岛素抵抗,自噬水平则应当上调。

对于线粒体功能紊乱和内质网应激诱发的自噬究竟是导致胰岛素抵抗的原因,或者仅仅只是伴随着胰岛素抵抗的一个现象,仍然有很多争议。但是进一步深入研究自噬和胰岛素抵抗的相关性,很有可能为糖尿病的治疗指明新的方向。

第三节 自噬与动脉粥样硬化

糖尿病所导致的大血管和微血管并发症显著增加了糖尿病患者的病死率,同时严重影响了患者的生活质量。其中,糖尿病所致的心脑血管病变是糖尿病患者死亡的最主要的原因。糖尿病患者(无论 1 型或 2 型)易发生心脑血管病,其发生率为非糖尿病人群的 2~6 倍。

甚至在空腹血糖受损和糖耐量减低患者,即有动脉粥样硬化发生率的增加。因为这些患者往往有胰岛素抵抗和高胰岛素血症,常伴有多种心血管危险因素如高血压、血脂异常、吸烟、肥胖、微量或大量蛋白尿、高凝或低纤溶状态、炎症、氧化应激等,促进血管功能和结构改变,形成粥样斑块和动脉粥样硬化。

大血管并发症累及心脑和周围大血管,主要病理特征是动脉粥样硬化。糖尿病动脉粥样硬化的发病过程主要是,在一些糖脂代谢异常刺激下,如高血糖、高血压、高胆固醇血症,引起血管内皮细胞受损,各种黏附因子、炎症趋化因子表达增加,招募炎症细胞(单核细胞和T淋巴细胞)向动脉内膜迁移,进入血管壁后分化为巨噬细胞,巨噬细胞通过表面的清道夫受体吞噬氧化修饰的低密度脂蛋白(oxLDL),过度吞噬 oxLDL 或 / 及胆固醇流出减少,促进巨噬细胞转变成泡沫细胞,泡沫细胞凋亡、坏死并释放脂质形成细胞外脂核。持续的慢性炎症反应导致单核细胞和巨噬细胞从血液中不断迁移进入血管内膜下并于斑块中增殖,被激活的巨噬细胞可产生并分泌细胞因子和生长因子,使血管中膜平滑肌细胞向内膜迁移并增生,发生表型转化,从收缩型转变为合成型。合成型平滑肌细胞能摄取低密度脂蛋白,转化为泡沫细胞。

一、动脉粥样硬化中的自噬现象

利用透射电镜,研究者观察到动脉粥样硬化斑块纤维帽的平滑肌细胞中,存在髓鞘样结构(myelin figures)、细胞质中泛素化包涵体聚集和严重空泡化。形态学研究显示其中髓鞘样结构是由细胞膜碎片和膜上磷脂形成,常排列为同心圆状,这种结构的出现提示膜性细胞结构的自噬性降解。在体外实验,用修饰化的脂质,如乙酰化或氧化型低密度胆固醇处理平滑肌细胞,也能观察到上述现象。在实验小鼠动脉粥样硬化斑块形成过程中,可见自噬标志性蛋白在巨噬细胞中表达。在主动脉细胞中有大量的 p62 聚集,提示粥样斑块形成中自噬过程受到抑制。为了深入研究自噬在动脉粥样硬化病理发展中的作用,研究者制备了 Beclin-1 单倍体缺失的杂合子小鼠和在巨噬细胞特异性敲除自噬相关基因 Atg5 的小鼠,两种模型分别以自噬功能不足和功能缺失为表现。Beclin-1 小鼠血管中无动脉粥样硬化斑块形成,而 Atg5 基因缺陷小鼠中可见大量斑块,即自噬活性的丧失会导致大量动脉粥样硬化斑块的形成,提示适当的自噬活性对预防形成动脉粥样硬化斑块起到至为关键的作用。研究发现自噬功能的缺陷与动脉粥样硬化形成相关的炎症反应被激活具有相关性。用胆固醇处理 Atg5 基因缺失的巨噬细胞后,同样可检测到大量炎症因子的产生。高脂喂养 Atg5 基因缺陷小鼠后,将加重小鼠斑块的形成,因此在自噬缺失的斑块中可能存在脂质形成与炎症反应互相促进的恶性循环。以上结果表明,在动脉粥样硬化斑块中的巨噬细胞存在自噬功能缺陷,而自噬缺陷可能通过炎症反应的激活加重动脉粥样硬化的形成。

二、自噬参与胆固醇逆向转运

若能有效增加胆固醇从泡沫细胞中的流出,则能起到防止斑块形成的作用。Glomset 于1968 年第一次提出胆固醇逆向转运(reverse cholesterol transport,RCT)概念,即将胆固醇从周围组织以高密度脂蛋白(HDL)即颗粒最小的脂蛋白的形式,转运到肝脏进行再循环,最后以胆汁酸及粪便的形式排泄出去,防止胆固醇在外周组织细胞的沉积。

RCT 的初始步骤是细胞内游离胆固醇从脂滴中释放出来,经 ATP 结合盒转运子 A1 (ABCA1)转运至细胞外。与贫脂或无脂的载脂蛋白 A1(apolipoprotein A1,Apo-A1)结合,组装成新生圆盘形的前 B-HDL。新生 B-HDL 不断接受周围细胞移出的游离胆固醇,在 HDL 分子内胆固醇经卵磷脂 - 胆固醇酰基转移酶(lecithin-cholesterol acyltransferase,LCAT)酯化为胆固醇酯(cholesterol ester,ChE)。ChE 转移到 HDL 颗粒内部后,逐渐形成成熟球形 HDL。然后在胆固醇酯转运蛋白(cholesterol ester transport protein,CETP)的作用下,从 HDL 转运至低密度脂蛋白(LDL)、极低密度脂蛋白(VLDL)和中间密度脂蛋白(IDL)。通过 LDL 受体进入肝脏代谢。同时 VLDL、LDL、IDL 的甘油三酯(TG)也转移至 HDL 中。HDL 内剩余的 ChE 则被肝细胞表面存在的 HDL 受体 -B 类 1 型清道夫受体(SR-B1)选择性摄取,经肝脏代谢后由胆汁排出。

脂滴是由单层磷脂膜结构,包裹着中性脂质内核形成的,以往一直认为脂滴在细胞内仅仅起到贮脂作用,而近来越来越多的实验证实,脂滴还是胆固醇酯水解的主要场所。胆固醇酯在脂滴内的水解过程是 RCT 和胆固醇流出的限速步骤,所以研究清楚脂滴中的胆固醇酯如何水解并流出到胞外显得尤为重要。在动脉粥样硬化斑块形成的条件下,如在氧化型 LDL 诱导下,巨噬细胞中的自噬活动的增加与脂质降解相关。自噬介导脂滴内的胆固醇酯转运到溶酶体内,被酸性脂肪酶降解产生游离胆固醇。在巨噬细胞特异性敲除 *Atg5* 基因的小鼠模型中,巨噬细胞中的 3H 标记的胆固醇不能被清除到胞外,进一步证实了自噬过程在巨噬细胞胆固醇流出中的重要作用。而脂滴自身作为自噬的降解底物,可在肝细胞中通过自噬途径降解,也称为"脂质自噬"。自噬对维持细胞脂代谢平衡起着重要作用。当高脂应激等改变细胞自噬的活性之后,会导致脂代谢紊乱,使得细胞内脂质沉积。

三、自噬参与动脉粥样硬化中的细胞死亡

既往认为动脉粥样硬化斑块形成后成为一种不可逆转的退行性病变,但是随着研究的不断深入,我们对斑块形成的分子细胞过程有了更深入的了解,使得我们有可能对这一病变过程进行修复。例如,通过合理的饮食习惯、适当的运动及运用降脂药物稳定斑块来减少心脑血管事件的发生。

粥样脂质斑块表面覆盖着一层纤维帽,纤维帽内含有巨噬细胞、T 淋巴细胞、肥大细胞、平滑肌细胞,以及细胞外基质包括胶原和蛋白聚糖等。稳定的斑块由厚厚的纤维帽及其包裹的坏死脂质核心构成,而厚厚的纤维帽则由大量的平滑肌细胞和胞外基质组成,不容易破裂、脱落。不稳定的斑块,其外层的纤维帽较薄,包含的平滑肌细胞较少而巨噬细胞较多。巨噬细胞通过分泌金属基质蛋白酶降解细胞外基质,并分泌大量的细胞因子、水解酶加速斑块内平滑肌细胞死亡,大量的平滑肌细胞死亡和胞外基质减少将引起斑块的糜烂、破裂、脱落,继而出现血小板活化和血栓形成,造成血管狭窄或闭塞,导致急性心脑血管事件的发生。

因此细胞死亡是参与动脉粥样硬化形成中最主要的一个环节,也是主要的可调控的环节。而自噬性死亡是细胞自身逐步被消化直至死亡的过程,伴随着最低限度的炎症应答,因此可通过选择性诱导巨噬细胞的自噬死亡,除去粥样斑块内的巨噬细胞来减少其对斑块稳

定性的影响,预防斑块破裂和脱落。已有实验证实:半胱天冬酶抑制剂能诱导巨噬细胞自噬性死亡,而不影响平滑肌细胞的存亡。将西罗莫司衍生物依维莫司(自噬诱导剂)支架放置到兔子的粥样斑块内,通过自噬性细胞死亡方式减少斑块内巨噬细胞数量,而平滑肌细胞的数量没有受到明显影响,提示通过药物选择性诱导巨噬细胞自噬性死亡,起到稳定斑块作用成为可能。

第四节　自噬与糖尿病肾病

早在 18 世纪晚期就发现了糖尿病患者会伴随蛋白尿的发生,而在 20 世纪 30 年代由 Kimmelstiel 和 Wilson 描述了在伴随蛋白尿和高血压的糖尿病患者中出现的结节性肾小球硬化病变,并将其称为基 - 威(Kimmelstiel-Wilson)综合征,或者 K-W 结节。到了 20 世纪 50 年代,肾脏病变已被清楚地确认为一种糖尿病常见并发症,超过 50% 的具有 20 年以上糖尿病病史的患者带有这种并发症。

作为糖尿病严重并发症之一的糖尿病肾病,其发病率在世界范围内正在逐年升高,已经成为了一个危害人类健康的重要问题,迫切需要寻找基于糖尿病肾病发病机制的治疗靶标。

由高血糖引发的细胞内外代谢过程的改变,比如糖基化终末产物、异常的多元醇代谢、蛋白激酶 C(protein kinase C)活力的增加被认为是经典的糖尿病肾病发病机制。高血糖介导的血流改变及遗传易感性也是糖尿病肾病发生的重要原因。此外细胞内的超氧自由基(ROS)、肾脏缺氧及内质网(ER)应激也被认为是糖尿病肾病的发病机制。而自噬作用可以消除细胞内因为各种环境压力,如缺氧或氧化压力导致的受损蛋白质与细胞器,维持细胞内代谢的动态平衡以保持细胞内稳态,所以自噬作用很可能是治疗糖尿病肾病的新靶点。

近年来在哺乳动物细胞里及疾病阶段中自噬作用的研究表明,自噬在各种组织尤其是代谢活跃的组织中具有非常重要的作用,同时有证据表明自噬途径的异常和一些代谢类疾病及衰老密切相关。急性肾损伤的小鼠模型研究也表明自噬作用能够很好地保护肾脏组织免受损伤。与糖尿病等其他代谢疾病直接相关的许多信号通路,如 mTOR、AMPK 等也被证明能够调控细胞内的自噬作用。

肾脏作为人体的重要器官,其基本功能是生成尿液,借以清除体内代谢产物及某些废物、毒物,以此来保证机体内环境的稳定,使新陈代谢得以正常进行。而自噬的作用之一则是在细胞内清除受损有害的细胞组分以维持细胞的正常代谢及稳态,自噬体从某种程度上讲就像是细胞内的肾脏一样。我们有理由相信肾脏细胞内恰当的自噬活性可以很好地保护肾脏免受损伤。

肾单位(nephron)是肾脏结构和功能的基本单位,每侧肾约有 100 万以上个肾单位。肾单位包括肾小囊、肾小球和肾小管。肾小球是由毛细血管网组成的,其血管壁的内皮细胞与基底膜、肾小囊上皮细胞一起构成肾小球滤过膜,对流经肾小球的血浆起滤过作用。肾小球外有称为肾小囊的包囊,囊腔与肾小管相通。肾小球恰似一个超滤器,流经肾小球的血液成分除血细胞和大分子蛋白质外均被滤入肾小囊内,形成原尿。原尿经过肾小管与集合管的选择性重吸收,大约 99% 的水分及一些对机体有用的物质如钠、钾、葡萄糖等重新回到血液中,只有 1% 的水分和多余的无机盐成为终尿而被排出体外。肾小球由系膜细胞、毛细血管壁的内皮细胞、肾小球基底膜和脏层上皮细胞(足细胞)构成。其中足细胞对维持肾小球的滤过屏障功能起着非常重要的作用。足细胞的损伤将会直接导致蛋白尿及肾小球硬化,两者都是糖尿病肾病的重要表征。

由于足细胞是一种终末分化细胞,不具备增殖分裂的能力,所以足细胞的命运决定于其应对环境压力的能力。在尿液形成过程中,肾小管需要重吸收原尿中 99% 的水分及其他一些对机体有用的物质,并降解其中的部分大分子。自噬作用对于足细胞应对外界压力及配合肾小管的重吸收功能都是非常重要的。特别是在糖尿病患者中,过高的血糖对于足细胞及肾小管的体内生存环境和功能发挥都会产生巨大的影响。

糖尿病患者因为血糖血脂的改变,多数还伴有高血压的症状,高血压对于足细胞及肾小管细胞也是非常不利的。

除了营养缺乏能够诱导自噬过程之外,其他一些能够造成肾脏病变的细胞内应激压力也能够上调细胞的自噬活力,例如,缺氧、超氧自由基和内质网应激。同时这些细胞内的应激压力对糖尿病肾病的发生也起着非常重要的作用。

一、缺氧应激

在糖尿病肾病发生的早期阶段,由于慢性高血糖造成的红细胞异常,氧化应激及糖尿病诱导的肾小管细胞凋亡,加剧了肾小球区域的缺氧压力。因此糖尿病患者肾小管区域的缺氧被认为是糖尿病肾病发生的早期标志。

同时缺氧也是自噬的一个重要诱发因子。缺氧诱导的自噬依赖于缺氧诱导因子 -1α (HIF-1α)。缺氧诱导因子 -1α 是转录因子,有氧条件下为不稳定蛋白,一旦细胞处于缺氧状态将会稳定缺氧诱导因子 -1α 的蛋白量,使它的转录活性增强。缺氧诱导因子 -1α 可以激活 Bnip3 和 Bnip3l 转录,并通过其下游诱导自噬。通常情况下蛋白 Beclin1 和蛋白 Bcl-2 结合,此时不能诱导自噬,而 Bnip3 能够打断这两者的相互作用,从 Bcl-2 上解放出来的 Beclin1 将会引导细胞开始自噬。Bnip3 的转录也会被转录因子 FOXO3 激活,FOXO3 的转录活性则是通过去乙酰化酶 Sirt1 的去乙酰化作用被激活。缺氧会导致线粒体损伤及胞内超氧自由基的积累。Bnip3 的重要作用之一就是诱导自噬来清除受损的线粒体。如果糖尿病患者的肾脏中由 Sirt1 或者是缺氧诱发的自噬是被抑制的,那么通过某些途径恢复糖尿病患者自噬活力将是保护肾脏的有效手段。

二、氧化应激

在糖尿病患者或者肥胖者的体内营养总是过剩的,肾脏组织会由于高血糖而积累大量的超氧自由基。除此之外,大量游离的脂肪酸也会在肾脏组织积累大量的超氧自由基。氧化应激来源于线粒体氧化磷酸化的副产物,会引发细胞功能障碍。最近有研究发现糖尿病患者肾脏细胞中的线粒体表现出异常的形态学特征,表明细胞无法正确地清除受损的线粒体。所以帮助细胞维持线粒体的稳态是治疗糖尿病肾病的重要治疗靶标。

线粒体的质量控制是自噬的重要作用之一,氧化应激能够激活自噬清除受损的线粒体从而保护细胞。于是通过自噬消除超氧自由基和受损的线粒体对于保护糖尿病状态下的肾脏细胞十分重要。

三、内质网应激

内质网应激近来成为了研究糖尿病肾病发病机制的一个焦点。已经有研究观察到了在足细胞里,高血糖和高水平的游离脂肪酸可以诱导内质网应激和随后发生的细胞凋亡。除此之外,在包括糖尿病肾病的蛋白尿患者中,发现从肾小球滤出的大量蛋白尿能够诱发肾小管上皮细胞的内质网应激和随后发生的细胞凋亡。由此可见抑制不恰当的内质网应激将可以有效地治疗糖尿病肾病。

同缺氧和氧化应激一样,内质网应激也会诱导细胞自噬。内质网不光参与蛋白质的合成及成熟过程,而且被认为是大自噬形成过程中包裹受损细胞器和胞质的双层膜结构的主要来源。当错误折叠的蛋白质没有被有效送入胞质而在内质网中积累的话,将会激活错误折叠蛋白反应(unfolded protein response)。该反应包括三个主要的分支都受到内质网膜蛋白调控:PERK(protein kinase RNA-like ER kinase)、ATF6(activating transcription factor-6)和IRE1(inositol requiring enzyme 1)。有报道称 ATF6 能够诱导自噬。PERK 通过不同的转录因子激活 LC3 和 Atg5 的转录促进自噬。IRE1 则通过 Belcin1 的磷酸化激活自噬。过强的内质网应激还有引发细胞凋亡和炎症反应这些病理机制。对于糖尿病患者肾脏细胞的内质网应激,通过自噬消除这些受损的内质网或许能够更好地保护细胞免于凋亡的命运。

第五节　展　　望

以上通过对细胞自噬过程的简单描述和介绍,分别阐述了自噬在糖尿病发生、糖尿病动脉粥样硬化和糖尿病肾病发生发展过程中所发挥的作用。我们知道,自噬作为细胞重要的生理过程,对于维持细胞的生长和功能非常重要,可是自噬过程一旦失去恰当的调控反而会成为破坏细胞组织正常生理功能和结构的原因。通过上面的论述我们也知道,异常的自噬促进了疾病的发生和发展,同时通过人为干预也可能让自噬成为解除疾病的有效手段。

自噬与胰岛 β 细胞功能、胰岛素的分泌和作用的调控都有着密切的关系,此外自噬还参与糖尿病大血管病变和微血管病变,分别以动脉粥样硬化和糖尿病肾病为代表,但是自噬在这些病理过程中究竟起着促进作用还是保护作用,目前还存在着争议。进一步的研究阐明自噬在糖尿病及其血管病变中的作用机制,将可能完善对糖尿病发病机制的认识,深入探寻自噬调节的分子机制将可能为糖尿病及其血管病变的预防或治疗提供线索。

我们相信随着对自噬检测技术的不断进步,对自噬过程及自噬过程在糖尿病血管病变中所起作用的了解越来越深入,且最近报道的一些成功的自噬调节方法,这些提示我们很快就能人工选择性地激活或抑制自噬,使自噬成为治疗此类疾病的有效手段。

(李　琴　胡仁明)

第十二章

鞘磷脂代谢与糖尿病及其血管病变

第一节　鞘磷脂代谢概述

鞘磷脂是真核生物特有的一类脂质，是细胞膜构成及其发挥功能的重要组成成分。在胞膜中，鞘磷脂与胆固醇共同参与质膜微结构域（microdomain）的形成。鞘磷脂广泛分布于人体的各组织细胞中。近年来的大量研究显示，鞘磷脂在体内的代谢异常活跃，其中间代谢产物（例如神经酰胺、1-磷酸鞘氨醇等）拥有广泛的生物活性，并发挥重要的信号转导功能，调控众多生理和病理过程，包括炎症、免疫、肿瘤及心血管与代谢等相关疾病的发生发展。鞘磷脂及其中间代谢产物是维持机体新陈代谢平衡的重要组分。

一、鞘磷脂代谢

（一）鞘磷脂从头合成途径

细胞内的鞘磷脂主要来源于内质网，通过从头（de novo）合成途径生成。如文末彩图12-1 所示，在限速酶丝氨酸软脂酰转移酶（serine palmitoyltransferase，SPT）的催化下，丝氨酸与软脂酰 CoA 结合形成 3-酮基二氢鞘氨醇（3-ketosphinganine），后者被还原生成二氢神经鞘氨醇（dihydrosphingosine），然后在神经酰胺合成酶（ceramide synthase，CerS）作用下转化成二氢神经酰胺（dihydroceramide），脱氢后形成神经酰胺（ceramide）。神经酰胺通过其特异性转运蛋白（ceramide transporter，CERT）运送至高尔基复合体，可经多条不同代谢途径生成不同产物。例如，在鞘磷脂合成酶催化下，获得一个带有极性的头部分子结构形成神经鞘磷脂（sphingomyelin）；或被糖基化形成鞘糖脂（glycosphingolipid）；抑或经磷酸化后生成 1-磷酸神经酰胺。神经酰胺及其代谢产物可被直接输送至细胞外液进入血液循环。

鞘磷脂从头合成途径在细胞内受多种因素影响和调控。与所有生物合成过程一样，底物是调控鞘磷脂合成的重要因素之一。由于鞘磷脂合成的底物丝氨酸和软脂酰 CoA 是众多不同脂质的共同代谢产物和合成底物，因此鞘磷脂的合成受到多种不同脂代谢的影响。譬如，在肥胖、高脂血症或糖尿病状态下，游离脂肪酸水平升高，可通过从头合成途径使鞘磷脂生成增多。神经酰胺作为鞘磷脂合成途径中的重要中间产物，通过其特异性转运蛋白进行转运和代谢，影响细胞内神经酰胺的浓度，而后者又直接影响鞘磷脂的合成，因此

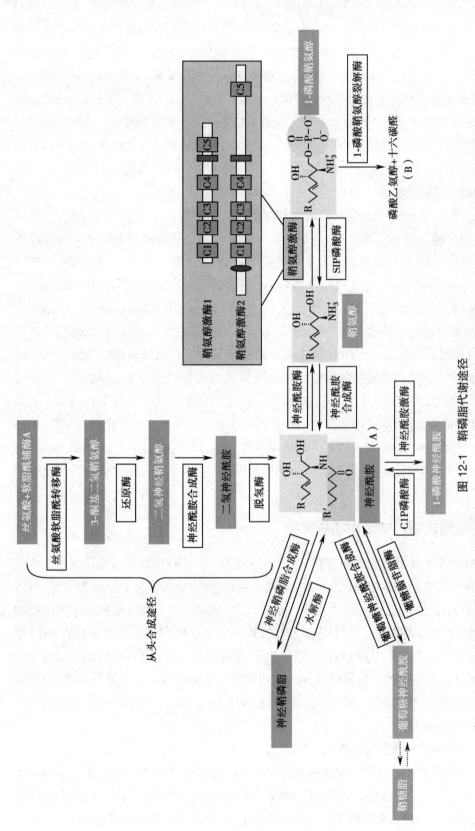

图 12-1 鞘磷脂代谢途径

(A) de novo 合成途径：丝氨酸和软脂酰辅酶 A 在 SPT 的催化下生成 3- 酮基二氢鞘氨醇，进而通过还原、酰基化、脱氢等反应生成神经酰胺。(B) 神经鞘磷脂途径：神经酰胺亦可经由神经鞘磷脂、鞘糖脂，神经糖脂或者 1- 磷酸神经酰胺 (C1P) 水解产生。在神经酰胺酶 (ceramidase) 的作用下，神经酰胺转化成鞘氨醇 (sphingosine)，后者在鞘氨醇激酶 (sphingosine kinase) 的作用下被磷酸化，进而生成 1- 磷酸鞘氨醇 (sphingosine 1-phosphate)。1- 磷酸鞘氨醇经鞘氨醇裂解酶降解为十六碳醛 (hexadecenal) 和磷酸乙氨醇 (phosphoethanolamine)。R, 烃链鞘磷脂从头合成途径可受到多种影响神经酰胺转运和代谢因子的调节。例如,蛋白激酶 D (PKD)通过促进神经酰胺转运蛋白磷酸化而调节其功能,进而影响细胞内神经酰胺水平和鞘磷脂合成。此外,鞘磷脂合成限速酶 SPT 活性受蛋白激酶 Ypk1 的调节。Ypk1 是存在于人类血清中的一种糖皮质激素可诱导激酶,它能够使 Orm 蛋白磷酸化,解除 Orm 对 SPT 的抑制,从而促进鞘磷脂的从头合成。西罗莫司靶蛋白复合物 2(target of rapamycin complex, TORC2)是感知细胞质膜中鞘磷脂水平变化和胞膜稳态的一个重要感受器,TORC2 可以通过激活 Ypk1 激酶而调节鞘磷脂合成。因此这一信号通路可认为是调节细胞内鞘磷脂合成及维持胞膜稳态的一条重要途径。

(二)神经鞘磷脂酶途径

神经鞘磷脂酶(sphingomyelinase)途径是细胞内最为活跃的鞘磷脂代谢途径,由此产生的中间代谢产物多具有生物活性,是细胞信号转导通路中重要的脂质信号分子。在神经鞘磷脂酶的催化下,神经鞘磷脂水解生成神经酰胺(见文末彩图 12-1)。神经酰胺经神经酰胺酶(ceramidase)的作用,转化成鞘氨醇(sphingosine)。后者在鞘氨醇激酶(sphingosine kinase, SPHK)的作用下被磷酸化,进而生成 1- 磷酸鞘氨醇(sphingosine 1-phosphate, S1P)。1- 磷酸鞘氨醇能够被多种酶降解,包括 1- 磷酸鞘氨醇磷酸酯酶、溶血性磷脂磷酸酯酶 -3 和 1- 磷酸鞘氨醇裂解酶。磷酸酯酶将 1- 磷酸鞘氨醇转化成鞘氨醇可重新回到鞘磷脂的代谢通路中去;而 1- 磷酸鞘氨醇裂解酶则将 1- 磷酸鞘氨醇不可逆地降解为十六碳醛(hexadecenal)和磷酸乙氨醇(phosphoethanolamine)。十六碳醛可进一步脱氢转换成十六碳烯酸,最终可生成软脂酰 CoA,继而参与到包括鞘磷脂在内的脂质合成途径中,形成底物的循环再利用。因此,神经鞘磷脂酶途径与鞘磷脂从头合成途径共同形成了复杂的鞘磷脂、鞘糖脂及其他多种脂类的代谢网络,在机体的脂代谢和细胞功能调节等诸多方面发挥重要的生理作用。

二、鞘磷脂代谢对细胞功能的影响

鞘磷脂代谢是人体脂代谢的重要组成部分,直接参与调节和维持全身脂代谢的正常稳态与动态平衡。许多鞘磷脂中间代谢产物,尤其是神经酰胺、鞘氨醇和 1- 磷酸鞘氨醇,是体内重要的脂质信号分子,它们可以作为第一信使或第二信使,参与调节细胞的多种生物功能,包括细胞质膜动态与稳态的维持、内质网和线粒体等细胞器的构成、内吞过程的调控、细胞的迁移与运动、营养物质的吸收与转运等。此外,鞘磷脂作为构成质膜微结构域的重要脂质组分,可通过影响细胞膜上的脂筏(lipid raft)和陷窝(caveolae)的形成及其功能,调控细胞质膜中脂质 - 脂质、蛋白质 - 脂质、蛋白质 - 蛋白质的相互作用,从而影响胞膜上的信号传递及其相应的细胞功能。

(一)神经酰胺的主要生物活性

在人体组织细胞中,催化神经鞘磷脂水解生成神经酰胺的神经鞘磷脂酶,可对多种不同的细胞内外信号做出反应,诸如炎症因子、细胞因子和激素等。细胞应激反应(如内质网应激和氧化应激等)亦可通过影响鞘磷脂合成和分解途径,导致局部神经酰胺水平的升高。早期研究表明,神经酰胺是一个重要的信号分子,可以介导不同途径引起的细胞凋亡,包括经典的肿瘤坏死因子受体途径和线粒体依赖性途径。神经酰胺可通过第二信使方式与多种信号蛋白相互作用,例如 Ras 激酶抑制剂(KSR)、蛋白激酶 C zeta(PKC ζ)、JNK、c-Raf-1、组织蛋白酶 D 及神经酰胺依赖的蛋白磷酸酯酶等。神经酰胺还可通过调节胞膜脂筏和陷窝等细胞质膜结构发挥多种生物学效应,包括其信号转导功能。

(二)鞘氨醇的主要生物活性

由神经酰胺酶催化产生的鞘氨醇,是另一个富有生物活性的重要鞘磷脂代谢中间产物。鞘氨醇可与 14-3-3 蛋白直接结合,调节其二聚体的磷酸化,抑制 14-3-3 蛋白的抗凋亡功能,进而促进细胞凋亡。鞘氨醇还可与 ANP32 蛋白结合,解除 ANP32 对蛋白磷酸酯酶 PP2A 的抑制,从而提高这一关键蛋白磷酸酶的活性。另外,鞘氨醇可与核受体 SF1 的配体结合区域结合,抑制 CYP17 等下游靶基因的转录,继而发挥其生物效应。

(三)其他鞘磷脂中间代谢产物的生物活性

由鞘氨醇激酶催化鞘氨醇磷酸化而产生的 1- 磷酸鞘氨醇,在体内尤为重要,是较具代表性的鞘磷脂代谢中间产物之一,其生物活性及生理意义将在下文重点阐述。此外,1- 磷酸神经酰胺和某些二氢神经鞘氨醇的衍生物可通过调节一些信号分子的活性,如 PKC、PP2A 等而发挥生物学功能。

第二节 鞘氨醇激酶与 1- 磷酸鞘氨醇

一、鞘氨醇激酶

鞘氨醇激酶是普遍存在于真核细胞中保守的脂质激酶家族中的重要成员,是鞘磷脂代谢途径中的主要限速酶之一。在人体中有两种同工酶,即鞘氨醇激酶 -1 和鞘氨醇激酶 -2,分别由两个不同的基因编码,它们具有相同的催化 1- 磷酸鞘氨醇生成的酶活性。但两者在不同组织细胞中的表达水平不同,在细胞内的分布不一,对外界刺激的反应各异,因而这两种同工酶在体内发挥不同的生物学功能。

(一)鞘氨醇激酶 -1

鞘氨醇激酶 -1 是 *SPHK1* 基因的编译蛋白,有 3 个变异体存在于人体细胞中,包括鞘氨醇激酶 -1a、-1b 和 -1c。它们的基本结构相同,分别含有 5 个高度保守区域(C1~C5)、酶催化中心、鞘氨醇结合区域及多个不同的蛋白结合位点(见文末彩图 12-1,蓝色方框内)。在正常状态下,鞘氨醇激酶 -1 主要分布在细胞质中,催化鞘氨醇磷酸化产生 1- 磷酸鞘氨醇,发挥其维持鞘磷脂代谢稳态的"保洁员(housekeeping)"功能。Xia 等最早发现鞘氨醇激酶 -1 可被肿瘤坏死因子(TNF-α)激活,介导其炎症反应。随后的大量研究表明,鞘氨醇激酶 -1 能够对多种不同的生理或病理刺激作出应答,包括多种炎症因子(如 TNF-α、IL1-β、IL6)、细胞生长因子(如 PDGF、EGF、FGF)、激素(如雌激素、雄激素、甲状腺激素)及不同的细胞应激反应(如氧化应激、内质网应激)等。当细胞应答这些刺激时,鞘氨醇激酶 -1 可以从细胞质内转移至质膜中,使酶活性得以进一步增强,升高局部的 1- 磷酸鞘氨醇水平,形成特异的鞘氨醇激酶 -1 信号通路。在这一信号转导过程中,由蛋白激酶 ERK1/2 介导鞘氨醇激酶 -1 在丝氨酸

225 位点的磷酸化是关键性起始步骤；而鞘氨醇激酶 -1 的质膜迁移则有赖于它的磷酸化。ERK1/2 抑制剂可通过阻断鞘氨醇激酶 -1 磷酸化而抑制这一信号通路的激活。如同其他信号蛋白的磷酸化过程一样，鞘氨醇激酶 -1 的磷酸化是快速而短暂的，蛋白磷酸酯酶 PP2A 能够特异性地使其去磷酸化，从而完善这一信号通路的快速激活和及时终止。同时，鞘氨醇激酶 -1 除了与上述 ERK1/2 和 PP2A 直接作用而调控其磷酸化外，还可通过蛋白质 - 蛋白质相互作用，与多种不同的信号蛋白结合，包括 TRAF2、MARCKS- 相关蛋白、钙离子与整联蛋白结合子 -1（calcium and integrin binding 1，CIB1）、蛋白激酶锚蛋白（PKAP）、真核延伸因子 1A（eEF1A）等。鞘氨醇激酶 -1 与这些蛋白相互作用的结果，或是影响其自身的酶活性，或是调节其结合蛋白的信号转导功能，从而与各种不同信号通路相互作用，形成体内复杂的信号网络。鞘氨醇激酶 -1 信号通路对多种生理和病理过程具有重要的调控作用，包括细胞增殖、迁移和抗凋亡、机体的生长发育、新生血管生成、炎症和免疫反应、代谢及肿瘤的发生发展等。此外，鞘氨醇激酶 -1 具有潜在的直接致癌作用。体外研究发现，鞘氨醇激酶 -1 过高表达可引起正常细胞的癌变。大量临床研究发现，许多恶性肿瘤（包括乳腺癌、前列腺癌、肝癌、结肠癌等）与鞘氨醇激酶 -1 高表达密切相关。因此，鞘氨醇激酶 -1 被认为是一潜在的抗癌药物靶点。

（二）鞘氨醇激酶 -2

鞘氨醇激酶 -2 具有与鞘氨醇激酶 -1 相似的脂质激酶活性，催化 1- 磷酸鞘氨醇的生成。由于鞘氨醇激酶 -2 的特异性核内分布，它与鞘氨醇激酶 -1 的生物功能不同。例如鞘氨醇激酶 -1 可促进细胞的生长和增殖，而鞘氨醇激酶 -2 则常与细胞凋亡相关。最近的研究发现，鞘氨醇激酶 -2 与核内组氨酸脱乙酰化酶复合物 1/ 复合物 2（HDAC1/2）结合，促进 p21 的表达，减缓细胞周期的进程，抑制细胞增殖。与鞘氨醇激酶 -1 相似，鞘氨醇激酶 -2 也可以通过蛋白磷酸化增加其酶活性，但这一激活途径的生理意义及其具体机制尚有待进一步研究。

（三）细胞外鞘氨醇激酶

鞘氨醇激酶是细胞内的脂质激酶，在细胞内发挥其酶促效应。如前所述，鞘氨醇激酶 -1 主要分布于细胞质，而鞘氨醇激酶 -2 则主要存在于胞核中。近期的研究发现两者均可在某些特定状态下释放至细胞外液中。血管内皮细胞和巨噬细胞在氧化应激或炎症反应时，可由细胞内释放鞘氨醇激酶 -1，且在动物血液循环中可检测到鞘氨醇激酶 -1 含量的升高。鞘氨醇激酶 -2 则可在细胞凋亡过程中由凋亡蛋白酶（caspase-1）介导释放至细胞外。存在于细胞外的鞘氨醇激酶能够作用于细胞膜外层的鞘氨醇，催化生成局部的 1- 磷酸鞘氨醇，进而调节相应的生物功能。

二、1- 磷酸鞘氨醇

（一）体内 1- 磷酸鞘氨醇的分布与转运

在人体内，1- 磷酸鞘氨醇广泛分布于各组织、细胞和体液中，其主要来源于细胞内神经鞘磷脂酶代谢途径，由鞘氨醇激酶催化产生。通过对基因敲除小鼠的研究，发现单独敲除 *SPHK1* 或 *SPHK2* 基因均会使 1- 磷酸鞘氨醇的生成减少约 50%，显示了两种同工酶在酶活性上的重叠与互补，共同维持 1- 磷酸鞘氨醇水平与鞘磷脂代谢的稳态。1- 磷酸鞘氨醇在细胞内生成后,可被特异的转运体运送至细胞外。早先的研究提示 ABC 家族转运蛋白(如 ABCC1)参与 1- 磷酸鞘氨醇的细胞外转运。然而 *ABCC1* 基因敲除不影响小鼠血浆中 1- 磷酸鞘氨醇的水平,提示 ABCC1 不是 1- 磷酸鞘氨醇的关键性转运体。最近研究表明,SPNS2(sphingolipid transporter 2)是 1- 磷酸鞘氨醇的特异性转运蛋白。整体或内皮细胞特异性敲除 *SPNS2* 基因导致小鼠血液循环中 1- 磷酸鞘氨醇水平显著下降,显示血管内皮细胞中的 SPNS2 对于维持血浆中 1- 磷酸鞘氨醇水平的重要生理作用。然而,血小板和红细胞内不存在 SPNS2,提示在这些细胞内可能存在其他未知的 1- 磷酸鞘氨醇转运体。

在哺乳动物包括人体血浆和淋巴液中,1- 磷酸鞘氨醇的水平比较高(在 0.5~1.0μmol/L),而细胞间质(组织液)中含量较低,因此在组织液和血液循环之间形成了 1- 磷酸鞘氨醇的浓度梯度。这种浓度梯度在引导 T 淋巴细胞迁移和活化等方面有重要生理功能。血液中的 1- 磷酸鞘氨醇主要来自红细胞、血小板和血管内皮细胞。淋巴液里的 1- 磷酸鞘氨醇主要来自淋巴管内皮细胞。约 65% 和 30% 的 1- 磷酸鞘氨醇分别与血浆中 HDL 和白蛋白结合。在人体和小鼠中,由肝脏合成的载脂蛋白 M(ApoM)与 1- 磷酸鞘氨醇分子共价结合,是 HDL 结合 1- 磷酸鞘氨醇的主要形式。在 *ApoM* 基因敲除小鼠中,即使血浆中 1- 磷酸鞘氨醇分子和与之结合的其他血浆蛋白水平(例如白蛋白)没有明显改变,1- 磷酸鞘氨醇介导的血管内皮屏障功能却显著受损,提示 ApoM 在运载 1- 磷酸鞘氨醇和调节其生物活性方面的重要性。与 HDL 不同的是,血浆中 VLDL 和 LDL 结合的鞘磷脂以神经酰胺为主。进一步的研究表明,HDL 引起的血管舒张、内皮细胞的屏障功能、心血管保护功能及内皮细胞的迁移都依赖于 1- 磷酸鞘氨醇的作用。因此,1- 磷酸鞘氨醇除了其自身的生物活性外(下文详述),亦是 HDL 保护心血管和降低心血管疾病风险的重要活性分子。

(二) 细胞内 1- 磷酸鞘氨醇的生物活性(第二信使分子)

早在 20 世纪 90 年代初,Spiegel 实验室首先发现 1- 磷酸鞘氨醇有促进细胞生长增殖的活性。随后越来越多的研究显示,1- 磷酸鞘氨醇拥有广泛的生物活性。1- 磷酸鞘氨醇可以通过调节细胞周期而促进细胞增殖,并能调节细胞的分化,促进癌的发生与发展。早期研究表明 1- 磷酸鞘氨醇可调节钙离子的瞬时电压,影响细胞内钙离子的释放及其相应的信号转导功能。还有研究提示 1- 磷酸鞘氨醇可调节细胞内肌动蛋白动力,影响细胞的迁移及细胞生存。Xia 实验室的研究发现,细胞内 1- 磷酸鞘氨醇可激活核转录因子 NF-κB,介导细胞的抗凋亡和炎症反应。Spiegel 等的研究揭示 1- 磷酸鞘氨醇可与 TNF-α 信号转导分子 TRAF2 直接结合,并调节其泛素连接酶的活性,激活 NF-κB 通路。此外,由细胞核内鞘氨醇激酶 -2 生成的 1- 磷酸鞘氨醇分子可特异性地结合核转录因子脱乙酰化酶 HDAC1/2,从而调节下游靶基因的表达。上述研究显示,1- 磷酸鞘氨醇具有经典的细胞内第二信使的生物特征,通过与其靶分子或作用蛋白的结合而发挥信号传递功能。然而,由于这些靶分子或作用蛋白并非 1- 磷酸鞘氨醇所特有,且在这些靶分子中尚未发现特异性的 1- 磷酸鞘氨醇结合域或结合位点。因此,对于 1- 磷酸鞘氨醇作为细胞内第二信使的分子机制及其生物学意义仍有待进一步研究。

(三) 细胞外 1- 磷酸鞘氨醇的生物活性(第一信使分子)

自从 20 世纪 90 年代末第一个 1- 磷酸鞘氨醇特异性受体被克隆,先后发现有 5 种 1- 磷酸鞘氨醇受体,分别是 S1PR1、S1PR2、S1PR3、S1PR4、S1PR5,开启了 1- 磷酸鞘氨醇作为重要第一信使分子的新篇章。1- 磷酸鞘氨醇受体与溶血磷脂酸受体同源,属同一个膜蛋白家族,分别由 5 种不同的基因编码。这 5 种受体在细胞膜上与不同的 G 蛋白偶联,S1PR1 偶联于 Gi 蛋白;S1PR2 和 S1PR3 可分别与 Gi、Gq 和 G13 等偶联;S1PR4 和 S1PR5 则主要与 G12 和 G13 偶联。1- 磷酸鞘氨醇受体广泛表达于机体的各组织细胞,大多数细胞可同时表达几种不同的受体,彼此交叉重叠,从而精细地调节细胞在不同状态下的不同生物效应。虽然在所有真核生物体中都拥有完整的鞘磷脂代谢通路,但细胞外存在的 1- 磷酸鞘氨醇及其受体依赖的信号转导方式则是脊椎动物所特有。而且,1- 磷酸鞘氨醇运载体 SPNS2 及 G 蛋白偶联的 1- 磷酸鞘氨醇受体仅存在于脊椎动物的基因组中。由此提示,在进化过程中形成的受体依赖性的 1- 磷酸鞘氨醇分子信号转导系统的重要生理意义。事实上,大量证据表明 1- 磷酸鞘氨醇通过 5 种 G 蛋白偶联的受体介导广泛而复杂的信号转导,调节机体众多的生物效应与功能,参与多种疾病的发生与发展的病理过程,包括炎症、肿瘤、免疫和心血管等系统疾病及肥胖、糖尿病等代谢性疾病。下文将侧重阐述与糖尿病血管并发症相关的 1- 磷酸鞘氨醇生物效应及其生理与病理作用。

(四) 1- 磷酸鞘氨醇在心血管系统中的生物活性

首个 1- 磷酸鞘氨醇受体(S1PR1)是在血管内皮细胞中被克隆的,因最初发现其促进内皮细胞分化的作用而被称为内皮细胞分化基因蛋白(EDG)。不久后发现 1- 磷酸鞘氨醇是其特异性的配体,故命名为 1- 磷酸鞘氨醇受体。1- 磷酸鞘氨醇通过其受体所介导的信号转导,对于心血管和循环系统有广泛的重要生理作用,尤其在维持血管稳态和动态平衡中具有重要的生理意义。1- 磷酸鞘氨醇信号参与调节血管的弹性和通透性、血管的生成和再生、血流动力学的改变及参与心脏功能的调控和动脉粥样硬化的形成。1- 磷酸鞘氨醇信号转导在心血管系统中的一个显著特点,是血液循环中配体的浓度远远大于细胞表面受体所需。血浆中的 1- 磷酸鞘氨醇浓度为 $0.5 \sim 1 \mu mol/L$,而受体与配体分离常数在低纳摩尔级水平($1 \sim 10 nmol/L$)。所以当细胞表面的受体暴露于血浆时,将立即与配体结合,产生其生物效应。由于这种配体 - 受体系统的特殊性,配体(1- 磷酸鞘氨醇)在细胞中的分布与定位、受体在膜表面的表达量及不同受体的比例成为决定和影响其信号转导的关键因素。

在血管内皮组织中,1- 磷酸鞘氨醇一方面通过作用于 S1PR1 受体,激活小 G 蛋白 Rac,促进 VE- 钙黏蛋白依赖性的黏着连接,增加内皮细胞周边肌动蛋白环的形成,加强细胞与细胞之间的连接及细胞与基底膜的连接,进而加强内皮细胞的屏障功能。另一方面,1- 磷酸鞘氨醇还可作用于内皮细胞的 S1PR2 受体,通过小 G 蛋白 Rho 家族的信号转导,引起细胞骨架重排,改变细胞的形状,促进细胞间黏附连接复合体的解聚,从而提高血管内皮通透性。血管内皮细胞的屏障功能及其通透性的改变是糖尿病血管并发症的重要病理基础和病理特征。高血糖、低氧和炎症都可引起 1- 磷酸鞘氨醇受体的异常表达或信号转导障碍,提示 1-磷酸鞘氨醇对血管通透性的调节异常可能与糖尿病血管并发症的形成和发展密切相关。

在血管平滑肌中,由 S1PR1 受体介导的 1- 磷酸鞘氨醇信号,通过激活 Gi/PI3K/Akt 与 eNOS 的偶联,促进内皮依赖性血管舒张。与之相反,由 S1PR2 和 S1PR3 受体介导,1- 磷酸鞘氨醇通过激活 $Gq/IP3/Ca^{2+}$ 与 $G_{12/13}/Rho/ROCK$ 信号途径,促进血管的收缩。因此,对 1-

磷酸鞘氨醇不同受体的调节可引起血管紧张性的改变,从而调节血流动力学的改变,参与糖尿病血管并发症的病理生理过程。

在血管的发育和新生血管生成中,1-磷酸鞘氨醇具有关键性的调控作用。通过 S1PR1 受体,1-磷酸鞘氨醇可介导和协调血管生长因子的生物功能,并对稳固和完善新生血管的结构和功能尤为重要。在小鼠中敲除 *S1PR1* 受体基因表达,造成心脑血管发育障碍而致胚胎期早亡。在 S1PR1 受体敲除的杂合子小鼠中,生理性或病理性的新生血管均受到显著抑制。此外,S1PR2 和 S1PR3 受体可通过与 S1PR1 受体的协调作用,而促进新生血管的形成。由于新生血管在糖尿病血管并发症的重要性,1-磷酸鞘氨醇对新生血管的调节异常可视为糖尿病血管并发症的重要致病因素。

(五) 1-磷酸鞘氨醇在炎症和免疫系统中的生物活性

20 世纪 90 年代在对一种新型免疫抑制剂——芬戈莫德(fingolimod,FTY720)的药理机制研究过程中,揭示了 1-磷酸鞘氨醇信号在炎症和免疫系统中的重要生物活性。研究表明,芬戈莫德的主要药理基础是作为 S1PR1 受体的特异性调节剂:在低浓度时芬戈莫德可特异性激活 S1PR1 受体;而在药理剂量下,则引起持续性的 S1PR1 受体内吞和不可逆的细胞质内转移,从而阻断了由 1-磷酸鞘氨醇所介导的淋巴细胞迁移与活化及其相应的免疫反应。目前,针对 1-磷酸鞘氨醇受体的免疫治疗方法已经进入临床应用,芬戈莫德在美国等多个国家被批准用于多发性硬化症的治疗及肾脏等器官移植的免疫抑制治疗。

1-磷酸鞘氨醇受体依赖性的免疫细胞迁移与归巢在维持免疫稳态、调控自身免疫性炎症反应及其相关疾病等方面具有重要作用。研究发现,在淋巴细胞由胸腺及二级淋巴器官释放至血液循环,或由组织间隙回收至外周淋巴管及其归巢等过程中,1-磷酸鞘氨醇均发挥重要的调控作用。淋巴器官中相对高浓度的 1-磷酸鞘氨醇及内皮网状系统出口处的局部浓度梯度可以激活淋巴细胞上的 S1PR1 受体,从而引导淋巴细胞的迁移。在细胞水平,淋巴细胞可利用动态的细胞突起感受其周围环境的变化,通过 S1PR1 受体激活 Gi 蛋白依赖性 Rac,使 Akt 蛋白激酶磷酸化,诱发肌动蛋白结合蛋白的移动与微管动力学的改变,并引起纤维肌动蛋白的局部聚集,这些一系列的 S1PR1 受体依赖的细胞动力学变化和膜突起的形成是淋巴细胞迁移所必需的。与 1-磷酸鞘氨醇/S1PR1 促进淋巴细胞迁移相对应的是,另一类细胞趋化因子信号系统,如 CXCL21 与 CCR7 可阻断或滞缓 T 细胞的迁移,两者竞争与平衡的结果决定了淋巴细胞迁移的速率和效应。此外,1-磷酸鞘氨醇信号在由免疫细胞群形成特定的淋巴等组织结构过程中发挥重要作用。例如,S1PR2 受体可通过 $G_{12/13}$ 通路激活 Rho GTP 酶,引起 PTEN 的活化,提高细胞内 cAMP 水平,从而抑制 Akt 和 Rac GTP 酶,降低淋巴细胞的运动性。有证据显示 S1PR2 在巨噬细胞的聚集与活化及 B 细胞向淋巴生发中心迁徙等过程中起关键的调控作用。还有证据表明 1-磷酸鞘氨醇信号参与调节免疫细胞的分化及其细胞亚型的形成。通过激活 S1PR1/Akt/mTOR 信号轴,1-磷酸鞘氨醇能够调节 Treg 细胞的分化与功能。在应用 1-磷酸鞘氨醇受体抑制剂芬戈莫德治疗的多发性硬化症患者中,循环中促进炎症反应的 TH17 细胞明显减少,而抑制炎症反应的 Treg 细胞数量增加,提示这些免疫细胞亚型的改变是芬戈莫德的另一种药理学机制。综上所述,1-磷酸鞘氨醇信号系统在调节 T 淋巴细胞的聚集与活化、B 细胞的分化、淋巴小结的形成及中心免疫组织的构成等多方面具有重要功能。

上述在免疫系统中的 1- 磷酸鞘氨醇的生物作用,对于肥胖、糖尿病等代谢疾病相关的炎症反应至关重要。例如,1- 磷酸鞘氨醇可促进 CD8 淋巴 T 细胞及炎症巨噬细胞在肥胖动物或患者脂肪组织中的迁移与聚集,形成特有的巨噬细胞簇(亦称“冠状结构”)。1- 磷酸鞘氨醇信号亦可通过激活巨噬细胞,影响脂代谢及细胞和炎症因子的释放,促进动脉粥样硬化斑块的形成与发展。此外,由于活化的血小板和血管内皮细胞均是 1- 磷酸鞘氨醇的主要来源,且鉴于炎症反应、新生血管形成及凝血过程存在交叉偶联,因此内皮细胞和血小板中的1- 磷酸鞘氨醇信号转导系统在调节血栓形成和止血过程中具有重要作用。凝血酶与凝血酶受体(PAR-1)结合后可促使 1- 磷酸鞘氨醇的分泌,通过自分泌的方式激活 S1PR1,进而影响内皮细胞屏障功能。另外,鞘氨醇激酶 -2 介导的 1- 磷酸鞘氨醇的生成可控制血小板的聚集,参与调控血管损伤的修复及血栓形成。在肥胖和糖尿病,尤其是合并血管并发症患者中血栓形成增加,提示促使血栓形成和抑制纤溶的因素增多,1- 磷酸鞘氨醇信号系统及鞘磷脂代谢的改变是否参与了这一病理过程尚有待进一步研究。

第三节 鞘氨醇激酶 /1- 磷酸鞘氨醇信号通路与糖尿病血管并发症

多年来大量的临床与基础研究表明糖尿病血管并发症发病机制的复杂性,由此产生了多种假说。但无论何种假说,炎症被认为是导致糖尿病血管并发症的基本病理基础,尤其与肥胖、胰岛素抵抗、糖尿病及动脉粥样硬化等代谢性疾病相关的炎症,或称为“代谢性炎症(metaflammation)”,被认为是糖尿病和糖尿病并发症共同的关键致病因子。鉴于鞘氨醇激酶 /1- 磷酸鞘氨醇信号通路对机体炎症和免疫的直接和广泛的调控作用,这一信号通路在糖尿病血管并发症的病理过程中显得尤为重要。Xia 实验室最早发现,鞘氨醇激酶 /1- 磷酸鞘氨醇信号通路在糖尿病大鼠的心血管系统中被激活。同时发现血管内皮细胞在高糖环境下,鞘氨醇激酶 -1 活性增加,1- 磷酸鞘氨醇生成增多,进而激活 NF-κB 通路,导致内皮细胞表面黏附分子 E-selectin、ICAM-1 和 VCAM-1 表达增加,招募炎症细胞在内皮细胞周围聚集,促使炎症的发生。通过药物或 siRNA 抑制鞘氨醇激酶 -1,则有效地阻断血管内皮的炎症反应,提示鞘氨醇激酶 /1- 磷酸鞘氨醇信号通路在糖尿病血管并发症中的重要性。

鞘氨醇激酶 /1- 磷酸鞘氨醇信号通路对炎症反应的调节可发生在分子、细胞和机体等不同水平,包括免疫和炎症细胞的活化、趋化性迁徙、炎症因子的合成与释放、局部和整体炎症网络信号的形成等。如上所述,一方面,1- 磷酸鞘氨醇是调控固有或获得性免疫细胞迁移和活化的关键信号,是保证免疫细胞适当和特异地向靶组织迁移的重要前提,从而确保体液和细胞免疫反应的最佳强度和最佳持续时间,有效地调节或终止炎症反应。另一方面,作为控制 1- 磷酸鞘氨醇生成的主要限速酶,鞘氨醇激酶(尤其是鞘氨醇激酶 -1)能够被多种与糖尿病血管并发症相关的病理因子激活,诸如炎症因子、细胞因子、激素、生长因子及高血糖或不同的细胞应激反应(如氧化应激、内质网应激)等。此外,在树突状细胞(dendritic cell)和 NK

细胞等细胞膜上有较高的 S1PR1 和 S1PR5 受体表达,1- 磷酸鞘氨醇通过作用于这些受体,调节炎症细胞的迁移和活化。同时,1- 磷酸鞘氨醇对巨噬细胞亦有重要的调节作用。巨噬细胞表达有较高水平的 S1PR1 和 S1PR2,当 S1PR1 被激活时,1- 磷酸鞘氨醇可介导巨噬细胞的抗炎功能,促进 M2 型巨噬细胞的形成;然而,S1PR2 则介导 1- 磷酸鞘氨醇抑制细胞因子诱发的巨噬细胞向组织间隙的迁移,削弱巨噬细胞的抗炎功效。1- 磷酸鞘氨醇对巨噬细胞的这种双向调节作用,具有一定的组织特异性,并且在小鼠动脉粥样硬化模型中得到了验证。Tabas 等的研究发现,高水平的 LDL 和 VLDL 使其所分泌的酸性鞘磷脂酶升高,增加神经酰胺的生成,促使脂蛋白的局部集聚,引发巨噬细胞对脂蛋白的吞噬增加,进而转化为泡沫细胞,促进粥样斑块的形成。因此,酸性鞘磷脂酶基因敲除小鼠中动脉粥样硬化病变显著减轻。同样,在 S1PR2 敲除的小鼠中,巨噬细胞的抗炎能力得到了增强,使得 LDL 受体和 ApoE 敲除的动脉粥样硬化模型中的斑块区域明显减小。另一项对 *S1PR3* 基因敲除小鼠的研究,发现 S1PR3 对单核细胞和巨噬细胞在动脉粥样斑块形成过程中的聚集有重要的调控作用。总之,上述研究结果显示鞘氨醇激酶 /1- 磷酸鞘氨醇信号通路在动脉粥样硬化的形成中起非常关键的作用,但这一信号通路在糖尿病相关的动脉粥样硬化性大血管病变中的作用尚有待验证。

　　血管内皮细胞功能紊乱及内皮损伤是糖尿病血管并发症的重要病理特征,亦是其关键的致病因子。内皮细胞拥有较高水平的鞘氨醇激酶活性,产生较为丰富的 1- 磷酸鞘氨醇,亦是血液循环中 1- 磷酸鞘氨醇的主要来源之一。同时,5 种不同的 1- 磷酸鞘氨醇受体在内皮细胞均有表达,尤以 S1PR1 和 S1PR3 为主。通过这些不同受体的单独或相互协同作用,鞘氨醇激酶 /1- 磷酸鞘氨醇信号对内皮细胞发挥着重要的调控作用,包括内皮细胞的生存、增殖、分化、迁移及其抗炎、抗氧化及新生成血管等。例如,1- 磷酸鞘氨醇通过 S1PR1 激活 Akt,引起 eNOS 磷酸化,增加一氧化氮的生成,从而调节血管内皮细胞的活性、平滑肌细胞的松弛度及血管壁的紧张度与血流动力学。在内皮细胞中,除了由受体所介导的 1- 磷酸鞘氨醇生物活性外,1- 磷酸鞘氨醇亦可发挥其细胞内第二信使的作用。Xia 实验室通过免疫共沉淀等方法,发现 TNF-α 的效应蛋白 TRAF2 能够与鞘氨醇激酶 -1 直接作用,介导 TNF-α 激活鞘氨醇激酶。TRAF2 与鞘氨醇激酶 -1 的相互作用是 TNF-α 引发内皮细胞 NF-κB 活化和炎症反应所必需的。进一步的研究发现,由鞘氨醇激酶 -1 产生的 1- 磷酸鞘氨醇是 TRAF2 发挥其 E3 泛素化连接酶活性的必要辅助因子,两者的相互作用则是 TNF-α 诱导 NF-κB 激活的关键信号转导步骤。由于 NF-κB 的激活是糖尿病血管并发症的重要分子病理机制,对于鞘氨醇激酶 /1- 磷酸鞘氨醇 /NF-κB 信号通路的深入研究,将为糖尿病血管并发症的防治提供新的措施。

　　1- 磷酸鞘氨醇信号分子在维持血管稳态和控制新生血管形成及其功能中至关重要。1- 磷酸鞘氨醇的作用模式与其他经典的血管生长因子(如 VEGF 等)不同,从新生血管形成的初始步骤到最终成熟的多个重要环节均受到 1- 磷酸鞘氨醇的调节,其中包括内皮细胞的迁移、聚集、管状结构的形成、细胞间连接及其屏障功能和内皮的通透性、血管平滑肌细胞及间质细胞对新生血管的支撑与稳定等。基于 1- 磷酸鞘氨醇对新生血管的重要调控作用,针对这一信号分子的抑制剂(包括 1- 磷酸鞘氨醇受体阻滞剂和鞘氨醇激酶抑制剂)已在临床前期或临床试验中用于以抑制肿瘤新生血管为手段的抗癌治疗中。尽管新生血管形成在糖尿病并发症,特别是在增生型糖尿病视网膜病变中起着关键的病理作用,但有关鞘氨醇激酶/1-磷酸鞘氨醇信号通路在糖尿病眼病中的研究仍很少。在糖尿病大鼠模型中,Smith实验室发现鞘氨醇激酶抑制剂(SKⅠ-Ⅱ)能够有效地抑制视网膜血管的渗漏及视网膜血管内皮细胞的炎症反应,提示鞘氨醇激酶的病理作用。Rotstein等研究发现,1-磷酸鞘氨醇信号通路对视网膜光感受器的分化和成熟亦有重要的调控作用,这一生理现象在糖尿病眼病中的意义还需进一步的研究。

第四节 鞘氨醇激酶/1-磷酸鞘氨醇信号通路与糖尿病肾病

糖尿病肾病是糖尿病的常见并发症之一,是导致终末期肾病的主要原因。其主要病理表现为肾小球系膜区增殖、细胞外基质蛋白过度分泌和沉积,以及基底膜增厚与慢性炎症病变,以致肾小球纤维化、硬化和功能丧失(详见第十四章)。许多体内外的研究表明,在这一系列病理过程中,鞘氨醇激酶/1-磷酸鞘氨醇信号通路均有参与并发挥重要的调节作用。在肾小球系膜细胞中,1-磷酸鞘氨醇的5种受体皆有表达,它们介导了系膜细胞的许多生物学功能,包括细胞的生长、增殖、细胞外基质蛋白的生成、细胞因子或炎症分子的分泌等。1-磷酸鞘氨醇不仅通过其自身受体诱导系膜细胞增殖,亦可与PDGF、EGF、CTGF等生长因子受体相互作用,促进系膜细胞的增殖和细胞外基质蛋白的生成。在糖尿病肾病动物模型中发现,鞘氨醇激酶-1的表达增加、酶活性增高、1-磷酸鞘氨醇生成增多,其相应的信号通路被激活。用特异的干扰RNA或药理抑制剂阻断这一信号通路,对糖尿病肾病有明显的改善作用,提示鞘氨醇激酶/1-磷酸鞘氨醇通路可成为治疗糖尿病肾病的新的治疗靶标。

第五节 鞘磷脂代谢与糖尿病心肌病

糖尿病心肌病是糖尿病慢性并发症之一,也是糖尿病患者的主要致死原因之一。其主要临床特征为左心室肥厚、舒张功能不全,继之左心室收缩障碍,最终心功能衰竭。心肌是机体内巨大的耗能器官。在静态下,70%以上的能量来源于脂肪酸氧化;而在应激等状态下,由葡萄糖代谢提供的能量明显增加。然而,在胰岛素抵抗和糖尿病状态下,心肌细胞的葡萄糖供能途径障碍,即使在应激状态下仍然依赖于脂肪酸氧化供能。这种对于脂肪酸的过度依赖,极易产生两个后果:一是心肌细胞供能的依从性降低,使得心肌在应激状态下供能不足,导致心功能障碍;二是心肌细胞内脂肪酸代谢异常,诱发脂毒性,引起心肌细胞的凋亡。研究表明,鞘磷脂代谢在脂毒性所致的心肌细胞凋亡中发挥重要作用。体外实验表明,神经酰胺能够直接引起心肌细胞的凋亡。在糖尿病大鼠的心肌中发现神经酰胺含量显著增加;应用丝氨酸软脂酰转移酶抑制剂或神经鞘磷脂酶抑制剂阻断神经酰胺的生成,能够明显抑制心肌细胞的凋亡。在糖尿病心肌病患者中,发现心肌细胞内鞘磷脂代谢途径中的多个关键酶(包括神经鞘磷脂酶、鞘氨醇激酶和神经酰胺酶等)的表达水平显著增加,提示鞘磷脂代谢在糖尿病患者的心肌细胞中异常活跃,可能对糖尿病心肌病的发生发展有重要影响。

第六节　鞘磷脂代谢与胰岛素抵抗和胰岛 β 细胞

糖尿病并发症与糖尿病自身的发生发展密切相关,糖、脂等代谢紊乱是各种糖尿病并发症的关键致病因素。近年来越来越多的证据表明,鞘磷脂代谢及其中间代谢产物在调控机体代谢稳态中发挥重要作用,对糖尿病的两大重要病理生理过程(即胰岛素抵抗与胰岛 β 细胞功能衰竭)均有显著影响。

一、鞘磷脂代谢与胰岛素抵抗

在肥胖、高脂血症等代谢异常状态下,脂质在胰岛素靶器官内异常堆积是引起胰岛素抵抗的重要原因之一,而鞘磷脂中间代谢产物神经酰胺被认为是介导这一病理过程的主要活性脂质分子之一。当循环中或组织细胞内饱和脂肪酸(如棕榈酸等)含量增加,可促进鞘磷脂从头合成通路,增加神经酰胺的生成。事实上,在部分肥胖、代谢综合征和糖尿病患者的血液循环中可以检测到神经酰胺水平的升高。体外研究显示,在骨骼肌、脂肪及肝等胰岛素靶细胞中,神经酰胺可显著干扰胰岛素受体的信号转导,抑制胰岛素介导的葡萄糖摄取及其代谢。神经酰胺在胰岛素抵抗中的作用已在多种动物实验模型中得到验证。在高脂喂养或其他肥胖与糖尿病模型中(如 Zucker 大鼠、ob/ob、db/db 小鼠等),应用多球壳菌素(myriocin)特异性抑制 SPT 酶活性,阻断鞘磷脂从头合成途径,减少神经酰胺的生成,能够有效地逆转胰岛素抵抗,改善动物体内葡萄糖和脂代谢。通过敲除鞘磷脂从头合成途径中某些关键酶基因的表达,减少神经酰胺生成,亦可明显改善由高脂喂养诱发的胰岛素抵抗。一项研究利用全组织、脂肪组织和肝脏特异性敲除神经酰胺合成酶(CerS6)的小鼠,观察不同组织和全身神经酰胺对代谢的影响。结果显示,在高脂喂食状态下,上述三种敲除小鼠的葡萄糖耐量及其他糖代谢指标都得到不同程度的改善。但只有在全组织敲除小鼠中可以明显改善机体胰岛素敏感性,而脂肪组织及肝脏特异性敲除 CerS6 对机体胰岛素敏感性没有显著性的影响。由此提示,神经酰胺对机体糖代谢及胰岛素敏感性的作用具有一定的组织特异性。另外,神经酰胺可通过影响脂肪酸 β 氧化,改善由高脂诱导的脂肪性肝病及胰岛素抵抗。冷刺激或 β- 肾上腺素能激动剂可以特异性地降低脂肪组织内神经酰胺的水平。在肥胖小鼠中特异性抑制神经酰胺的合成,可以促进皮下白色脂肪棕色化,增加白色脂肪内 M2 型巨噬细胞,改善线粒体的功能,促进能量消耗,进而改善机体的糖代谢及胰岛素抵抗。此外,脂连蛋白(adiponectin)受体具有内在的神经酰胺酶活性。当脂连蛋白与其受体结合,可激活神经酰胺酶,增加神经酰胺的降解,从而介导脂连蛋白的代谢调控作用,改善胰岛素抵抗。

除了上述神经酰胺对代谢的影响外,1- 磷酸鞘氨醇作为重要的信号分子,在机体的代谢调控中发挥重要作用,影响胰岛素的敏感性及代谢综合征相关的病理生理过程。例如,在 KK/Ay 糖尿病小鼠模型中过表达鞘氨醇激酶 -1,增加 1- 磷酸鞘氨醇的生成,能够显著改善糖尿病小鼠的糖脂代谢和胰岛素敏感性。在转基因小鼠模型中,过表达鞘氨醇激酶 -1 可明显缓解由高脂喂养引起的胰岛素抵抗。这种改善作用被认为归因于高表达的鞘氨醇激酶所引起的神经酰胺降解增加,从而解除了由神经酰胺介导的胰岛素抵抗。但是,在鞘氨醇激酶 -1 基因敲除小鼠中,由高脂喂养引起的胰岛素抵抗与野生型相比并无明显差异。因此,鞘氨醇激酶 -1 是否在胰岛素抵抗中发挥作用或发挥何种作用,尚有待进一步研究。有研究显示,在脂肪细胞,β_3 肾上腺素能受体(ADRB3)导致的脂解作用可以通过 JNK/AP-1 通路促进鞘氨醇激酶 -1 表达及 1- 磷酸鞘氨醇的生成,后者可以进一步促进脂肪细胞脂解和炎症因子 IL-6 的生成。由此提示,鞘氨醇激酶 -1 可能在脂肪细胞来源的炎症因子所诱导的胰岛素抵抗中发挥作用。此外,Xia 实验室的研究表明,在胰岛 β 细胞和肝细胞中,鞘氨醇激酶 -1 能够有效抑制由内质网应激介导的脂毒性,保护胰岛素靶细胞免受脂毒性伤害,维持其正常功能,进而在机体的代谢调节中发挥作用。

二、鞘磷脂代谢与胰岛 β 细胞

胰腺的发育如同其他内胚层器官一样,受其自身的转录信号、内皮源性和血液源性信号的共同调节。1- 磷酸鞘氨醇作为重要的内皮源性和血液源性信号分子,对早期胰腺间叶细胞性胚芽的分化与发育具有重要的影响,是促进胰腺及其内分泌器官胰岛的发育与成熟所必需的调控因子。同时,1- 磷酸鞘氨醇还可通过其调节血管的生成、发育及内皮源性信号转导作用,影响胰岛的发育、成熟及其内分泌功能。此外,1- 磷酸鞘氨醇可促进胰岛 β 细胞的胰岛素分泌。亦已证实葡萄糖可通过激活鞘氨醇激酶 -1 引起全身或局部 1- 磷酸鞘氨醇水平升高,参与胰岛素分泌的生理调节。

鞘氨醇激酶 /1- 磷酸鞘氨醇通路作为调节细胞生长与增殖的重要信号系统,对胰岛 β 细胞的存活、凋亡、再生与增殖至关重要。Xia 实验室的研究发现,过表达鞘氨醇激酶 -1 或给予 1- 磷酸鞘氨醇处理 β 细胞,能够明显抑制 β 细胞的脂毒性,增加其存活率,保护胰岛素的正常分泌。相反,用鞘氨醇激酶抑制剂或用 siRNA 干扰鞘氨醇激酶 -1 的表达,则增强脂毒性,促进 β 细胞凋亡。应用富含 1- 磷酸鞘氨醇的 HDL 或用 1- 磷酸鞘氨醇处理离体的胰岛与 β 细胞,亦可抑制炎症因子诱导的 β 细胞死亡。鞘氨醇激酶 -1 与 1- 磷酸鞘氨醇对 β 细胞的保护作用,在动物体内亦得到了验证。高脂喂养的肥胖小鼠表现为胰岛素抵抗、糖耐量减低、胰岛增生和高胰岛素血症;当敲除鞘氨醇激酶 -1 基因后,在同样的高脂喂养条件下,则发生了严重的糖尿病,表现为 β 细胞凋亡增多、胰岛萎缩和胰岛素分泌减少,显示鞘氨醇激酶 -1/1- 磷酸鞘氨醇对于维持 β 细胞在脂毒性状态下存活及其正常内分泌功能的重要性与必要性。

第七节 展　　望

鞘磷脂及其中间代谢产物既是细胞膜结构的重要脂质分子,又是体内重要的细胞信号分子,尤其是鞘氨醇激酶 -1 与 1- 磷酸鞘氨醇信号系统,在调控与糖尿病和糖尿病并发症相关的众多病理生理过程中发挥重要作用,对机体的炎症、免疫反应、新生血管形成、胰岛 β 细胞的存活、胰岛素分泌及胰岛素抵抗等与代谢密切相关的病理生理机制均有重要的影响。

已有大量实验证据显示,鞘磷脂代谢及其相关信号通路在糖尿病大血管或微血管病变、糖尿病眼病、糖尿病肾病和糖尿病心肌病等诸多并发症的发生发展中的重要性。尽管相关的临床研究目前尚不多,但最近 Othman 等的研究发现,糖尿病患者血浆中脱氧和 1- 羟甲基鞘磷脂水平与健康人群相比有显著增高。而且,血液循环中脱氧鞘磷脂含量与糖尿病神经病变和其他微血管病变呈现明显的正相关,提示其可能的致病作用。需特别指出,芬戈莫德是 1- 磷酸鞘氨醇受体的特异性拮抗剂,早在 2010 年就被批准用于临床治疗复发型多发性硬化。2014 年美国 FDA 批准了神经酰胺合成酶抑制剂 Cerdelga(Eliglustat)用于治疗戈谢病(Gaucher disease),对遗传性神经鞘脂病具有很好的疗效。可以预见,随着鞘磷脂研究的不断深入和更多临床证据的呈现,鞘磷脂代谢及其信号转导通路有望成为新的治疗靶点,为糖尿病及其并发症提供潜在的新的防治策略和措施。

(夏 朴 宋子玉 王 伟 古丽波斯坦·阿吉)

第十三章　γ- 氨基丁酸与糖尿病及其血管病变

第一节　γ- 氨基丁酸概述

一、γ- 氨基丁酸的发现及背景信息

γ- 氨基丁酸（gamma-aminobutyric acid，GABA），也称氨酪酸，是由谷氨酸经谷氨酸脱羧酶（glutamate decarboxylase，GAD）的脱羧基作用形成的一种功能性非蛋白质氨基酸，分子式为 $C_4H_9NO_2$，分子量为 103.12。GABA 在动、植物及微生物中分布广泛，哺乳动物脑组织中含量最高（大脑 30% 以上的神经元细胞体中都有分布）。1950 年，Eugene Roberts 首先报道了 GABA 在大脑神经元细胞中大量表达，并发现 GABA 是主要的抑制性神经递质，这个发现在学界引起很大轰动。作为抑制性神经递质 GABA 对神经元细胞的功能调节产生重要影响，而且相当一部分中枢性疾病是由于缺乏 GABA 导致"兴奋过度"的结果，如焦虑症和癫痫的发病被认为与 GABA 的缺乏相关联。然而，人们对 GABA 在中枢系统的治疗性作用的期待和热情急剧下降，主要是因为人们发现由于血脑屏障的屏障作用，口服 GABA 无法到达大脑发挥其生理学作用。因此神经科学家们将研究 GABA 在中枢的效应聚焦在研发可以越过血脑屏障的 GABA 类似物。这一类可以通过血脑屏障的 GABA 类似物包括加巴喷丁（gabapentin）、普瑞巴林（pregabalin）等已经被用于中枢神经系统疾病的临床治疗。

在成年大脑，GABA 在中枢神经系统的作用以突触后抑制为主，可使突触后膜超极化，降低神经元的活性及细胞代谢，并可促进副交感神经的活动，对机体产生诸如抗压、抗失眠等有益作用。值得指出的是，虽然 GABA 在成年大脑是抑制性的神经递质，但是在发育中的大脑里，GABA 起到兴奋性神经递质的作用（详见下述）。

事实上，除了大脑外，GABA 在全身许多重要脏器中也有表达，包括胰岛、肝脏、脂肪组织等。研究表明，GABA 对胰岛素和胰高血糖素的分泌起到了一个重要的调节作用。此外，研究提示 GABA 在消化道内分泌细胞中及外周神经系统中也广泛分布，主要参与摄食、消化道内分泌、胃肠运动等调节。

二、γ-氨基丁酸的生物学作用及其分子机制

GABA 在体内的生成和代谢途径主要为：①三羧酸循环中的 α-酮戊二酸在谷氨酸脱氢酶（glutamate dehydrogenase, GDH）的催化下转变为谷氨酸；② GAD 催化谷氨酸脱羧，生成 GABA；③在 GABA 转氨酶（GABA transaminase, GABAT）催化下，GABA 与 α-酮戊二酸反应，生成琥珀酸半醛和谷氨酸；④琥珀酸半醛被琥珀酸半醛脱氢酶（succinic semialdehyde dehydrogenase, SSADH）催化转变成琥珀酸，进入三羧酸循环（TCA cycle）。这样从 α-酮戊二酸经过谷氨酸、GABA、琥珀酸半醛生成琥珀酸的代谢途径就构成了三羧酸循环的一条旁路，即 GABA 旁路。GABA 含量的调控是 GABA 的合成（由 GAD 催化）与 GABA 的降解（由 GABAT 与 SSADH 催化）的平衡结果。这个途径中的酶缺失可导致人类的遗传疾病，研究表明 GABA 的调控对维持正常的生理功能非常重要。

GABA 的生物学作用主要通过激活 GABA 受体。GABA 受体主要有 $GABA_AR$ 和 $GABA_BR$ 两类。在中枢 GABA 受体表达于神经元细胞膜上，在成年大脑 GABA 通过 GABA 受体介导突触前抑制和突触后抑制效应。在外周，GABA 及其受体系统在外周器官和组织如胰岛、肝脏、脂肪及免疫系统合成或表达。研究发现，GABA-GABA 受体系统在机体的生理学和一些疾病的病理学中起着重要的作用。根据受体对激动剂及拮抗剂的敏感性不同将 GABA 受体主要分为 $GABA_AR$ 和 $GABA_BR$ 受体两种。$GABA_AR$ 是一个多聚跨膜受体，由 5 个亚基围绕形成的 Cl^- 通道，属于配体门控离子通道超家族。目前已知 $GABA_AR$ 的亚基至少有 19 种，包括：α1-6、β1-3、γ1-3、δ、ε、θ、π 和 ρ1-3，这些亚单位组合方式不同，$GABA_AR$ 也会呈现不一样的药理学特性。但最常见的一个功能性 $GABA_AR$ 组合方式为 2 个 α、2 个 β 和 1 个 γ 组成的五聚体。GABA 与 $GABA_AR$ 结合后可使 Cl^- 通道开放，细胞内 Cl^- 可顺着电势和浓度梯度通过离子通道，引起细胞超极化或去极化。$GABA_BR$ 属于 G 蛋白偶联受体超家族，其具有七跨膜螺旋体组成的肽链，N 端位于胞外，C 端位于胞内，由 B1 和 B2 两个亚单位组成。$GABA_BR$ 与 GABA 结合后激活 $G_{i/o}$ 蛋白，一方面抑制腺苷酸环化酶活性及其下游信号通路，另一方面开放 K^+ 通道，使细胞膜超极化，关闭电压门控的 Ca^{2+} 通道（VGCC），抑制 Ca^{2+} 内流，进而产生抑制效应。

在成熟的神经元细胞中，GABA 主要通过激活 $GABA_AR$，促进 Cl^- 内流，引发细胞超极化，进而产生一种迅速的抑制性突触后电位（IPSP），抑制神经元放电，介导突触后抑制效应。但是在幼年发育大脑神经元细胞中，GABA 起到一个兴奋性神经递质的作用。

GABA 对神经元细胞产生兴奋性还是抑制性效应，是与细胞膜上 K^+-Cl^- 共转运体-2（K^+-Cl^-cotransporter-2, KCC2）的表达密不可分的。KCC2 是钾浓度梯度驱动的 K^+-Cl^- 外向共转运体。KCC2 在神经系统分布广泛。在成熟神经元细胞内，KCC2 在 Na^+-K^+-ATP 泵的驱动下促进 Cl^- 外排，从而维持细胞内低 Cl^- 浓度。细胞内低氯水平使得 GABA 与 $GABA_AR$ 结合后，Cl^- 通道开放，细胞外 Cl^- 顺浓度梯度内流而引起细胞膜超极化，进而产生抑制效应。而在发育大脑神经元细胞上 KCC2 表达很低，$GABA_AR$ 被激活后促进 Cl^- 外流，引发细胞去极化进而介导 GABA 的兴奋性效应。GABA 引发的细胞去极化可以激活 VGCC，引起 Ca^{2+} 内流，激活一系列 Ca^{2+} 依赖的信号通路如磷脂酰肌醇 3-激酶/蛋白激酶

B（phosphatidylinositol 3 kinase/protein kinase B，PI3K/AKT）磷酸化。PI3K/AKT 信号通路的激活，一方面激活与多个调控细胞生长或生存（如细胞增殖和分化）有关的信号通路，促进突触形成和神经元网络的塑造；另一方面，能够使 GABA$_A$R 磷酸化，进而使其发生受体的细胞膜转位，使细胞膜表面 GABA$_A$R 的数量增加，继而增强对 GABA 效应的介导作用。

第二节　γ-氨基丁酸对胰岛细胞的调控作用

　　GABA 对外周组织的调节作用逐渐受到人们关注。研究报道，GABA 或 GABA 受体在外周器官和组织如胰岛、肝脏、脂肪及免疫系统也能合成或表达。其中，胰岛 β 细胞是外周组织细胞中合成和分泌 GABA 最多的场所。胰岛中的 GABA 以自分泌的形式作用于胰岛 β 细胞，可激活 GABA$_A$R 引起 Cl⁻ 外流，促使细胞膜去极化，改变膜电位，开放电压门控 Ca^{2+} 通道 VGCC，促进 Ca^{2+} 内流，使细胞内 Ca^{2+} 浓度增加，激活 Ca^{2+} 介导的 β 细胞分泌机器，刺激胰岛素分泌。此外，β 细胞内 Ca^{2+} 浓度增高可以激活 PI3K/Akt 细胞生长或生存的信号通路。由于 GABA 的这一作用可以被 GABA$_A$R 拮抗剂完全抑制，却只能被 GABA$_B$R 拮抗剂部分抑制，因此认为 GABA$_A$R 及其下游 Ca^{2+} 依赖的 PI3K/Akt 信号通路主要介导了 GABA 对 β 细胞的增殖和保护作用。

　　值得指出，cAMP 反应元件结合蛋白（cAMP responsive element binding protein，CREB）是 Akt 下游信号通路的一个靶点分子。在用胰岛 β 细胞特异性敲除 *CREB* 基因小鼠进行的研究中发现，胰岛素受体底物 2（insulin receptor substrate 2，IRS2）的表达下调，使 β 细胞凋亡增加。因此，CREB 对于维持 β 细胞稳态具有重要的作用。此外，GABA 与 GABA$_B$R 结合后则可以激活 cAMP-PKA 依赖的信号通路，使 CREB 磷酸化。然而，抑制 PI3K/Akt 后 GABA 引起的 CREB 磷酸化不受影响，而抑制 CREB 同样不影响 PI3K/Akt 磷酸化，这就提示 GABA$_B$R 介导的 CREB 和 PI3K/Akt 磷酸化两条通路是相对的相互独立的，其意义可能在于在胰岛素抵抗的患者 Akt 不能被正常激活的情况下，GABA 可以绕过 PI3K/Akt 信号通路直接激活 CREB，从而对胰岛 β 细胞功能继续发挥保护作用。

　　与胰岛 β 细胞不同，由于胰岛 α 细胞表达钾氯离子转运体 KCC2，在正常情况下可使细胞内维持低氯离子浓度，因此当 GABA 以旁分泌的形式作用于胰岛 α 细胞时，可激活 GABA$_A$R，导致 Cl⁻ 通道开放，Cl⁻ 内流引起细胞膜超极化，VGCC 关闭，钙离子内流减少，从而抑制胰高血糖素分泌。机体在正常状态下，当血糖水平升高后刺激胰岛 β 细胞分泌胰岛素，胰岛素与胰腺 α 细胞膜上的胰岛素受体结合激活 PI3K/Akt 信号通路。在胰腺 α 细胞，Akt 信号通路被激活后使 β$_3$ 亚单位磷酸化，促进 GABA$_A$R 由细胞内向细胞膜上的转位，细胞膜上 GABA$_A$R 的数量增加，增强 GABA 对胰高血糖素分泌的抑制效应。这个研究结果提示在胰岛内 insulin/Akt/GABA$_A$R 信号通路受损（也称作 α 细胞胰岛素抵抗）可能是导致糖尿病患者胰高血糖素异常升高的机制之一（图 13-1）。

　　此外，临床研究发现，GABA 对人胰腺内分泌功能发挥调节作用。健康志愿者单次口服 GABA（5g 和 10g）后血浆中胰岛素和 C-肽水平升高，并且这一作用与 GABA 呈剂量依赖性。在另一项研究中，健康志愿者口服 GABA$_B$R 激动剂（baclofen，20mg）1 小时后进行葡萄糖耐量实验,同样观察到血浆胰岛素水平升高。

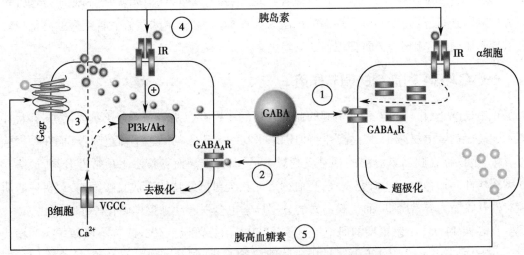

图 13-1　GABA 对胰岛 α 细胞、β 细胞作用示意

①GABA 促进 α 细胞超极化;②GABA 引起 β 细胞去极化;③GABA-GABA$_A$R-Ca^{2+}PI3K/Akt
信号通路;④胰岛素对 β 细胞的作用;⑤胰高血糖素对 β 细胞的作用

GABA$_A$R:γ-氨基丁酸 A 受体;IR:胰岛素受体;VGCC:电压门控钙离子通道;
Gcgr:胰高血糖素受体;PI3K/Akt:磷脂酰肌醇 3-激酶/蛋白激酶 B

重要的是,GABA 不仅可以调节胰高血糖素和胰岛素的分泌,而且对人的胰岛 β 细胞再生具有重要作用。在免疫缺陷、注射 STZ 破坏小鼠的胰岛 β 细胞并将人的胰岛移植到小鼠体内的研究中发现,GABA 可以促进移植的人 β 细胞数量增多,胰岛组织体积变大;同时,接受胰岛移植的小鼠血液循环中人胰岛素水平升高,糖代谢得到改善。这些证据证明 GABA 能促进人胰岛 β 细胞再生。此外,用胰腺部分切除造成胰岛代偿性增生的小鼠 β 细胞再生模型的研究发现,切除胰腺的小鼠,胰岛 β 细胞再生的同时伴随着 β 细胞 GABA$_A$R 表达显著增加。这与在 2 型糖尿病(T2DM)患者中观察到 β 细胞 GABA$_A$R 表达显著降低的结果相吻合。这些研究提示,GABA 及 GABA$_A$R 对促进 β 细胞增殖、维持胰岛 β 细胞群的稳态扮演重要角色。

第三节　γ-氨基丁酸对血糖和脂代谢平衡的影响

糖尿病是由于胰岛素分泌和/或作用缺陷所引起的以慢性高血糖为特征的代谢性疾病,是心脑血管疾病的独立危险因素。与非糖尿病人群相比,糖尿病患者发生心脑血管疾病的风险增加 2~4 倍。

糖尿病控制或干预及其并发症的流行病学研究显示,强化血糖控制可降低 T1DM 心血管疾病风险。一项英国的糖尿病前瞻性研究结果显示,对于 T2DM 患者实施血糖强化治疗不仅可降低微血管并发症发生危险,在大血管并发症方面,也可降低发生心肌梗死的危险。因此,中国糖尿病防治指南建议,使用个体化的方案达到最佳血糖控制是 T1DM 治疗的首要目标,对于新诊断和早期的 T2DM 患者,应采取严格控制血糖的策略以降低糖尿病并发症的发生风险。

T2DM 患者不仅存在高血糖,且往往合并肥胖、胰岛素抵抗、血脂异常、高血压及慢性炎症等危险因素,使其并发心血管疾病的风险大大增加。因此,糖尿病心血管疾病的防治应在有效控制血糖的基础上,全面管理各项危险因素。

一、GABA 对血糖的调节作用

正常情况下,机体对进餐后引起的血糖升高的主要响应是胰岛素分泌迅速增加,并且伴随着胰高血糖素分泌减少,以达到维持血糖水平在一个正常的动态平衡范围内;而在糖尿病患者中,不仅存在胰岛素分泌的相对或绝对不足,而且胰高血糖素水平反常性升高,最终导致糖尿病性高血糖血症。研究发现,高血糖等症状会对携氧功能造成直接影响,致机体心肌顺应性及收缩力异常降低,而且胰岛素的分泌异常也会引起动脉粥样硬化等症状。

在多种 T1DM 小鼠模型的研究中显示,GABA 治疗可以预防或改善小鼠糖尿病的糖代谢。一方面 GABA 以旁分泌形式作用于胰腺 α 细胞,抑制胰高血糖素分泌,这个作用显然在某种程度上弥补或部分纠正了糖尿病患者胰岛内由于 insulin-GABA-GABA$_A$R 信号通路缺陷而造成胰高血糖素血症的重要原因。显然,GABA 和胰岛素对 α 细胞的抑制作用起着一个协同的作用。另一方面,GABA 能以自分泌形式作用于胰岛 β 细胞,刺激胰岛素分泌,从而降低血糖。在前述的一项研究中通过注射 STZ 破坏免疫缺陷小鼠的胰岛 β 细胞,再将人的胰岛移植到小鼠体内,发现移植的 β 细胞数量增多,胰岛组织体积变大,接受胰岛移植的小鼠体内人胰岛素水平显著升高,糖代谢得到明显改善,提示 GABA 促进 β 细胞再生对改善糖尿病血糖控制的重要性。进一步研究显示,GABA$_A$R 及其下游 Ca^{2+} 依赖的 PI3K/Akt 信号通路介导了 GABA 对 β 细胞的保护作用。在动物和人的胰岛再生中这个信号通路都发挥重要的作用。

临床研究发现,静脉注射 GABA(2~4mg)显著降低糖尿病患者的血糖水平,但不改变非糖尿病患者的血糖水平。而关于口服 GABA 的人体药代动力学及生物安全性的研究表明,口服 GABA 能被胃肠道迅速吸收,促进健康人的餐后胰岛素和胰高血糖素样肽 -1(GLP-1)分泌。重要的是,在所有健康受试者中,口服 GABA(2g/ 次,3 次 /d)没有发现严重副作用,提示口服 GABA 在人体应用有很好的安全性,这为今后 GABA 用于临床治疗糖尿病提供重要的科学依据。

二、GABA 对脂代谢的影响

在 T2DM 患者,营养过剩引起的肥胖、血脂紊乱非常普遍,与 T2DM 患者发生心血管病变的高风险相关。脂肪组织是代谢活跃的内分泌器官,主要由两种功能不同的脂肪组织组成:白色脂肪组织和棕色脂肪组织。白色脂肪组织是能量储存、调节机体代谢和分泌胰岛素抵抗激素和细胞因子的主要部位;棕色脂肪组织的生理性作用是产热维持机体的温度,是基础性和诱导性能量输出的主要场所。肥胖状态下,过多的能量以甘油三酯的形式储存在白色脂肪细胞,造成细胞数量增多、体积增大,同时棕色脂肪细胞的产热功能下降,加重了能量代谢失衡。而白色脂肪棕色化的过程伴随脂肪细胞氧耗增加,脂滴中的脂肪酸被消耗,使脂滴变小、脂肪细胞体积变小。有研究显示在白色和棕色脂肪细胞膜上均有 GABA$_A$R 表达，给高脂饮食喂养的小鼠口服 GABA，发现小鼠摄食不变，但体重和腹部脂肪组织含量却明显减轻，脂肪细胞体积变小。同时肩胛间区棕色脂肪产热活性增加，说明 GABA 可以促进机体能量消耗，改善脂代谢紊乱。

肝脏是胰岛素敏感器官，在调节全身能量代谢中发挥至关重要的作用。肝脏胰岛素抵抗可引发一系列的代谢异常，如高血糖、血脂异常、炎症因子增多、血栓形成前状态等，而这些是心血管疾病的诱发因素。促成肝脏胰岛素抵抗的一个重要原因是肥胖，一方面由脂肪组织释放而来的脂质增加，另一方面甘油三酯合成增多，同时，极低密度脂蛋白分泌减少，共同造成肝脏的脂肪堆积，引起脂肪肝和肝脏胰岛素抵抗。继而，胰岛素抵抗的发生会进一步加重机体脂代谢紊乱。有研究显示多种哺乳动物（猫、小鼠、兔和大鼠）的肝脏中都可以检测到较高浓度的 GABA，一般为 15~100nmol/g 肝组织，而人肝脏中含量更高，约为 250nmol/g 肝组织。而在小鼠和人的非酒精性脂肪肝组织中，GABA 的浓度明显下降。更重要的是，GABA 可以减少高脂饮食小鼠肝脏的脂质沉积，减轻脂肪肝及胰岛素抵抗，同时小鼠肝功能及血脂紊乱也得到明显改善。

骨骼肌是糖和脂肪酸氧化利用的重要场所，同时肌肉还能释放多种肌肉因子，通过自分泌、旁分泌或内分泌途径，对机体能量代谢发挥重要的调节作用。有研究通过给高脂小鼠喂养 GABA，发现 GABA 能够改善高脂诱导的肥胖小鼠骨骼肌中的氧化应激反应。肥胖导致的氧化应激反应参与了肌肉胰岛素抵抗的发生，提示 GABA 可能通过降低肥胖诱导的骨骼肌中的氧化应激反应来改善机体的糖脂代谢。

第四节　γ-氨基丁酸对炎症和免疫系统的调节作用

T1DM 是由于胰岛 β 细胞因受自身免疫攻击造成大量缺失引起的高血糖症。T1DM 的发病机制涉及免疫应答及调节等免疫过程，其中细胞免疫在 T1DM 的发病过程中起着重要作用，CD4$^+$ 及 CD8$^+$T 淋巴细胞的浸润，B 淋巴细胞、自然杀伤细胞（natural killer cells，NK）、树突状细胞（dendritic cells，DC）等免疫细胞共同参与了 β 细胞的损伤，最终引起 T1DM 的发病。

研究显示，在鼠和人的淋巴细胞、单核细胞或巨噬细胞、树突细胞、粒细胞等免疫细胞均有 GABA 受体的表达，其中 GABA$_A$R 是主要的受体类型。研究发现，GABA$_A$R 在介导 GABA 的抗炎及免疫调节作用过程中起着重要的作用。体外实验研究发现，GABA 可以抑制小鼠 CD4$^+$CD8$^+$T 细胞及巨噬细胞的增殖和 / 或细胞因子诱导的活化，减少 T 细胞分泌 INF-γ，抑制巨噬细胞分泌 IL-12，同时增加抑制性细胞因子 TGF-β 的分泌。GABA 也可以抑制 CD3 刺激的人 T 细胞的增殖，并且这一作用显然是依赖于这些免疫细胞表达的 GABA$_A$R，因为抑制 GABA$_A$R 的活性会削弱或阻止 GABA 对这些免疫细胞的抑制作用。GABA 对免疫的调节作用可能与 GABA$_A$R 介导的细胞膜电位变化和钙离子内流减少有关。此外 GABA 可以拮抗细胞因子诱导的胰岛 β 细胞凋亡，提示其对移植后的胰岛具有重要保护作用。

沉默信息调节因子 1（silence information regulator 1，SIRT1）是烟酰胺腺嘌呤二核苷酸（nicotinamide adenine dinucleotide，NAD⁺）依赖的去乙酰酶。SIRT1 能够通过使核转录调节因子（nuclear transcription factor kappa B，NF-κB）的组成分子 p65 去乙酰化，干扰 NF-κB 激活从而抑制炎症反应。研究显示 GABA 能够同时上调 SIRT1 蛋白的表达和增加 SIRT 的酶活性，进而抑制重要的炎症信号通路 NF-κB 的活化，这可能也是 GABA 抑制炎症反应的一个重要机制。

体内试验研究显示 GABA 可以预防多次低剂量链脲佐菌素诱导引起的小鼠糖尿病（multiple low-dose STZ-induced diabetes，MDSD），减轻糖尿病小鼠的胰岛炎，同时降低小鼠血中 IL-1β、IL-6、IL-12、TNF-α 和 INF-γ 等炎症细胞因子水平。

GABA 对于非肥胖型糖尿病（non-obese diabetic，NOD）小鼠也具有保护作用，不仅可以预防 NOD 小鼠糖尿病的发生，而且能够显著降低已发生高血糖症的 NOD 小鼠的血糖水平及死亡率。此外 GABA 可以预防致糖尿病性 CD8⁺ 细胞毒性 T 细胞（CTLs）诱导的 TCR-8.3 NOD 小鼠的血糖升高，减轻胰岛炎，维持 β 细胞质量，升高 C-肽水平并降低胰高血糖素水平。重要的是 GABA 不仅可以抑制细胞毒性 T 细胞的活化，而且能够增加调节性 T 细胞（regulatory T cells）的数量，从而维持并改善机体的免疫平衡。

越来越多的研究认为 T2DM 是一种慢性低度炎症性疾病。T2DM 常伴有炎症因子水平的升高。事实上，肥胖引起的脂肪堆积会引起巨噬细胞的穿透和激活，激活炎症基因网络如 c-Jun 氨基末端激酶（JNK）和 NF-κB，激活的 NF-κB 从胞质转位到胞核，可增加 TNF-α、IL-6、抵抗素、CRP、PAI-1 等表达，引起胰岛素抵抗，加重 T2DM。研究显示，GABA 对 T2DM 小鼠模型也具有预防和治疗作用。GABA 能减轻肥胖小鼠脂肪组织炎症细胞浸润，上调 Treg 细胞数量并显著改善肥胖小鼠的糖耐量和胰岛素敏感性。

第五节　γ-氨基丁酸对糖尿病心血管病变的影响

糖尿病心脑血管病变如冠状动脉粥样硬化、心肌梗死和脑卒中等是糖尿病的重要并发症，是糖尿病患者致残和致死的主要原因之一。糖尿病大血管病变主要为大血管动脉粥样硬化，具有变质、渗出和增生等炎症的基本特征。

众所周知，T2DM 所伴发的肥胖、高血糖、高胰岛素血症、高血脂等代谢紊乱与动脉粥样硬化（atherosclerosis，AS）的发生发展密切相关。在急性心肌梗死患者糖耐量研究（glucose tolerance in patients with acute myocardial infarction，GAMI）中，葡萄糖耐量异常者发生心血管事件的风险明显升高，糖耐量异常组心血管事件患者存活率明显低于糖耐量正常组，而发生主要心血管事件的时间明显早于糖耐量正常组，这些数据均显示了糖代谢异常对心血管事件的发生和预后的显著影响。脂代谢紊乱可使血管内皮细胞增殖与凋亡的动态平衡受损，从而引起内皮细胞的损害与功能障碍，是影响 AS 形成的一个重要方面。减肥不仅可以改善多种心血管危险因素，还可使心血管系统发生有益的结构和功能性变化。研究显示，减重手术后的 3 个月可观察到血管内皮功能的显著改善。研究发现，肥胖 T2DM 患者在接受胃旁路手术后，体重明显下降，患者左心室肥厚和扩大均得到了明显改善，双心室的收缩和舒张功能明显提高。GABA 可以调节胰岛素和胰高血糖素分泌,降低血糖水平,同时可以减轻高脂引起的肥胖、胰岛素抵抗,并促进机体能量消耗,改善糖脂代谢,进而间接影响心血管疾病的发生和发展。

近年来已有研究证实,代谢相关的慢性低度炎症状态,尤其是核因子 NF-κB 调控的慢性炎症反应在糖尿病大血管病变发生发展过程中起着重要作用。高血糖、高血脂及高胰岛素血症可激活 NF-κB 系统,活化的 NF-κB 进入细胞核,上调促炎症细胞因子 TNF-α、IL-6 等的表达及 ICAM-1、VCAM-1 与 MCP-1 等黏附分子、趋化因子等的表达。长期慢性炎症所产生的多种血管活性因子和细胞因子,介导血管内皮细胞免疫及相关炎症反应,导致内皮损伤、平滑肌细胞移动增殖、黏附分子增加、巨噬细胞活化、泡沫细胞形成,最终形成粥样斑块。如前所述,GABA 不仅可以降低血糖、改善脂代谢、减轻体重并缓解胰岛素抵抗,还可以参与机体的免疫调节,减轻慢性炎症。这些 GABA 的生物学作用显然对改善糖尿病大血管病变的发生发展起着有益的作用。需要指出的是,虽然需要有直接实验证据来证明 GABA 对糖尿病大血管病变的发生发展起着关键作用,我们最近的研究证据显示,GABA 对鼠和人的免疫细胞有着抑制的作用。这些抑制作用是 GABA$_A$R 依赖的。已知钙离子细胞内流是免疫细胞活化的关键信号,GABA 可以阻止免疫细胞钙离子细胞内流,以及抑制免疫细胞 NF-κB 的激活。GABA 可能通过改善慢性炎症反应对糖尿病大血管病变的发生发展起着重要作用,其分子生物学机制有待进一步深入研究。

第六节　展　　望

GABA 不仅是中枢神经系统的重要递质,在外周也是调控糖代谢和能量代谢的重要介质。GABA 作为一种天然存在的非蛋白质氨基酸分布广泛。口服 GABA,由于它不能通过血脑屏障,因此其主要的生物学作用在外周。临床前研究显示 GABA 不仅可以调控胰岛内分泌功能,降低血糖,同时能够减轻体重,改善脂代谢紊乱和胰岛素抵抗。此外 GABA 具有免疫调节、减轻慢性代谢性炎症的作用。口服 GABA 的人体药代动力学及生物安全性的研究表明,口服 GABA 能被胃肠道迅速吸收,具有较好的安全性。GABA 可以多途径多靶点干预糖尿病发生发展进程,极具转化医学研究价值。随着基础研究的深入和临床试验的不断完善,GABA 可能成为临床防治糖尿病及其血管并发症的有效策略。

(王庆华　崔巧丽　任丽伟)

临床篇

第十四章 糖尿病肾病

第一节 概　　述

随着我国经济发展、人民生活水平提高和生活方式的转变,尤其是人口老龄化进程的加速,2 型糖尿病(type 2 diabetes mellitus,T2DM)患病率显著升高,糖尿病已经成为我国一个主要的公共健康问题。糖尿病肾病(diabetic nephropathy,DN)是糖尿病常见的并发症,其发病率也呈现逐年升高的趋势。一般人群中,糖尿病相关肾脏损伤百分比已高于肾小球肾炎(1.23% vs 0.91%),中国人民解放军东部战区总医院国家肾脏疾病临床医学研究中心的回顾性资料显示 2001—2007 年糖尿病肾病在同期肾活检患者中的比例较 1994—2000 年增长 1.68 倍。近期流行病学调查也显示,我国住院慢性肾脏病(chronic kidney disease,CKD)患者中,糖尿病相关的 CKD 已经超过肾小球肾炎。因此,DN 已成为我国较为常见的继发性肾脏病之一,也是导致 CKD 的常见病因,21.3% 的糖尿病患者合并 CKD,DN 占我国透析患者的比例为 16.4%,更是糖尿病患者的主要死亡原因。

近年来,在糖尿病肾病的遗传易感性、发病机制、诊断和治疗等方面的研究进展迅速,但仍面临诸多挑战,如:对糖尿病肾病的确切分子发病机制认识尚不够全面;缺乏针对我国汉族人群糖尿病肾病易感基因的深入研究;缺乏糖尿病肾病早期诊断和预后判断的可靠生物标记物;糖尿病肾病的治疗尚缺乏创新药物等。因此,如何加强对糖尿病肾病的认识,达到早期诊断,发现治疗新靶点将是未来该领域的研究热点。随着社会经济发展和科技的进步,尤其是系统生物学和生物信息学的快速发展,将为我们应对上述挑战提供有利条件。

第二节　糖尿病肾病的发病机制

一、血流动力学改变

糖尿病患者肾脏血流动力学的改变,尤其是肾小球高灌注、高压力和高滤过在糖尿病肾病的形成中起关键作用。研究表明,有 10%~17% 早期糖尿病患者的肾小球滤过率(GFR)增加。借助微穿刺技术对糖尿病肾病动物模型肾内血流动力学改变的研究结果证实,糖尿病肾病肾小球滤过率增加的主要原因是：肾小球入球小动脉阻力降低，而其出球小动脉的阻力相对增加，从而使肾小球滤过压增高，出现肾小球内高滤过现象。应用血管紧张素转换酶抑制剂（ACEI）和低蛋白饮食治疗血压正常的糖尿病大鼠，在对全身血压没有明显影响的情况下，仍能显著降低肾小球内高压力及高滤过状态，与此同时肾小球肥大等组织学改变也得到减轻。这些结果提示，肾小球毛细血管内压力的升高，是导致糖尿病肾病组织损伤的关键。在临床上人们也能观察到糖尿病肾病的发生与肾小球滤过率升高明显相关。一组对 1 型糖尿病患者的长期随访资料表明，起病初即存在肾小球滤过率升高的患者，8 年内糖尿病肾病的发生率为 53%；而起病初肾小球滤过率基本正常者，其 8 年内糖尿病肾病的发生率仅为 5%。

肾小球高滤过导致糖尿病肾病患者肾功能和形态学改变的机制：①肾小球高滤过，使肾小球毛细血管滤过压增加。若血管内皮细胞长期承受这种压力的作用，其形态和功能将随之发生一系列变化，包括细胞内钙离子的变化、内皮细胞合成和释放血管活性因子的异常及血管应激性的改变。②肾小球内高压力，使肾小球毛细血管处于扩张状态，进而对系膜区也造成一种牵张力。系膜细胞和上皮细胞在这种牵张力的作用下，促进细胞外基质产生增加，表现为系膜区增宽和肾小球基底膜增厚。此外，由于系膜细胞具有血管平滑肌的一些特性，高牵张力的持续作用，可以出现类似于血管平滑肌细胞的变化。在高血压作用下的变化，表现为系膜细胞增生、细胞外基质合成增加。③肾小球毛细血管扩张，使毛细血管表面积增加，导致附着其上的足细胞数目相对不足，表现为足细胞密度下降。若这种状态不缓解，足细胞将在持续代偿中出现功能异常，附着力下降，出现足细胞凋亡、脱落，进而加速蛋白尿的产生和肾小球硬化的发生。④肾小球的高压力、高滤过，还能驱使血浆中一些大分子物质通过毛细血管壁渗出并滞留于肾脏，进一步加重系膜区基质堆积和肾小球基底膜（GBM）增厚。此外，血浆中大分子物质沉积于系膜区，还可刺激系膜细胞增殖，并使细胞外基质产生增加。糖尿病肾小球高滤过导致肾损害的形态学依据，包括足细胞足突融合、细胞质中充满内吞颗粒、足细胞从基底膜上脱落、系膜区增宽、基底膜增厚、肾小球固有细胞和近曲小管上皮细胞内可见一些被胞饮的血浆蛋白颗粒。由于经非酶糖基化反应后的血浆白蛋白，较正常白蛋白更容易透过毛细血管壁，加之与晚期糖基化终末产物（AGEs）形成交联的细胞外基质成分，使其对基质降解酶的敏感性降低，细胞外基质的降解减少，于是进一步加重了细胞外基质的堆积，逐渐形成糖尿病肾病的一些较为特征性的病理改变，如系膜区增宽、基底膜增厚和出现 K-W 结节等。糖代谢紊乱、血管活性物质如内皮素、血管加压素（也称抗利尿激素、血管升压素）、缓激肽、心房钠尿肽、前列腺素、一氧化氮（NO）等，均参与了肾小球高滤过的形成。肾素 - 血管紧张素系统（RAS）则在其中起核心作用。

在一个相当长的时期中，糖尿病肾病分子发病机制的研究主要集中在肾小球系膜细胞，从而使人们对在糖尿病这个特定病理生理情况下系膜细胞肥大增殖、细胞外基质产生及其降解的机制有了较为深入的认识。肾小球的 3 种固有细胞——系膜细胞、内皮细胞和足细胞，都参与了糖尿病肾病的发生和发展。有研究发现，内皮细胞的很多功能有赖于足细胞分泌的血管内皮生长因子（VEGF），而内皮细胞受损也将严重地影响系膜细胞的功能，进一步全面阐述这些问题，将有助于加深对糖尿病肾病的认识。

二、氧化应激与糖代谢紊乱

氧化应激是指因氧化物过量形成或抗氧化防御作用缺陷,致使细胞产生大量活性氧(reactive oxygen species,ROS)的过程。活性氧具有细胞毒作用,其过多积聚对蛋白质、脂肪和核酸,均有损害作用。氧化应激的产生途径,包括线粒体电子传递链、糖自身氧化、终末期糖基化和多元醇途径活化等。线粒体辅酶 Q、细胞内 NADPH 氧化酶、黄嘌呤氧化酶、环氧合酶、脂肪氧化酶、细胞色素 P450 和一氧化氮合酶(NOS)等,均能介导活性氧的产生。线粒体是糖氧化作用和能量代谢的主要场所,因此,活性氧主要在线粒体内产生。线粒体通过三羧酸循环(tricarboxylic acid cycle,TCA cycle)参与糖代谢,并通过随后的电子传递链产生大量的 ATP,为细胞生命活动提供所需的能量。当细胞内糖浓度升高后,线粒体内的代谢过程也将发生相应的改变,表现为三羧酸循环产生的还原型烟酰胺腺嘌呤二核苷酸(NADH)和还原型黄素腺嘌呤二核苷酸($FADH_2$)增多,随即引起电子传递链活跃,跨线粒体内膜电位升高,导致辅酶 Q(泛醌)半衰期延长,而辅酶 Q 是线粒体内生成活性氧的主要分子。目前认为线粒体氧化应激,触发了细胞内糖代谢异常的发生,其中包括 4 条主要途径:即多元醇通路的活化、AGEs 的形成、蛋白激酶 C 的活化和己糖胺通路的活化。

(一)多元醇代谢通路的激活

多元醇通路又称山梨醇通路。由醛糖还原酶(aldose reductase,AR)和山梨醇脱氢酶(sorbitol dehydrogenase,SDH)共同构成。高血糖加之细胞膜葡萄糖转运功能异常,使细胞内葡萄糖水平升高,从而激活多元醇通路的关键酶——醛糖还原酶。醛糖还原酶活力升高,将导致葡萄糖大量转换为山梨醇,而山梨醇是一种极性很强的化合物,不能自由透过细胞膜,可在许多组织(包括肾小球和肾小管)细胞内大量蓄积,造成细胞内高渗状态,使大量细胞外液渗入,出现细胞水肿,最后导致细胞结构破坏。山梨醇蓄积形成渗透梯度及 D- 葡萄糖竞争性地与肌醇载体结合,于是细胞内肌醇池耗竭。由于肌醇直接参与磷脂酰肌醇的合成,从而使细胞膜 Na^+-K^+-ATP 酶活性降低,这种改变可直接影响肾小球及肾小管细胞的功能。此外,山梨醇氧化果糖过程与 NAD^+ 偶联生成 NADH,可使细胞内 $NADH/NAD^+$ 比例升高,从而导致细胞内二酰甘油(DAG)从头合成增多,继而激活蛋白激酶 C(PKC),引起一系列的生化和生理活动改变,导致细胞功能障碍和肾组织损伤。

(二)糖基化终末产物(AGEs)的形成

在糖代谢异常的情况下,蛋白质、脂质及 DNA 等与还原糖之间形成的糖基化终末产物(advanced glycation end products,AGEs),参与了糖尿病肾病的发生。AGEs 的形成分为两步:第一步是开链的葡萄糖分子游离醛基和蛋白质氨基酸上的一个氨基基团,通过亲和结合,迅速生成 Schiff 碱基,随后 Schiff 碱基可缓慢发生化学重排,形成稳定的可逆的糖 - 蛋白加合物(adducts),即 Amadori 产物。第二步反应是 Amadori 产物或 Amadori 产物降解的多种高度活性的羰基化合物,反过来可与其他游离氨基酸基团起反应,最终形成 AGEs。AGEs 在化学上是不可逆的,一经生成则不断地沉积于组织中,影响组织的正常结构和功能。AGEs 导致组织损伤的机制如下:①AGEs 与系膜细胞上特异性受体结合,刺激系膜细胞释放细胞因子和合成细胞外基质,进而加重肾小球病变和肾小球硬化;②AGEs 与一些胶原蛋白交联,使蛋白质在组织中的沉积增加,细胞外基质成分经非酶糖基化后具有抗基质降解酶的能力,在体内降解减慢,出现系膜基质堆积、肾小球和肾小管基底膜增厚;③AGEs 与足细胞上特异性受体结合,导致足细胞损伤和大量蛋白尿的产生;④AGEs 与血管内皮细胞上 AGEs 受体结合后,不仅使血管壁通透性增大,而且还能减少内皮细胞表面抗凝血酶的表达,增加前凝血因子的活性,加速糖尿病血管病变的形成;⑤AGEs 还能通过灭活一氧化氮,进而影响肾脏血流动力学。此外,糖尿病动脉粥样硬化的发生与 AGEs 修饰的脂蛋白密切相关。

(三) 蛋白激酶 C(PKC)的活化

PKC 广泛存在于人体的各种组织细胞中,是细胞内一组重要的蛋白激酶。PKC 能被激素、生长因子、神经递质等激活,使细胞内多种蛋白质磷酸化,构成细胞内重要的信息网络系统,调控细胞的生理、生化功能。在高血糖状态下,葡萄糖引起二酰甘油合成增加,导致细胞内二酰甘油含量升高,进而激活 PKC,产生一系列生物学效应,参与糖尿病及其并发症的发生与发展。①PKC 的活化可激活细胞内一些转录因子(如 C-fos,C-jun),启动和增强细胞外基质 mRNA 的转录水平,使细胞外基质的合成增加。②PKC 的活化还可以抑制糖尿病大鼠肾脏一氧化氮合成酶的活性,导致一氧化氮产生减少,促使血管强烈收缩,视网膜血流量减少,局部缺氧,进而 VEGF 产生增加,使血管通透性增高和促进微血管瘤的形成。③PKC 能够调节血小板的黏附、聚集与分泌功能,刺激血管内皮细胞冯·维勒布兰德因子(von Willebrand factor,vWF)的生成,增加血浆或组织中纤溶酶原激活物抑制剂 1(PAI-1)的含量和活性,从而促进高凝、低纤溶和高血黏度的形成。④磷脂酶 A2(PLA2)是体内重要磷脂酶,催化磷脂裂解产生游离的花生四烯酸,它们是体内前列腺素、磷脂酶 A2、血小板活化因子等血管活性物质及炎性介质的合成前体,调节和影响血管的多种生理功能。PKC 通路活化能增加磷脂酶 A2 的活性。⑤胞内 PKC 和磷脂酶 A2 通路活化,是引起 Na^+-K^+-ATP 酶活性降低的重要机制。PKC 抑制剂能使降低的 Na^+-K^+-ATP 酶的活性恢复正常。

(四) 己糖胺通路

己糖胺通路(hexosamine biosynthetic pathway)的活化是糖蛋白和蛋白聚糖生物合成的主要通路。正常情况下,葡萄糖进入细胞后,大部分被细胞通过糖酵解、糖原合成及磷酸戊糖旁路所代谢,只有 1%~3% 的糖流量经过己糖胺通路代谢。谷氨酰胺 -6- 磷酸果糖转氨酶(GFAT)催化了该通路的第一步反应,并且 GFAT 是己糖胺通路的限速酶,而尿嘧啶二磷酸 -N- 乙酰 - 葡萄糖胺(UDP-GlcNAc)是己糖胺通路的终产物,能够作为细胞内脂质和蛋白质糖基化反应的供体。因此,细胞或组织中 GFAT 的活性及 UDP-GlcNAc 的含量,能够反映己糖胺通路的活性。高糖可以激发 GFAT 的活性,从而激活己糖胺通路,通过增加 TGF-β1 和 PAI-1 及炎性介质的释放,参与糖尿病肾病的发生。己糖胺通路的终产物 UDP-GlcNAc 使细胞内脂质活化,还可使蛋白糖基化增多,进而影响细胞的功能。

三、胰岛素抵抗

胰岛素抵抗是 2 型糖尿病发病的重要原因,在糖尿病肾病的发生中也有重要作用。胰岛素抵抗和高胰岛素血症可通过多种途径引起血压升高:胰岛素增强肾小管对钠的重吸收,导致水钠潴留；刺激交感神经兴奋，使全身血管收缩和心排血量增加；胰岛素抵抗和高胰岛素血症影响血管内皮细胞的功能，进一步促进血流动力学的改变。

胰岛素抵抗导致血管内皮功能障碍，常表现为以下几个方面：①一氧化氮生物利用度减少。胰岛素可促进内皮细胞释放一氧化氮，导致血管舒张。这种作用是通过刺激一氧化氮前体物 L- 精氨酸转运和一氧化氮合成酶活性的方式介导的。但在胰岛素抵抗状态下，胰岛素介导的内皮细胞依赖的血管舒张严重受损，推测这可能与一氧化氮生物利用度下降有关。实验证实，糖尿病肾病时，不仅一氧化氮生物利用度下降，而且内皮细胞合成一氧化氮的量与胰岛素抵抗的严重程度成反比。一氧化氮的下调还能进一步引起内皮细胞通透性增高、血管生成机制受损和细胞外基质堆积。②内皮素 -1 水平升高。在胰岛素抵抗状态下，血浆内皮素 -1 水平增加。胰岛素能通过胰岛素受体，促进内皮细胞表达和分泌内皮素 -1，且这一效应与胰岛素水平成正比。在血管平滑肌细胞中，胰岛素不仅能协同血管紧张素 Ⅱ（Ang Ⅱ）和血管加压素，促进内皮素 -1 的生成，而且还能通过增加平滑肌细胞 A 型内皮素受体合成，进一步增强内皮素 -1 的作用。③纤溶酶原激活物抑制剂增加。纤溶酶原激活物抑制剂主要由内皮细胞产生，能抑制组织纤溶酶原激活物，抑制纤溶酶的形成，从而阻断纤维蛋白的溶解。有研究证明，胰岛素抵抗和高胰岛素血症与纤溶酶原激活物抑制剂水平增高之间存在紧密联系。因此，血浆纤溶酶原激活物抑制剂水平的增高也是胰岛素抵抗综合征的一部分，与高凝状态有很大关系。此外，纤溶酶原激活物抑制剂还可阻断纤溶酶介导的基质金属蛋白酶活化，导致细胞外基质降解减少。④在高胰岛素血症的刺激下，肝脏合成脂蛋白增加，出现高脂血症。而此时由于内皮细胞的通透性增大，大量脂蛋白等循环大分子通过内皮细胞，更加重了内皮细胞功能损害，其中低密度脂蛋白渗出沉积，更加速了动脉粥样硬化的发展。

四、细胞因子的作用

在糖尿病肾病的发生和发展过程中，肾小球血流动力学改变、细胞外基质代谢、细胞增殖、细胞肥大等诸多方面，均有细胞因子的参与。相关的细胞因子有：转化生长因子 -β（TGF-β）、结缔组织生长因子（CTGF）、血管内皮生长因子（VEGF）、胰岛素样生长因子 -1（IGF-1）、血小板源性生长因子（PDGF）、表皮生长因子 -1（EGF-1）、成纤维细胞生长因子（FGF）、肿瘤坏死因子 -α（TNF-α）等。细胞因子可以通过自分泌、旁分泌和内分泌途径而发挥作用，它们相互影响、相互制约，构成了糖尿病肾病的发病过程中复杂的细胞因子网络。

（一）转化生长因子 β（TGF-β）

TGF-β 是介导糖尿病肾病发生、发展最主要的细胞因子。1 型和 2 型糖尿病动物模型及患者的肾小球、肾小管间质 TGF-β 的 mRNA 水平与蛋白表达均明显增加。TGF-β 的作用包括以下几个方面：①调节细胞增殖、分化和凋亡。因细胞类型、环境因素不同，TGF-β 对细胞的效应也不同。它抑制大多数肾脏细胞如近曲小管上皮细胞和肾小球足细胞的增殖和分化，与足细胞凋亡也有密切联系。在体外实验中，TGF-β 可以诱导肾小球内皮细胞凋亡，但 TGF-β 也可通过 VEGF 促进内皮细胞的增殖。TGF-β 对系膜细胞和成纤维细胞的增殖与分化也具有重要的作用，但受 TGF-β 浓度及其他细胞因子的影响，而产生不同的抑制或促进作用。此外,TGF-β1还可诱导肾小管上皮细胞转化为肌成纤维细胞,对肾脏纤维化的发展有着重要作用。②TGF-β是介导肾脏胶原沉积的关键细胞因子。TGF-β可刺激多种基质成分(Ⅰ、Ⅲ、Ⅳ型胶原、纤维连接蛋白和蛋白聚糖等)的合成。同时它还能抑制基质金属蛋白酶活性,上调蛋白酶抑制因子如纤溶酶原激活物抑制剂和金属蛋白酶组织抑制因子(TIMP)的合成,从而减少细胞外基质的降解。③TGF-β1还可以刺激细胞合成整合素(integrin),触发细胞之间及细胞与细胞外基质的相互作用。

(二) 结缔组织生长因子(CTGF)

CTGF是另一个促纤维化细胞因子,在肾内表达增加,特别是在糖尿病肾病的肾小球增加明显。CTGF的合成,是由于TGF-β1、高血糖或循环机械拉力刺激的结果。这些刺激剂均与糖尿病肾病的发病相关。AGEs也能增加系膜细胞和成纤维细胞CTGF的表达,参与肾小球硬化及肾间质性病变的发生。CTGF还能通过促进TGF-β与TGF的Ⅱ型受体结合来增强TGF-β的作用。Yokoi等证实,行CTGF反义寡核苷酸治疗,可减少梗阻性肾病中细胞外基质的产生,延缓肾间质纤维化的发生。

(三) 血管内皮生长因子(VEGF)

肾小球内皮细胞损伤是糖尿病肾病早期的特征性改变之一。VEGF是一种选择性作用于内皮细胞的生长因子,在肾脏中主要由足细胞和肾小管上皮细胞分泌。其主要生物学特性是增加血管通透性、促进血管生成及增加黏附分子产生等。在生理情况下,肾小球足细胞分泌少量VEGF,具有维持内皮窗孔的功能;适量的VEGF能保护和修复肾小球内皮细胞;但VEGF过度表达,则会造成人类免疫缺陷病毒(HIV)样塌陷性肾小球疾病。高血糖、血管紧张素Ⅱ、TGF-β1和AGEs等,均能诱导足细胞过度表达VEGF。我们对不同阶段的糖尿病肾病患者进行基因芯片研究发现,糖尿病早期VEGF mRNA上调,但随着病情的进展而逐渐下调;糖尿病肾病患者肾组织中VEGF及VEGF受体2的表达明显增加,与患者的蛋白尿形成、糖尿病视网膜病变和内皮细胞损伤的形态学改变密切相关。VEGF上调可能与肾小球毛细血管通透性增加、白蛋白尿的产生和肾小球肥大等有密切联系。部分研究显示,糖尿病后期VEGF表达下调,可能与足细胞丢失有关。

(四) 胰岛素样生长因子-1(IGF-1)

IGF-1不仅是一种作用强大的肾小球系膜细胞促有丝分裂原,而且还能刺激系膜细胞蛋白质的合成,包括蛋白聚糖、层粘连蛋白(laminin,LN)、纤维连接蛋白(fibronectin,FN)和Ⅳ型胶原等。此外,IGF-1还能诱导内皮细胞合成和释放一氧化氮,介导肾脏局部血流动力学的改变,包括减少肾小动脉阻力,增加肾小球超滤系数、肾血浆流量和肾小球滤过率等。

(五) 血小板源性生长因子(PDGF)

高糖能通过PKC介导的细胞通路,刺激PDGF及其受体的表达。在糖尿病动物模型中发现,循环和肾组织中PDGF及其受体水平普遍增高;临床观察也证实糖尿病患者的血浆、尿和肾组织中,也存在PDGF水平的上调。肾活检组织的免疫组化研究中观察到PDGF-A主要定位于肾小球和肾小管上皮细胞,但PDGF-B主要存在于细胞外纤维化区域。PDGF具有强烈的促有丝分裂作用和轻度的血管生成作用,能调控趋化、血管收缩、血小板聚集等效应。体外实验发现,PDGF 可参与 AGEs 诱导的系膜细胞 TGF-β 的释放和胶原的合成。此外,PDGF 还可活化系膜细胞中特定的 PKC 亚型,并诱导系膜细胞增生和迁移。

五、免疫与炎症反应

尽管糖尿病肾病并非免疫复合物介导的肾脏疾病,但越来越多的研究证实免疫与炎症反应在糖尿病肾病发生和发展过程中发挥重要作用。参与糖尿病肾病的免疫反应主要为固有免疫应答,高糖导致细胞内线粒体和内质网功能异常、ROS 产生增加,异常活化细胞内信号通路,进而导致细胞应激和功能损伤。糖尿病应激状态下,肾脏固有细胞产生促炎症反应,通过释放化学趋化因子、细胞黏附分子(CAMs)和危险相关分子模式(DAMPs)促进固有免疫应答,募集巨噬细胞。高糖状态持续存在,AGEs 和氧化脂蛋白增加,形成免疫复合物沉积于肾脏,通过活化补体和免疫球蛋白 Fc 段受体,放大固有免疫应答,促进炎症细胞和肥大细胞的肾组织浸润。糖尿病肾病进展,肾脏缺血的敏感性更加明显,加重肾组织中性粒细胞和巨噬细胞浸润。此外,肾组织树突状细胞和巨噬细胞浸润与活化,与糖尿病肾病动物模型蛋白尿密切相关。这些免疫反应促进糖尿病肾病肾脏损伤和肾功能下降。因此,复杂的固有免疫应答与炎症反应参与糖尿病肾病的发生与发展。

糖尿病肾病患者 CCL5/RANTES、IL-6、TNF-α 和 CCL2/MCP-1 等细胞因子表达增加,NF-κB 和 JAK-STAT 通路是细胞因子产生增加的关键转录调控因子,在糖尿病肾病患者和动物模型中都发现这些通路的显著活化。持续和过度 NF-κB 活化受表观遗传修饰改变进一步加重。CCL2/MCP-1 在糖尿病肾病中发挥关键作用,通过基因敲除或阻断 MCP-1 可以减轻 1 型和 2 型糖尿病肾病动物模型的肾脏损伤。此外,糖尿病动物模型和患者中均发现,受黏附分子 ICAM-1 和趋化因子 MCP-1/CCL2 表达上调的影响,巨噬细胞在肾组织中的浸润增加,并且与临床和肾组织病理表现密切相关。队列研究证实,TNF-α 信号通路活化与糖尿病肾病进展相关。JAK-STAT 通路蛋白通过调控趋化因子、细胞因子和血管紧张素受体协助肾脏细胞的固有免疫应答。糖尿病动物实验显示,选择性上调 JAK2 的足细胞表达加重肾脏损伤,并且在糖尿病肾病早期和晚期,肾小球足细胞和肾小管间质 *JAK-STAT* 基因表达都显著增加。

模式识别受体(PRR)参与糖尿病肾病的发生,其中包括 TLR、NLPR3。糖尿病肾病较糖尿病患者高表达 TLR2 和 TLR4,血清 IL-6 和 CRP 高于糖尿病患者。肾小管间质高表达 TLR4 与巨噬细胞浸润密切相关。糖尿病肾病患者肾小球和肾小管间质高表达 TLR4,是正常对照和微小病变肾病患者的 4~10 倍。微量白蛋白尿的糖尿病肾病患者随访 6 年,肾小球 TLR4 高表达与 GFR 下降密切相关。也有研究证实,糖尿病肾病患者内皮细胞和足细胞存在 NLPR3 的活化,肾小球 NLPR3、caspase-1、IL-1b 和 IL-18 mRNA 高表达,阻断 IL-1 和炎症信号通路可以改善糖尿病肾病。

血清淀粉样蛋白 A(SAA)为炎症急性期反应蛋白,具有促炎症作用。SAA 与 AGE 关系密切,SAA 与足细胞上 AGE 受体作用,促进肾小球炎症反应。SAA 在糖尿病肾病发病过程中发挥重要作用。1 型糖尿病肾病大鼠模型、2 型糖尿病肾病小鼠模型和糖尿病肾病患者血清 SAA 水平较对照组显著升高,而足细胞是 SAA 介导肾脏炎症反应的最主要效应细胞,SAA 通过上调 NF-κB 信号通路及其下游靶基因促进足细胞炎症反应和凋亡。9% 的糖尿病患者肾脏中可以检测到 SAA 的沉积,其同肾脏病变的严重程度具有一定的关系。糖尿病肾病患者血清 SAA 与尿蛋白呈正相关,与 eGFR 呈负相关。SAA 不仅与晚期 DN 患者死亡率和进展至终末期肾病(end stage renal disease,ESRD)密切相关,同样还可以预测早期糖尿病肾病患者和糖尿病患者进展至 ESRD 的风险。

六、遗传背景

流行病学资料表明,在糖代谢紊乱的基础上,糖尿病患者体内会出现一系列病理生理的改变,但是否出现肾脏病变,则与个体的遗传背景有着密切的联系。无论是 1 型还是 2 型糖尿病,仅有 40% 的患者在病程中发生糖尿病肾病。糖尿病控制和并发症的临床研究(DCCT)结果表明,糖尿病患者糖尿病肾病的发生率与血糖控制水平相关,但有 26% 的患者虽然血糖控制良好,但仍出现了糖尿病肾病。相反,部分患者尽管多年血糖控制不佳,却不发生糖尿病肾病。在糖尿病发病后的 17 年内,尽管糖尿病肾病的发生呈逐渐增高的趋势,但此后其发生率并不再增高,并且开始下降。这些现象均说明糖尿病肾病的发生,不是糖尿病发展的必然结果。

除高血糖外,糖尿病肾病的发生还与个体对肾病的易感性有关。不同种族之间糖尿病肾病的患病率也存在很大差异。与高加索人相比,亚洲及美洲-加勒比海地区人种糖尿病肾病的患病率较高,有报告称美国 Pima 印第安人糖尿病患者中糖尿病肾病的发生率可高达 80%,而一般的白种人糖尿病患者中则为 30%~40%。此外,糖尿病肾病的发生还有一定的家族聚集倾向。这些现象表明,除环境因素外,遗传背景在糖尿病肾病的发生中也起相当重要的作用。

近年来开展的关于糖尿病肾病全基因组关联分析(GWAS)研究充分显示了糖尿病肾病的遗传易感性。NIDDK 发起的一项多中心、多种族的基于家族的糖尿病肾病连锁分析显示多个染色体区域与糖尿病肾病密切相关,且种族之间存在差异。在墨西哥裔美国人群中,22 号染色体一个区域与糖尿病微量白蛋白尿密切相关,该区域含有 MYH9-APOL1 基因。另一项对 1 型糖尿病肾病的 GWAS 荟萃分析显示,AFF3 基因单核苷酸多态性 rs7583877 和 RGMA、MCTP2 基因间的单核苷酸多态性 rs12437854 与 ESRD 密切相关,功能分析提示 AFF3 基因通过 TGF-β 通路影响肾小管间质纤维化。近期也有研究对在糖尿病 GWAS 研究中发现的易感基因进行验证,观察其与糖尿病肾病发生风险的关系,结果显示 HMGA2 单核苷酸多态性 rs1531343 与糖尿病肾病发生密切相关。在欧洲裔美国人群中发现 MYH9 单核苷酸多态性 rs4821480、rs2032487、rs4281481 和 rs3752462 与 2 型糖尿病患者 ESRD 的发生风险密切相关。

虽然有很多的证据显示,遗传易感因素在 DN 的发病中发挥了重要作用,但是目前发现的遗传易感位点信息依然较少,并且很多发现的遗传易感位点,并不能在不同种群的大样本的队列中被验证。目前开展的 DN 的 GWAS 研究所发现的遗传易感位点,主要集中在 6 个遗传易感区域,包括 AFF3、RGMA-MCTP2 和 CDCA7-SP3 同 ESRD 发生有关,SCAF8-

CNKSR3 同 DN 发生有关,GLRA3 同蛋白尿水平有关,UMOD 同 eGFR 水平有关。

糖尿病是一个多基因疾病,在糖尿病及糖尿病肾病的发生中致病基因与易感基因之间的相互作用、相互影响,构成了复杂的糖尿病肾病基因研究网络,因而造成了糖尿病肾病基因研究的复杂性。

目前我们仍然缺乏基于中国汉族人群的特异性研究,而 DN 作为一种存在较大种族患病率差异的疾病,不同种族之间 SNP 位点少数等位基因频率可能相差较大,其他种族的 GWAS 结果并不能在中国汉族人群被验证,因此,我们有必要开展基于中国汉族人群的 GWAS 研究。

第三节 糖尿病肾病的肾脏病理

一、肾脏大体标本

1 型糖尿病初诊时,一般均有肾脏肥大和肾小球滤过率增高。一些血压正常、仅有微量白蛋白尿的早期 2 型糖尿病肾病患者,同样存在肾脏体积增大。血糖控制后,肾脏体积可有不同程度的恢复。糖尿病肾病患者肾脏体积的变化还与下列因素有关:糖尿病病程的长短,是否伴有肥胖、高血压,以及是否并发肾血管病变或反复发作的慢性感染等。终末期糖尿病肾病的肾脏缩小。一般来说,糖尿病肾病患者即使病程已进入晚期,但与其他慢性肾小球肾炎所致慢性肾衰竭患者的肾脏体积相比,糖尿病肾病患者的肾脏体积还是相对较大一些。

二、光镜

糖尿病肾病的主要形态学改变,包括肾小球肥大、肾小球基底膜增厚、系膜区增宽、基质增多、K-W 结节、球囊滴(透明变性)、纤维蛋白帽(即透明变性和脂质沉着)、毛细血管袢微血管瘤、肾小管肥大、肾小管基底膜增厚与分层,以及出、入球小动脉透明变性及动脉硬化。然而这些病变并非仅见于糖尿病肾病,如肾小球表现为弥漫性系膜增生、硬化性病变,同时并发动脉硬化,也可见于无糖尿病的高血压患者;若存在弥漫系膜病变和仅见于入球和出球小动脉透明变性,则强烈提示有糖尿病肾病。渗出性病变(球囊滴和纤维蛋白帽)在糖尿病肾病中的发生频率较高,但也可见于其他类型慢性肾小球肾炎患者。同样糖尿病所特有的结节性病变(K-W 结节),也须与淀粉样变性、轻 / 重链沉积病、纤维连接蛋白肾小球病,甚至与膜增生性肾小球肾炎相鉴别。

(一)肾小球病变

1. 弥漫系膜增生性病变 即系膜区广泛增宽。光镜下增宽的系膜区为正常的 2~3 倍。系膜基质增生,常从肾小球血管极开始,呈放射状分布,伴细胞增生。增生的基质呈嗜伊红性,PAS(见文末彩图 14-1)及 PASM 染色阳性,Masson 三色染色呈蓝绿色。肾小球基底膜均匀增厚,是糖尿病肾病突出的改变,而且在早期就可出现。肾小球基底膜增厚和系膜区扩张,使毛细血管袢管腔变窄,滤过面积减少。可见肾小囊(鲍曼囊)壁增厚。如患者有高血压、动脉硬化,肾小球可表现出毛细血管袢皱缩等缺血性改变。

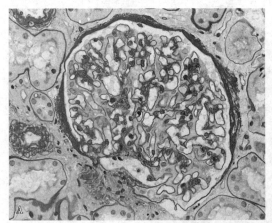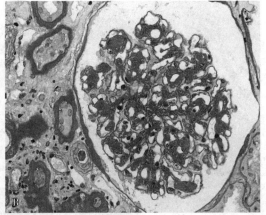

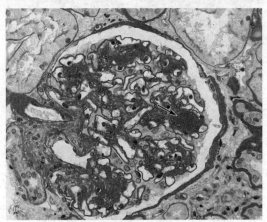

图 14-1 糖尿病肾病:肾小球系膜区进行性增宽、基质增加

A. 肾小球系膜区基本正常;B. 肾小球系膜区中度增宽、节段重度增宽,基质增加;

C. 肾小球节段系膜区重度增宽,见结节形成(↑所示)(PAS,×400)

2. 结节样病变 1936 年,Kimmelstiel 和 Wilson 首次对糖尿病肾病肾小球结节病变进行了描述,并将其称为 K-W 结节。该病变被认为是糖尿病肾病较具特征性的改变。一般认为 K-W 结节是由系膜基质和糖基化的蛋白分子进行性积聚而成,其形成机制与内皮细胞损伤、系膜溶解(见文末彩图 14-2)及基质增多硬化相关。每个肾小球中结节数量、大小很不一致,是一种少细胞性结节。中等或较大的结节中心区域几乎无细胞。病变晚期则呈明显层状改变,Masson 三色染色是蓝色,在银染下为黑色。结节周边可见一层或数层同心圆排列的细胞(见文末彩图 14-3)。结节周常见高度扩张的毛细血管袢即微血管瘤。伴大量微血管瘤的患者,临床上可出现镜下血尿。

3. 足细胞病变 早期肾小球肥大、毛细血管袢扩张,致使肾小球足细胞密度降低。晚期肾小球足细胞数目减少,仅在结节周边可观察到残留的足细胞。

4. 渗出性病变 球囊滴(capsular drop)位于肾小囊的内侧,形如泪滴状,由均质、蜡样、透明的蛋白样物质聚集而成,球囊滴的外侧缘为肾小囊壁,内侧突向肾小囊腔,球囊滴是糖尿病肾病较为特征性病变(见文末彩图 14-4A)。多见于中、晚期肾小球硬化患者。

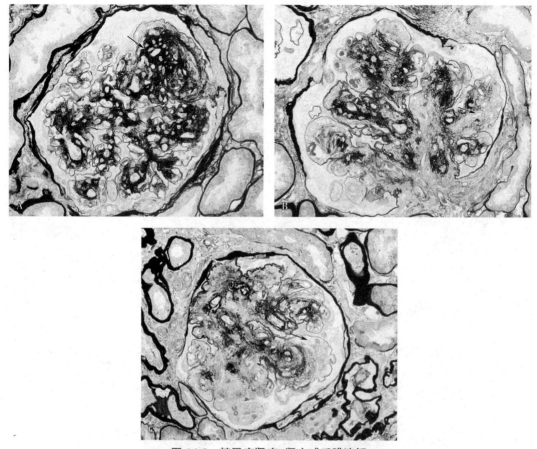

图 14-2　糖尿病肾病：肾小球系膜溶解

A. 肾小球系膜区增宽，基底膜样物质增多，呈结节样（↑所示）；B. 肾小球系膜疏松、溶解（↑所示），毛细血管袢
融合、扩张；C. 肾小球系膜溶解，毛细血管袢高度扩张，呈"假血管瘤样"（↑所示）（PASM, ×400）

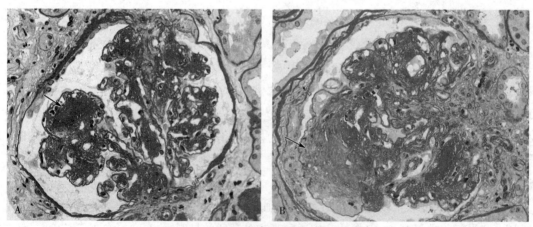

图 14-3　糖尿病肾病：肾小球结节样病变

A. 肾小球系膜区重度增宽，基质大量增生，呈结节样改变，系膜细胞数量减少，甚至消失（↑所示），
外周毛细血管袢融合（↑所示）（PAS, ×400）；B. 结节周边可见一层或数层同心圆排列的细胞（↑所示）

纤维蛋白帽(fibrin cap)(见文末彩图14-4B)位于内皮细胞和肾小球基底膜之间,形如半月。呈嗜伊红性,由均质的血浆蛋白组成,常混有脂质成分,以周边毛细血管袢为多见。当纤维蛋白帽的体积过大时,则可堵塞袢腔,并损伤内皮细胞,引起袢与肾小囊壁粘连。其发生与内皮细胞损伤和血流动力学异常有关。此种病变也见于局灶性节段性肾小球硬化症、反流性肾病等其他肾小球疾病。部分患者可观察到一些肾小球虽然存在开放的毛细血管袢,但其与近端小管无连接。这种肾小球被称为无小管的肾小球(atubular glomeruli)。据报道应用连续性切片可在17%的糖尿病肾病患者中观察到无小管的肾小球存在,并发大量蛋白尿的患者更为多见。这种肾小球严格地讲是没有滤过功能的。

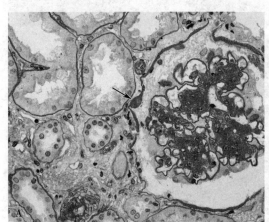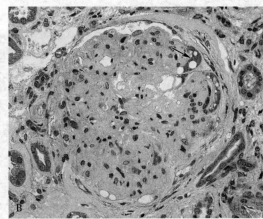

图14-4 糖尿病肾病:肾小球渗出性病变

A. 肾小球肾小囊壁见"球囊滴"(↑所示)(PAS,×400);B. 肾小球毛细血管袢纤维蛋白帽,其中可见脂质空泡(↑所示)(Masson,×400)

(二) 肾小管-间质病变

疾病早期,肾小管上皮细胞肥大,细胞质内可见许多蛋白或脂滴,肾小管基底膜均匀增厚。肾小管基底膜的增厚往往与肾小球基底膜增厚同时出现。肾小管萎缩,基底膜分层。肾间质损害包括间质水肿、淋巴细胞及单核细胞浸润。间质纤维化的程度,还与是否并发肾血管病变相关,有时与肾小球病变不平行。

(三) 血管病变

糖尿病肾病的血管病变包括出球、入球小动脉透明变性和间质小动脉硬化。均质的嗜伊红性物质在血管内膜或中膜内沉积,致使出、入球小动脉增厚,呈透明样变性,是糖尿病肾病患者最常见也是最早出现的血管病变(见文末彩图14-5)。其严重程度与肾小球硬化的发生直接相关。肾血管透明变性还见于无明显高血压的老年人或动脉硬化患者,若血管透明变性发生在年轻人,且仅限于出、入球小动脉时,则首先应除外糖尿病。肾动脉及其主要分支的动脉硬化,在糖尿病患者要比同年龄的非糖尿病患者更加常见。

(四) 糖尿病肾病晚期病变

糖尿病肾病晚期,随着肾小球结节样病变的加重,毛细血管袢闭锁,肾小球逐渐出现全球硬化,丧失肾小球滤过功能。伴肾小管萎缩,间质增宽明显,出现广泛纤维化。此时肾功能进行性恶化,发展至终末期肾病(end stage renal disease,ESRD)。

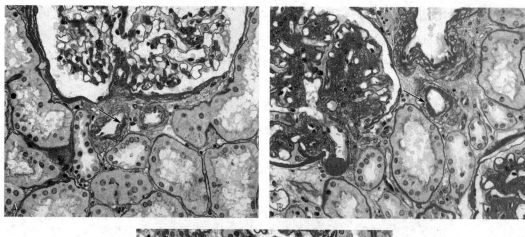

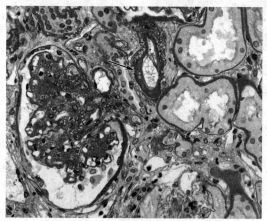

图 14-5　糖尿病肾病：血管病变

A. 肾小球出入球动脉节段内皮下渗出（↑所示）；B. 肾间质小动脉节段透明变性（↑所示）；
C. 肾间质小动脉全层透明变性（↑所示）

（五）糖尿病肾病病理分期

2010 年，Tervaet 等提出了糖尿病肾病病理分型标准，定义如下。

肾小球病变分期：Ⅰ期，肾小球基底膜增厚，轻度或非特异性光镜改变；Ⅱa 期，轻度系膜增生；Ⅱb 期，重度系膜增生；Ⅲ期，结节性硬化；Ⅳ期，球性废弃 >50%。肾小管萎缩与间质纤维化（interstitial fibrosis and tubular atrophy，IFTA）：0 分（无 IFTA）；1 分（病变范围 <25%）；2 分（病变范围 25%~50%）；3 分（病变范围 >50%）。间质炎症：0 分（无间质炎症）；1 分（与 IFTA 相关的炎症浸润）；2 分（无 IFTA 区域也有炎症浸润）。动脉透明变性：0 分（无动脉透明变性）；1 分（1 个部位透明变性）；2 分（超过 1 个部位动脉透明变性）。动脉硬化：0 分（无内膜增厚）；1 分（内膜增厚未超过中膜厚度）；2 分（内膜增厚超过中膜厚度）。

然而，该 DN 病理分型标准提出后，其是否与疾病预后相关，尚缺乏验证研究。中国人民解放军东部战区总医院国家肾脏疾病临床医学研究中心入组 396 例经肾活检证实的 2 型糖尿病肾病患者，对该病理分型标准进行验证，结果显示肾小球病变分期和肾小管间质病变与肾病预后密切相关，肾小球和小管间质病变越重，进展至 ESRD 的比例越高，而血管病变则与肾病预后无明显相关性。

三、免疫病理

可见 IgG 沿着肾小球毛细血管袢呈假线样沉积,可伴有 IgM、C3 的线样沉积。纤维蛋白帽和透明变性的小动脉中纤维素、脂蛋白、IgM 和 C3 有时也呈阳性。中国人民解放军东部战区总医院国家肾脏疾病临床医学研究中心糖尿病肾病肾活检资料回顾性分析显示,35.9% 患者伴肾组织 IgG 沉积,24.8% 患者伴补体 C3 沉积,肾组织 IgG 或 C3 沉积的 DN 患者肾脏疾病的临床和病理表现更重、预后更差,但 IgG 或 C3 沉积均不是肾脏预后不佳的独立危险因素。DN 患者肾小球基底膜成分可以发生改变。Ⅳ型及Ⅴ型胶原与纤维连接蛋白染色呈强阳性,肾小囊腔中有时可见Ⅰ型和Ⅲ型胶原。特殊染色可以发现 AGEs 和胰淀素在系膜区和结节中的沉积。

四、电镜

正常成人肾小球基底膜厚度为 300~400nm,糖尿病肾病患者早期就可出现肾小球基底膜增厚。晚期肾小球基底膜弥漫性增厚,可达正常的 10 倍。肾小球基底膜正常结构消失,代之以均质、高电子密度的基底膜样物质。偶见肾小球基底膜变薄。有人认为该变化是微血管瘤形成的前驱期改变。足突增宽、扁平,足突融合,足细胞的胞质空泡变性,可见足细胞脱落、肾小球基底膜裸露。

肾小球系膜区系膜基质增多,致使系膜区弥漫性增宽,形成 K-W 结节,系膜细胞少量增生。系膜区结节中的基底膜样物质疏松、溶解,致使基底膜与系膜区的锚定点分离,外周袢与袢融合,形成高度扩张的"假血管瘤"样改变。结节中可见胶原纤维沉积。肾小球内皮下或基底膜内可见无定形的、纤细颗粒状的透明样渗出物,有时含脂质。透明变性的动脉中,也可见这类物质。糖尿病肾病肾小球毛细血管袢基底膜内皮下、上皮侧及系膜区,一般无电子致密物沉积。

1 型和 2 型糖尿病肾病的肾脏病理组织学改变虽非常相似,但 1 型患者的病变更加典型,而 2 型患者的病变则较为多样,往往受高血压、动脉硬化和肾脏缺血等因素的影响。

有报道称糖尿病出现肾脏损害的患者中典型的糖尿病肾病占 60%,另有 13% 符合缺血性肾脏病,27% 并发其他肾脏病(膜性肾病、IgA 肾病等)。

组织学上须与糖尿病肾病进行鉴别的疾病,主要有肾淀粉样变性、系膜毛细血管性增生性肾小球肾炎、单克隆免疫球蛋白沉积病、纤维连接蛋白肾小球病等。

1. **肾淀粉样变性**　肾小球结节中无细胞,大小不一,观察 PAS 染色呈淡粉红色,偏振光显微镜下刚果红染色呈绿色,电镜下见短的、随机排列、无分支的、直径为 8~10nm 的淀粉丝,从系膜区向肾小球基底膜延伸。

2. **系膜毛细血管性增生性肾小球肾炎(膜增生性肾小球肾炎)**　本病晚期可见大小相似的结节,分布于肾小球中,与 K-W 结节相反,结节首先出现在肾小球丛的周边部,常见不等量的系膜细胞;由于系膜基质插入,肾小球毛细血管周边袢染色呈现双轨样改变,内皮下和系膜区可见免疫复合物沉积。

3. **单克隆免疫球蛋白沉积病**　结节性肾小球硬化及肾小管基底膜增厚较常见,有时难以与糖尿病肾病相区别,但此类患者无糖尿病肾病的临床证据,血清中存在异常单克隆免疫球蛋白,有时伴有浆细胞病。免疫组化在鉴别诊断中起重要作用,单克隆免疫球蛋白轻链或重链在肾小球中沉积,电镜也有助于轻链病的诊断。

4. 纤维连接蛋白肾小球病　患者表现为大量蛋白尿、镜下血尿,多有家族史。肾活检病理示肾小球结节样病变,伴系膜区及内皮下无细胞结构的透明样物质,刚果红和 κ 或 λ 轻链染色阴性。在 Masson 三色染色下具有嗜复红或嗜亮绿的特征。PASM 染色不嗜银。纤维连接蛋白染色肾小球呈弥漫强阳性。

第四节　糖尿病肾病的临床表现和诊断

2 型糖尿病发病时症状比较隐匿,初发患者常易漏诊,一些患者初次往往以其并发症就诊。相反,1 型糖尿病起病症状较为明显,多能及时诊断。Mogensen 根据糖尿病肾病病理生理特点和演变过程,将糖尿病肾病分为 5 期。我们在临床上能够看到的实际上可分为正常白蛋白尿期、微量白蛋白尿期、临床期糖尿病肾病和晚期糖尿病肾病。

一、正常白蛋白尿期

这个阶段的患者在临床上要得到及时诊断有一定困难。因为目前临床上用于早期糖尿病筛查的指标是微量白蛋白尿[尿白蛋白 30~300mg/24h 或 20~200μg/min],而这些患者尿中白蛋白的含量,则在"正常"范围。实际上微量白蛋白尿是糖代谢异常和肾脏血流动力学异常持续存在的结果。临床上一旦检测到微量白蛋白尿,患者已进入 Mogensen 分期的第 3 期。最近的研究对现行"微量白蛋白尿"的划定提出了质疑。对一些高危人群的随机流行病学调查发现,尿中出现白蛋白,即使是在"正常"范围,其肾脏和心血管疾病的风险也大大增高,而且尿白蛋白在 2~5μg/min 水平,就有预测肾脏疾病风险的意义。因此,有学者建议取消现行"微量白蛋白尿"的定义,重新评估和划定用于早期肾脏损伤的尿白蛋白的定量标准。

对于一个病程超过 5 年的 1 型糖尿病和诊断为 2 型糖尿病的患者,如果尿白蛋白在"正常"上限,肾小球滤过率的测定有助于诊断。有研究表明,尿白蛋白正常的 1 型糖尿病患者,其肾小球滤过率(97~198ml/min,平均 135ml/min)比正常人高 14%,而伴有微量白蛋白尿的患者,其肾小球滤过率(100~186ml/min,平均 142ml/min)比正常人高 5%。此阶段肾脏体积增大,肾活检可见肾小球和 / 或肾小管肥大,肾小球基底膜增厚和系膜基质增加。值得指出的是:在一些尿白蛋白正常的患者中,肾小球滤过率就已经开始下降。美国一项对 2 型糖尿病的调查显示,13% 的患者肾小球滤过率 <60ml/min,其中尿白蛋白正常者占 40%,而尿白蛋白正常又无眼底病变者占 30%。我们观察了尿白蛋白正常的糖尿病患者肾活检病理表现,发现在这些尿白蛋白正常的患者中,肾脏表现出糖尿病肾病的病理改变,如肾小球基底膜增厚、系膜增生,甚至结节病变等,肾小球体积增大和肾小球基底膜增厚是进展至微量白蛋白尿的独立危险因素。

血压变化在糖尿病肾病早期诊断中也具有一定的参考价值。糖尿病肾病患者夜间血压下降幅度减低（<15%），出现所谓非杓型（non-dipping）血压，而这种变化可以先于微量白蛋白尿出现。目前认为非杓型高血压的发生与体内存在的胰岛素抵抗相关，胰岛素抵抗状态能增强夜间交感神经活性，刺激 Ang Ⅱ 的生成，导致非杓型血压的形成，从而使肾脏在夜间长时间处于较高的血压负荷下。因此，对"正常白蛋白尿"的高危患者，动态血压监测有助于发现血压的昼夜变化，并给予及时的对症治疗。

二、微量白蛋白尿期

患者尿中白蛋白高于正常人（>30mg/24h 或 >20μg/min），但又低于用常规尿蛋白检测方法所能检出的水平（≤ 300mg/24h 或 ≤ 200μg/min）。对于 1 型糖尿病患者，在确诊 5 年后，应定期筛查是否有微量白蛋白尿。若是 2 型糖尿病，则应在诊断为糖尿病时立即开始定期筛查。

尿白蛋白的检测方法：①留取任意时间点的尿液，测尿白蛋白和尿肌酐的比值（ACR）；②留取 24 小时尿液，测 24 小时尿白蛋白的量；③留取一段时间内的尿液（24 小时或夜尿），测尿白蛋白排泄率（UAE）。UAE 每天变化较大，而且受多种因素的影响，如高血糖、血流动力学（运动、发热）、饮食中蛋白质的摄入、药物［利尿剂、ACEI、血管紧张素 Ⅱ 受体阻滞剂（ARB）］及尿路感染等。而 ACR 则相对较为稳定，尤其是清晨第 1 次尿液 ACR 变异系数较低，对于诊断微量白蛋白尿的敏感性和特异性可以高达 95%。因此，2016 年改善全球肾脏病预后组织（KDIGO）糖尿病肾病指南和美国糖尿病学会（ADA）2017 年的指南中，均推荐 ACR 为筛查微量白蛋白尿的首选方法。微量白蛋白尿的检查，应在 3~6 个月内检测 3 次。3 次中必须 2 次结果阳性，且排除尿路感染后，方可诊断为微量白蛋白尿。值得注意的是，24 小时内运动、感染、发热、充血性心衰、显著高血糖、高血压和女性月经期，均可使 ACR 升高，检测时应注意排除上述影响因素。微量白蛋白尿的筛查，必须每年进行 1 次。需要指出的是：在进行微量白蛋白尿筛查时，要停用 ACEI 和 ARB，因上述药物能有效地减少糖尿病肾病患者尿白蛋白水平，影响检测结果。60 岁以上老年人，尿肌酐排泄减少。老年人肌肉萎缩，也会使内生肌酐排泄减少，这样就有可能导致尿白蛋白检测结果偏高（尿白蛋白 / 尿肌酐比值上升）。此外尿中白蛋白的含量还与肾小管的重吸收能力直接相关，要注意其他原因（如药物、毒物等）导致肾小管损伤对白蛋白测定的影响。

微量白蛋白尿患者发展成为临床期白蛋白尿的速度与其是否伴高血压有关，伴高血压的患者发展至蛋白尿的速度较快。1 型糖尿病患者中正常白蛋白尿、微量白蛋白尿和大量白蛋白尿者，高血压的发生率依次为 42%、52% 和 79%。2 型糖尿病高血压的发生率明显高于 1 型。正常白蛋白尿、微量白蛋白尿和大量白蛋白尿患者，高血压的发生率依次为 71%、90% 和 93%。胰岛素有直接增加肾小管重吸收钠、水的作用，在体内存在胰岛素抵抗的情况下，高胰岛素血症会加重水钠潴留和高血压的发生。这也是限制食盐摄入和利尿剂治疗糖尿病高血压的病理生理基础。当然，全身及肾脏局部 RAS 系统的活化，交感神经张力增高和内皮细胞功能异常，致使内皮细胞依赖的 NO 介导的血管舒张功能受损，都参与了糖尿病肾病高血压的形成。

目前认为血流动力学异常和胰岛素抵抗是白蛋白尿形成的基础。胰岛素抵抗能进一步加重肾小球高压力、高滤过状态,致肾小球滤过率升高和白蛋白排泄率增加,与此相伴随的肾小管尿流速度增大,将使白蛋白在近端肾小管的重吸收减少,胰岛素抵抗还会进一步减少肾小管对白蛋白的重吸收,于是尿中白蛋白含量增加。此外,白蛋白尿的形成还与糖代谢异常密切相关。高血糖持续存在,将削弱肾小球滤过膜的电荷屏障。高血糖还能使足细胞表面蛋白聚糖分子(proteoglycan,带负电荷)合成减少。此外,高血糖导致的 AGEs 又会使循环中的白蛋白被糖基化,异常糖基化的白蛋白携带负电荷减少,进而增加了白蛋白的滤过,尿液中白蛋白增加。因此,积极控制糖代谢异常,逆转体内存在的胰岛素抵抗状态,是糖尿病肾病治疗的一个重要环节。

虽然,长期以来 DN 被认为是一种不可逆的进展性疾病,微量白蛋白尿逐渐进展至显性蛋白尿,进而出现肾功能不全。然而,近年研究发现 DN 患者尿白蛋白可以逆转为正常白蛋白尿,其缓解率为 21%~64%。尿白蛋白逆转对于改善或延缓肾脏疾病进展和降低心血管事件发生具有重要临床意义。这些研究同时发现积极的血糖控制、血压控制、血脂控制及 ACEI/ARB 干预等是 DN 患者微量白蛋白尿逆转为正常白蛋白尿的独立影响因素。我们以临床表现为微量白蛋白尿的接受肾活检病理检查的 2 型糖尿病患者为随访观察对象,发现足细胞裂孔膜分布频率和肾小球体积是微量白蛋白尿进展至显性蛋白尿的独立危险因素,而 DM 病程、血尿酸、降低总胆固醇及 ACEI/ARB 使用是微量白蛋白转阴/缓解的独立影响因素。

三、临床期糖尿病肾病

临床期糖尿病肾病患者尿白蛋白持续 >200μg/min,或尿蛋白定量 >0.5g/24h。对于伴有大量蛋白尿和明显血尿者,要注意排除并发其他肾脏疾病的可能。随着蛋白尿的持续和增加,患者可以出现水肿。水肿的程度往往与尿蛋白量和血浆白蛋白水平不成比例,对利尿剂反应差。其发生与胰岛素抵抗和内皮细胞功能障碍有关,胰岛素可以直接增加肾脏对钠、水的重吸收,而内皮细胞功能障碍又使血管的通透性发生改变,从而加重了水肿。这个阶段的患者大多伴有高血压,肾小球滤过率开始进行性下降(以每月 1ml/min 的速度下降)。肾小球滤过率的下降速度与尿蛋白及其程度直接相关。肾小球病变进一步加重,可见典型的结节病变、微血管瘤形成和渗出性病变及肾小球硬化。持续和进行性加重的蛋白尿,是本期的特点。血流动力学异常、肾小球基底膜增厚、结构重塑及其通透性增大、足细胞病变和内皮细胞损伤,是导致患者蛋白尿发生的基础。糖代谢和血流动力学因素是导致足细胞损伤的始动因素,因此,在糖尿病肾病仅表现为微量白蛋白尿的患者,就可以观察到足细胞病变的存在。有研究表明,高血糖、AGEs、Ang Ⅱ、TGF-β、ROS 和 VEGF 都可以直接作用于足细胞,造成其功能紊乱和结构异常。而肾小球高滤过、高灌注和高压力所造成的肾小球肥大,对毛细血管袢造成的机械牵张力,又将进一步影响足细胞功能,削弱足细胞与肾小球基底膜的附着力,进而加速足细胞凋亡和脱落。足细胞受损导致蛋白尿,而蛋白尿的出现又将进一步加重足细胞损伤。值得指出的是:肾小球内皮细胞的很多功能需靠足细胞分泌的细胞因子(如 VEGF 等)来维持,足细胞病变致 VEGF 产生减少,继而出现内皮细胞病变。内皮细胞病变的进一步发展,又会殃及系膜细胞,最终使肾小球结构破坏,形成肾小球硬化病变。此外,肾小球基底膜增厚、结构异常,导致肾小球基底膜通透性增加,也成为加重足细胞及内皮细胞病变和蛋白尿的一个重要因素。

临床期糖尿病肾病患者常常同时合并其他微血管并发症,如视网膜病变、周围神经和自主神经病变、周围血管和心血管及脑血管并发症。如自主神经病变累及膀胱,可导致尿潴留、反流及尿路感染。由于大多数老年患者尿路感染表现往往不典型,很容易被忽视,从而延误治疗。这些都将进一步加快肾功能损害的进展速度。

糖尿病肾病患者可以出现贫血。中国人民解放军东部战区总医院国家肾脏疾病临床医学研究中心的研究发现,糖尿病肾病患者贫血的发生率为 43.8%,其中有 37.9% 的患者出现贫血时肾功能(血清肌酐水平)正常。近期,有关糖尿病贫血的研究认为,糖尿病患者体内存在的自主神经功能障碍,红细胞寿命缩短,促红细胞生成素(EPO)抵抗及微炎症状态,导致患者贫血的发生。糖尿病肾病患者肾小管间质病变的形成,又会进一步加重贫血。贫血的出现和持续存在,则将加速糖尿病肾脏病变、心脏病变、视网膜病变和糖尿病足等并发症的进展。贫血导致肾组织缺氧,肾皮质氧分压降低,促进缺氧诱导因子 -1(HIF-1)的产生。缺氧诱导因子 -1 参与血管生成、血管舒缩反应、血红素加氧酶和内皮素、糖酵解和细胞外基质代谢的调控,而上述机制在肾脏损伤进展过程中起重要作用。其次,血红蛋白与机体的氧化应激状态密切关联,红细胞是血液中主要的抗氧化成分。贫血促进氧化应激,可能是由于贫血导致红细胞抗氧化物缺失,包括超氧化物歧化酶、过氧化氢酶和其他抗氧化蛋白产生减少。组织缺氧和氧化应激刺激细胞外基质的产生,增加肾间质纤维化和肾小管上皮细胞凋亡,导致肾小管萎缩和肾脏纤维化的进展。体内试验及体外实验研究均证实,EPO 具有抗肾小管上皮细胞凋亡、促进其增殖的作用,因而能减轻肾小管损伤。

四、晚期糖尿病肾病

糖尿病肾病患者一旦出现肾功能损害,其进展速度要远远快于其他肾小球疾病。糖尿病肾病肾脏功能状态受多种因素的影响:如糖代谢紊乱、脂代谢紊乱、高血压、蛋白尿、老年肾脏功能退变、肾血管并发症、肥胖、尿路感染和药物等。因此,在对肾功能评估时,要注意上述因素的影响。对一些血压较难控制,加用 ACEI 或 ARB 后出现血清肌酐显著升高者,提示可能存在肾血管疾病,应进行发射型计算机断层成像(ECT)检查。ECT 不仅能反映肾脏大小和轮廓,还可以精确地反映分侧肾脏肾小球滤过率,对诊断很有帮助。需要强调的是:糖尿病患者一定要慎用造影剂。一般情况下造影剂造成肾脏损害的发生率 <3%,而糖尿病患者为 5%~10%,糖尿病肾病则高达 20%~50%。

另外,胱抑素 C(cystatin C)测定亦可以弥补血清肌酐水平在评估肾功能方面的一些不足。与血清肌酐不同,胱抑素 C 受年龄、性别、肌肉容积和饮食中蛋白质摄入的影响小,在糖尿病控制不佳、重度消瘦的患者和老年人肌肉萎缩的情况下,胱抑素 C 仍能较好地反映肾功能状态。此外,血清肌酐可以通过肾小管排泌,当肾功能受损时,这种排泌会增加。而胱抑素 C 经肾小球滤过后,绝大部分在近端肾小管内降解,肾小管功能对胱抑素 C 影响较小。糖尿病肾病患者常伴有肾小管间质的损伤,因胱抑素 C 的排泄特点,即使它在有肾小管间质损伤情况下,也同样能较好地反映肾功能状态。中国人民解放军东部战区总医院国家肾脏疾病临床医学研究中心在国内人群中开展的研究也显示,在肾小球高滤过状态下,胱抑素 C

反映肾功能的准确性也明显优于血清肌酐；并利用 2 型糖尿病肾病患者的队列，发现基于血清胱抑素 C 和血清肌酐的联合 eGFR 评价公式（eGFRcre-cys equation）可以更加精准和敏感地判断肾脏远期预后。

五、尿蛋白阴性的糖尿病肾病

除上述介绍的糖尿病肾病经典临床分期外，近年来，尿蛋白阴性伴肾功能不全的糖尿病肾病也越来越被学者所重视。研究发现，糖尿病患者在进展至显性蛋白尿之前即可以表现为 GFR 下降。至少在一些糖尿病亚组患者中，除了尿蛋白，其他危险因素还包括：女性、肥胖、高脂血症、高血压及肾小球高灌注，这些因素都参与了该组患者的 GFR 下降。这一现象可以解释为何部分 2 型糖尿病患者在出现显性蛋白尿之前就已出现肾功能不全，同时也提示 2 型糖尿病肾病的表型异质性，并不一定与糖尿病肾病的典型组织学改变相一致，这一点与 1 型糖尿病肾病有所不同。

2017 年 ADA 指南建议，对于糖尿病患者 DN 筛查中，建议采用基于血清肌酐的 CKD-EPI 公式评价 eGFR。尽管关于 eGFR 的最优化阈值尚有争议，一般认为 eGFR<60ml/(min·1.73m²) 为异常，因为当患者 GFR<60ml/(min·1.73m²) 时，需要注意调整药物剂量以尽可能避免可能的肾毒性，并需要随访中评价 CKD 并发症。KDIGO 指南推荐的更全面的 CKD 分期中指出，联合白蛋白尿的 CKD 分期与心血管疾病（CVD）和 CKD 进展风险关系更为密切。因此，针对糖尿病患者应定期筛查尿白蛋白和评价 eGFR。

六、糖尿病肾病与视网膜病变

糖尿病视网膜病变的发生率在 1 型和 2 型糖尿病有所不同。1 型糖尿病出现肾脏损害时，往往伴有眼底病变，但 2 型糖尿病的发生率为 40%~60%，随着肾脏病变的加重，其发生率也明显增加。

第五节　糖尿病肾病的治疗

糖尿病患者发生糖尿病肾病后，其进展至终末期肾衰竭的速度要比一般肾病快，大约是其他肾脏疾病的 14 倍。因此，预防和延缓糖尿病肾病的发生和发展，对提高糖尿病患者的存活率、改善其生活质量具有十分重要的意义。糖尿病肾病的防治可分为 3 个阶段。第 1 阶段为糖尿病肾病的预防（primary prevention）。在重点人群中开展糖尿病筛查，一旦发现有糖耐量减低（IGT）或空腹血糖受损（IFG）者应积极治疗，预防糖尿病及糖尿病肾病的发生。第 2 阶段为糖尿病肾病的早期治疗（secondary intervention）。糖尿病肾病早期出现的微量白蛋白尿，经积极治疗后部分患者可以逆转。该阶段的治疗干预，可以减少和延缓大量蛋白尿的发生。第 3 阶段为预防糖尿病肾病患者肾功能不全的发生和延缓其进展（tertiary intervention）。糖尿病肾病的治疗强调控制血糖、控制血压、纠正脂质代谢紊乱、减少蛋白尿、保护肾功能和积极治疗并发症的综合治疗。但是，疾病的不同阶段治疗的侧重点应有所不同。

一、控制高血糖

糖尿病控制和并发症防治试验（DCCT）与英国 2 型糖尿病前瞻性研究（UKPDS），分别以循证医学的方法验证了无论是在 1 型糖尿病还是 2 型糖尿病，严格控制血糖均能明显减少糖尿病肾病的发生和延缓其病程的进展。严格控制血糖，能使 1 型糖尿病患者微量白蛋白尿的发生率下降 39%，临床蛋白尿的发生率下降 54%。对于 2 型糖尿病也能使其微量白蛋白尿的发生率下降 33%。近期完成的 ADVANCE 试验、ACCORD 试验和 VADT 试验均证实，积极血糖控制能够减少糖尿病患者微量白蛋白尿的发生率，降低进展至显性蛋白尿的风险，并能够降低患者微量白蛋白尿。因此，2012 年更新的 KDOQI 指南推荐控制糖尿病患者 HbA1c<7%，以预防和延缓糖尿病肾病的进展。但对于存在低血糖风险的 CKD4~CKD5 期糖尿病肾病患者，不推荐将 HbA1c 控制在 7% 以下，因为最近完成的上述三项临床试验显示，积极血糖控制增加了患者发生低血糖的风险，在主要的观察终点心血管事件发生率并未使患者明显获益。需要指出的是，一些因素会干扰肾功能不全患者糖化血红蛋白的检测。红细胞寿命缩短、溶血、铁缺乏，会引起糖化血红蛋白实测值偏低，而血红蛋白氨甲酰化、酸中毒，会导致测量值偏高。对此，临床医师一定要有所认识。

糖尿病尤其是 2 型糖尿病早期患者，可以通过控制饮食、增加体育运动来控制血糖，最终往往需要口服降糖药和 / 或胰岛素治疗。对新诊断的糖尿病患者早期用胰岛素强化控制血糖，可明显减轻高糖毒性，抑制炎症反应，保护胰岛 β 细胞功能，进而缓解病情，降低慢性并发症的发生风险。2 型糖尿病患者肥胖的发生率较高，长期强化胰岛素治疗，可使患者体重增加。胰岛素强化治疗可能出现的低血糖反应，对 2 型糖尿病患者有更大的危害性。因为已有动脉粥样硬化者发生低血糖后，容易并发心肌梗死及脑卒中。若患者已有上述并发症，胰岛素强化治疗一定要慎重。无论采取何种治疗方案，血糖控制一定要注意个体化，避免低血糖的发生。

肾功能不全的患者，出现低血糖的风险会增加，这是因为：①肾功能不全对于胰岛素和一些口服降糖药的清除率下降。约 1/3 的胰岛素是由肾脏降解，肾功能受损将导致胰岛素的半衰期延长。②肾实质受损使肾脏糖原异生能力下降。若同时存在糖摄入不足，胰岛素或口服降糖药过量，机体对出现的低血糖保护代偿能力下降。因此，在血清肌酐 >194μmol/L 的患者中使用胰岛素治疗，低血糖的发生率可增加 5 倍。此外，在肾功能受损的情况下，磺酰脲类药物及其代谢产物的清除率均下降，需要减少药物的剂量，以避免低血糖反应。在肾功能不全（CKD3~CKD5 期）时降糖药的剂量应进行调整（表 14-1）。由于第 1 代磺酰脲类的母体药物及其代谢成分都由肾脏代谢，慢性肾功能不全患者该类药物的半衰期延长，低血糖的风险增加。因此，在慢性肾功能不全的患者中应避免使用。第 2 代降糖药中格列吡嗪（glipizide）和格列齐特（gliclazide）可在肾功能不全患者中使用，因为这两种药没有活性代谢产物，且不增加肾功能不全患者低血糖风险。对于非磺酰脲类促泌剂而言，慢性肾功能不全时，那格列奈（nateglinide）的活性代谢产物增加，但瑞格列奈（repaglinide）和其他非磺酰脲类促泌剂则无此效应。2016 年，美国 FDA 修订了二甲双胍在糖尿病肾病患者中的应用指南，指出应根据患者 GFR 水平指导二甲双胍使用。eGFR<30ml/（min·1.73m²）为

二甲双胍使用的禁忌证,eGFR<45ml/(min·1.73m²)时,不建议将二甲双胍作为首选初始治疗药物,既往服用的患者,需要评估继续二甲双胍治疗的风险与获益,并监测 eGFR。eGFR 在 30~60ml/(min·1.73m²) 的糖尿病肾病患者,在接受造影检查时需暂时停用二甲双胍。重度肾功能不全时,二甲双胍可出现剂量累积,使得患者乳酸酸中毒的概率增加,应避免使用。

表 14-1　慢性肾功能不全时降糖药物的剂量调整

分类	药物	CKD3 期、CKD4 期	血液透析
第 1 代磺酰脲类降糖药	醋酸己脲	禁用	禁用
	氯磺丙脲	肾小球滤过率在 50~70ml/min 时减量 50% 肾小球滤过率在 <50ml/min 时禁用	禁用
	甲磺氮䓬脲	禁用	禁用
	甲苯磺丁脲	禁用	禁用
第 2 代磺酰脲类降糖药	格列吡嗪	首选磺酰脲类降糖药,无须调整剂量	首选磺酰脲类降糖药,无须调整剂量
	格列齐特	首选磺酰脲类降糖药,无须调整剂量	首选磺酰脲类降糖药,无须调整剂量
	格列本脲	禁用	禁用
	格列美脲	自低剂量开始,1mg/d	禁用
α 糖苷酶抑制剂	阿卡波糖	Scr>176.8μmol/L,慎用	禁用
	米格列醇	Scr>176.8μmol/L,慎用	禁用
双胍类	二甲双胍	eGFR<30ml/(min·1.73m²)禁用 eGFR<45ml/(min/1.73m²)时,不建议首选	禁用
非磺酰脲类促泌剂	瑞格列奈	无须调整剂量	无须调整剂量
	那格列奈	每餐前,自低剂量(60mg)开始	禁用
噻唑烷二酮类	吡格列酮	无须调整剂量	无须调整剂量
	罗格列酮	无须调整剂量	无须调整剂量
GLP-1 受体激动剂	艾塞那肽	无须调整剂量	不推荐
	利拉鲁肽	无须调整剂量	不推荐
Amylin 类似物	普兰林肽	肾小球滤过率 20~50ml/min,无须调整剂量	无可参考数据
DPP-4 抑制剂	西格列汀	肾小球滤过率 30~50ml/min,剂量减半 肾小球滤过率 <30ml/min,剂量减少 75%	剂量减少 75%
SGLT2 抑制剂	恩格列净	肾小球滤过率 ≥ 45ml/min,无须调整剂量; 肾小球滤过率 <45ml/min,暂不推荐,临床研究进行	无可参考数据

注:Amylin,胰淀素;DPP-4,二肽激肽酶 -4;GLP-1,胰高血糖素样肽 1;SGLT2,钠葡萄糖共同转运体 2

胰高血糖素样肽 -1（GLP-1）受体激动剂与内源性 GLP-1 具有同源性,属于肠源性胰岛素类似物,其在刺激胰岛 β 细胞分泌胰岛素的同时,还能抑制胰岛 α 细胞分泌胰高血糖素。有研究表明,GLP-1 受体激动剂既可以抑制近端肾小管钠离子重吸收,影响肾脏血流动力学减轻肾小球高滤过,降低蛋白尿,还可以抑制血管紧张素 Ⅱ 在近端肾小管激活。LEADER 研究证实利拉鲁肽能够改善糖尿病肾病的尿蛋白,并降低新发蛋白尿的发生率,但对血清肌酐倍增、肾脏替代治疗和肾脏原因死亡并无改善。

二肽基肽酶 4（DPP4）抑制剂主要通过延缓 GLP-1 灭活从而发挥降糖作用。TECOX、SAVOR-TIMI 和 CARMELINA 研究分别观察了西格列汀、沙格列汀和利格列汀对合并心血管高危因素的 2 型糖尿病患者的临床疗效,结果提示 DPP4 抑制剂能够减少或延缓尿蛋白的发生和进展,这一作用可能不依赖于其降糖作用,但对 eGFR 下降、ESRD 的发生及肾脏原因死亡等终点事件无保护作用。

选择性钠葡萄糖共同转运体 2（SGLT2）抑制剂通过抑制近端肾小管重吸收葡萄糖,增加尿糖排泄,进而降低血糖。目前 SGLT2 抑制剂主要包括恩格列净、卡格列净和达格列净等药物,针对该类药物进行的 EMPA-REG、CANVAS、CREDENCE、DECLARE、DAPA-CKD 五项大型随机对照临床试验均证实该类药物的肾脏保护作用。EMPA-REG 研究显示恩格列净能够降低糖尿病肾病患者肾小球内压力、减少白蛋白尿,同时可以延缓 GFR 下降和肾功能进展。虽然随着 GFR 下降,恩格列净的降糖作用有所减弱,但其改善肾脏预后和降低心血管事件风险的获益并未降低。CANVAS 研究发现,卡格列净不仅能预防蛋白尿的发生,甚至能逆转蛋白尿的分级,使肾功能损害复合终点（eGFR 下降 >40%、ESRD 和肾脏原因死亡）下降 40%。CREDENCE 研究是目前首个以糖尿病肾病肾脏硬终点事件为主要疗效评价指标的多中心临床试验,结果发现卡格列净降低肾脏复合硬终点（终末期肾病、血清肌酐倍增、肾脏或心血管死亡的复合终点）风险达 30%,其中终末期肾病风险降低 32%,透析、肾脏移植或肾脏死亡风险降低 28%,此外,卡格列净可降低尿白蛋白肌酐比（UACR）31%,延缓 eGFR 下降每年达 2.74ml/（min·1.73m^2）。DECLARE 研究也同样证实达格列净对糖尿病肾病的肾脏保护作用。DAPA-CKD Ⅲ期临床试验入组 CKD2~4 期有白蛋白尿升高的患者作为观察对象,结果显示,无论是否伴有 2 型糖尿病,与安慰剂组相比,达格列净在标准治疗基础上可降低复合终点（eGFR 下降 ≥ 50%,进展至终末期肾病或心血管或肾脏原因导致死亡）风险达 39%。以上临床试验结果均证实,SGLT2 抑制剂不仅能延缓糖尿病肾病蛋白尿的发生、进展,还能延缓 eGFR 下降,延缓糖尿病肾病进展,降低 ESRD 的发生风险。不仅如此,由于该类药物特有的作用机制,其在延缓 CKD（伴或不伴糖尿病）进展方面的临床疗效也不断得到证实。因此,该类药物应用于糖尿病肾病和 CKD 预防与治疗的前景广阔。

二、控制高血压

血压升高不仅是加速糖尿病肾病进展的重要因素,也是决定患者心血管病预后的主要风险因素。收缩压 >140mmHg 的 1 型糖尿病肾病患者,其肾功能以每年 6% 的速度下降,而收缩压 <140mmHg 者,肾功能的下降速度为每年 1%。在 2 型糖尿病肾病患者中,血压对肾功能的影响就更加突出。收缩压 >140mmHg 的患者,其肾功能下降速度为每年 13.5%,而收

缩压 <140mmHg 者肾功能的下降速度为每年 1%。大量的临床观察也证实,严格控制高血压能明显地减少糖尿病肾病患者尿蛋白水平,延缓肾功能损害的进展。2012 年 KDIGO 指南推荐对于尿白蛋白定量 <30mg/24h 的糖尿病肾病非透析患者,如果 BP>140/90mmHg,需要接受降血压治疗以维持血压持续 ≤ 140/90mmHg。伴有白蛋白尿的糖尿病患者,其发生心血管疾病和 CKD 进展的风险明显升高,需要考虑更低的血压控制目标(130/80mmHg)。此外,强化血压控制还可使心血管病临床终点事件的风险下降 20%~30%。美国高血压防治指南(JNC8)将糖尿病和 CKD 患者血压 >130/80mmHg 定义为高血压,并将噻嗪类利尿剂、钙通道阻滞剂(CCB)、血管紧张素转换酶抑制剂(ACEI)和血管紧张素 II 受体阻滞剂(ARB)均列为糖尿病肾病患者一线抗高血压药。循证医学已证实 ACEI 和 ARB 在糖尿病肾病患者控制高血压、减少蛋白尿、延缓肾功能损害进展中的作用,KDIGO 指南强调对于尿白蛋白 >300mg/24h 的糖尿病肾病非透析患者,推荐将 ACEI 和 ARB 作为一线降压药物。在用药过程中要注意观察患者肾功能、血钾及血容量的变化,对伴有肾动脉狭窄的患者要慎用和 / 或禁用。然而,对于尿蛋白正常、血压正常的糖尿病患者,ACEI 或 ARB 并不能预防糖尿病肾病的发生,因此,指南中不推荐该组患者接受 ACEI 或 ARB 治疗。虽然 JNC8 将糖尿病作为利尿剂的强适应证,但利尿剂有降低血钠、血氯和血钾,升高血糖、血脂和血尿酸的作用。如患者并发上述情况,利尿剂不应作为首选降压药。噻嗪类利尿剂能有效地与 ACEI、ARB 和 β 受体阻滞剂联合应用,但与 CCB 合用的效果较差。

(一) 血管紧张素转换酶抑制剂(ACEI)

本品降压作用主要是通过抑制血浆及组织中的血管紧张素转换酶,减少 Ang II 的产生,从而抑制 Ang II 所导致的血管收缩,达到降血压的目的。在用药过程中要注意观察患者肾功能及血钾的变化,对伴有肾动脉狭窄的患者要慎用和 / 或禁用 ACEI。由于低肾素、低醛固酮血症在糖尿病患者中较为常见,长期使用 ACEI 有可能加重高血钾。糖尿病患者尤其是 2 型糖尿病患者,微血管和大血管并发症的发生率较高,部分患者服用 ACEI 后可能因伴发功能性或器质性肾动脉狭窄而诱发急性肾衰竭。此外,在服用 ACEI 的最初几天可能会出现不同程度的血清肌酐升高。

血容量不足或服用袢利尿剂及非类固醇消炎药,是导致血清肌酐升高的主要危险因素。糖尿病肾病对缺血性损伤非常敏感,在使用 ACEI 时,应注意观察上述可能的不良反应。此外,ACEI 可致缓激肽体内蓄积,少部分患者可引起刺激性咳嗽,停药后可逐渐缓解。

(二) 血管紧张素 II 受体阻滞剂(ARB)

Ang II 与特异性受体结合后发挥生物效用,其受体主要有 1 型受体(AT1R)和 2 型受体(AT2R)两种亚型。所有血管组织均表达 AT1R 受体,Ang II 与之结合后,激活 AT1R,ARB 与 AT1R 特异性结合后竞争性拮抗 Ang II 的作用,即在肾素 - 血管紧张素的最后环节阻断各种途径产生的 Ang II 的作用。ARB 通过双重方式降低血压:其一是阻断 Ang II 与 AT1R 结合,从而直接或间接抑制血管收缩,减少血管升压素和醛固酮释放,减少肾脏钠、水重吸收,减缓心脏、血管、肾脏细胞的生长,影响中枢神经系统,这可以间接舒张血管,抑制心血管和肾脏细胞生长;其二是促使 Ang II 与 AT2R 结合,使血管舒张,抑制细胞生长分化,抑制钠、水重吸收和交感神经活性,从而舒张血管,抑制心血管和肾脏细胞生长。由于 ARB 可促进 Ang Ⅱ 与 AT2R 结合,而发挥扩张血管、抗增殖过程,但不会导致缓激肽在体内蓄积,所以 ARB 一般不会引起咳嗽。

(三) 钙通道阻滞剂(CCB)

本品的作用是针对血管平滑肌细胞膜钙离子通道过多开放,加速钙离子内流,使细胞内钙离子增加,因而血管平滑肌张力增加,周围血管阻力增大,最终导致高血压。由于其不影响胰岛素的敏感性及血脂水平,因而在糖尿病肾病高血压时常应用。不同 CCB 对糖尿病肾病患者尿蛋白的影响不同,这主要与它们各自作用的特点有关。地尔硫䓬的作用以扩张出球小动脉为主,因此,有较好地减少肾小球内压力和减少蛋白尿的作用。因此,糖尿病患者使用 CCB 应首选地尔硫䓬和尼卡地平。

但需要指出的是:一些患者收缩压难以控制,在强化治疗使收缩压降低的同时,往往伴有舒张压的下降。目前认为,过低的舒张压会增加心脏不良事件,如引发心肌梗死,这点在治疗中应加以注意。因此,ADA 指南中指出,在老年糖尿病肾病患者,当治疗后舒张压 <70mmHg 甚至 <60mmHg 时需要考虑其潜在的心血管事件风险。糖尿病患者在出现糖尿病肾病时,常常合并心脑血管并发症,对高血压的控制一定要兼顾心脑血管功能。肥胖、睡眠呼吸暂停综合征,都是加重高血压的因素,应积极加以控制和改善。

三、纠正脂质代谢紊乱

高脂血症是糖尿病代谢紊乱的一个突出表现。脂毒性(lipotoxicity)在糖尿病并发症中的作用日益受到人们的重视。近来有人认为糖尿病脂质代谢紊乱是原发的,甚至提出应将糖尿病改为糖脂病,足见脂质代谢紊乱在糖尿病及其并发症发生、发展中所起的作用。高脂血症不仅直接参与糖尿病胰岛素抵抗和心血管并发症的发生,低密度脂蛋白(LDL)还可以通过作用于肾小球系膜细胞上的低密度脂蛋白受体,导致系膜细胞和足细胞的损伤,加重蛋白尿和肾小球及肾小管间质纤维化的进展。糖尿病肾病患者出现肾病综合征和肾功能不全,又会进一步加重高脂血症。因此,积极纠正糖尿病肾病患者体内脂质代谢紊乱,在糖尿病肾病的防治中同样具有重要意义。有关临床研究荟萃分析也表明,糖尿病肾病患者积极控制高血脂,能明显改善蛋白尿,延缓肾功能损伤的进展。根据美国糖尿病学会(ADA)和美国肾脏病基金会(NKF)的推荐,糖尿病肾病患者血 LDL>1.8mmol/L (−70mg/dl),甘油三酯(TAG)>1.7mmol/L(150mg/dl),应开始降脂治疗。治疗的目标将 LDL 水平应降至 1.8mmol/L 以下,TG 降至 1.7mmol/L 以下。对于糖尿病肾病患者而言,心血管事件的发生率和死亡率均高于正常人群,研究显示糖尿病肾病患者接受他汀类降脂药物,降低 LDL,能够显著降低心血管事件的发生风险,但并不改善全因死亡率。2012 年更新的 KDOQI 指南推荐对糖尿病肾病患者使用他汀类或他汀 / 依折麦布复合剂降脂治疗,以降低动脉粥样硬化血管事件的发生风险。但近期完成的 4D、AURORA 和 SHARP 临床试验数据显示,对于维持性透析的糖尿病肾病患者,他汀类降脂药并未减少心血管事件的发生风险,因此,对于已经透析的糖尿病患者,指南不推荐使用他汀类降脂药物。需要强调的是,慢性肾功能不全的患者接受他汀类降脂药治疗,横纹肌溶解等严重并发症的发生风险增加,因此对于 CKD3~CKD5 期患者,需要调整药物剂量。

四、减少蛋白尿,保护肾功能

糖尿病肾病的肾小球高灌注、高压力和高滤过的形成,与肾脏局部肾素 - 血管紧张素系统的激活有关。此外,Ang Ⅱ 还可通过一些非血流动力学途径介导组织损伤。Ang Ⅱ 可以增加 TGF-β1 和纤溶酶原激活物抑制剂的表达,使细胞外基质产生增加。另外,Ang Ⅱ 还可以通过活化淋巴细胞,介导肾脏局部的炎症反应,加速肾组织损伤和纤维化的进程。因此,ACEI 和 ARB 除了降压作用外,还具有减少糖尿病肾病患者的蛋白尿、减轻肾组织病变、延缓肾功能不全进展的作用。ACEI/ARB 保护肾脏的作用机制可概括为:①控制高血压,减少蛋白尿,保护肾功能。②改善肾小球血流动力学。ACEI 可通过减少 Ang Ⅱ 产生及抑制缓激肽降解来扩张出球小动脉,降低肾内压力,从而减轻肾小球高滤过。③保护足细胞。肾小球毛细血管袢牵张力增加,将导致足细胞肥大和凋亡的发生。ACEI/ARB 能通过改善血流动力学异常、逆转上述过程。④抑制肾组织局部细胞因子,如 PDGF、TGF-β1。上述细胞因子能刺激肾脏细胞增殖、肥大和产生细胞外基质。⑤抑制肾小球固有细胞或成纤维细胞和巨噬细胞的活性和增殖,延缓肾间质纤维化进程。无论是 1 型糖尿病还是 2 型糖尿病,ACEI/ARB 能减少糖尿病肾病患者尿蛋白的排泄,延缓其肾功能损伤的速度。不论患者有无高血压,ACEI/ARB 都能产生上述效果。这就进一步表明 ACEI/ARB 在糖尿病肾病治疗中的作用并不完全是通过降低全身高血压来完成的,它更多地是在肾脏局部发挥作用。虽然 ACEI 联合 ARB 治疗能够有效降低 DN 患者尿白蛋白,但近期研究显示,ACEI 联合 ARB 治疗并未延缓 DN 患者 GFR 下降,也未降低 DN 患者心血管事件发生风险及死亡率,反而增加了急性肾损伤和高钾血症的发生风险。因此,2017 年 ADA 指南中建议避免 ACEI 和 ARB 联合使用。

一种直接作用于肾素的阻断剂阿利吉仑(Aliskiren)完成 Ⅱ 期临床试验,结果显示糖尿病肾病患者在接受氯沙坦治疗的基础上,给予阿利吉仑治疗,能够使尿白蛋白进一步减少。由于增加中风的发生风险及引发严重并发症的原因,随后的 Ⅲ 期临床试验被迫提前中止。由于低血压、肾脏损伤和高钾血症等严重并发症,2012 年 FDA 宣布将接受 ACEI 或 ARB 治疗的糖尿病患者列入该药物的禁忌人群。

五、饮食治疗

饮食治疗是糖尿病肾病的基础治疗之一,其目的是控制体重在正常范围内,配合药物治疗获得理想的代谢控制(血糖、血脂和血压),进一步保护肾功能。饮食治疗一定要注重个体化的原则。膳食总热量的 20%~30% 应来自脂肪和油料。如患者 LDL ≥ 2.6mmol/L(100mg/dl),应使饱和脂肪酸的摄入量少于总热量的 10%,食物中的胆固醇含量应 <300mg/d。

碳水化合物(糖类)所提供的热量应占总热量的 55%~65%,应鼓励患者多摄入复合碳水化合物及富含可溶性食物纤维素的碳水化合物和富含纤维的蔬菜。对碳水化合物总热量的控制比控制食物种类更重要。在碳水化合物总热量控制的前提下,没有必要严格限制蔗糖的摄入量。

蛋白质不应超过需要量,即不多于总热量的 15%。有微量白蛋白尿的患者,蛋白质的摄入量应控制在 0.8~1.0g/kg。有蛋白尿和肾功能损害的患者,蛋白质的摄入量应限制在低于 0.6g/kg。

限制饮酒,特别是肥胖、高血压和 / 或高甘油三酯血症的患者。乙醇可诱发应用促胰岛素分泌剂和胰岛素治疗的患者出现低血糖。为防止乙醇引起的低血糖,饮酒的同时应摄入适量的碳水化合物。

六、大黄酸及雷公藤的应用

血流动力学和代谢异常,是糖尿病肾病发病机制中的两个主要途径。ACEI/ARB 能有效地抑制 RAS 系统活化,减少糖尿病肾病患者的蛋白尿。如能在代谢途径上采取有效的干预措施,则为糖尿病肾病多途径综合治疗进一步提高疗效提供新的途径。中国人民解放军东部战区总医院国家肾脏疾病临床医学研究中心经过长期的体外实验、体内试验研究发现,大黄酸(rhein)能够通过保护胰岛 β 细胞功能抑制细胞己糖胺通路的异常活化,逆转胰岛素抵抗,改善细胞功能。此外,大黄酸还具有拮抗 TGF-β1 和保护内皮细胞功能的作用。动物实验证实,大黄酸能减少糖尿病肾病动物的蛋白尿、减轻肾小球肥大和肾组织病变,逆转胰岛素抵抗、降低血糖、改善高脂血症。进一步的研究也证实,ACEI 与大黄酸合用,其疗效显著优于单独用药。临床观察口服大黄酸胶囊(200mg/d)与 ACEI 及 ARB 的疗效,发现治疗随访 3 个月后,大黄酸组微量白蛋白尿水平较基线下降 35.04%;ARB 组微量白蛋白尿水平下降 27.27%,而 ACEI 组患者尿白蛋白水平较基线值无明显变化。随访 6 个月后,大黄酸组患者的微量白蛋白尿水平进一步下降至 43.55%,ARB 组患者蛋白尿下降 37.73%,ACEI 组疗效仅下降 12%。大黄酸独特的药效机制是它能有效地减少微量白蛋白尿,其疗效甚至优于 ARB,而且没有引起肾功能减退、高钾血症等不良反应。

大量蛋白尿的出现,不仅预示着糖尿病肾病患者肾功能进行性恶化,大量蛋白尿、低蛋白血症、水肿、有效血容量的减少,将使糖尿病肾病患者面临感染、心脑血管并发症加重的危险。雷公藤多苷(triperygium wilfordii multiglucoside,TWM)具有抗炎、免疫抑制作用,能够显著减少多种肾脏病患者的蛋白尿,有效地缓解临床症状。糖尿病肾病大量蛋白尿的形成,不仅与血流动力学、肾小球基底膜增厚有关,而且足细胞病变也在其中起重要的作用。中国人民解放军东部战区总医院国家肾脏疾病临床医学研究中心的研究工作证实,雷公藤甲素(triptolide)对足细胞具有直接保护作用。基于雷公藤(triperygium wilfordii,TW)免疫抑制、抗炎症和足细胞保护作用的体外实验基础,笔者团队首先利用 db/db 糖尿病小鼠,观察了雷公藤甲素对糖尿病肾病的疗效,发现雷公藤甲素能明显减少 db/db 小鼠尿白蛋白排泄率,抑制肾组织炎症反应(MCP-1 表达下调)和氧化应激反应(4-HNE 表达下调),同时发现糖尿病小鼠经 TW 治疗后足细胞病变明显改善,表现为足细胞密度增加、足突宽度降低、足细胞裂孔膜蛋白 nephrin 表达增加、足细胞损伤标记蛋白 desmin 表达降低。随机对照临床试验也证实雷公藤多苷(40mg,3 次 /d)对糖尿病肾病患者大量蛋白尿(>2.5g/24h)有显著的疗效。雷公藤多苷能显著减少 DN 患者尿蛋白,至随访终点(6 个月),TW 治疗组尿蛋白下降 34.4%,疗效优于 ARB,且血清肌酐上升速度缓于 ARB 组,eGFR 下降幅度小于 ARB 对照组。雷公藤多苷在治糖尿病肾病大量蛋白尿、延缓肾功能恶化方面疗效优于 ARB，且不良反应少，耐受良好，是治疗糖尿病肾病的有效药物。

七、肾脏替代治疗

糖尿病血管并发症的形成及其进行性发展，是导致糖尿病患者致残和死亡的主要原因。糖尿病血管病变可以累及心血管、脑血管、肾脏、眼、神经系统和外周血管，最终导致脏器损伤和功能异常。糖尿病肾病患者一旦出现肾功能不全，往往伴有其他较严重的并发症，如冠心病、脑血管并发症和外周血管病变。这也就是为什么糖尿病肾病患者接受肾脏替代治疗（透析、肾移植），其存活率远低于非糖尿病肾病的原因。因此，糖尿病肾病患者出现肾功能不全，开始肾脏替代治疗的时机，应比非糖尿病肾病早。建议在肾小球滤过率下降至 20~25ml/min 时，择期建立动静脉内瘘和做好肾脏替代治疗的准备。若肾小球滤过率下降至 15ml/min，就应开始肾脏替代治疗。若患者有心功能不全或出现血容量负荷过重、血压难以控制、电解质紊乱，或因尿毒症及胃轻瘫导致严重呕吐及营养不良等，肾脏替代治疗的时机可以更早。肾脏替代治疗可以选择透析（血液透析或腹膜透析）（视频 14-1）和肾移植。

视频 14-1　糖尿病
肾病与透析疗法

引自：胡仁明，鹿斌.抗糖路上爱相伴.上海：复旦大学电子音像出版社，2018.

第六节　展　望

随着社会的发展，糖尿病肾病的发生率必将逐年升高，逐渐成为我国导致终末期肾病的最主要原因。如何进一步深入认识糖尿病肾病的遗传背景、发病机制、早期诊断及寻找新治疗靶点，对于糖尿病肾病防治至关重要。

系统生物学与生物信息学将为我们未来研究糖尿病肾病的易感基因、发病机制、筛选治疗新靶点提供有力的工具。随着基因组学、转录组学、蛋白质组学和代谢组学在糖尿病肾病领域中的研究深入，中国人民解放军东部战区总医院国家肾脏疾病临床医学研究中心目前正在进行针对我国汉族人群糖尿病肾病易感基因的 GWAS 研究，有望发现我国 DN 患者的易感基因；本中心项目组利用糖尿病肾病微分离肾小球转录组学技术，发现了一系列导致 DN 发生和发展的新机制，并首次报道了 SRGAP2a 在糖尿病肾病发生和发展中的足细胞保护作用，未来我们还将针对前期组学发现的候选基因进一步对机制进行阐明，以期更全面地揭示糖尿病肾病的发病机制；蛋白质组学和代谢组学能够全面反映机体在蛋白质和小分子代谢产物层面的特点，对于发现糖尿病肾病早期诊断和判断疾病预后的生物标志物方面与传统分子生物学相比具有先天优势,未来将被越来越多地用于糖尿病肾病领域研究中。

糖尿病肾病是糖尿病患者较为常见的并发症之一,然而,我们以往的研究发现,约30%患者为糖尿病合并非糖尿病肾病,虽然血清抗PLA2R抗体可以辅助鉴别膜性肾病,血清游离轻链比例可以辅助鉴别肾淀粉样变性,但有创的肾活检仍是实现鉴别诊断的必要手段。未来研究中,发现针对糖尿病肾病的敏感而特异性的生物标志物具有广阔的临床应用前景。此外,我们的研究提示尿微量白蛋白正常的2型糖尿病患者,肾活检可见糖尿病肾病典型的病理表现,提示尿微量白蛋白作为糖尿病肾病早期诊断标准缺乏敏感性和特异性,利用系统生物学和生物信息学手段,结合临床病理研究,发现并验证糖尿病肾病早期诊断生物标志物具有重要意义。

在糖尿病肾病治疗领域,目前仍缺乏有效的干预手段。近些年来,在临床及基础研究中发现,以GLP-1受体激动剂、DPP-4抑制剂和SGLT2抑制剂为代表的降糖药,具有独立于降糖之外的肾脏保护作用,这无疑将糖尿病的药物治疗带入新阶段,兼备降糖和肾脏保护双重作用的药物必然在临床使用中更具有优势。目前研究已证实SGLT2抑制剂能够显著降低糖尿病肾病患者肾脏终点事件,目前正在开展SGLT2治疗非糖尿病肾病的CKD患者的肾脏保护研究,其有望成为未来治疗糖尿病肾病和CKD的理想药物。新近研究证实,GLP-1受体激动剂(利拉鲁肽)虽能降低糖尿病肾病新发蛋白尿的风险,但并未降低进展至ESRD的风险,因此,针对该类药物的肾脏保护证据的研究仍需进一步证实。DPP-4抑制剂的肾脏保护作用研究多数以尿蛋白作为观察疗效指标,需要进一步通过大样本随机对照临床试验,以GFR下降和ESRD作为终点事件,证实其肾脏保护作用。

中医中药在糖尿病肾病的治疗领域同样具有广阔的前景,本中心的研究证实雷公藤多苷能够显著降低糖尿病肾病患者蛋白尿,大黄酸能够降低患者微量白蛋白尿,延缓肾脏纤维化,并通过体内试验、体外实验证实了雷公藤甲素的糖尿病肾病足细胞保护机制,以及大黄酸的肾脏保护机制,未来可通过多中心临床试验进一步证实雷公藤多苷和大黄酸治疗糖尿病肾病的临床疗效,有望为探索新的治疗手段提供循证医学证据。

(葛永纯 刘志红)

第十五章 糖尿病视网膜病变

第一节 概　述

糖尿病视网膜病变（diabetic retinopathy, DR），是糖尿病较为常见的微血管并发症，也是工作年龄人群第一位的不可逆性致盲性疾病。糖尿病视网膜病变尤其是增生型糖尿病视网膜病变（proliferative diabetic retinopathy, PDR）是糖尿病特有的并发症，较为罕见。糖尿病引起的眼部并发症很多，有白内障、青光眼、眼球运动神经麻痹及视神经病变等，但以糖尿病视网膜病变最为常见，危害也最大，是糖尿病的严重并发症之一。糖尿病视网膜病变是工作年龄段的成年人致盲的主要原因之一。在青少年中，86% 的失明是糖尿病视网膜病变所致；在成年中，1/3 法定失明的原因是糖尿病视网膜病。糖尿病患者致盲危险性比正常人高 25 倍。在首诊的 2 型糖尿病患者中 21% 有视网膜病变，70% 的 2 型糖尿病最终将出现增殖性视网膜病变，致盲率极高。因此，对糖尿病视网膜病变进行流行病学调查、早期筛查、预防及干预治疗是提高糖尿病患者生存质量的重要环节。

在我国，近年来糖尿病的患病率呈上升趋势，如果高血糖、高血压、血脂异常等未得到良好控制，再加上对糖尿病视网膜病变缺乏有效的群体防治措施，其结果将导致大量失明者，这些都说明糖尿病对人群的危害性。另外，近 40 多年来世界各国对糖尿病视网膜病变进行的大量临床研究的结果显示，糖尿病视网膜病变引起的失明是可以防治的。美国自 1976 年连续发表了多篇有关糖尿病视网膜病变治疗的多中心临床试验报告，指出及时的激光治疗能使 95% 的患者免于视力严重丧失，不过治疗的最佳时机是在患者出现自觉症状之前，也就是自己感到视力减退之前。因此，要做到防治糖尿病视网膜病变引起的失明，除了进一步了解发病机制，寻找更合理、有效的治疗方法外，很重要的一点还在于教育糖尿病患者，让他们了解糖尿病视网膜病变的发生及其防治方法，主动与眼科医生密切合作，定期进行眼底检查，以便及早发现病变并及时治疗。1 型糖尿病患者患病 3~5 年后，应定期检查眼底。2 型糖尿病患者，一经诊断为糖尿病就应检查眼底，并根据眼底病变的有无及其严重程度，制订以后的长期随访计划。

临床上通常将糖尿病视网膜病变分为非增生型与增生型糖尿病视网膜病变，两者的划分以新生血管的出现为界。糖尿病视网膜病变的主要病理改变有毛细血管周细胞的减少、内皮细胞增生，以及基底膜的增厚，这些改变使毛细血管腔变狭窄，再加上糖尿病患者血流动力学的改变如红细胞黏滞性增加、血小板易凝聚等因素使血流缓慢。在管腔狭窄、血流缓慢两种因素的共同作用下，最后毛细血管闭塞，视网膜缺氧。缺氧的组织产生新生血管因子，它们刺激视网膜生长新生血管。脆弱的新生血管易破裂出血，产生玻璃体积血。与新生血管相伴随的还有纤维组织，纤维血管组织的收缩可牵拉视网膜离开其原有位置造成视网膜脱离。新生血管不仅生长在眼后部的视网膜与视盘上，还可出现在眼前部的虹膜上。虹膜上的新生血管可致新生血管青光眼，最终导致失明。

目前已知的生长因子主要有血管内皮生长因子（vascular endothelial growth factor，VEGF）等。经全视网膜光凝治疗后，视网膜新生血管消退，玻璃体中血管内皮生长因子相应减少，说明增殖病变与血管内皮生长因子明显相关。血管内皮生长因子不仅可刺激生长新生血管，还使视网膜毛细血管渗漏增加，产生组织水肿。近年来对新生血管因子的深入研究，导致一些新的药物如 VEGF 抗体的开发与使用，使糖尿病视网膜病变的治疗进入一个新的阶段。

第二节　糖尿病视网膜病变的危险因素

糖尿病视网膜病变的主要危险因素包括糖尿病病程、高血糖、高血压和血脂紊乱，其他相关危险因素还包括糖尿病合并妊娠（不包括妊娠糖尿病）。另外，眼底筛查不及时、吸烟、青春期发育和亚临床性甲状腺功能减退症（亚甲减）也是糖尿病视网膜病变的相关危险因素，常被忽略。而遗传是糖尿病视网膜病变不可干预的危险因素。2 型糖尿病患者也是其他眼部疾病早发的高危人群，这些眼病包括白内障、青光眼、视网膜血管阻塞及缺血性视神经病变等。

1. **病程**　糖尿病视网膜病变的患病率与糖尿病病程有关。美国威斯康星糖尿病视网膜病变的流行病学研究（WESDR）发现，背景型糖尿病视网膜病变、黄斑水肿、增生型糖尿病视网膜病变的患病率均与糖尿病病程显著相关。

2. **血糖**　糖尿病视网膜病变的危险因素很多，但大多数缺乏确切的依据。一致公认的因素是血糖水平的增高，大多数研究认为保持理想血糖水平与低视网膜病变的发生率相关。美国糖尿病控制与并发症试验研究（DCCT）证实通过对 1 型糖尿病患者进行强化治疗，可使糖尿病视网膜病变发生的危险减少 76%。英国糖尿病前瞻性研究项目（UKPDS）证实通过严格控制 2 型糖尿病患者的血糖水平，可使失明的危险下降 25%。

3. **血压**　收缩压、舒张压、脉压、平均动脉压、视网膜内压及视网膜灌注压与糖尿病视网膜病变的严重程度有关。

4. **血脂**　流行病学资料提示高血脂与视网膜病变的出现、硬性渗出的发展有关。

5. **肾病**　糖尿病肾病可引起脂类、血小板、血流动力学异常，推测这些因素可能与糖尿病视网膜病变发病有关。大多数流行病学研究发现糖尿病视网膜病变的有无及严重程度与微量蛋白尿、大量蛋白尿有关。

6. **其他因素**　吸烟是公认的高危因素，应尽可能戒除。

妊娠也可加重糖尿病视网膜病变。患糖尿病的妇女如打算生育，在妊娠前就需进行散瞳检查眼底，无论有无视网膜病变，妊娠期间每三个月、分娩后一年，都应进行散瞳复查眼底。如发现增殖性病变，应立即行广泛视网膜光凝术，以免发生玻璃体积血、牵拉性视网膜脱离等严重致盲并发症。

另外,缺乏及时的眼底筛查、吸烟、青春期发育和亚甲减也是糖尿病视网膜病变的相关危险因素,常被忽略。而遗传是糖尿病视网膜病变不可干预的危险因素。2型糖尿病患者也是其他眼部疾病早发的高危人群,这些眼病包括白内障、青光眼、视网膜血管阻塞及缺血性视神经病变等。

2型糖尿病患者常伴有白内障,尽管大多数白内障属老年性,与糖尿病不存在因果关系,但白内障手术后,可能出现视网膜病变的加重。因此,对这些患者,手术后要加强眼底检查,如见病变进入增殖期,即行广泛视网膜光凝术治疗。

第三节 糖尿病视网膜病变的发病机制

高血糖可以产生多种生化缺陷,影响许多细胞信号的表达,包括刺激对视网膜病变相关的生长因子的表达。对视网膜病变生化分子机制的研究(图15-1),将来有可能会开发出一系列新的治疗方法来治疗视网膜病变。目前可以特异性改善视网膜病变生化缺陷的治疗药物均未上市,正在研究之中的如蛋白激酶C(PKC)抑制剂、血管内皮生长因子抑制剂、色素上皮源性因子及许多其他的因子也许会被证实可作为新的治疗药物。

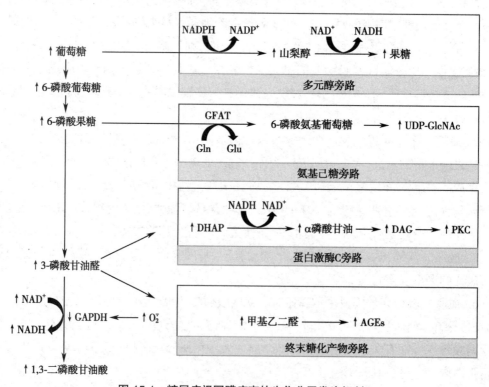

图 15-1　糖尿病视网膜病变的生化分子发病机制

NADPH:烟酰胺腺嘌呤二核苷酸磷酸,NADP+:烟酰胺腺嘌呤二核苷酸磷酸,NADH:烟酰胺腺嘌呤二核苷酸,NAD+:烟酰胺腺嘌呤二核苷酸,Gln:谷氨酰胺,Glu:谷氨酸,GFAT:磷酸酰胺转移酶,UDP-GlcNAc:二磷酸尿核苷 - 乙酰葡糖胺,DHAP:磷酸二羟丙酮,DAG:甘油二酯,PKC:蛋白激酶 C,GAPDH:磷酸甘油醛脱氢酶,AGEs:糖基化终产物

一、多元醇途径的增加

多元醇途径包括两步,在醛糖还原酶和还原型烟酰胺腺嘌呤二核苷酸磷酸(NADPH)作用下将葡萄糖还原成山梨醇,紧接着就是在山梨醇脱氢酶和烟酰胺腺嘌呤二核苷酸(NAD$^+$)的作用下将山梨醇氧化成果糖。醛糖还原酶在高血糖的情况下,随着山梨醇在组织中的积聚,其活性会增高。这些代谢的异常积聚到一定程度时将会造成组织的损伤,引起视网膜血管系统的结构改变。需要指出的是,在高血糖的情况下,葡萄糖进入多元醇途径的量差异很大,可以从兔子晶状体中的 33% 到人红细胞中的 11%。因此,多元醇途径在糖尿病并发症中所起的作用有可能极大程度上取决于其物种、部位和具体组织。虽然动物实验数据极有力地证实了醛糖还原酶在视网膜病变发病早期就发挥了作用,但是人体内的多元醇途径抑制试验却得到了不一致的结果。长期应用醛糖还原酶抑制剂的有效性还需在今后的研究中加以试验和证实。

二、AGE 生成增加

晚期糖基化终末化产物(AGE)生成增加与血糖控制不良有关,这些化合物在 DNA、脂肪和蛋白质中的含量反映了一种病理生理的调节,这种调节导致机体在细胞和分子水平上的功能障碍。葡萄糖源性的 AGE 已经可以被认为是糖尿病所致的肾、神经、视网膜和血管并发症的原因。

AGE 在糖尿病并发症中的潜在重要性已在动物模型中得以体现,此实验证实用结构上完全不相关的两种 AGE 抑制剂(氨基胍和 OPB9195)可以部分阻断糖尿病视网膜、肾和神经微血管病变的结构和功能上改变的产生。维生素 B$_6$,一种 AGE 抑制剂,在实验性糖尿病中可以成功地抵御视网膜血管损伤而起到保护作用。动物模型和初步的临床试验研究同样也证实了 AGE 抑制剂匹马吉定(pimagedine)和交联阻断剂 ALT711 可以降低高级糖基化的病理影响程度。

三、氨基己糖途径

体内外试验表明,通过氨基己糖途径转化的葡萄糖量的增加可能会产生胰岛素抵抗、诱发糖尿病的血管并发症及诱导生长因子的合成。在正常生理条件下,约只有 3% 的葡萄糖通过氨基己糖途径进行转化。此途径的限速酶是谷氨酰胺 -6- 磷酸 - 果糖酰胺转移酶(GFAT)。在高糖血症条件下,通过氨基己糖途径的葡萄糖量增加,将使葡萄糖胺水平升高,这可能会造成骨骼肌和脂肪细胞的胰岛素抵抗。

在糖尿病患者中,2 型糖尿病患者 GFAT 活性的增加与 HbA1c 水平密切相关,并且在糖尿病肾病患者中可以发现其 GFAT 达到了一个更高的水平及 GFAT 表达异常调节。虽然有资料显示 GFAT 在大多数组织中均有表达,甚至与糖尿病晚期并发症发展有关。氨基己糖途径可能参与了糖尿病视网膜神经退行性病变。

四、PKC 活性的增加

蛋白激酶 C 家族是一组结构相关的庞大的酶家族,其功能需要磷脂酰丝氨酸 / 甘油二

酯（DAG）/游离脂肪酸和/或钙离子与镁离子的参与而激活。目前已分离出的十二种 PKC
同工酶中，有九种可被脂类第二信使 DAG 激活，这表明改变后的 DAG-PKC 途径也许在糖
尿病并发症中起了很重要的作用。PKC-β 同工酶已被证实与视网膜并发症有特异性相关。
在实验性糖尿病模型中 PKC-β 同工酶的激活已被证实可导致视网膜和肾血流异常。这就
导致了 PKC-β 同工酶特异性抑制剂的开发。一种 PKC 抑制剂 ruboxistaurin 已经进行了 III
期临床试验治疗严重的增生型糖尿病视网膜病变及糖尿病黄斑水肿，可预防视网膜血流缓
慢、减少由激光介导的主干静脉闭塞引起的视网膜新生血管形成。虽然视网膜病变病程的
进展及需要局部光凝治疗的终点事件在统计学上并未显示出明显的益处。但其却显示出了
对于中度的视力丧失有效这一趋势。

五、氧化应激

视网膜有最高级的葡萄糖氧化过程，是氧摄取量最高的组织，因此，视网膜在氧化应激
中最容易受损伤。氧化应激的增加可以改变循环中血细胞与视网膜毛细血管内皮细胞的相
互作用，从而破坏了复杂的视网膜微血管的组织结构。抗氧化的保护性酶如超氧化物歧化
酶（SOD）的活性受损在糖尿病中可能也是一种氧化应激的原因。证据表明，由包括 VEGF
在内的一些生长因子导致的有丝分裂级联反应与活性氧类密切相关。另外，AGE 通过缺氧
诱导因子 -1（HIF-1）的激活而调节 VEGF 的表达。

六、细胞因子的作用

VEGF 作为一种血管源性因子可以刺激内皮细胞细胞外基质的减少、移行、增生和形成
血管。现已证实，在糖尿病患者的视网膜和玻璃体中 VEGF 水平增高，并与缺血视网膜的氧
化应激有关。VEGF 也在早期对糖尿病视网膜病变的发展起到很重要的作用，因此它最初
曾被称为"血管渗透因子"。这些结果理论上提示，运用抗血管生成制剂如 VEGF 抑制剂来
调节眼内血管生成反应，它潜在的益处将是巨大的。除了 VEGF，其他血管源性的因子包括
胰岛素样生长因子 -1（IGF-1）、转化生长因子 -β（TGF-β）、碱性成纤维细胞生长因子（bFGF
或 FGF-2）、血小板源性生长因子（PDGF）、肝细胞生长因子/散射因子（HGF/SF）、胎盘生长
因子（PIGF）和血管生成素 -2（Ang-2）与视网膜新生血管形成的关系均有报道。

七、高血糖记忆

随着糖尿病控制与并发症研究（DCCT）和英国糖尿病前瞻性研究（UKPDS）的发表，
通过控制血糖来阻止微血管并发症的效果最终得以确定。可是，这些研究依旧未阐明一些
矛盾现象，还需要对糖尿病并发症的病理生理作进一步的研究。其中一个矛盾现象被称
为"高血糖记忆"，就是血糖恢复正常后仍然存在高血糖导致的微血管改变的持续进展。在
DCCT 研究结束后，原常规治疗组与原强化治疗组对视网膜病变和肾病的发生与严重程度
的影响的后续效应可达 4 年，尽管这 4 年两组几乎已经是同样的糖化血红蛋白值。有趣的
是企图运用胰腺移植来达到血糖正常化的方法也未能有效阻止视网膜病变患者的病程。其
他研究表明，病前的糖化血红蛋白（HbA1c）和第一次就诊时血糖也影响视网膜病变的发展。

这些研究提示在糖尿病开始阶段达到最佳血糖水平是至关重要的,因为 HbA1c 水平在糖尿病第一年就与以后背景型糖尿病视网膜病变的发展密切相关了。

第四节　糖尿病视网膜病变的病理与分级诊断

存在微动脉瘤可作为鉴别糖尿病视网膜病变与糖尿病合并其他眼底病变的指标。糖尿病视网膜病变常与糖尿病肾病同时伴发。糖尿病视网膜病变合并微量白蛋白尿可作为糖尿病肾病的辅助诊断指标。糖尿病视网膜病变尿液特异性蛋白也可预测糖尿病肾病的进展。

一、非增生型糖尿病视网膜病变

眼底表现主要有微血管瘤,出血,视网膜水肿,硬性、软性渗出物及视网膜内微血管异常(IRMA)等。这些病变在疾病开始阶段,好发于后极部视网膜,即黄斑与视神经乳头附近的上下血管弓之间的区域,以后可扩展到周边。正常眼底图见文末彩图 15-2,各种病变如下。

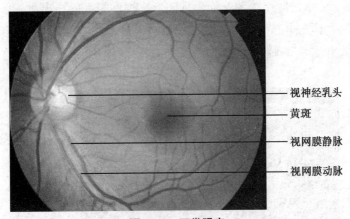

图 15-2　正常眼底

左眼(视神经乳头在黄斑的左侧)视网膜呈橘红色,反光较强,视神经乳头中央有一小的生理凹陷;(杯 / 盘约 0.3),黄斑区较周围视网膜色暗,中央凹陷处可见亮反光点,黄斑反光晕轮清晰可见,视网膜动静脉管径比例 2∶3

(一) 微血管瘤

呈红色小点,边缘清楚,大小 15~50μm,常发生于无血管灌注区边缘,多数为血管壁薄膨出及内皮细胞增殖,周细胞数减少。微血管瘤由视网膜毛细血管壁的局部变薄弱引起,在薄弱处,血管壁向外膨出而呈瘤样扩张。

正常人的视网膜毛细血管有衬在血管内壁的内皮细胞与围绕在外的周细胞,两者的比例为 1∶1,周细胞可能具有支撑血管的作用。糖尿病患者视网膜毛细血管的周细胞数明显减少,可能导致微血管瘤的形成。微血管瘤在检眼镜下表现为边界清楚的红色圆形小点,散布于眼底各处,但较集中于后极部。如做荧光素眼底血管造影检查,血管瘤因充填荧光而显示一个个充塞荧光素的小亮点,数量往往要比检眼镜下所见更多。但有时也有相反的情况,如微血管瘤内发生了血栓,检眼镜下看是微血管瘤的病变,造影却不显影。

微血管瘤因失去正常视网膜毛细血管的屏障功能,血管内的血浆可渗漏到组织中,引起组织水肿、增厚。如果病变恰在黄斑中心,就可出现视力下降。

做荧光素眼底血管造影检查时,可看到荧光素从血管内渗漏到血管外的全过程,从而指出病变所在及其范围,作为指导激光治疗黄斑水肿的依据。通过激光封闭微血管瘤及渗漏的毛细血管后,组织水肿逐步消退,视力可能提高。

(二) 出血

呈红色圆形小点(见文末彩图 15-3),位于视网膜中层,火焰状出血表示位于浅层。出血是可以慢慢吸收的,通常需要数周或数月,多数较大的点片状出血,表示病变在发展。视网膜出血都能吸收,时间由数天至数周不等。但由于原发病变的存在,还可不断产生。糖尿病视网膜病变的出血大多为斑点状,位于视网膜外层的组织间隙中,与发生在内层即神经纤维层的条形或和火焰状出血不同。检眼镜下出血与微血管瘤都表现为红色小点,其区别在于出血病变边缘较模糊,血管瘤边界清楚;出血可被吸收而渐渐消逝,血管瘤则在较长时间内持续存在。最好的鉴别方法是做荧光素眼底血管造影,血管瘤表现为充盈荧光素的亮点,出血则因遮蔽了位于其后的脉络膜荧光而出现暗点。视网膜上的小出血一般不影响视力,但如恰好位于黄斑,尤其在中心凹时,可使视力严重下降并出现自觉暗点。新生血管可引起大量出血,视网膜前出血可呈舟状,可见液平面,很有特点,或出血至玻璃体内,引起骤然失明。

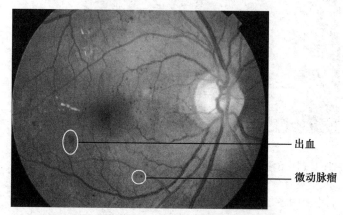

图 15-3　糖尿病视网膜病变(轻度非增殖期)眼底
右眼底(视神经乳头在黄斑的右侧)可见很多小的红点
(微血管瘤)及小的出血片和少量的黄色渗出

(三) 视网膜水肿

液体积聚在视网膜层间,特别在外丛状层,呈灰白色外观增厚,可持续很长时间。合并脂性渗出或组织退行性变。

(四) 硬性渗出

即脂蛋白沉积在视网膜外丛状层。是血管内的血浆物质渗漏到周围组织中,经过一段时间水分渐被吸收,留下黄白色颗粒状的脂蛋白。表现为黄白色有光泽,边缘不规则,呈围绕渗出血管的环状或呈簇状分布,或融合成板块状。可经历数月或数年甚至永久不退,小的渗出不在中心区对视力影响不大,硬性渗出如位于黄斑中心凹附近,由于血管渗出导致的视网膜水肿与增厚,则极大损害视力,是激光治疗的指征。

(五) 软性渗出(棉毛斑)

它比硬性渗出大,可大于半个视盘(视神经乳头)盘径(1 个视盘直径为 1.5mm),呈白色或灰白色、边缘不清楚的斑,它表明神经纤维层缺血性梗塞坏死,常见于视盘周围。病理学上它们并非渗出,是由终末小动脉和毛细血管阻塞引起,内皮细胞和周细胞全部丧失,棉毛斑可历经数周或数月完全吸收但闭塞血管永不开放。棉毛斑的出现提示视网膜已有缺血改变。

(六) 静脉扩张和串珠状

静脉普遍扩张是视网膜病变的早期表现之一,血流量增加可导致静脉扩张。晚期静脉变得不规则,收窄、扩张或迂曲可形成腊肠或串珠样外观(见文末彩图 15-4),可合并大片无灌注区。静脉串珠状改变是重度非增生型糖尿病视网膜病变的表现。

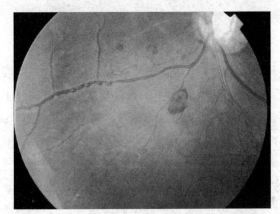

图 15-4　糖尿病视网膜病变眼底静脉呈"串珠状"

(七) 视网膜内微血管异常(IRMA)

视网膜内微血管扩张或新生血管或血管短路均包括在内,常见于无灌注区或棉毛斑周围,为代偿血管阻塞而在视网膜内形成的短路或新生血管,IRMA 的出现预示要很快进入增殖期。如进一步发展长到视网膜表面,就形成视网膜上新生血管,此时病变进入增殖期。故IRMA 的出现提示病变已是增殖前期或属重度非增殖期视网膜病变。

二、增生型糖尿病视网膜病变

眼底出现新生血管(见文末彩图 15-5),提示病变进入增殖期视网膜病变。新生血管分为两种,一种为新生血管长在视盘上或 1 个视盘直径范围内,称视盘新生血管(NVD),表示眼内病变缺血比较严重。另一种为新生血管长在视网膜上,称视网膜新生血管(NVE)。NVD 来自供应盘周的动脉,长在视盘表面,常合并周围大片无灌注区。新生血管可进一步引起纤维血管膜增生及牵拉性视网膜脱离。这些是眼底常出现的基本病变。

视网膜上的新生血管常位于毛细血管无灌注区的外围,如球状丝网。这些壁薄脆弱的新生血管因屏气、咳嗽或玻璃体牵拉,致血管破裂而出血。血液先积聚在玻璃体与视网膜之间,因受两层界膜的限定而呈舟形,可随体位的变动而改变。积血可穿破玻璃体后界膜进入到玻璃体中,使原来透明的玻璃体变为浑浊。黄斑区视网膜前出血或玻璃体内的出血都可使患眼视力明显下降。出血后随着时间的推移血液逐渐吸收,视力也渐好转。但由于新生血管的存在,反复出血不可避免。

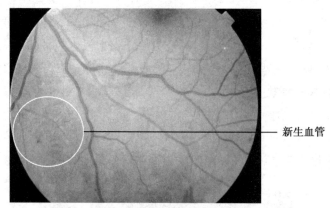

新生血管

图 15-5　糖尿病视网膜病变眼底"新生血管"形成

新生血管逐渐被纤维胶质组织伴随而成纤维血管膜,牵拉视网膜脱离原来位置而产生牵拉性视网膜脱离,视力明显下降。视网膜缺血产生的新生血管因子还随眼内液体流动到前部的虹膜,刺激虹膜新生血管形成和纤维血管膜的形成。覆盖前房角小梁网,使房水通过小梁网流出的阻力增加致眼压升高;纤维膜的收缩,还使虹膜与周边部的角膜相互粘连,进一步关闭房角,完全阻断了房水的外流,眼内压力上升到难以控制的地步。患眼不但丧失了视力,还因高眼压导致剧烈疼痛,有时不得不考虑摘除眼球来解除症状。

由新生血管引起的玻璃体积血、牵拉性视网膜脱离,以及虹膜红变导致的新生血管性青光眼是糖尿病患者失明的主要因素。因此,密切关注新生血管形成,及时进行必要的治疗,是目前防治糖尿病视网膜病变失明的重要措施。

三、糖尿病视网膜病变的筛查

糖尿病视网膜病变(包括糖尿病黄斑水肿)的患者可能无明显临床症状,因此,从防盲角度来说,定期做眼底检查尤为重要。2 型糖尿病在诊断前常已经存在一段时间,诊断时视网膜病变的发生率较高,因此,2 型糖尿病患者在确诊后应尽快进行首次眼底检查和其他方面的眼科检查。

(一)免散瞳眼底照相

在没有条件全面开展由眼科医生进行眼部筛查的情况下,由内分泌科经培训的技术人员使用免散瞳眼底照相机,拍摄至少两张以黄斑及视神经乳头为中心的 45° 角的眼底后极部彩色照片,进行分级诊断,是可行的糖尿病视网膜病变筛查方法。

对于筛查中发现的中度及中度以上的非增殖期视网膜病变患者应由眼科医生进行进一步分级诊断。

初筛:2 型糖尿病患者应在明确诊断后短期内由经过培训的专业人员进行首次散瞳后的眼底筛查。而 1 型糖尿病患者,在发病后的 5 年内应进行筛查。

·随访:无糖尿病视网膜病变患者推荐每 1~2 年检查一次;轻度非增殖期视网膜病变患

者每年检查一次,中度非增殖期病变患者每 3~6 个月检查一次;重度非增殖期病变患者每 3 个月检查一次。

有糖尿病的妇女如果准备妊娠,应做详细的眼科检查,应告知妊娠可增加糖尿病视网膜病变的发生危险和/或使其进展。怀孕的糖尿病患者应在妊娠前或第一次产检、妊娠后每 3 个月及产后 1 年内进行眼科检查。指南不适用于妊娠糖尿病患者,因为妊娠糖尿病的视网膜病变危险并不增高。

对于有临床意义的黄斑水肿应每 3 个月进行复查。

(二)眼底荧光血管造影

除检眼镜检查或免散瞳眼底照相外,在糖尿病视网膜病变的诊断与治疗过程中,还常做眼底荧光血管造影检查。荧光血管造影不仅可用来区别出血与微血管瘤,还可了解微血管瘤的数量及分布范围。微血管的多少,在一定程度上反映出视网膜病变的严重性。更重要的是当黄斑出现水肿时,它能显示渗漏血管所在,指导激光治疗。荧光血管造影的另一重要价值,在于显示视网膜的无灌注区域,有时眼底检查看来像是正常的视网膜,荧光造影下却发现大片视网膜都无毛细血管灌注,这些患者很快会因视网膜的缺血而产生新生血管,应及时做激光治疗。荧光血管造影检查更是发现新生血管的重要手段,也是区别新生血管与非新生血管的重要方法。新生血管因其内皮细胞缺乏正常毛细血管的屏障作用,血管内的荧光素可渗漏到管外,造影后期出现荧光着色区的扩大,而非新生血管则无此现象。

(三)光学相干断层成像

推荐采用光学相干断层成像(optical coherence tomography,OCT)评估视网膜厚度和视网膜病理变化发现糖尿病黄斑水肿。OCT 是 20 世纪末问世的一种快速、非接触、无创伤、可重复的视网膜检查仪,用于观察黄斑区视网膜的断面,如视网膜有无水肿、增厚等。在糖尿病黄斑水肿中,与眼底荧光血管造影检查相结合,已广泛用于诊断、随访及评估药物或手术对黄斑水肿的治疗效果。

关于远程医疗在糖尿病视网膜病变筛查和管理中的作用目前仍有争议,多项研究得出的结论并不一致。

(四)其他检查

当眼屈光中间质变混浊,视网膜不可见时,B 超检查主要可用来发现玻璃体积血与牵拉性视网膜脱离。其他糖尿病视网膜病变的检查方法还有多焦点视网膜电图电生理仪、微视野仪、玻璃体荧光光度测定等。首都医科大学附属北京同仁医院内分泌科也尝试用功能性磁共振成像测定早期视网膜功能改变。

四、糖尿病视网膜病变的诊断与分级标准

为了便于开展糖尿病视网膜病变的筛查,需要有统一的诊断与分级标准。统一的标准有利于学术交流与讨论中达成共识,也有利于评价各种治疗。从内分泌科筛查发现威胁视力的视网膜病变,特别是防盲的角度考虑,推荐使用 2002 年国际眼病学会制定的糖尿病视网膜病变分级标准,该标准将糖尿病黄斑水肿纳入糖尿病视网膜病变中进行管理。糖尿病视网膜病变的国际临床分级标准见表 15-1。糖尿病黄斑水肿分级标准见表 15-2。

表 15-1　糖尿病视网膜病变的国际临床分级标准（2002 年）

病变严重程度	散瞳眼底检查所见
无明显视网膜病变	无异常
非增生型糖尿病视网膜病变（NPDR）	
轻度	仅有微动脉瘤
中度	微动脉瘤，存在轻于重度 NPDR 的表现
重度	出现下列任何一个改变，但无 PDR 表现
	1. 在 4 个象限中都有多于 20 处视网膜内出血
	2. 在 2 个以上象限中有静脉串珠样改变
	3. 在 1 个以上象限中有显著的视网膜内微血管异常
增殖期视网膜病变（PDR）	出现以下一种或多种改变：
	新生血管形成、玻璃体积血或视网膜前出血

表 15-2　糖尿病黄斑水肿分级标准（2002 年）

病变严重程度	眼底检查所见
无明显糖尿病黄斑水肿	后极部无明显视网膜增厚或硬性渗出
有明显糖尿病黄斑水肿	后极部有明显视网膜增厚或硬性渗出
轻度	后极部存在部分视网膜增厚或硬性渗出，但远离黄斑中心
中度	视网膜增厚或硬性渗出接近黄斑但未涉及黄斑中心
重度	视网膜增厚或硬性渗出涉及黄斑中心

第五节　糖尿病视网膜病变的治疗

一、糖尿病视网膜病变的内科治疗

控制血糖，使之长期保持达标。良好的控制血糖、血压和血脂可预防或延缓糖尿病视网膜病变的进展。英国糖尿病前瞻性研究（UKPDS）证实通过严格控制 2 型糖尿病患者的血糖水平，可使失明的危险下降 25%。美国的糖尿病控制与并发症试验研究（DCCT）也证实通过对 1 型糖尿病患者进行强化治疗，可使糖尿病视网膜病变发生的危险减少 76%。控制血压，血压 <130/80mmHg。UKPDS 证实血压每下降 10/5mmHg，视敏度恶化的风险减少 47%。

视网膜病变不是使用阿司匹林治疗的禁忌证，阿司匹林对视网膜病变没有疗效，但也不会增加视网膜出血的风险。

糖尿病患者通常伴有血脂异常，特别是 2 型糖尿病。伴视力减退的黄斑水肿的一个重要临床特点是含有脂蛋白的硬性渗出物，这正是慢性水肿的体征。早期研究证实降脂药对白蛋白渗出率有明显益处，但是血脂异常对糖尿病视网膜病变进展的影响仍有争议。然而，非诺贝特可减缓糖尿病视网膜病变进展、减少激光治疗需求。这提示，非诺贝特可能有降低甘油三酯以外的作用。

轻中度的非增殖期糖尿病视网膜病变患者在控制代谢异常和干预危险因素的基础上，可进行内科辅助治疗和随访。这些辅助治疗的循证医学证据尚不多。目前常用的辅助治疗包括：抗氧化、改善微循环类药物，如羟苯磺酸钙。活血化瘀类中成药如复方丹参、芪明颗粒和血栓通胶囊等也有辅助治疗糖尿病视网膜病变的相关报道。

突发失明或视网膜脱离者需立即转诊眼科；伴有任何程度的黄斑水肿，重度非增生型糖尿病视网膜病变及增生型糖尿病视网膜病变的糖尿病患者，应转诊到对糖尿病视网膜病变诊治有丰富经验的眼科医生。

(一) 改善微循环类药物

羟苯磺酸钙：化学名为 2,5- 二羟基磺酸钙，商品名为导升明（Doxium），我国生产的同类产品具有相同效果。它能降低血液的高黏性，增强红细胞的柔韧性，降低红细胞的高聚性。能抑制血小板聚集因子的合成和释放，抑制二磷酸腺苷引发的血栓形成。能减轻或阻止视网膜微血管的渗漏，减少血管活性物质的合成，从而抑制血管活性物质的作用，预防血管内皮细胞收缩和间隙形成，阻止微血管基底膜增厚。其确切的作用机制还不清楚。羟苯磺酸钙口服量为每次 500mg，每日 2~3 次，3 个月为一疗程，亦可长期服用，特别是早期糖尿病视网膜病变患者，对晚期眼底病变则效果较差。少数患者服药后有胃肠道不适，并不影响继续服用，可自行缓解。偶有皮肤过敏反应如瘙痒等。

胰激肽原酶：胰激肽原酶曾称胰激肽释放酶，属于丝氨酸蛋白酶类，在生物体内以酶原形式存在。它能使激肽原降解成激肽，激肽作用于血管的平滑肌，使小血管和毛细血管扩张，增加毛细血管血流量；它还能激活纤溶酶，降低血黏度，并促使血管内皮细胞产生前列腺环素，抑制血小板聚集。目前，胰激肽原酶已成为国内预防和治疗早期糖尿病视网膜病变的常规用药之一，但至今还没有确切的临床试验证据证明其疗效。

迪拉雷 100（又名递法明）：此药从欧洲野生越橘的花青素苷提取物加入 β 胡萝卜素组成。此药能保护血管，降低血管通透性，增加血管壁抗力，具有抗氧化作用，特别有助于视紫红质的再生过程，提高暗适应能力。应用于早期糖尿病视网膜病变患者。

银杏叶提取物：主要为银杏黄酮等，具有保护血管、舒张软化血管、改善微循环、调节血脂等作用。

(二) 转酮醇酶激活剂

该类药物可以激活转酮醇酶，使因糖酵解途径受到抑制而增多的中间代谢产物甘油醛 -3- 磷酸和果糖 -6- 磷酸转变为果糖 -5- 磷酸和其他糖。此酶需要维生素 B_1 作为辅助因子。研究发现，应用苯磷硫胺可预防人类非增生型糖尿病视网膜病变及实验性视网膜病变的主要结构损伤"无细胞毛细血管"的发生。苯磷硫胺作为非处方药及糖尿病患者预防和早期治疗的辅助用药已在德国及许多东欧国家上市使用多年，目前还没有在我国上市。

(三) 抗氧化剂

大量的过氧化物本身就能抑制内皮细胞的关键酶，其中两种重要的酶是内皮型一氧化氮合酶和前列腺素合酶。这两种酶在糖尿病患者和动物中都受到抑制。用右旋 -α- 硫辛酸治疗 Wistar 大鼠实验性糖尿病视网膜病变 30 周后发现，糖尿病大鼠组无细胞毛细血管的数量比无糖尿病组明显增加。

二、非增生型糖尿病视网膜病变的治疗

主要是治疗糖尿病及定期检查眼底。

糖尿病治疗包括严格控制血糖、血压等综合控制达标。至于定期检查眼底的时限,轻度非增生型糖尿病视网膜病变,可每年查一次,观察它的进展。中度非增生型病变半年复查一次。如伴有临床有意义的黄斑水肿(clinically significant macular edema,CSME),可能需要激光治疗。

临床有意义黄斑水肿的含义,按早期糖尿病视网膜病变治疗研究(ETDRS),定为黄斑中心凹及其周围 500μm(相当于 1/3 视盘直径)内的视网膜有水肿、增厚或有硬性渗出或者是黄斑区视网膜水肿、增厚的范围超过一个视盘直径,并且至少有部分已进入中心凹周围 1 500μm 区域内,这时需做局部激光光凝治疗。治疗后视网膜水肿及渗出逐渐减少以至完全吸收,视力可能提高。术后观察 3 个月,如水肿仍然存在,可考虑再次治疗。对增生型视网膜病变伴有临床有意义黄斑水肿者,同样也需做黄斑区的局部激光光凝治疗。

黄斑水肿的治疗近年来有很大的发展,除传统的激光治疗外,更有局部药物及玻璃体手术等方法。玻璃体腔内注射抗 VEGF 抗体适用于威胁视力的糖尿病性黄斑水肿。局部药物包括糖皮质激素及抗 VEGF 抗体玻璃体腔内注射。它们都能使黄斑水肿明显减轻,视力有所提高。不过激素的副作用较多,如眼压增高及白内障加速发展等。另外还有玻璃体腔注射的并发症如眼内感染、玻璃体积血、视网膜脱离等。

对于糖尿病黄斑水肿,抗 VEGF 注射治疗比单纯激光治疗更具成本效益;但在增生型糖尿病视网膜病变治疗中,抗 VEGF 治疗结果并不理想。

三、增生型糖尿病视网膜病变的治疗

除继续全身治疗外,主要是做全视网膜光凝。激光光凝术仍是高危增生型糖尿病视网膜病变患者及某些严重非增生型视网膜病变患者的主要治疗选择。

按美国多中心糖尿病治疗研究报道,增生型视网膜病变尚未出现高危因素前,即视盘或视网膜上的新生血管尚未达到一定范围或不伴有玻璃体积血时,不需要立即做广泛视网膜光凝术。不过根据我国国情,患者因交通不便或因经济条件等因素,不能密切观察随访时,对部分重度非增生型或增生前期病变,根据实际情况也可考虑广泛视网膜光凝术治疗。

广泛视网膜光凝术治疗后,仍然需要密切随访。如新生血管未完全隐退,可于 4 个月后补充治疗。增生型视网膜病变同时伴有临床有意义黄斑水肿者,应先治疗黄斑水肿,再做广泛视网膜光凝术。如先做广泛视网膜光凝术,可使黄斑水肿加重而致视力下降。可选用药物,如前述的抗 VEGF 抗体玻璃体腔注射,利用药物的消肿作用,减轻广泛视网膜光凝术对黄斑的不利影响。广泛视网膜光凝术的并发症有夜盲、视野缩小、色觉障碍、脉络膜及视网膜的渗出或脱离、眼压增高及黄斑中心凹的意外损伤等。

晚期患者有玻璃体积血或牵拉性视网膜脱离时,玻璃体手术是公认的唯一的治疗方法。切除玻璃体积血后,术中即做眼内广泛视网膜光凝术以防止再出血。如无眼内激光设备,术

后尽早做经瞳孔的激光治疗。

总之,糖尿病视网膜病变是糖尿病患者失明的最重要原因,但它又是可以防治的。从发现糖尿病起就应有效地严格控制血糖,可能防止或延缓此并发症的发生。另外,根据糖尿病视网膜病变研究(diabetic retinopathy study,DRS)和早期治疗糖尿病视网膜病变的研究(early treatment diabetic retinopathy study,ETDRS),患糖尿病后,要定期检查眼底。出现有临床意义的黄斑水肿或视网膜病变进入增殖期,及时进行激光治疗,能使绝大多数糖尿病患者免于失明。如错过上述的治疗时机,以致发生了玻璃体积血与牵拉性视网膜脱离,玻璃体手术仍有希望恢复部分视力。防治糖尿病引起的失明需要内分泌科、眼科医生及糖尿病患者与家属的密切配合与共同努力。

第六节　展　　望

糖尿病视网膜病变是糖尿病较为常见的微血管并发症,可导致严重的视力丧失和失明,并对生活质量产生破坏性影响。尽管有大量证据表明,严格代谢控制和治疗相关危险因素尤其是高血压的重要性,但现实中难以维持目标 HbA1c 水平,糖尿病视网膜病变的发生和进展尚难以避免。内科医生、全科医生应充分了解糖尿病视网膜病变的不同阶段及当前的糖尿病视网膜病变和糖尿病黄斑水肿的国际分类系统,进行适当筛查和转诊,包括向专业眼科医生转诊的紧迫性。

广泛视网膜光凝术应用于治疗糖尿病视网膜病变新生血管和重度黄斑水肿仍然是最有循证医学证据的治疗措施。但轻、中度非增生型糖尿病视网膜病变不适合激光光凝治疗。抗血管内皮生长因子治疗是目前治疗黄斑水肿的一线治疗方法。阿柏西普、雷珠单抗和贝伐单抗是有效的抗血管生成剂,但阿柏西普可能是最具成本效益的选择,具有较低的成本与较少的玻璃体内注射次数。

激素类药物氟轻松缓释植入物对糖尿病黄斑水肿是有效的,由于治疗需要的频率降低,这是一种很有前途的替代方案,但长期随访数据仍然缺乏。牵拉性视网膜脱离和玻璃体积血是玻璃体切割术的首选。

最近,多能干细胞技术的进步使得将这些细胞移植到有视网膜变性的动物后能够恢复视网膜功能。基于移植的感光细胞置换可能是恢复视网膜功能的一种有吸引力的策略。虽然这些初探性研究为人类视网膜疾病提供了新的治疗途径,但距离临床应用尚有很远的路。

最后,糖尿病学家和眼底科医生之间的有力的沟通对于阻止这种破坏性糖尿病并发症的进展至关重要。

(杨金奎)

第十六章 糖尿病神经病变

第一节 概 述

糖尿病神经病变（diabetic neuropathy，DN）是糖尿病较为常见的微血管并发症之一。由于缺乏统一的诊断标准和检测方法，其患病率有较大差异，在 10%~96%。一些大型随访队列和 DCCT/EDIC 研究显示在病程超过 20 年的 1 型糖尿病患者至少 20% 以上存在远端对称性多发性神经病变。新诊断 2 型糖尿病中至少 10%~15% 患者存在远端对称性多发性神经病变，当病程超过 10 年时，患病率可能增至一半。糖尿病神经病变发生风险与糖尿病的病程、血糖控制不佳、吸烟等危险因素显著相关。

糖尿病神经病变为糖尿病足的重要高危因素之一，此外其引起的疼痛严重影响患者生活质量。在美国，超过一半以上非创伤性下肢截肢是由糖尿病引起的。由于行动不稳还容易造成跌倒、外伤甚至骨折。糖尿病患者一旦出现症状性周围神经病变，5~10 年的病死率明显提高，可达 25%~50%。

第二节 神经系统结构与功能

一、外周神经系统结构和功能

外周神经系统包括 12 对颅神经和 31 对脊神经，与中枢神经系统相似，外周神经系统也由神经元细胞和支持细胞组成，对于外周神经系统来说，施万细胞（Schwann cells，SCs，又称施旺细胞、血旺细胞）是重要的支持胶质细胞。来自运动神经元的传出神经，将中枢神经系统的信号传递给外周的肌肉和腺体；来自感觉神经元的传入神经，将来自周围感受器的信号传递给中枢。

12 对颅神经主要分布于头颈部，协调控制头颈部的各种感觉和运动，迷走神经还延伸至胸腔和腹腔，协调控制内脏的感觉和运动。脊神经共 31 对（颈神经 8 对，胸神经 12 对，腰神经 5 对，骶神经 5 对，尾神经 1 对），由与脊髓相连的前根和后根在椎间孔合并而成。前根属于运动性，负责协调控制躯干部分的各种运动，后根属于感觉性，负责接收传导躯干部分的各种深浅感觉。

二、神经细胞和突触

(一) 树突和轴索

神经细胞的营养中心为细胞体,包括细胞核和大量细胞器,神经细胞接收信息的结构为树突,为分支状突起。传导信息的结构为轴索。每个神经细胞可以有多个树突,但仅一个轴索,轴索以终末小体终于其他神经细胞。

(二) 髓鞘

轴索被一层膜所包裹,称为髓鞘,中枢神经系统的髓鞘是由少突神经胶质细胞构成;在周围神经系统,主要是指施万细胞,在此主要讲述施万细胞。

施万细胞的胞膜环绕轴突形成的同心圆板层结构称为髓鞘,它的主要电生理功能为:电绝缘、轴索保护、保证神经兴奋的跳跃式传导、神经损伤修复时对新生的轴突起引导作用。近年来,大量研究证实,神经胶质细胞与神经元细胞之间,存在着广泛且复杂的交互作用。施万细胞暴露于高糖高脂环境下极易受到损伤。其损伤的类型主要包括:

1. **沃勒变性**(Wallerian degeneration) 顺向变性,轴质流终止。周围神经损伤断裂后,远端轴突髓鞘变性溶解,被施万细胞或巨噬细胞吞噬,近段仅一两个郎飞结不再进展,胞体肿大,严重死亡。

2. **轴索变性** 常见于代谢性疾病。胞体合成蛋白质或者轴质运输受阻,不能给远端轴索营养。轴索变性,髓鞘断裂。

3. **节段性脱髓鞘** 轴索正常,但是传导速度减慢。

(三) 突触

突触分为突触前膜(轴索终末膨大部分)和突触后膜(下联神经元的膜),两者被突触间歇所分隔。借助神经递质进行突触传导的为经典的化学突触,此外还有将冲动直接跳跃至下联神经元的电突触。在中枢神经系统最常见的兴奋性神经递质为谷氨酸,最常见的抑制性神经递质为γ-氨基丁酸(GABA),脊髓内抑制性神经递质为甘氨酸。自主神经系统最主要的神经递质为乙酰胆碱和去甲肾上腺素,其他神经递质还有多巴胺、5-羟色胺及一些神经肽。

三、神经纤维的分类

神经纤维根据其结构特点,可以分为有髓鞘和无髓鞘纤维。根据其功能,可以分为传入纤维和传出纤维。常用于躯体感觉神经纤维的与临床诊断相关的分类方法,是根据其纤维直径的大小分类(表 16-1)。

表 16-1 躯体感觉神经纤维的分类及特点

类型	髓鞘	直径/μm	速度/(m·s⁻¹)	代表	感觉类型
I	有	12~20	75~120	Aα	肢体位置及运动
II	有	6~12	30~75	Aβ	触觉、压力、振动
III	有	1~6	5~30	Aδ	快痛觉、冷温觉
IV	无	<1.5	0.5~2	C	慢痛觉、热温觉

基于以上的分类,通常认为的大纤维是指 Aα、Aβ 等有髓鞘的神经纤维,其经常发生的病理改变为脱髓鞘样变,常常涉及运动及深感觉;小纤维是指 Aδ、C 等无髓鞘的神经纤维,其常见的病理改变为轴索变性,常常涉及浅感觉。运动神经纤维常常是指大纤维;感觉神经又分为负责本体感觉的大纤维,和负责痛觉温觉的薄髓/无髓纤维;自主功能神经是薄髓/无髓纤维。

四、感觉系统

感觉分为一般感觉和特殊感觉。特殊感觉包括视听嗅味等。一般感觉主要包括:深感觉、浅感觉和复合感觉。其中浅感觉来自皮肤、黏膜,主要是指痛觉、温觉、触觉;深感觉来自肌肉、关节,主要是指运动觉、位置觉和振动觉;复合感觉来自皮质,主要包括定位、图形、实体、重量等。感觉障碍是糖尿病神经病变的常见症状,主要包括以下几种性质:

1. **感觉过敏** 轻刺激引起强感觉。
2. **感觉过度** 阈值增高、潜伏期延长、定位不明确、后作用持续。
3. **感觉异常** 无刺激但有感觉,如麻木、蚁走、触电、针刺、灼烧。
4. **疼痛** 疼痛发生的主要原因是感受器、传导通路、中枢,受到损害性刺激,或者对痛觉起抑制作用的正常结构受损;又分为自发性疼痛(病灶刺激痛觉结构);灼性神经痛(常见于正中神经或胫神经不完全性损伤)。其发生机制主要为交感神经传出纤维与无髓鞘 C 纤维形成假突触(短路假说)。
5. **感觉缺失或减退**

五、外周神经系统不同结构受损的主要表现

鉴于周围神经系统的受损结构不同,表现也不尽相同,可以通过临床症状加以判断。如发生腱反射减弱或者消失,通常是感觉传入大纤维受累、髓鞘损害;如发生深感觉减退,一般为感觉传入大纤维受累、髓鞘损害;如发生长度依赖性感觉障碍,为感觉神经轴索损害;如发生肌无力伴肌萎缩,为运动神经轴索损害。不同神经纤维功能受损的表现不同,由于糖尿病对于外周神经系统的侵犯比较广泛,所以糖尿病神经病变的患者表现不同,可以根据不同症状判断受损神经的功能,比如:运动功能受损常表现为无力、肌肉萎缩;浅感觉受损包括缺失性症状(痛觉减退、冷热异常、麻木等)和刺激性症状(蚁走、针刺、灼烧、痛觉过敏等);深感觉受损常表现为脚踩棉花、穿拖鞋易掉、闭眼后行走不稳等;自主神经功能受损常表现为排汗异常、皮肤干燥、性功能障碍、直立性低血压等。

第三节 糖尿病神经病变的危险因素

鉴于对于糖尿病神经病变的机制尚未完全了解,对于糖尿病神经病变的治疗手段十分有限,目前尚无任何药物能够逆转糖尿病神经病变的发生和发展。控制血糖和危险因素,是目前唯一证明可以预防糖尿病神经病变发生发展的手段,因此,了解并有效控制糖尿病神经病变的危险因素,对于糖尿病神经病变的控制和预后来说十分重要。

一、糖尿病神经病变的危险因素

关于糖尿病神经病变的危险因素的研究非常多,常见的糖尿病神经病变的危险因素见表 16-2。

表 16-2 糖尿病神经病变的常见危险因素

危险因素	相关性
病程	+++
高血糖	+++
血糖变异	+
糖尿病前期	++
年龄	+++
身高	++
高血压	++
血脂异常	+
吸烟	+
肥胖	++
代谢综合征	++
胰岛素抵抗	+
酗酒	+
高胰岛素血症	+
氧化应激	++
血小板激活	+
维生素 D 缺乏	++
基因因素	++
体力活动低	++
生长因子缺乏	+

注:中等程度相关(+),强相关(++),非常强烈相关(+++)

(一)糖尿病病程

糖尿病病程是糖尿病神经病变较为主要并且较为公认的危险因素之一。在各种类型的糖尿病中,病程的长短都与糖尿病神经病变的发生密切相关。尽管在不同的研究和不同的人群中,糖尿病神经病变的患病率不尽相同,但是病程却是公认的危险因素,随着病程的延长,糖尿病患者罹患糖尿病神经病变的风险逐年增加。

(二)高血糖

高血糖是糖尿病神经病变的另一个重要的危险因素。有研究称,糖化血红蛋白每升高1%,糖尿病神经病变的发生危险高 10%~15%。长期严格的血糖控制,可以显著延缓糖尿病神经病变的发生和发展,在 1 型糖尿病的患者中,这种控制尤为有效。

(三) 血糖波动

在具有相似的糖化血红蛋白和血糖水平的患者中,血糖波动较大的人罹患糖尿病神经病变的风险更高。血糖波动可能是 1 型糖尿病患者较 2 型糖尿病患者更容易罹患糖尿病神经病变的原因之一。实际上,血糖波动除了对糖尿病神经病变产生影响之外,也广泛影响糖尿病的其他靶器官,甚至增加糖尿病患者的全因死亡率。因此,控制血糖波动也是糖尿病管理的重要目标。

(四) 糖尿病前期

越来越多的证据表明,糖尿病神经病变不仅发生在糖尿病患者,在糖尿病前期血糖调节受损的患者中筛查出的糖尿病神经病变者,较在糖耐量正常的人群中明显增高。并且,在糖尿病前期的患者中,不仅可以发现糖尿病神经病变常见的远端对称性感觉障碍,还可以筛查出自主神经病变。

(五) 年龄

年龄是糖尿病神经病变的独立危险因素。年龄对于糖尿病神经病变患病率的影响,在糖尿病及糖尿病前期均得到证实,随着年龄的增加,患者的神经系统逐渐退化,更加容易受到糖脂损伤,罹患糖尿病神经病变的概率显著增加。

(六) 身高

由于远端对称性感觉神经障碍是糖尿病神经病变的常见类型,因此,身高对于这种神经纤维长度依赖性疾病来说,是不利因素。在各种类型的糖尿病中,均可以观察到身高对于糖尿病神经病变患病的影响。研究表明,身高每增加 5cm,糖尿病神经病变的风险可增加 20%~30%。

(七) 高血压

在 1 型糖尿病,高血压对于糖尿病神经病变的发生具有十分强烈的影响,研究表明,高血压的发生可以增加未来 6 年糖尿病神经病变的发生率大约 4 倍。其中,收缩压对于糖尿病神经病变的预测作用更为重要。但是在 2 型糖尿病的研究中,良好的血压控制并未显著降低未来糖尿病神经病变的发生。

(八) 血脂异常

在校正了年龄及其他代谢因素之后,糖尿病神经病变的发生仍然与高胆固醇和高甘油三酯血症相关,因此,血清胆固醇和甘油三酯的水平,被认为对于糖尿病神经病变的发生具有预测作用。有研究显示在 2 型糖尿病患者中,他汀类和贝特类调脂药物的使用可以明显降低未来 5 年发生糖尿病神经病变的风险,保护神经传导速度。

(九) 吸烟

大规模的前瞻性研究和荟萃分析均显示,吸烟是与糖尿病神经病变发生相关的危险因素之一。特别在 1 型糖尿病中,吸烟与糖尿病神经病变的发生密切相关。

(十) 肥胖

肥胖被认为是糖尿病神经病变的危险因素。在美国人群中,高 BMI 和高腰围都显著增加了糖尿病神经病变的风险,尤其是对于小纤维神经病变的损伤更为明显,主要表现为对于疼痛的感觉的影响。

(十一) 代谢综合征

在一般人群中,无论是否合并肥胖,代谢综合征都显著增加糖尿病神经病变的患病风险(1.5~2倍)。在神经病变的患者中,代谢综合征比高血糖对于疾病的影响更为显著。

(十二) 胰岛素抵抗

对于2型糖尿病的研究显示,胰岛素抵抗是糖尿病神经病变的主要危险因素。在一项对于2型糖尿病患者的长期随访研究中,基础胰岛素水平可以影响6年后糖尿病神经病变的发生。

(十三) 酗酒

有报道称酗酒与糖尿病神经病变的发生相关,但是结论并不一致。由于酒精本身可以引起神经系统的损伤,在临床中难以判断患者神经病变的发生到底是由于酒精还是糖尿病引起的。但是酗酒很有可能与糖尿病神经病变的发生密切相关。

(十四) 高胰岛素血症

基础胰岛素水平和餐后胰岛素水平的增高,均可能增加糖尿病神经病变的患病风险,并且与血糖水平无关。近年来有研究显示,C-肽水平可能也与糖尿病神经病变的发生相关,其机制尚不明确,最主要的混杂因素为糖尿病的病程。

(十五) 氧化应激

大量证据表明,糖尿病各种并发症的发生与氧化应激密切相关,氧化应激是目前糖尿病并发症机制的研究热点之一。在一些人群中,检测血清中的氧化应激标志物,如一氧化氮等的水平,可以反映患者糖尿病神经病变的患病风险。其对于糖尿病神经病变的影响不仅表现在神经传导速度的降低,甚至可能影响心率变异性。

(十六) 血小板激活

患有糖尿病神经病变的患者和糖尿病视网膜病变的患者,往往合并血小板功能亢进,在慢性高血糖状态下,这种功能亢进更为明显。平均血小板体积是血小板激活的标志物,在糖尿病患者尤其是合并微血管疾病的患者中,平均血小板体积显著增高。证据表明,血小板活性的增加在微血管疾病的进展和周围神经功能的损伤过程中,都发挥着重要的作用。在2型糖尿病患者中,平均血小板体积与糖尿病神经病变的患病明确相关。

(十七) 维生素 D 缺乏

在2型糖尿病,糖尿病神经病变患者的维生素D水平明显低于非糖尿病神经病变患者。在校正糖尿病病程、血糖、血脂的因素之后,低维生素D与糖尿病神经病变仍然相关,这种相关既表现在周围神经系统,也表现在自主神经系统。部分研究表明,口服维生素D可以显著改善糖尿病神经病变患者的症状。

(十八) 慢性低度炎症

亚临床慢性低度炎症与糖尿病神经病变的关系是目前的研究热点。越来越多的研究发现各种炎症因子及血清炎症标志物与糖尿病神经病变发生密切相关,如C反应蛋白、白介素-1(IL-1)、白介素-6(IL-6)等。有研究表明,IL-1受体拮抗剂能够显著改善糖尿病引起的周围神经的结构和功能的改变,本课题组初步研究显示IL-1受体拮抗剂有独立于降糖外的预防神经病变的作用。也有研究表明,血清中某些炎症因子的水平与糖尿病神经病变引起的疼痛有关。抗炎治疗或平衡炎症因子,可能成为糖尿病慢性并发症领域的新的治疗方向。

(十九) 基因因素

在一些对于糖尿病病程较短、血糖控制良好的患者的研究中,发现了一些对于糖尿病神经病变的发病可能产生影响的基因。这些基因的主要功能集中在 Na^+-K^+-ATP 酶的活性和醛糖还原酶活性方面,提示这些机制可能在糖尿病神经病变的患病中发挥了重要的作用。

二、糖尿病神经病变的伴发疾病

表 16-3 列举了与糖尿病神经病变伴发的常见疾病。

表 16-3　糖尿病神经病变的常见伴发疾病

危险因素	相关性
抑郁	++
认知障碍	+
自主神经病变*	+++
周围血管病变	+++
动脉中膜钙化	+++
心血管疾病	++
肾病	++
视网膜病变	+
呼吸睡眠障碍	+

注:中等程度相关(+),强相关(++),非常强烈相关(+++);*此处指糖尿病周围神经病变常与自主神经病变伴发情况

(一) 抑郁

抑郁是糖尿病神经病变的重要的伴发疾病,甚至可以表现为与神经病变相似的疼痛症状。在相同的情况下,糖尿病神经病变患者生活质量更差,疼痛症状可能是导致其生活质量下降的原因。

(二) 认知障碍

认知障碍是糖尿病神经病变的远期伴发疾病。在糖尿病神经病变的实验模型中,降低疼痛的药物可以导致记忆力的损伤,进而导致多种认知功能的受损,增加跌倒的风险。

(三) 自主神经病变

糖尿病周围神经病变常与自主神经病变伴发,二者的共患率为 50%。糖尿病病史更长、代谢控制更差的患者,更容易同时伴发两种疾病。在并发了糖尿病自主神经病变的患者中,心血管疾病的发病风险更高。

(四) 周围血管病

周围血管病(peripheral artery disease,PAD)是糖尿病的常见并发症,在 2 型糖尿病患者中,其患病风险显著高于非糖尿病患者。糖尿病神经病变也常常合并周围血管病,尤其是在肥胖的患者中。肥胖既能增加糖尿病神经病变的患病风险,也能增加周围血管病的患病风

险。周围血管病同时也能增加疼痛性糖尿病神经病变的风险。

(五) 动脉中膜钙化

动脉中膜钙化是指钙质病理性沉积于动脉中膜，是引起动脉硬化的重要原因，常常伴发于糖尿病神经病变，在重度糖尿病神经病变的患者中，动脉中膜钙化的患病率显著增加，两者具有显著的相关性。在各种神经损伤的类型中，动脉中膜钙化与振动感觉阈值关系最为显著，振动感觉阈值和糖尿病病程，是动脉中膜钙化的独立预测因子。

(六) 心血管疾病

糖尿病神经病变常常与心血管疾病相关。研究表明，在基线水平，糖尿病神经病变在患有心血管疾病的人群中患病率更高。心血管疾病患者未来 10 年发生糖尿病神经病变的风险是非心血管疾病患者的 2 倍。

(七) 肾病

肾病更常见于糖尿病神经病变患者，同时糖尿病肾病的患者也会发生更加严重的糖尿病神经病变，并且罹患糖尿病足的风险更高。因此，在糖尿病微血管并发症的患者中，微血管疾病危险因素的综合控制，对于糖尿病神经病变和糖尿病肾病都非常重要。

(八) 视网膜病变

与糖尿病肾病相似，视网膜病变也常常并发于糖尿病神经病变。研究表明，视网膜神经的病理损伤与视网膜病变发病相关，同时也与糖尿病肾病和糖尿病神经病变相关。

(九) 阻塞性呼吸睡眠暂停

阻塞性呼吸睡眠暂停（obstructive sleep apnea, OSA）是近期发现的与糖尿病神经病变相关的伴发疾病。在 2 型糖尿病合并 OSA 的患者中，糖尿病神经病变的患病率明显高于非 OSA 的患者。荟萃分析显示，糖尿病神经病变能够增加 OSA 的患病率 2 倍。有研究表明，严重的 OSA 可能导致糖尿病足溃疡的治疗失败。因此在糖尿病神经病变和糖尿病足溃疡患者中要密切注意 OSA 的筛查。

第四节　糖尿病神经病变与糖尿病神经病理性疼痛的发病机制

糖尿病神经病变的发病机制复杂，尚未完全研究清楚。其发生的核心机制主要是由于血糖、血脂代谢紊乱及胰岛素抵抗，通过各种信号通路，引起线粒体损伤、炎症、氧化应激、基因表达改变，导致神经功能失调及细胞凋亡。

一、信号通路

(一) 多元醇途径

多元醇途径是研究最为广泛和了解最多的引起糖尿病神经病变的通路。

细胞内过多的葡萄糖在醛糖还原酶的作用下产生山梨醇，引起细胞内渗透压的升高，从而使肌醇流失。肌醇是 Na^+-K^+-ATP 酶的重要成分，肌醇的流失使神经细胞的正常生理功能受损。

同时,醛糖还原反应消耗大量的 NADPH,增加 NO 和还原型谷胱甘肽生成,产生大量的活性氧,介导细胞内损伤。

在 STZ 诱导的 1 型糖尿病大鼠模型中证实,多元醇通路激活可以引起周围神经结构和功能的异常。使用醛糖还原酶抑制剂可以改善糖尿病引起的动物的神经结构损伤、传导速度及行为学异常。但是对于人类来说,醛糖还原酶抑制剂对于糖尿病神经病变疗效欠佳,可能与实验设计缺陷、药物无法抵达外周神经系统,以及继发的肝脏毒性有关,但是依帕司他等醛糖还原酶抑制剂在国内依然广泛应用于临床。

(二) 己糖胺和蛋白激酶 C(PKC)通路

血糖增高引起的糖酵解增加,可以通过多条代谢通路引起神经损伤。

糖酵解的增加调节 6- 磷酸果糖进入己糖胺途径,通过一系列的反应生成 n- 乙酰葡糖胺,n- 乙酰葡糖胺是一种重要的丝氨酸 / 苏氨酸调节糖基,促进脂肪代谢失衡,诱导炎症产生,引起周围神经损伤。

糖酵解的增加同时还会导致磷酸二羟丙酮的聚积,磷酸二羟丙酮可以转化为甘油二酯(DAG),激活 PKC 通路。PKC 通路激活会引起胰岛素抵抗,影响 Na^+-K^+-ATP 酶功能,改变血管内皮生长因子(VEGF)和转化生长因子 -β(TGF-β)基因表达,进一步导致血管收缩、缺氧和神经损伤。

与醛糖还原酶抑制剂相似,PKC 抑制剂于亚临床研究中被证实,在 STZ 诱导的动物模型中,可以明显地改善糖尿病引起的神经结构和功能的损伤。鲁伯斯塔(Ruboxistaurin)是最有希望应用于临床的 PKC-β 抑制剂,在糖尿病啮齿类动物模型,鲁伯斯塔能阻止甚或逆转血管功能的异常。但是在临床研究中,鲁伯斯塔由于无法抵达外周神经系统,同样无法改善糖尿病神经病变,并且在糖尿病视网膜病变和糖尿病肾病的临床研究中均无明显疗效。调节 PKC 通路的一类药物的使用(包括 PKC 通路的激活和抑制),也延伸至肿瘤及其他代谢紊乱领域。

(三) 糖基化终末产物

葡萄糖和氨基共同产生糖基化终末产物(advanced glycation end products,AGEs),广泛调节各种基本蛋白的功能,导致细胞损伤。糖基化终末产物主要与细胞表面的受体结合(RAGE),通过激活 NF-κB 通路导致下游损伤性通路的激活。上述作用共同导致血管收缩、炎症反应及神经营养失衡,引起 PNS 结构和功能的损伤,导致糖尿病神经病变的发生。

在糖尿病神经病变的动物模型中,氨基胍类药物(aminoguanidine)可以阻止 AGEs 的生成,但是在人类,氨基胍类由于其无法避免的副作用而无法应用于临床治疗。而一些降解 AGEs 的药物被证明与糖尿病引起的心血管疾病和糖尿病肾病相关,但是却与糖尿病神经病变无明显相关。

二、氧化应激、慢性低度炎症、胰岛素抵抗及转录组学

原代背根神经节(dorsal root ganglia,DRG)和轴索细胞的体外实验证实,过量的葡萄糖通过三羧酸循环和糖酵解途径,产生电子供体 NADH 和还原型黄素腺嘌呤二核苷酸(FADH2);过量的脂肪酸,也可以通过 β 氧化引起电子转移。电子的转移造成线粒体膜内外

电压差,影响 ATP 合成,造成线粒体功能和代谢紊乱。

施万细胞在正常糖脂的情况下,具有高抗氧化能力。但是在高糖高脂刺激下,MAPK-JNK-NF-κ 通路激活,导致一系列的化学因子和细胞因子的产生,如白介素家族(IL-1b、IL-2、IL-6、IL-8)、肿瘤坏死因子(TNF-α)、化学因子(CCL2、CXCL1)等,这些化学因子和细胞因子进一步刺激炎症反应和免疫反应,加速神经细胞损伤。

虽然 1 型糖尿病和 2 型糖尿病的动物模型可以分别通过实验诱导,但是目前没有一种动物模型能够完全反映人类糖尿病神经病变的病理生理改变。1 型糖尿病的动物模型提示,胰岛素信号通路有可能参与了外周神经系统的生理功能。尽管胰岛素并不直接作用于外周神经系统的葡萄糖转运,在神经元和轴索细胞中,胰岛素可能发挥重要的支持作用。在运动和感觉神经元,以及施万细胞的细胞膜上,胰岛素受体高表达,但是胰岛素的作用机制尚未完全阐明,正常胰岛素受体的激活对于维持细胞的完整及正常的生理作用至关重要,但是胰岛素样生长因子(IGF-1)的激活似乎也能起到重要的补充作用。

在过去的几十年中,人们从研究单一的信号通路对于糖尿病神经病变的影响,到将整个生物系统作为整体研究。在转录组学方面,人们也从关注单一基因,到基因多态性的研究。随着 GWAS 技术的发展,500 多个与糖尿病神经病变有关的新基因被发现,这些基因的功能主要集中在免疫反应及脂类代谢方面。过氧化物酶体增殖物激活受体 γ(peroxisome proliferator-activated receptor,PPARγ)是通过转录组学技术发现的,其可能在糖尿病神经病变发生发展过程中发挥重要作用的。*ACE*、*AKR1B1*、*APOE*、*NF-κB*、*NOS3*、*TLR2*、*TLR4* 和 *SREBP-1* 也是近年发现的研究热点。

三、线粒体损伤

生物能量学的失衡是神经及施万细胞损伤的重要机制。糖毒性和脂毒性共同作用,导致轴索的结构和功能发生破坏,引起糖尿病神经病变的发生。

葡萄糖通过葡萄糖转运体 3(glucose transporter 3,Glut3)、长链脂肪酸(long-chain fatty acids,LCFAs)通过脂肪酸结合蛋白(fatty acid binding protein,FABP)进入施万细胞,通过三羧酸循环(tricarboxylic acid cycle,TCA cycle)和氧化磷酸化产生 ATP。

2 型糖尿病时,过多的葡萄糖产生大量的丙酮酸,造成线粒体受损,导致丙酮酸不能进入三羧酸循环而进入糖酵解途径产生大量的乳酸,乳酸和过多的葡萄糖共同加重氧化应激,进一步损伤线粒体。

同时,过多的 LCFA 进入细胞产生大量的游离脂肪酸(FFA),FFA 进入线粒体后,在肉碱棕榈酰基转换酶(CPT)的作用下逐步转换成酰基肉碱。一部分酰基肉碱可以进一步在 CPT 的作用下形成酯酰辅酶 A,参与脂肪酸的 β 氧化,并进入三羧酸循环参与氧化磷酸化。而过多的酰基肉碱则刺激细胞外的钙离子进入细胞,同时进入线粒体,引起线粒体的自噬,加速凋亡。

四、糖尿病引起的神经病理性疼痛的发生机制

对于疼痛性糖尿病神经病变的流行病学研究很少,由于使用的筛查方法和人群不同,少

数研究报道的发病率在 10%~26% 不等。疼痛性糖尿病神经病变的危险因素被广为研究,其中最为明确的危险因素为血糖控制差及心血管危险因素,其他还包括:体重、肥胖、腰围、周围血管疾病等。

尽管有大量的研究,糖尿病神经病变的病理改变仍然存在很多未知。形态学的研究提示,发生在外周神经系统的糖尿病神经病变的病理特征为:①远端轴索消失;②有髓纤维密度减少;③单纤维的局部性脱髓鞘改变;④神经微血管疾病(毛细血管神经内膜的基底膜增厚、周细胞退化增殖、内皮细胞肿胀,有时伴随微血管闭塞)。微血管疾病的严重程度与临床神经病变及神经纤维丢失的严重程度相关。体内试验观察暴露人的腓肠神经,证明了神经滋养血管的动脉硬化、神经外膜的动静脉的闭塞导致滋养型神经内膜血液循环的窃取现象,损害了神经血流(血管荧光造影),同时也导致了神经内膜氧分压降低。除了这些周围神经的研究,导致神经疼痛的病理改变仍不清楚。

基于动物实验,人们假设了一些周围和中枢的机制(中枢敏化,Aβ 纤维在脊髓灰质后角 Ⅱ 层板的生长,下行传到通路抑制的减低,等等)。在 20 世纪 70—80 年代,人们企图证明神经结构改变与 PDPN 有关,如发生在小直径再生神经芽的自发性的异位冲动是神经痛的原因,却未能在腓肠神经尸检中发现任何存在于疼痛和再生指征形态学的相关。因此,在疼痛性和无痛性神经病变的周围神经形态学指标上,目前并没有发现一致的差异。疼痛性糖尿病神经病变的其他可能的机制包括:神经痛的发生与血糖增长的不稳定性,神经内膜血流的增加,足部皮肤微循环的改变,神经病变早期表皮内神经纤维密度的降低,心脏自主神经功能的改变等。

在过去的几十年间,普遍认为糖尿病神经病变的病理变化集中在周围神经系统,然而研究证实的周围神经系统结构和功能的异常均不能完全解释疼痛的发生和变化,改善周围神经系统的结构和功能对于疼痛的症状也无明显的疗效。近年来,中枢神经系统对于糖尿病引起的神经病理性疼痛的作用得到了重视。随着影像学技术的发展,糖尿病神经病变的中枢神经系统发生的结构和功能变化也进一步被认识,取得了一定的进展。表 16-4 显示了糖尿病引起神经病理性疼痛的周围和中枢发生机制。

表 16-4 糖尿病神经病理性疼痛的发生机制

周围机制	中枢机制
离子通道分布和表达异常	中枢敏化
神经肽表达	易化/抑制下游通路紊乱
中枢去抑制	下丘脑血流增加
周围血流改变	
轴突变性	
小纤维病变	
血糖波动	

第五节　糖尿病神经病变的分类与临床表现

糖尿病神经病变分类有很多,2017年年初美国糖尿病协会发布糖尿病神经病变共识,本章参考该分类,分类如表16-5所示。

表 16-5　糖尿病神经病变的分类

糖尿病性神经病变

A. 弥漫性神经病变

　远端对称性多发性神经病变(DSPN)

　　• 小纤维神经病变为主

　　• 大纤维神经病变为主

　　• 混合性小和大纤维神经病变(最常见)

　自主神经病变

　　心血管

　　　• 心率变异性(HRV)降低

　　　• 静息性心动过速

　　　• 直立性低血压

　　　• 猝死(恶性心率失常)

　　胃肠道

　　　• 糖尿病性胃轻瘫(胃病)

　　　• 糖尿病性肠病(腹泻)

　　　• 结肠功能低下(便秘)

　　泌尿生殖

　　　• 糖尿病性膀胱病(神经源性膀胱)

　　　• 勃起功能障碍

　　　• 女性性功能障碍

　　运动功能障碍

　　　• 远端少汗 / 无汗

　　　• 味觉性出汗

　　未察觉的低血糖

　　瞳孔功能异常

B. 单神经病变(单神经炎多发)(非典型)

　孤立的颅神经或周围神经(如动眼神经、尺神经、正中神经、股神经、腓神经)

　多发性单神经炎(如果聚合可能类似于多发性神经病变)

C. 神经根病或多发性神经病变(非典型)

　神经根神经病变(腰骶多发性神经根病、糖尿病性肌萎缩)

　胸部神经根病

　糖尿病中常见的非糖尿病性神经病变

　　压力易感性神经病

　　慢性炎性脱髓鞘性多发性神经病

　　神经根神经丛神经病

　　急性痛性小纤维神经病(治疗诱发)

一、远端对称性多发性神经病变

糖尿病周围神经病变中最为常见的类型为远端对称性多发性神经病变(diabetic sensorimotorpolyneuropathy,DSPN),发病多隐匿。

典型症状从肢体远端开始,逐步向近端发展,呈手套袜子样分布范围,一般从下肢开始。小纤维神经病变的主要临床特征是疼痛,疼痛常表现为烧灼痛、电击样疼痛、刀割痛等多种疼痛表现,大多晚间加剧。在此需指出,越来越多证据提示 DSPN,特别是小纤维痛性神经病变的类型,可以出现在糖耐量异常也就是糖尿病前期患者或者代谢综合征患者。

大纤维神经病变可表现为感觉异常如麻木、麻痛、蚁行、虫爬等感觉异常。严重者还可以出现关节位置觉和振动觉异常。出现步态与站立不稳的症状,闭目时更为明显,即感觉性共济失调。患者常诉有踩棉花感或地板异样感。由于行动不稳容易造成跌倒、外伤甚至骨折。

随着病程进展,温、痛觉可以减退或缺失,可以发生肢体远端部位遭受各种意外损伤而全然不知的情况,如烫伤、热水烧伤、足部外伤引起溃疡等。自主神经病变引起的足不出汗,致皮肤干裂,更易促进溃疡发生。足部溃疡的继发感染与动脉血栓形成可造成坏死和坏疽,导致最终截肢。

二、自主神经病变

自主神经病变往往很少单独出现,常伴有躯体性神经病变。反之,有躯体性神经病变的糖尿病病例中,通过功能检查,发现某些程度自主神经功能障碍的发病率可高达 40%。

(一)心血管系统

静息时心动过速为其常见临床表现,静息时心率多超过 90 次/min,有的达 130 次/min,该类患者发生无痛性心肌梗死及猝死概率明显增加。当患者从卧位起立时,若站位的收缩压较卧位时下降大于 30mmHg 以上,则称为直立性低血压,直立性低血压也是心血管系统自主神经病变的常见临床表现之一。

(二)胃肠道系统

糖尿病性胃轻瘫可表现为恶心、食后腹胀腹痛、早饱、呕吐等。糖尿病患者大多有便秘,但也有少数患者发生腹泻,或腹泻、便秘交替。

(三)泌尿生殖系统和糖尿病性膀胱病变

膀胱功能障碍可见于 37%~50% 的糖尿病患者。与自主神经病变相关的膀胱症状包括排尿不畅、尿流量减少、残余尿多、尿不尽、尿潴留、有时尿失禁,容易并发尿路感染。生殖系统表现为男性性欲减退、阳痿,所报道的发病率为 30%~75%。阳痿可能是糖尿病自主神经病变的最早症状。

(四)出汗异常

汗腺支配神经功能障碍是糖尿病自主神经病变的一个常见症状。主要表现为四肢末端少汗,但往往同时伴有躯干部位的多汗。

三、局灶性单神经病变（或称为单神经病变）

可累及单颅神经或脊神经。颅神经损伤以动眼神经最常见，其次为面神经、展神经、三叉神经及听神经。糖尿病颅神经损伤常单侧受累，双侧少见。最常见的动眼神经损伤以单侧发病为主要表现，且多与眼内外肌同时受累，表现为复视、单侧眼外肌麻痹，常急性起病，但支配瞳孔的缩瞳纤维常免受损伤。

四、非对称性的多发局灶性神经病变

同时累及多个单神经的神经病变称为多灶性单神经病变（或非对称性多神经病变）。

五、多发神经根病变

该类型少见，在该类型中最常见为糖尿病性腰骶神经丛神经根神经病，一般为急性或亚急性起病，主要表现为不对称的疼痛、肌无力、下肢近端肌肉萎缩。发病前常有不明原因的体重下降，疼痛可呈钝痛、锐痛、撕裂样剧痛或者异常接触性疼痛。臀部及大腿较下肢远端更易受累，部分患者伴有下腰部疼痛。一般从单侧局部近端开始，迅速进展至同侧其他部位及对侧。肌无力为长期持续的主要症状，肌肉受累多见于股四头肌和髂腰肌，逐步波及臀部及下肢远端，常出现无法行走或起立困难。此外大部分患者还出现近端和远端感觉缺失，尤其大腿前外侧及小腿内侧感觉障碍；部分患者尚合并自主神经功能损害。部分患者可合并其他神经根病，其中胸神经最常见，表现为胸壁和腹壁疼痛或无力，少量也可存在颈丛神经根神经丛病，表现为上肢近端肌无力。神经电生理检查对其诊断具有指导性意义。其可能有免疫因素参与，脑脊液出现蛋白 - 细胞分离。

六、急性痛性小纤维神经病（治疗诱发）

在最新的分类中尽管将其划为糖尿病中常见的非糖尿病性神经病变，但是长久以来很多内分泌科医生仍将其作为糖尿病神经病变的一个部分，且常与治疗相关，故在此讲述。

Caravati 首次用"胰岛素神经炎"一词来描述 1 例经胰岛素治疗后引发的急性痛性神经病变，当然目前看来这个名称并不准确，主要原因为快速血糖下降引起的急性痛性神经病变，并非胰岛素特有，且神经炎的证据也未被发现。但是这提示我们临床上的关注。

这类患者症状主要包括手足烧灼样疼痛，足部更常见，感觉异常和触痛，常干扰日常生活。其发病可能为疼痛阈值下降，发病机制可能包括血浆渗透压改变、微血管病变等，也可能与患者体重快速下降和严重焦虑有关，其相对自限且对症治疗效果较好。

第六节　糖尿病神经病变的诊断

一、DSPN 诊断标准

《中国 2 型糖尿病防治指南（2017 年版）》中推荐采用以下诊断标准：明确的糖尿病病

史;诊断糖尿病时或之后出现的神经病变;临床症状和体征与远端对称性多发性神经病变（DSPN）的表现相符;有临床症状（疼痛、麻木、感觉异常等）者,5 项检查（踝反射、针刺痛觉、振动觉、压力觉、温度觉）中任 1 项异常;无临床症状者,5 项检查中任 2 项异常,临床诊断为 DSPN。

排除诊断:需排除其他病因引起的神经病变,如颈腰椎病变（神经根压迫、椎管狭窄、颈腰椎退行性变）、脑梗死、吉兰 - 巴雷综合征,排除严重动静脉血管性病变（静脉栓塞、淋巴管炎）等,尚需鉴别药物尤其是化疗药物引起的神经毒性作用及肾功能不全引起的代谢毒物对神经的损伤。如根据以上检查仍不能确诊,需要进行鉴别诊断的患者,可做神经肌电图检查。

临床诊断:主要根据临床症状,如疼痛、麻木、感觉异常等。指南未推荐肌电图作为诊断必需及常规的检查手段;但是临床诊断有疑问时,可以做神经传导功能检查等;神经传导功能检查可以发现亚临床神经病变患者。

诊断分层:①确诊,即有糖尿病 DSPN 的症状或体征,同时存在神经传导功能异常;②临床诊断,即有糖尿病 DSPN 的症状及 1 项体征为阳性,或无症状但有 2 项以上（含 2 项）体征为阳性;③疑似,即有糖尿病 DSPN 的症状但无体征或无症状但有 1 项体征阳性;④亚临床,即无症状和体征,仅存在神经传导功能异常。

前已述及 DSPN 包括小纤维神经病变为主、大纤维神经病变为主和混合性小和大纤维神经病变（最常见）,临床上可以根据临床表现、体检（表 16-6）和一些辅助检查（请参见本书第二十四章）进一步对 DSPN 进行上述的初步分类。

表 16-6　DSPN 的症状和体征

项目	有髓大神经纤维	有髓小神经纤维
功能	压力、平衡	伤害性刺激、保护性感觉
症状	麻木、麻痛、平衡差	疼痛:烧灼样、电击样、刺痛
体检（临床诊断）	踝反射、振动觉、10g 单纤维尼龙丝和本体感觉:减弱或消失	温度觉、针刺痛觉:减弱或消失

二、糖尿病周围神经病的鉴别诊断

糖尿病是引起周围神经病变常见病因之一,但是并非所有糖尿病患者的神经病变都是糖尿病引起的,因此临床上还需积极鉴别。特别当临床上出现不典型糖尿病神经病变临床表现（主要包括非对称性、进展较为迅速、运动系统损伤明显重于感觉系统损伤）时,应加强鉴别。

（一）中毒性神经病变

该类神经病变常有较为明确的病史,是鉴别诊断的要点,引起的疾病主要包括如酗酒、尿毒症、环境毒素、医源性（如化疗药物）或其他代谢毒物等。

（二）异常球蛋白增多性神经病变

部分周围神经病变和血清中异常的免疫球蛋白增多有关,后期随访发现诸多患者为浆细胞病。在此需要提及 POEMS 综合征,其中 P 即为神经病变,其本质也是该类疾病。这类疾病发生神经病变的发病机制之一为抗体介导的周围神经髓磷脂或轴突膜损伤,腰穿常显示为脑脊液细胞蛋白分离,此外也有报道异常的淀粉类蛋白沉积导致神经损伤。

(三) 维生素缺乏

维生素 B_{12} 缺乏典型表现为亚急性联合变性,可以表现为下肢感觉异常、麻木,还可出现步态异常、脊髓病变症状、认知障碍和行为异常等症状,检查血清维生素 B_{12} 常低于 200pg/ml。维生素 B_1 和维生素 B_6 损伤也可出现神经损伤,维生素 B_1 缺乏的典型神经系统症状为脚气病 / 韦尼克脑病,维生素 B_6 缺乏主要出现于使用异烟肼、青霉胺和肼屈嗪等药物而又未补充维生素 B_6 情况下。

(四) 炎性脱髓鞘性多发性神经病

急性炎性脱髓鞘性多发性神经病(吉兰 - 巴雷综合征)为一种自身免疫性疾病,主要表现为四肢对称性弛缓性瘫痪,腱反射消失或减退,伴或不伴感觉障碍,脑脊液也常有蛋白 - 细胞分离现象。因起病较急,临床较易鉴别。

但是慢性炎性脱髓鞘性多发性神经病(CIDP)作为糖尿病中常见的非糖尿病性神经病变应加强鉴别,CIDP 的特点病程稍长,多大于 8 周,其诊断有赖于典型的临床表现、神经电生理检查和脑脊液检查。

(五) 脊椎病

神经根压迫、椎管狭窄、颈腰椎退行性变压迫神经等也可出现神经损伤表现,临床常可根据典型症状、体检及影像学检查协助判断和鉴别。

(六) 遗传性神经病

遗传史是鉴别的重要方面,包括常染色体显性遗传、常染色体隐性遗传及 X 连锁遗传,但有患者无明确家族史。一些遗传性神经病除神经系统表现外可以伴有多系统损害。

(七) 副肿瘤性神经病

这类疾病少见,多由这些肿瘤病变引起,主要包括小细胞肺癌、乳腺癌、卵巢癌、淋巴瘤等,原发病诊断为重要的鉴别手段之一。最常受累为感觉神经,大小神经纤维均可受累。

(八) 自身免疫性疾病

诸多自身免疫性疾病均可出现多神经炎或全身性感觉运动神经病变,原发疾病的诊断为重要的鉴别手段之一。

三、糖尿病性颅神经病变

糖尿病性颅神经病变包括动眼神经受损(最常见)、展神经、滑车神经、面神经和三叉神经等。该类疾病诊断首先为颅神经病变的诊断,其次为病因的鉴别诊断(糖尿病性或其他原因),在此重点讲述糖尿病性动眼神经麻痹的诊断。

糖尿病性动眼神经麻痹多单侧发病,起病常较急,有时存在病毒感染诱因,可以出现眼睑下垂、眼肌受累,表现为眼球活动障碍和复视等,有时可以伴有头痛。和其他病因如颅内动脉瘤等引起的动眼神经麻痹相比,其瞳孔反射常正常可资鉴别,此外影像学如脑动脉 CTA 等也可协助鉴别。还需要和重症肌无力鉴别。疼痛性眼肌麻痹又称 Tolosa-Hunt 综合征,是以疼痛发病的全眼肌麻痹,疼痛多累及三叉神经,且对皮质类固醇的治疗反应较好,也需和糖尿病性动眼神经麻痹相鉴别。

四、糖尿病自主神经病变的诊断

请参见本章第八～十节相关内容。

第七节　糖尿病神经病变的预防与治疗

一、预防

(一)积极控制代谢指标

良好控制血糖,纠正血脂异常,控制高血压,戒烟,适当运动等。

(二)定期筛查及病情评价

全部患者应在诊断为糖尿病后至少每年筛查一次 DPN;对于糖尿病病程较长,或合并有眼底病变、肾病等微血管并发症的患者,应该每隔 3~6 个月进行一次复查。

1. **体征检查**　包括体位性血压变化测定、瓦尔萨尔瓦(Valsalva)动作、踝反射、针刺痛觉、振动觉、压力觉、温度觉。

2. **检查项目**　可至上级医院行相关检查。①神经电生理检查:肌电图可发现四肢运动神经传导速度、感觉神经传导速度异常,便于无症状性糖尿病周围神经病变的早期诊断;②心血管自主神经病变:Holter(心率变异性)、24 小时动态血压监测;③消化系统自主神经病变:胃电图、食管测压等检查;④泌尿生殖系统自主神经病变:残余尿 B 超。

(三)加强足部护理

已患周围神经病变的患者都应接受足部护理的教育,尤其是鞋袜的选择及双足自我检查,以降低足部溃疡的发生。

二、治疗

(一)病因治疗

积极控制血糖和糖化血红蛋白水平,保持血糖稳定。DCCT 和 UKPDS 已证实,严格控制血糖可预防和延缓糖尿病神经病变的发生,并防止其进一步进展恶化。建议将糖化血红蛋白控制在 7% 以内,但具体控制程度应个体化。控制血糖的同时也应注意血脂、血压等达标,还要控制吸烟等。

(二)针对发病机制的治疗

1. **抗氧化药物**　α- 硫辛酸是丙酮酸脱氢酶系的辅助因子,也是目前临床常用的一种抗氧化剂。此类药物通过阻抑神经内氧化应激状态、增加营养神经血管的血流量、加快神经传导速度、增加神经 Na^+-K^+-ATP 酶活性等机制,改善糖尿病周围神经病变的症状。

2. **改善神经营养药物**　甲钴胺为蛋氨酸合成酶辅酶,该酶促进髓鞘的主要成分卵磷脂的合成,与髓鞘、核糖核体膜、线粒体膜、突触及受体等的功能有关,可促进核酸和蛋白质的合成,改善神经元和施万细胞的代谢合成,促进轴索内输送和轴索的再生,恢复神经键的传达延迟。

3. 改善神经微循环药物 主要有血管扩张剂,如前列腺素 E、血管紧张素转化酶抑制剂、己酮可可碱等;抑制血小板聚集药物,如阿司匹林、西洛他唑;活血化瘀类中药等,可扩血管,减轻血液黏稠度,对糖尿病神经病变的麻木、疼痛有一定缓解作用。

(三)痛性神经病变的对症治疗

1. 生活方式指导和治疗 在此特别强调戒烟、补充维生素等。

2. 药物治疗 痛性神经病变患者因疼痛严重影响生活质量,而且疼痛特点是夜晚加重,所以有效缓解疼痛为治疗的关键之一。对因治疗的部分药物如硫辛酸、甲钴胺等有研究显示可以改善疼痛,但是在临床实践仅给予这些药物常不能完全有效缓解疼痛,因此临床上需要使用可以改善患者神经痛症状的药物,常用的如阿米替林、加巴喷丁、普瑞巴林、度洛西汀、文拉法辛等。

药物使用应遵循个体化原则,疗效因人而异,可能仅部分缓解。对于疗程目前尚未有共识,多依据专家经验,一般在疼痛稳定并有效干预糖尿病后,每半年评估,并酌情停止治疗或减量,部分患者可能需要维持原剂量。

欧洲神经病学会推荐糖尿病神经病理性疼痛治疗的一线选择为度洛西汀、加巴喷丁、普瑞巴林、三环类抗抑郁药(TCA)、文拉法辛,二线或三线选择为曲马多和阿片类药物。选择单药治疗可以从最小剂量开始,每 3~5 天逐步增加剂量,逐步增加至满意疗效,满意疗效判断的指标包括:疼痛显著缓解;可以耐受的不良反应及患者活动和社会功能改善。当单药控制欠佳或出现无法耐受的不良反应时,应换药或联合用药,选择不同机制药物。

有的患者疼痛部位相对比较局限,可以采取局部用药。局部用药有全身副作用小、与其他药物相互作用少等优点,如已被 FDA 批准上市的利多卡因贴皮剂,以及氯胺酮凝胶、辣椒素软膏、硝酸异山梨酯喷剂、硝酸甘油贴膜剂等均能缓解疼痛。

3. 其他治疗 主要包括物理疗法如温热疗法、水疗等;经皮神经电刺激;神经阻滞和微创治疗;外科治疗包括微血管减压术、痛觉传导径路破坏术等;心理治疗和中医中药及针灸疗法。

第八节 糖尿病心血管自主神经病变

糖尿病心血管自主神经病变(diabetic cardiovascular autonomic neuropathy,DCAN)是糖尿病慢性并发症之一,主要临床表现有心动过速、运动不耐受、心率变异性降低、直立性低血压、QT 间期延长、无症状心肌缺血甚至是猝死。其起病隐匿,早期无明显临床症状,但可导致心率控制和血管血流动力学异常,显著增加糖尿病患者心律失常和猝死的风险。

一、流行病学

由于 DCAN 的诊断标准不同及研究人群的差异,目前报道的 DCAN 的患病率差异很大,达 1%~90%。在糖尿病控制和并发症研究(DCCT)中,基线时病程 5 年以内的 1 型糖尿病患者 DCAN 的患病率仅 1.6%,病程 5~9 年者为 6.2%,研究终点时升至 12.2%,而在拟行胰腺移植的长病程 1 型糖尿病患者中,其患病率高达 90%。

二、发病机制

目前,DCAN 的病理学基础尚不完全明确,可能是糖尿病多种代谢紊乱、神经缺血、缺氧(微血管病变)及氧化应激等多种因素导致的心脏自主神经损伤的结果。DCAN 主要的发病机制包括以下几点。

(一)多元醇通路激活

多元醇通路激活,引起神经内山梨醇积聚,氧自由基增加,激活蛋白激酶 C 并引起 Na^+-K^+-ATP 酶活性下降,引起神经血流量减少、神经损伤。

(二)氧化应激

氧化应激引起氧自由基增加,同时糖尿病患者抗氧化应激的保护机制减弱,引起血管内皮细胞的损伤和 NO 生物活性下降,导致神经内膜缺血缺氧,增强其脂解作用,产生细胞毒性物质 4- 羟基壬烯醛,损伤神经元线粒体功能并介导氧化应激诱导的神经元凋亡。

(三)糖基化终末产物增加

持续高血糖增加蛋白糖基化,导致糖基化终末产物的蓄积,引起血管紧张素及游离脂肪酸增加而损伤内皮。

(四)神经元缺血缺氧

缺氧进一步引起蛋白激酶 C 活化,NO 减少,导致血管收缩及血流量减少引起血管损伤和轴突传导障碍。

(五)其他

其他一些因素也参与 DCAN 的发病过程,如免疫介导的炎症损伤、神经生长因子的下降、亚麻酸的缺乏等均可直接或间接减少神经血流供应并加重缺氧、增强氧化应激损伤导致的神经纤维坏死,甚至激活参与神经元损伤的基因表达。

此外,DCAN 相关危险因素包括年龄、糖尿病病程、高血糖、微血管并发症(周围神经病变、视网膜病变和肾病)、高血压和血脂异常。

三、临床表现

临床上,DCAN 主要表现为心率异常和心脏及血管血流动力学异常。早期常无明显临床症状,可表现为运动耐量下降,即心率、血压和心脏输出对运动的反应障碍,需通过临床检查和自主神经功能评价才能发现。晚期常表现为直立性低血压和直立性心动过速或心动过缓,较严重时患者从平卧位改为直立后出现头晕、无力、晕厥和黑朦。

四、诊断

DCAN 尚无统一的诊断标准,目前常用的检查方法见表 16-7。

(一)Ewing 心血管反射试验

Ewing 心血管反射试验是目前 DCAN 检查常用的方法,包括 Valsalva 动作、深呼吸心率变化、立卧位心率变化及立卧位血压变化和握力试验。这 5 项试验中 2 项或 2 项以上阳性,可诊断 DCAN。

表 16-7　常用 DCAN 检查方法

副交感神经功能	交感神经功能
静息心率	静息心率
深呼吸时心率变化（E∶I 比）	立卧位血压变化
立卧位心率变化（30/15 率）	握力试验
Valsalva 试验	HRV 频域分析：极低频带
HRV 频域分析：高频带	（VLF，0.003~0.040Hz）
（HFP，0.15~0.40Hz）	
HRV 频域分析：低频带	
（LF，0.04~0.15Hz）	

（二）HRV

HRV 是指逐次心搏间期之间的微小差异。HRV 分短时程（2~5 分钟）和长时程（24~48 小时），常用 24 小时动态心电图记录后用特殊软件分析，包括时域分析法、非线性分析法和频域分析法。

（三）QT 间期

QT 间期检查包括异常 QT 间期、校正 QT 间期（QTc）及 QT 离散度（QTd）。糖尿病患者较正常人 QT 间期延长；QTc 延长诊断自主神经病变特异性高、敏感性低，是晚期 DCAN 和预后差的标志。QTd 反映了心室肌复极的不均一性和电活动不稳定性，QTd 越大其心室肌复极差异越大，越容易形成折返激动而致室性心律失常和心源性猝死。

（四）压力反射敏感性（BRS）

压力反射敏感性（baroreflex sensitivity，BRS）是反映血压变化引起反射性心率改变敏感度的指标，可反映自主神经尤其是迷走神经对心血管的调节能力。当自主神经失衡、交感神经主导占优势时 BRS 降低；相反，迷走神经占主导地位时 BRS 升高，它是定量分析心脏自主神经功能平衡状况的指标之一。

血压变异性（blood pressure variability，BPV）又称血压波动性，反映个体在一定时间内血压波动的程度，主要反映交感和迷走神经对心血管的动态平衡。目前 BRS、BPV 主要用于实验研究，临床应用不多。

（五）放射性核素显像

放射性核素显像可直接显示受损的自主神经部位。SPECT 以 [123]I 标记间碘苄胍（[123]I-MIBG）为示踪剂，PET 以 [11]C 标记间羟麻黄碱（[11]C -HED）为示踪剂，这两种核素显像技术显示糖尿病患者有交感神经对心脏的失神经支配；PET 显像也显示 DCAN 患者心肌 [11]C -HED 滞留减少，以累及左心室下壁、侧壁和心尖为主，并与 DCAN 严重程度相关。

（六）动态血压监测

正常人和原发性高血压患者 24 小时血压呈两峰一谷、昼高夜低的长柄勺型曲线。

DCAN 患者夜间交感神经张力增加并占优势,夜间血压无明显下降,勺型变小、消失甚至呈反勺型。勺型减少或反勺型是糖尿病心血管事件的独立预测指标。

(七) 血浆儿茶酚胺测定

正常人站立后血浆去甲肾上腺素浓度较卧位增加一倍。伴有交感神经节后受损的患者,卧位去甲肾上腺素水平低于正常;而节前交感神经受损时,卧位去甲肾上腺素水平正常,立位后却无递增表现。排除应激、低血容量等影响因素,测定血去甲肾上腺素可协助诊断 DCAN。但儿茶酚胺属内分泌激素,检测时间过早或过晚均可影响结果的准确性。

在 DCAN 众多诊断技术中,心率变异性、压力反射敏感性、血浆儿茶酚胺、心脏放射性核素检查是较敏感和特异的指标,但目前仍以 Ewing 试验为 DCAN 的临床诊断及参考标准。推荐 1 型糖尿病患者在确诊 5 年内、2 型糖尿病患者在确诊 1 年内行 DCAN 检测,特别是合并心血管危险因素或高危因素患者,如长期血糖控制不佳、周围神经病变、大血管或微血管并发症等。由于众多因素可干扰自主神经活性,为排除其他疾病影响自主神经,检查前需要安静休息 30 分钟左右,3~4 小时前禁饮咖啡和吸烟,8 小时内禁饮酒,停服交感神经药物 24~48 小时、抗胆碱能药物 48 小时以上等。

五、治疗

目前认为,积极良好的代谢控制和心脑血管疾病危险因素的全面干预是有效预防和治疗 DCAN 的基础。在此基础上,针对 DCAN 发病机制的治疗和对症治疗可延缓 DCAN 发展、改善生活质量、减少其并发症的发生率和病死率。DCAN 应早期发现、早期非药物干预,监测病变发展,如进一步发展则联合药物治疗,出现相应临床表现,加以对症支持治疗。

(一) 非药物治疗

1. 血糖控制 血糖水平是 DCAN 重要的影响因素,良好的血糖控制在 DCAN 的治疗中发挥了至关重要的作用,这种控制不仅在于合理降糖,也在于稳定血糖的波动。

2. 运动 运动可以改善自主神经功能,但运动时间及运动形式的不同可对自主神经产生不同的影响。短期及长期运动皆对自主神经有益,但因对运动强度耐受的差异及运动方法上的差别,个体获益会有所不同,但运动不拘于时间,也不拘于强度及形式,可适用于不同糖尿病人群。

3. 肥胖与减重 肥胖与自主神经病变、心血管病变有着密切关系,肥胖糖尿病患者更应对其重视,适当减轻体重,抑制肥胖发展。

4. 戒烟 吸烟对自主神经的损伤表现为吸烟后交感神经活性明显增强,副交感神经活性明显降低,心率变异程度减低,血肾上腺素水平上升及迷走神经对心脏的保护作用破坏。

(二) 病因治疗

1. 醛糖还原酶抑制剂(ARI) ARI 通过抑制醛糖还原酶活性,减少山梨醇和果糖在神经组织沉积,达到改善 DCAN 的效果。

2. 抗氧化治疗 高血糖状态下,活性氧的产生和氧化应激的增强可引起血管内皮损伤,导致神经轴突变性和脱髓鞘病变。抗氧化剂如维生素 E、维生素 C、辅酶 Q10 及谷胱甘肽等对 DCAN 有益。

3. 血管紧张素转化酶抑制剂（ACEI）　糖尿病患者神经纤维存在血流受损表现，改善血管功能有利于神经功能的改善。ACEI 通过阻止血管紧张素 Ⅱ 的生成及缓激肽的降解，使血管舒张；另外，ACEI 还通过血管紧张素 - 醛固酮系统，抑制交感神经兴奋性。但 ACEI 对 HRV 的影响尚有争议。

4. 血管紧张素 Ⅱ 受体阻滞剂（ARB）　氯沙坦可改善神经血流，改善神经功能。

5. 醛固酮拮抗剂　醛固酮可抑制交感 / 副交感的活性，使压力感受器敏感性下降；还可以抑制心肌对去甲肾上腺素的吸收，使血管顺应性下降，导致血管损伤。螺内酯作为醛固酮拮抗剂，通过保钾、镁，改善 HRV，以减少严重心力衰竭及死亡、延长心力衰竭患者的生存时间。

6. β - 受体阻滞剂　β- 受体阻滞剂用于糖尿病患者仍有争议，一方面掩盖低血糖症状，另一方面又影响胰腺 β 细胞胰岛素的释放；但也有报道心肌梗死后的糖尿病患者使用 β- 受体阻滞剂可降低死亡率 36%，可能与 DCAN 作用有关。普萘洛尔用于心肌梗死后糖尿病患者可使副交感神经功能恢复，减少晨间交感神经突出的兴奋性；另外，美托洛尔联合雷米普利治疗 T1DM 患者蛋白尿过程中也改善自主神经功能。

7. 甲钴胺　慢性高血糖下，机体代谢紊乱及微血管病变使神经缺血缺氧，神经营养不足，致神经纤维脱髓鞘和轴索变性，导致神经损伤。甲钴胺可渗入神经细胞及胞体内，促进神经细胞的蛋白、核酸、脂质合成，使损伤的神经细胞修复，促进髓鞘形成和轴突再生，改善 DCAN。

（三）对症治疗

对症治疗主要是针对 DCAN 的临床表现，如静息时心动过速、运动不能耐受、直立性低血压等的治疗。而在这些对症治疗研究中，仅有直立性低血压的治疗较为系统且有针对性，其治疗目的在于改善症状，而不在于恢复正常血压水平。

直立性低血压是从卧位到立位的体位改变引起血压下降的反应，其原因为控制血管舒张的自主神经传出纤维受损，尤其是支配内脏血管的自主神经纤维受损，血浆去甲肾上腺素对体位变化的反应性降低，导致患者由卧位到立位改变时，血管收缩反应减弱不能维持血压稳定。从卧位到立位，收缩压下降 >20~30mmHg；或者舒张压下降 >10mmHg 可诊断为直立性低血压。

直立性低血压的治疗包括药物和非药物治疗。非药物治疗包括穿弹力丝袜、缓慢起立、增加血容量等。主要药物有氟氢可的松增加血容量；米多君激活 α 肾上腺素能受体，但副作用明显；奥曲肽与米多君联合可协同减轻摄食低血压效应及直立性低血压。在贫血的 T1DM 伴 DCAN 患者中，应用促红细胞生成素可改善直立性低血压。

第九节　糖尿病性胃轻瘫

胃轻瘫是指不伴有机械性梗阻的情况下，胃动力障碍及胃排空延迟。糖尿病是胃轻瘫常见病因，糖尿病性胃轻瘫可以引起糖尿病患者营养失衡、体重下降，而且导致血糖控制困难，波动较大。

一、流行病学

有研究显示 30%~50% 病程长的糖尿病存在胃排空延迟。总体上 1 型糖尿病发生胃动力障碍高于 2 型糖尿病。美国一项研究显示诊断明确的胃轻瘫发病率为男性每年 2.4/10 万,女性每年 9.8/10 万。胡吉等报道我国 2 型糖尿病中存在胃轻瘫消化道症状的比例大概 20%。

二、发病机制

高血糖可以引起幽门收缩和胃窦低振幅运动,从而出现胃排空延迟。近端胃功能受损表现为空腹时胃底收缩减弱,容受性舒张受损;远端胃主要表现为胃窦和十二指肠不协调收缩。

自主神经病变及急性血糖升高是影响胃动力的主要因素。自主神经包括交感和副交感神经、肠壁内在神经系统支配胃肠道运动。高血糖及其诱导的氧化应激可以引起神经元凋亡,从而导致胃底和胃窦收缩力下降,胃排空延迟。急性高血糖可导致胃底收缩减弱、胃窦波受抑制、幽门收缩增强和异常的胃电节律感应。当然有研究显示胰岛素介导的胃肠道活动起搏细胞 ICC、胃肠道激素及免疫因素可能也参与发病。

三、诊断

尽管糖尿病性胃轻瘫可以出现在无其他明显并发症者,但是其常有肾病、视网膜病变和神经病变。糖尿病性胃轻瘫常有神经病变,但是评估胃肠道自主神经功能的检查有限,临床上常用心血管自主神经功能检查作为替代方法。

在诊断糖尿病性胃轻瘫时应排除其他病因引起的胃肠道症状,因此胃镜检查常是诊断的重要检查之一。早餐餐前呕吐要警惕其他病因如妊娠、尿毒症和脑瘤等。烧心感、消化不良或非甾体类消炎药使用均提示消化性溃疡病。还有一些有心理障碍的儿童和成人可能有反刍综合征(摄入不久食物回流到口中,再咀嚼后咽下或吐出)。当然一些极严重糖尿病性胃轻瘫者可以天天呕吐。

上腹胀为胃排空障碍的常见症状,体检可以出现振水音。胃排空的检查是诊断的重要手段,液体的胃排空检测较固体敏感,胃排空容易受一些药物、吸烟和血糖等影响,因此建议测试前 2~3 天尽可能避免影响药物,当天避免吸烟,血糖不易过高。

(一)胃排空闪烁扫描术

闪烁扫描术是诊断糖尿病性胃轻瘫的金标准,通过食用标准餐,采用放射核素标记,仰卧位每隔 15 分钟成像共扫描 4 小时,4 小时残留率 >10% 即为胃排空延迟。国外更多在临床中采用简化方法,每小时扫描一次,研究显示该简化方法敏感度 93%,特异度 62%。目前在国内因核素标记的标准餐等问题开展较少,当然该检查还需核素设备要求,患者会暴露于一定的放射线中。内分泌科、核医学科和营养科应积极协作,尽快能让该检查在国内成规模地开展。

(二)^{13}C 呼气试验

该试验为一个相对安全的筛查方法,主要通过摄入同位素标记的松饼,代谢为 $^{13}CO_2$,随呼吸排出,收集呼吸样本进行分析,敏感性和特异性较好,但是在国内开展也较少。

(三) 超声检查

可以无创、有效检查胃排空,用于测定液体和半固体胃排空的速率,但是对于肥胖、腹部脂肪较多及胃肠胀气明显的患者测量受影响,且与操作者的经验相关,目前国内开展也较少。

(四) 胃电图检测

胃电图是评估胃肌电活动的重要方法,胃肌电活动包括慢波电位和动作电位,慢波频率决定胃收缩运动的频率、传播速度和方向。但是国内可以开展该检查的单位较少。

(五) 其他测量技术

无线动力胶囊通过其传感器可测定 pH、温度和压力、食物通过时间等参数,可以协助诊断糖尿病性胃轻瘫。

钡餐曾是诊断胃肠疾病的重要手段,尽管其排空方式与食物有较大差别,但是其也可显示胃的各部分运动与张力变化,临床上有时也可参考。

四、治疗

糖尿病性胃轻瘫治疗以缓解胃肠道症状、改善营养状态、提高生活质量及优化血糖控制为目标。血糖控制良好可以改善胃动力紊乱,这类患者选择胰岛素控制血糖的疗效优于口服降糖药。

(一) 饮食治疗

建议糖尿病性胃轻瘫者适当增加低脂、低纤维饮食比例,少食多餐。注意降糖治疗和摄食的匹配。

(二) 药物治疗

在选择时要考虑药物的不良反应、症状的性质、伴随的疾病和药物的可用性等因素。

1. **红霉素** 其为一种有效的胃动素受体激动剂,静脉给药可用于严重住院患者,可以增加胃窦收缩,加速食物的胃排空,长期使用常引起胃动素受体下调产生耐受。常用剂量200~250mg,3 次/d,但是目前红霉素临床上不易获取,可以试用阿奇霉素,其也可促进胃蠕动,且作用较为持久。

2. **甲氧氯普胺** 通过影响中枢多巴胺受体产生止吐作用,具有增加胃收缩、改善幽门括约肌松弛的作用。一般剂量 5~10mg,3 次/d,长期使用应注意锥体外系反应和高催乳素血症。

3. **多潘立酮** 有与甲氧氯普胺类似的促进胃动力和止吐作用,但是对中枢影响较小。常用剂量为 10mg,3 次/d。

4. **西沙必利** 为全消化道促胃肠动力学药物,通过刺激肠肌层神经丛,增加乙酰胆碱释放而起作用,5mg,3~4 次/d。

5. **胃促生长素(ghrelin)类药物** Ghrelin 半衰期短,血浆浓度不稳定,目前有部分其激动剂被临床验证,具有促胃动力作用。

6. **其他药物** 有报道显示部分患者接受三环类抗抑郁药物及米氮平等药物治疗可以

缓解胃肠道症状。此外其他止吐药如组胺拮抗剂(异丙嗪)、5-羟色胺3受体拮抗剂(司琼类)和大麻类药物也有被用于治疗该病。

(三) 非药物治疗

1. 胃电刺激疗法　主要治疗难治性糖尿病性胃轻瘫。通过植入神经刺激器,恢复正常的胃电节律和波幅,从而改善胃动力。疗效持久,安全性和耐受性可。

2. 针灸治疗　传统医学中早有采用针灸治疗胃肠道疾病的记载,且有研究显示其可以双向良性调节,如足三里穴位等。

3. 手术治疗　有个案报道,对于上述治疗均无效的顽固性糖尿病性胃轻瘫患者可能有效,包括胃造口术、空肠造口术及胃切除术等。

(四) 在探索中的治疗

包括一些新技术如干细胞替代和一些新药如生长素释放肽激动剂等。

第十节　糖尿病神经源性膀胱

控制膀胱的中枢神经或周围神经损伤引起的排尿功能障碍,称为神经源性膀胱。糖尿病神经源性膀胱(diabetic neurogenic bladder,DNB)是糖尿病常见的慢性并发症之一,是糖尿病神经病变在泌尿系统的主要表现。它以膀胱感觉损伤、膀胱容量增加,逼尿肌收缩减退、残余尿量增加为特点。在临床上可引起下尿路症状,呈隐匿起病,常常到发生严重的尿潴留和尿路感染甚至是肾衰竭时,才得以诊治,严重影响患者的生活质量。

一、流行病学

DNB发病隐袭、症状多样及诊断标准混乱,难以获得准确的发病率。国外报道,DNB在糖尿病患者中的发病率为40%~80%,国内报道为27%~85%。DNB的发生率与患者的性别、年龄及糖尿病类型无关,而与糖尿病病程和有无系统治疗有关,糖尿病病程越长、控制越差,DNB的发生率越高。

二、发病机制

DNB的发病机制目前尚未明确阐明,其发病过程非常复杂,是多种因素作用的结果。在众多因素中,逼尿肌的肌源性损伤和自主神经病变被认为是最主要的因素。

(一) 神经(血管)性因素

1. 醛糖还原酶活性增强　醛糖还原酶在血糖升高时活性增强,引起外周神经内山梨醇大量蓄积,直接或间接引起神经内损害。

2. 神经生长因子(NGF)数量减少　NGF是重要的神经营养因子,对于交感神经元和某些感觉神经元的生长和支持是必需的。在DNB发展过程中,NGF呈进行性下降,导致了传入神经的异常。

3. 糖尿病膀胱内壁尤其是黏膜下神经丛降钙素基因相关肽(CGRP)含量减少　CGRP神经纤维分布显著下降;嘌呤能神经受损;胆碱乙酰转移酶活性下降;以及非酶促糖化过程

造成神经髓鞘蛋白损伤,局部组织缺氧,微血管发生动脉粥样硬化等都可能是 DNB 的致病因素。

(二) 肌源性因素

1. 逼尿肌形态与功能变化 DNB 早期膀胱重量增加,逼尿肌细胞代偿性肥大,间质和胶原成分增多;晚期逼尿肌细胞萎缩、减少甚至消失,仅见大量的胶原及弹性纤维成分,膀胱壁薄呈无张力的囊状,最终导致逼尿肌失代偿。

2. 逼尿肌能量代谢紊乱 随着 DNB 发病时间的延长,线粒体形态破坏程度逐渐加重及琥珀酸脱氢酶逐渐下降,引起逼尿肌能量代谢紊乱。

3. 逼尿肌细胞受体和膜通道改变 有研究认为糖尿病膀胱收缩功能降低可能伴随 M 受体密度减少,膀胱颈部 α- 肾上腺素受体兴奋性增加可能是导致 DNB 排尿困难症状的原因。

4. 逼尿肌蛋白构成及信号传导异常 糖尿病膀胱肌细胞的细胞骨架结构改变,细肌丝的钙结合蛋白、原肌球蛋白、钙调素结合蛋白呈高表达,从而抑制了肌球蛋白的交互作用和肌动蛋白的 ATP,进一步影响了肌球蛋白轻链的磷酸化。

三、临床表现

DNB 起病隐匿,多呈无症状性进展,出现症状已是疾病的晚期阶段,其临床表现多样。

(一) 症状及体征

1. 尿量与排尿次数 糖尿病的初期表现为单次尿量增加,排尿次数增多。随着糖尿病病程的延长,膀胱逼尿肌损伤加重,出现排尿间隔时间延长,排尿次数减少。

2. 排尿顺畅与否 糖尿病早期主要以膀胱容量增加为主,往往没有明显的排尿困难。中晚期时,当病情引起逼尿肌收缩功能受损,将会出现排尿困难,排尿不尽,尿潴留,残余尿量增多,最后还会出现充盈性尿失禁。

3. 尿路感染 尿路感染是晚期患者的突出症状,与糖尿病代谢紊乱、机体免疫力显著降低、尿潴留、尿意消失有关。

4. 上尿路损害 尿意消失、残余尿显著增多时对上尿路的危害极其严重,常会形成全程上尿路扩张。同时可因为存在的糖尿病肾损害而最终出现慢性肾功能不全。

(二) 尿动力学

全面的尿动力学检查是对 DNB 进行客观评价的主要手段,常见的尿动力学变化有:

1. 膀胱感觉功能变化 通常情况下,DNB 早期可以存在膀胱敏感性增高 / 降低,膀胱初尿意和最大膀胱容量可以在正常范围内,也可以降低或增大,而晚期表现为膀胱感觉功能减退,即初尿意和最大膀胱容量增大。

2. 膀胱顺应性及逼尿肌稳定性变化 早期 DNB 低顺应性膀胱相对多见,可以合并逼尿肌不稳定存在;随着糖尿病病程延长,膀胱逼尿肌损伤加剧,最终可表现为高顺应性膀胱。

3. 逼尿肌收缩力的改变 逼尿肌收缩力的改变和病程与是否系统控制血糖有关,一般当患者的膀胱最大容量超过 600ml 时,没有患者存在逼尿肌反射亢进。同样,在患者的膀胱最大容量小于 350ml 时,很少有逼尿肌收缩力减弱或无反射。

4. 尿道外括约肌协同性改变 DNB 的肌电图常发现尿道外括约肌诱发电位潜伏期延

长,海绵体肌反射减弱甚至消失,逼尿肌和尿道外括约肌协同性失调。

5. **其他** DNB 患者除了发现前述异常外,还会出现最小尿道阻力增高等情况。

四、诊断

有明确的糖尿病病史,根据排尿异常的症状与辅助检查,明确诊断并不困难。但 DNB 起病隐匿,不易早期发现,当出现明显的下尿路症状时,多数患者已进入中晚期,故早期诊断十分重要。如果糖尿病病程大于 5 年,血糖控制不佳,或已经出现其他糖尿病神经病变,应及早进行全面检查以确诊。DNB 的临床诊断包括以下几个方面:

(一)糖尿病诊断明确

符合 1999 年美国糖尿病协会 2 型糖尿病诊断标准。

(二)症状

尿频、尿急、尿线变细、排尿费力、排尿不尽感。

(三)体征

在下腹部膀胱体表投影区可触及明显包块,叩诊呈浊音。

(四)其他影像学检查

可发现膀胱体积明显增大,排尿后膀胱残余尿量出现,临床常用超声测定膀胱残余尿量 >50ml 作为诊断 DNB 的标准。全面的尿动力学评价膀胱功能是诊断 DNB 的金标准,可以从最大尿流率、膀胱容量、残余尿量、最大逼尿肌压力方面综合评价。

(五)排除其他疾病

排除下尿路梗阻等因素,尤其是合并的男性良性前列腺增生或者前列腺癌及女性的膀胱颈梗阻、下尿路先天性畸形、上尿路肾小球炎等;排除神经精神因素疾病,如认知功能障碍、帕金森病;排除创伤及医源性因素导致的膀胱病变、脊髓肿瘤或脊柱骨折压迫支配膀胱的神经引起相似的膀胱病变等。

五、治疗

DNB 是一种病程依赖性的慢性并发症,应遵循早期诊断、重在预防的原则。其治疗目的为在积极控制血糖的基础上,避免支配膀胱的自主神经进一步损害,改善或恢复逼尿肌的功能,以保护肾脏和输尿管,改善排尿,预防和控制感染。

(一)一般治疗

1. **血糖控制** 严格的血糖控制可使高血糖产生的一系列代谢产物降低,从而使神经病变减轻。

2. **训练患者定时排尿** 指导并训练患者不论有无尿意都应每 2~3 小时排尿一次,适当延长排尿时间使患者尽量排尽尿液。

3. **间歇性清洁导尿** 对于大量剩余尿有上尿路损害,而药物治疗无效者,可以考虑行间歇性清洁导尿。

(二)药物治疗

1. **改善能量代谢紊乱** 尽快控制血糖是 DNB 的治疗关键,胰岛素的应用可以延缓逼尿肌的损伤。补充 ATP 可能有助于降低 Na^+-K^+-ATP 酶和 Ca^{2+}-Mg^{2+}-ATP 酶等的损害,从而改善或缓解 DNB 膀胱功能的进一步损伤。

2. 提高神经元肌醇含量　补充肌醇及应用醛糖还原酶抑制剂可防止和逆转糖尿病神经传导速率降低和 Na^+-K^+-ATP 酶损害,从而改善糖尿病对神经的损伤。

3. 增加胆碱能神经递质活性　增加胆碱能神经递质活性有助于增强膀胱逼尿肌收缩力,促进逼尿肌收缩,降低剩余尿。应用 5- 羟色胺及钙离子通道阻滞剂能使胆碱能传递变得容易,有效阻断非胆碱能递质的传递,增强胆碱能神经递质的作用,改善相关症状和病理变化。

4. 降低神经损害和促进神经再生　应用甲钴胺、神经节苷脂能促进神经的修复和再生,预防受损神经的萎缩和老化。

5. α- 肾上腺受体阻滞剂的应用　选择性 α- 肾上腺受体阻滞剂可以选择性作用于后尿道、膀胱颈、前列腺部的 α 受体,解除膀胱颈及前列腺尿道部痉挛,降低后尿道阻力,减轻相应症状。

6. 抗感染　糖尿病合并尿路感染是一种严重的并发症,出现膀胱尿道功能障碍时大量剩余尿及慢性尿潴留更易引起感染,特别是导尿后应注意应用抗生素防止感染。

(三) 中医治疗

祖国医学对 DNB 的治疗有一定疗效。温阳利水法、艾灸加中药、桂芪汤及中西医结合等方法都显示了中医药治疗 DNB 的优势。

(四) 手术

膀胱造瘘术为常用的手术方法。大量剩余尿、保守治疗无效时,可试行经尿道膀胱颈切开,以降低尿道阻力,解决逼尿肌收缩无力不能有效开放膀胱颈的问题。

第十一节　展　　望

糖尿病神经病变相对其他慢性并发症而言,诊治进展相对较少。在诊断方面需要更客观的指标,特别是小纤维神经病变的诊断,角膜共焦显微镜观察角膜神经可能是一个较为适当的手段,此外"互联网 +"的神经病变筛查手段相信也会尽快落地,真正实现医院 - 社区 - 家庭的神经病变筛查体系。就治疗而言,需要更多发病机制的探索,如神经压迫、神经微循环障碍、高血糖下神经损伤等各个方面,才能涌现更好的治疗手段。糖尿病神经病理性疼痛的中枢敏化更是近年来的研究热点,相信会有更多通过该靶点进行干预的治疗手段。

（鹿　斌　张　琦　张元品　刘思颖）

第十七章　糖尿病下肢血管病变

第一节　概　　述

糖尿病患者的心血管事件、冠心病死亡率、脑血管卒中事件及截肢率相对于其他患者明显升高。下肢血管病变(lower extremity arterial disease,LEAD)是很常见且较严重的并发症之一,是导致下肢截肢特别是高位截肢和再次截肢的主要原因,且因其较高的病死率、截肢率和感染率,成为糖尿病患者致死的常见原因。

糖尿病下肢血管病变又称周围血管病变(peripheral vascular disease,PVD),或更为狭义的外周动脉疾病(peripheral arterial disease,PAD)(本文所指糖尿病下肢血管病变以PAD为主)。糖尿病性的PAD是指在糖尿病基础上发生的动脉硬化,造成下肢远端组织缺血,其以腹股沟韧带以下动脉血管的狭窄或阻塞为主。严重的糖尿病下肢血管病变如果不积极治疗,可能导致糖尿病足坏疽、截肢,严重影响患者的生存质量和生存时间。目前血管介入治疗是糖尿病下肢血管病变积极有效的治疗方式。尤其是对于有多种合并症、全身状况不佳的糖尿病患者,当出现股总动脉以下、长段狭窄和闭塞动脉时,血管腔内介入治疗可为首选治疗,而且是一种可以重复的有效的治疗手段之一。

糖尿病患者的下肢动脉病变最常见为下肢动脉粥样硬化性病变。下肢动脉粥样硬化性病变患者在确诊1年后心血管事件发生率为21.1%,与已发生心脑血管病变者再次发作的风险相当。China DIA-LEAD研究显示,我国50岁以上2型糖尿病患者中其新诊断率为11.8%,患病率为21.2%。我国2004年、2012年两次糖尿病足调查结果显示,糖尿病足合并下肢动脉粥样硬化性病变者分别为62.9%和59.0%,是糖尿病足溃疡发生的重要病因之一。

第二节　糖尿病下肢血管病变病理改变

主要病理改变为动脉粥样硬化、管壁增厚、管腔狭窄及血栓形成,最终导致动脉闭塞、局部缺血。各种原因导致血管内皮损伤,血液中脂质在动脉内膜中沉积,巨噬细胞吞噬脂质形成泡沫细胞,引起内膜灶性纤维性增厚及其深部成分的坏死、崩解,形成粥样物,并使动脉壁变硬、斑块形成和钙化等。

血管病变的早期首先发生大血管硬化,其病理改变为内膜 - 中层厚度增加,管腔狭窄,管壁顺应性降低,内膜粥样斑块形成,致管腔进一步狭窄甚至完全闭塞。虽然微小动脉内膜与基底膜也可增厚,表现为这些动脉广泛性的管腔狭窄,但并不导致动脉闭塞,而足背动脉和足部的动脉多不受累。

糖尿病下肢血管病变多广泛累及下肢远端动脉,最严重的是膝以下血管:胫前动脉、胫后动脉和腓动脉及其分支,且越远端病变越严重。受累的血管狭窄呈多节段、广泛性。血管壁不光整,呈"虫蛀"样、"串珠"样病变,常伴有流出道障碍,给血管搭桥带来一定困难。糖尿病患者由于能量转化异常,脂质类物质代谢紊乱,血液黏稠度增加,血流速度减慢,动脉管壁在长期高糖因素的刺激下,外周动脉硬化病变程度往往较血糖水平正常的高血压患者的动脉硬化程度更为严重,管壁更容易出现狭窄和闭塞。

第三节　糖尿病下肢血管病变发病机制

一、蛋白质非酶糖化

即形成与蛋白质或某些含胺底物不可逆结合的大分子的高级糖基化终产物(advanced glycation end-products,AGEs)。AGEs可影响细胞外基质,改变信息传导途径;与细胞内特异性受体结合,改变信息传递物的浓度,如细胞因子、激素和游离基;改变靶组织中蛋白质功能。

二、氧化应激

高血糖是造成糖尿病血管损害的危险因素之一。许多与高血糖有关的生物化学途径如糖自氧化、多元醇途径、蛋白糖基化等均增加氧自由基的产生,从而造成对血管内皮细胞的损害。

三、脂质代谢紊乱

高血糖时还由于非酶促糖基化导致低密度脂蛋白(LDL)糖基化增加,高血糖可增加氧化的易感性,LDL发生氧化修饰后即形成氧化LDL(OX-LDL),也是导致动脉粥样硬化的关键步骤,糖基化的LDL具有类似OX-LDL的致病作用。

四、内皮细胞功能紊乱

高浓度葡萄糖损伤血管内皮细胞的机制可能为:多元醇途径活性增强,导致细胞生长必需的肌醇减少及胞内山梨醇聚集、高渗透压;非酶糖化及糖基化终产物AGEs的形成使内皮细胞增殖异常,并促进其死亡;高糖状态下产生的大量自由基对血管内皮细胞有严重的毒害作用。

五、细胞凋亡

近年来的研究发现细胞凋亡参与了糖尿病及其并发症的发生机制。仅就糖尿病血管病变后期肢端坏疽而言,创伤的愈合障碍是造成患者截肢的主要原因之一。糖尿病创伤愈合障碍表现为炎症细胞浸润和肉芽组织形成受阻,而细胞凋亡在此过程中密切地参与了炎症的调节,最终在创伤愈合的炎症阶段发挥作用。

六、基因水平的研究

糖尿病慢性并发症的发生发展与糖尿病并不完全一致,血糖控制良好的患者并不能完全阻止其慢性并发症的发生发展。因此高血糖并非并发症的唯一原因,遗传与环境因素也起了相当重要的作用。近年来对慢性并发症的许多候选基因进行了大量的研究,如血管紧张素转化酶(ACE)基因存在 I/D 多态性,该序列决定了血清中 ACE 水平。ACE I/D 多态性与糖尿病患者缺血性心脏病的发生存在相关性,与视网膜病变的发生无关,而与糖尿病肾病、血管性疾病的相关性尚有争论。

七、细胞因子

PAD 是个复杂过程,在整个病变过程中有许多细胞因子参与。如肿瘤坏死因子 -α(TNF-α),通过激活促凝血酶原抑制抗凝蛋白 C 旁路及合成纤溶激活剂抑制物等作用,刺激血小板和内皮细胞释放血小板源生长因子。这些效应最终会刺激血管外基质过量产生和血管细胞如动脉平滑肌细胞(arterial smooth muscle cells,ASMC)的增殖。ASMC 的快速增殖在动脉硬化中起重要作用。转化生长因子 -β(transforming growth factor-β,TGF-β)在高血糖时过表达,它可以刺激Ⅳ型胶原、纤维连接蛋白(FN)的产生,同时在血管紧张素Ⅱ对平滑肌细胞生长的调节中起介导作用。从而在糖尿病动脉硬化过程中发挥作用。胰岛素样生长因子 - Ⅰ(insulin growth factor- Ⅰ,IGF- Ⅰ)协同成纤维细胞生长因子(fibroblast growth factors,FGF)起作用。FGF 及其受体在毛细血管内皮细胞内表达,能促进血管内皮细胞的有丝分裂。P- 选择素介导的活化血小板与内皮细胞、白细胞的黏附、相互作用,释放活性物质,如血小板源性生长因子(platelet-derived growth factor,PDGF)、血管内皮生长因子(VEGF)、成纤维细胞生成因子(FGF)等,促进血管平滑肌增生、结缔组织生成,最终导致动脉粥样硬化的形成。活化血小板黏附聚集增强,可导致微血栓形成,凝血异常,促进大血管的缺血性坏疽及坏死。

这些细胞因子在糖尿病血管病变的发生发展中起重要作用,多个因子之间协同作用,加重血管损伤,促进动脉硬化发展。

第四节　糖尿病下肢血管病变临床特点

在糖尿病患者中,诊断 PAD 会有比较大的难度。因为这些患者的临床症状不典型。临床中,有足溃疡史、合并心力衰竭或患有糖尿病感觉运动神经病变的下肢血管病变患者,常可有无间歇性跛行或疼痛的感觉,有些表现不典型,直到患者因足溃疡或坏疽来医院就诊时才被发现。对于糖尿病患者而言,医生每年至少触诊一次足背动脉搏动,询问患者有无早期缺血的症状或病史,有利于尽早发现 PAD 患者。

糖尿病下肢血管病变主要表现为早期缺血症状,足部麻木,皮肤发凉,仅在活动后有疼痛感,即为间歇性跛行;中期的代偿期,即足部静止痛;晚期的组织缺损,主要包括足部溃疡(溃疡伴感染)、足部部分组织坏疽(坏疽伴有感染)。

临床表现可以简单概括为"跛、凉、麻、疼、烂"。

一、间歇性跛行

间歇性跛行(intermittent claudication)是病变最早及最典型的症状。表现为肢体运动后,由于动脉供血不足而出现疼痛,患者一般被迫中止运动,休息片刻后则疼痛缓解。从患者开始行走到出现下肢疼痛的时间越短,表明病情越重。

二、静止痛

随着下肢动脉供血的进一步减少,患者的跛行距离将逐渐缩短,直到其在休息状态时即出现肢体疼痛。动脉性静止痛(rest pain)是缺血性末梢神经炎所致,为足的严重的和持续性疼痛,有时可伴有麻木及感觉减退。疼痛在夜间加重,患者需要用麻醉药缓解症状。由于血栓等原因引起的下肢静脉阻塞,也可发生间歇性跛行性疼痛和静止痛,但疼痛程度较轻,以沉重、胀痛为主。

三、溃疡和坏疽

足溃疡和坏疽的发生、发展常常由周围神经病变、血管病变和感染的共同作用所致。依据糖尿病足的严重程度,常用 Wagner 分级法(表 17-1)进行分级。

表 17-1 糖尿病足的 Wagner 分级法

分级	临床表现
0级	有发生足溃疡危险因素,目前无溃疡
1级	表面溃疡,临床无感染
2级	较深的感染,常合并软组织炎,无脓肿或骨的感染
3级	深度感染,伴有骨组织病变或脓肿
4级	局限性坏疽(趾、足跟或前足背)
5级	全足坏疽

当发展到肢端坏疽,性质及临床表现很难与非糖尿病性肢端坏疽相区别。其表现有湿性坏疽、干性坏疽、混合性坏疽三种。

1. **湿性坏疽** 多发于肢端动、静脉血流同时受阻,循环与微循环障碍,皮肤损伤,感染化脓时。病灶轻重不一,表现为浅表溃疡或严重坏疽。局部常有红、肿、热、痛,严重者多伴有全身不适、毒血症或败血症等表现。

2. **干性坏疽** 多发生在肢端动脉及小动脉粥样硬化、血管腔狭窄或动脉血栓形成,使血流逐渐或骤然中断,但静脉血液回流仍然畅通,组织液减少导致局部组织不同程度的缺血坏疽或坏死。

3. **混合性坏疽** 多见于肢端某一部位动脉或静脉阻塞、血流不畅合并感染时。湿性坏疽和干性坏疽可以同时发生在同一个肢端的不同部位。一般病情较重、坏疽部位较多、面积较大,常涉及肢端大部或全足坏疽。根据病变部位分大中血管和微血管病变两种类型:

(1)趾端微血管病变症:即趾面散见细小花絮状紫纹或浅瘀斑,渐呈茧壳状分离脱落,一般不形成溃疡,趾体及前跖可无发绀,可以进行一般的步行活动;胫后动脉及足背动脉搏动可存在,下肢体位试验阴性。

(2)肢体大中血管闭塞症:肢端缺血明显,如跖趾苍白、发绀,范围较大,趾体瘀斑,呈干性黑死;伴间歇性跛行、静止痛,足背及胫后动脉搏动消失,抬高苍白试验阳性。

四、皮肤色泽及温度的改变

糖尿病下肢动脉病变的肢体皮色苍白或发绀,皮温降低;下肢静脉阻塞病变的肢体肿胀,皮色暗红,皮肤温度升高。

五、足背动脉搏动缺乏

足背动脉搏动情况是糖尿病下肢血管病变最重要的物理检查。如果足背动脉搏动不能被扪及,可以认为患者存在血管阻塞性病变。评估缺血程度最常用的量化指标是测定踝肱指数(ABI),ABI<0.9 提示患者存在血管阻塞性病变。但是,由于糖尿病患者经常发生中层动脉钙化,ABI 测定值可以假性增高。因此,足动脉搏动的检查仍是目前临床比较实用的检查方法。

第五节　糖尿病下肢血管病变检查方法

采用无创简便方法,及时诊断并正确评估下肢血管病变,对指导治疗、预防和减少下肢截肢、降低糖尿病患者病死率具有重要意义。

一、实验室检查

实验室检查包括:血常规、尿常规、糖化血红蛋白、空腹血糖、餐后 2 小时血糖、凝血功能、尿白蛋白与肌酐的比值,血清总胆固醇、甘油三酯、血浆白蛋白、尿素氮、非蛋白氮及二氧化碳结合力,坏疽分泌物细菌学培养。

二、辅助检查

1. **踝肱指数**(ankle brachial index,ABI)　又叫踝/肱动脉压比,是目前全世界公认的诊断糖尿病 PAD 最简单、可行的筛查方法。ABI 已广泛用于糖尿病患者的外周血管功能状况的诊断和预后分析。可以反映血管狭窄程度,正常情况下,踝动脉收缩压稍高于或等于肱动脉压。ABI 正常值为 1.0~1.4,ABI<0.9 提示下肢动脉有明显狭窄;ABI<0.5 表明严重狭窄;ABI<0.3 则提示发生坏疽的可能。ABI 具有简单易行、快捷方便、无创的优点,缺点是不能明确病变的具体部位,亦可出现假阴性。

国际糖尿病足组推荐将 ABI<0.9 作为诊断 PAD 的标准。ABI 对早期下肢血管病变敏感性较低。ABI 指数阳性时,血管狭窄已经相当严重,不利于早期发现下肢血管病变者;另外,如果下肢动脉钙化,可使动脉弹性下降,从而导致踝动脉压升高,ABI 出现假阴性,尤其是糖尿病患者,踝部压力可能升高 5%~10%;而且低血压、局部皮肤破损也可以影响检查结果。

2. **足背动脉经皮氧分压**(transcutaneous partial pressure of oxygen,TcPO₂) 当足背动脉经皮氧分压 <30mmHg(1mmHg=0.133 3kPa)、趾动脉压 <30mmHg 时,则表明已有的溃疡难以愈合。

3. **彩色多普勒血流图**(color Doppler flow imaging,CDFI)**检查** 彩色多普勒血流图检查可直接观察到血管狭窄的严重程度及其内血栓情况,是一种既能精确地确定病变部位、程度及长度,又安全、价廉的无创检查方法。一般认为,超声对胫后动脉、足背动脉及腓动脉的血管形态学、血流动力学可以进行动态观测,从而可以早期预防、早期干预,对减少坏疽形成、降低致残率有重要意义。其诊断下肢股段血管病变与动脉造影比较,敏感性为 86.4%,特异性为 92.9%,准确性为 91.1%。

4. **数字减影血管造影**(digital subtraction angiography,DSA)**检查** DSA 检查因显像清晰、准确,被认为是了解血管闭塞部位、程度及范围的金标准。DSA 虽是诊断外周血管病变的金标准,但由于 X 线的有害辐射、碘造影剂的应用及选择性血管造影的侵入性,使患者可能存在过敏、肾功能损害、血管痉挛及血管损伤的危险,且价格昂贵,大多数患者不愿意接受,造成许多血管病变不能及时早期地做出诊断,延误了治疗,最终导致下肢坏疽的发生。因此,不能作为糖尿病足溃疡者下肢血管病变的常规检查,通常只用于创伤性治疗(血运重建或截肢)前。

5. **螺旋 CT 血管造影术**(computed tomography angiography,CTA)**和磁共振血管造影术**(magnetic resonance angiography,MRA) 由于空间分辨率高,CTA 和 MRA 在周围血管病变的中应用价值已得到认可。在一些技术成熟的介入治疗中心 MRA 也用于外周动脉病变的检查,相较于血管超声而言,可以更好地显示腹主动脉、髂内外动脉及股总动脉的病变情况。

6. **动脉造影术** 动脉造影术可直接显示动脉病变的部位、程度及侧支循环情况,直观可靠,但检查本身能导致血管痉挛,加重缺血,一般只作为手术或介入治疗的选择依据。

7. **下肢体位试验** 抬高下肢 30~60 秒可见足部皮肤明显苍白,肢体下垂后可见足部逐渐呈紫红色。如果静脉充盈时间在 15 秒以上,说明该下肢供血明显不足。

8. **微循环检查** 甲皱微循环见异性血管袢及袢顶淤血 >30%,血流速度较慢呈粒摆流或泥沙流,串珠样断流及血管袢周围有渗出或出血斑较多。

第六节 糖尿病下肢血管病变治疗

糖尿病下肢动脉病变的治疗,按其病变的原因和病变程度可以划分为内分泌科、介入科、血管外科、烧伤科、骨科等多学科综合小组(multidisciplinary team,MT)的治疗。其目标是减少截肢,降低残疾和死亡率,提高患者生活质量。

糖尿病下肢动脉病变的治疗方法主要有内科治疗、介入治疗、外科手术治疗、中医治疗、干细胞移植治疗等。

治疗应从控制血糖、控制血压、调整血脂、戒烟、运动、改善循环、治疗水肿、控制疼痛等方面入手,控制并维持良好的血糖水平,同时积极纠正酮症酸中毒、低蛋白血症及各种心、脑、肾等并发症。在血糖得到控制、微循环障碍得到改善的基础上,进行手术清创,逐步清除坏死组织,保持创面清洁,常规消毒换药,采取敏感抗生素稀释液、生长因子、舒血管药物等湿敷创面,以促进局部肉芽新生,使创面早日愈合。利用康复物理疗法,使足部的压力重新分配,改善病变部位的血液循环,增加下肢血供,使足部的营养和药物供应加大,增强感染能力,促进溃疡愈合。

一、内科治疗

糖尿病患者处于一种高血凝、高血脂、高聚集状态,促使动脉硬化和血栓形成,造成血管狭窄或阻塞,最终导致肢体缺血,又协同神经病变、感染等多种诱发因素而致坏疽。戒烟、控制血压,使用他汀类药物,阿司匹林或氯吡格雷仍是内科治疗的重要手段。治疗时应着眼于改善肢体血液循环和血液的高凝状态、抗感染等。用药时除常规使用降糖药和胰岛素控制血糖外,使用血管扩张剂、溶栓抗凝药,合并神经病变时联合使用营养神经药物,感染坏疽时联合使用抗生素。

药物控制血糖是治疗 PAD 的前提。口服降糖药物有磺酰脲类、双胍类、α-葡萄糖苷酶抑制剂、醛糖还原酶抑制剂、胰岛素增敏剂、快速胰岛素分泌剂。人胰岛素及胰岛素类似物的使用可以有效控制血糖。推荐 HbA1c 控制在 7%~7.5%,低密度脂蛋白 LDL<1.8mmol/L,血压 <130/80mmHg(高龄或合并大心脑血管病变患者可适当放宽)。

治疗 PAD 的常用药物主要有抗血小板药物、抗凝药物等,改善微循环和降低血液高凝状态治疗已经在临床得到肯定的疗效。同时要使用改善神经功能的药物,减少由于神经感觉障碍引起的肢体末端和突起部位的外伤,主要药物有 B 族维生素等。一旦合并感染,必须应用抗生素。但是不可盲目使用抗生素,可以根据伤口分泌物的细菌培养及药敏试验选择合适的抗生素。

二、介入治疗

对经内科保守治疗无效(>6 周)、下肢缺血严重或间歇性跛行症状影响工作和生活的患者,可采用介入治疗。但需要综合评定患者病情,权衡利弊,分析患者的综合情况,由 MT 专家和患者共同确定。

包括经皮腔内血管成形术(percutaneous transluminal angioplasty, PTA)、支架植入术、内膜下血管成形术、超声消融术等,适合于病变局限尤其是近端大血管狭窄的患者,而且由于其创伤小、恢复快、疗效显著、可重复应用等特点,较易被患者接受。研究表明,糖尿病下肢血管病变患者的介入治疗成功率可达 98.4%,且术后 ABI 明显增加。如果 ABI<0.4~0.45,绝对收缩期踝动脉压力 <55mmHg,趾动脉压力 <30mmHg,提示需要行血管成形术。对于选用

哪一种办法才是最佳手术方案,目前缺乏循证医学证据,仍以 MT 的专家意见为主。

下肢动脉介入治疗早期多集中于主动脉及髂股动脉的短段狭窄或闭塞性病变,由于技术条件及材料的限制。股浅动脉远端特别是膝下动脉病变无法通过腔内技术处理。随着介入技术和产品的进步,介入治疗应用于糖尿病下肢血管病变的研究日益增多。介入治疗术能有效、快速地改善血液循环,并能在较长的时间内保持血管通畅,患者治疗后皮温升高,血供明显改善,足背动脉搏动增强,肉芽生长快,溃疡愈合加速。患者疼痛及跛行明显改善。

介入治疗术是治疗 PAD 患者避免截肢的重要方法。随着微创介入材料和技术的发展,有经验的医生可以将闭塞的下肢血管全部打通,包括足背动脉,从而达到直接改善下肢血液供应的长期目的。介入治疗成功率高,介入技术可以在 85%~90% 的糖尿病足患者中成功实施。介入治疗由于微创、临床疗效显著、安全、并发症少等特点及优点,对糖尿病足下肢血管病变的治疗具有重要的意义,有运用推广价值。

介入治疗主要手段有两种:对下肢血管节段性狭窄患者,使用球囊导管,对血管进行扩张;对严重狭窄患者使用支架,使血管保持通畅。

1. 机制 以导引钢丝通过狭窄闭塞段动脉,应用特制的扩张球囊对动脉狭窄病变部位施以一定的压力,将动脉硬化斑块压迫、收缩,并将动脉内膜、中膜撕裂,中层弹力纤维、胶原纤维和平滑肌过度伸展、扩张,从而使动脉管腔扩张。

2. 病例选择及术前准备 糖尿病 PAD 患者手术选择一定是选择合适的患者,如临床表现为典型"凉、麻、痛"的患者。权衡利弊,综合评估远期预后。询问相关外伤史及手术史。

糖尿病下肢血管病变 Fontaine Ⅱ 期及以上的患者均属手术适应证的范围(分期方法见表 17-2)。术前除常规准备外,可行 ABI、双下肢动脉血管超声、CTA、MRA 以明确病变部位、程度,选择手术方式。

表 17-2 Fontaine 分期

期别	临床表现	踝肱指数 /ABI
Ⅰ期	患肢怕冷、皮温稍低、易疲乏或轻度麻木	正常
Ⅱa 期	轻度间歇性跛行,较多发生小腿肌痛	
Ⅱb 期	中、重度间歇性跛行	0.7~0.9
Ⅲ期	静止痛	0.4~0.7
Ⅳ期	溃疡坏死,皮温低,色泽暗紫	<0.4

3. 下肢动脉病变的分级及手术类型 关于外周血管病变的分级有 TASC(表 17-3)的主髂动脉、股 - 腘动脉的分级:A、B 级首选腔内治疗,C 级根据专科情况选择内科介入或外科治疗,D 级应该选择外科手术。根据血管病变程度,C 级胫腓动脉病变,可考虑支架介入手术治疗。

表 17-3 股 - 腘动脉病变的 TASC 分类

病变类型 A	病变类型 B	病变类型 C	病变类型 D
长度 ≤ 10cm 的单个狭窄	多个病变(狭窄或闭塞),每个均 ≤ 5cm	多个狭窄或闭塞,其总长度 ≤ 15cm,或有高度钙化或无	慢性完全性 CFA 或 SFA 闭塞,长度 ≥ 20cm 且累及腘动脉
长度 ≤ 5cm 的单个闭塞	≤ 15cm 且未累及生殖孔以下腘动脉的单个狭窄式闭塞	经两次以上血管内治疗仍复发的狭窄式闭塞	慢性完全性腘动脉及近侧端三分支血管闭塞
	单个或多个病变,胫血管的连续性未受中断而无须行旁路手术		
	长度 ≤ 5cm 的高度钙化的闭塞段		
	单纯腘动脉狭窄		

注:CFA:股总动脉;SFA:股浅动脉

治疗方法:介入治疗组根据血管状况采取球囊扩张,包括高压球囊、药物涂层球囊及切割球囊均已用于糖尿病外周动脉病变的治疗;外周动脉专用支架、涂层支架的植入;动脉内膜切削、血管抽吸及其后的动脉置管溶栓治疗均已广泛用于糖尿病外周动脉病变的治疗;随着超声消融、激光导管设备及材料的改进,这两个技术也为糖尿病外周动脉病变的治疗提供选择。另外干细胞治疗及基因治疗在一些治疗中心也已经取得了可喜的临床效果。

4. 内科介入治疗的适应证 在糖尿病足发展的不同时期,以及血管病变的不同时期,各学科治疗的适应证也不尽相同。Wagner 分级中的 0~1 级患者下肢血管造影后符合 TASC 分级中的 A、B 级者,推荐内科介入治疗;Wagner 分级中的 2~3 级,足部感染控制后根据血管造影情况,进行内科介入或外科手术;Wagner 分级中的 4~5 级送骨科进行截肢手术,局部感染控制、伤口愈合后给予血管造影的检查,根据血管病变的情况决定内科介入或者外科搭桥手术的治疗。

5. 手术过程 局部麻醉下顺行或逆行穿刺股动脉,置入动脉鞘,全身肝素化后分段 DSA,可行超声消融术,在严重狭窄(50%)或闭塞部位行球囊扩张,扩张后回流明显或有动脉夹层形成者给予支架植入,术中常规肝素化,术后保留,鞘管血管内抗凝或溶栓,保留 48~72 小时后拔出鞘管,压迫止血。术后每日给予低分子量肝素 4 100~6 000U,皮下注射 3~5 天,预防血栓形成。如无禁忌,长期口服阿司匹林肠溶片 100mg,每日 1 次,术后半年至 1 年内口服氯吡格雷 75mg,每日 1 次。

可简要概括为:置入动脉鞘管 ⟶ DSA ⟶ 超声消融术或取栓术、球囊扩张术或支架术 ⟶ 再次 DSA ⟶ 保留鞘管,行血管内溶栓 ⟶ 预防血栓形成。

6. 手术成功标准 定义为术中闭塞的髂总动脉或股浅动脉再通,或术中至少开通膝以下 3 根血管(胫前动脉、胫后动脉、腓动脉)中的 1 根闭塞血管,或术后血管狭窄率 <30%。

7. 手术并发症 常见并发症有血管迷走神经反射;硬化斑块在球囊扩张或支架植入过程中脱落,随血流引起远端动脉栓塞;穿刺部位的损伤,如局部血肿、假性动脉瘤或动、静脉瘘的形成。

相对少见的并发症为球囊扩张部位出现血栓、内膜撕裂及血管破裂穿孔或闭塞等。再狭窄是血管成形术后的主要并发症之一,周围血管尤其是膝以下动脉5年再狭窄的发生率高达40%~65%。

再狭窄可能代表对成形术所致动脉壁损伤的一种正常或者异常过度的组织学反应。其所涉及生物学事件时序为内皮剥脱,内弹力层与中膜断裂,夹层形成,平滑肌细胞(SMC)延展,血小板黏附、聚集,纤维蛋白沉着,血栓形成。增殖SMC失去合成表型,以静止间质细胞形式存在。扩张部位纤维细胞性新生内膜形成是再狭窄的主要机制。术后再狭窄包括急性期再狭窄和远期再狭窄。介入手术不可避免地损伤内皮细胞,当内皮受损脱落,胶原暴露,促进血小板衍生物如血小板源性生长因子(PDGF)等释放,导致血小板黏附、聚集,从而促进血栓的形成。内膜完整性的缺失是新生内膜增厚的基础,当内皮细胞受损、功能失调时,各种收缩(促)生长因子与扩张(抑)生长因子的生理平衡状态被打破,导致血小板黏附、血栓形成和SMC异常增生,为启动和促进再狭窄的重要原因。

8. 下肢血管介入手术治疗前后需注意的问题 术前:对于足部有感染的患者,进行切开排脓、清创引流、使用抗生素控制感染,胰岛素控制血糖,营养支持,抗凝溶栓治疗后,待感染控制后行血管造影决定介入手术或外科搭桥手术。

术中:对所有患者行心电监护,血糖监测,及时处理血压异常、心源性休克、心律失常、血糖异常等情况,必要时可终止手术,术中规范化使用肝素抗凝。

术后:支架和人工血管因为都是异物,容易诱发血栓形成,堵塞下肢已疏通的血管,因此,术后应长期服用抗凝药物及抗血小板聚集药物,保持下肢血管的通畅。一般推荐介入治疗后硫酸氢氯吡格雷至少口服一年,阿司匹林肠溶片长期口服。如果出现牙龈出血、皮肤瘀斑或大便发黑需及时就医。支架不耐外力压迫,支架的断裂易促使血栓形成,造成血管闭塞。应注意保持下肢处于伸展状态,减少因肢体过度屈曲而使血流阻力增多。再者需绝对禁烟,严格控制血压、血糖、血脂,增加步行锻炼,促进下肢侧支循环建立。

下肢动脉腔内介入治疗疗效评价:如果介入治疗成功,一般症状可以缓解或改善。目前的评估指标包括主观指标和客观指标。前者包括主观症状的改善,如疼痛缓解或程度减轻,肢体发冷感觉改善等;后者包括踝肱指数(ABI)、溃疡面愈合情况、截肢平面的降低等。对于糖尿病下肢缺血患者,只要有1项指标得到改善就属于临床成功。新疆维吾尔自治区人民医院的临床数据证明,下肢动脉血管腔内介入治疗较传统治疗组,可以显著改善患者"凉、麻、疼"的临床表现,使ABI及皮温得到明显缓解,但同时,就患者PAD的干预手段及手术时机的选择,仍旧是一个需要MT(内分泌科、烧伤科、血管外科、骨科、影像及介入科室等)合作协调完成的过程。

糖尿病下肢血管病变内科保守治疗不足以解决糖尿病血管病变导致的血液流变异常。只有进行血运重建,使下肢有足够的血流,才能达到缓解症状,促进溃疡愈合,减少截肢的目的。外科搭桥手术因创伤大,患者耐受性差,加之糖尿病患者多合并心、脑、肾等严重并发症,且糖尿病下肢血管病变为多节段性广泛累及下肢远端血管,受累血管狭窄呈多阶段性、广泛性,血管壁不光整,呈"虫蚀"样、"串珠"样病变,常伴有流出道障碍,给血管搭桥带来一定困难。采用干细胞移植治疗可使缺血部位重建有效的侧支循环,适合于小血管或流出道的闭塞或介入治疗未成功者。介入治疗创伤小、恢复快、安全、并发症少、疗效确切,术后即可建立通畅的血流,起到立竿见影的效果,且介入治疗由于疗效确切、创伤小、恢复快,可在高龄、身体条件较差的患者中应用,因此在临床正逐渐取代传统的外科手术治疗,用于糖尿病 PAD 患者的治疗。

三、外科手术治疗

当患者介入治疗失败或者不适合介入治疗时,可选用开放手术。开放手术可成功用于所有病变,有研究显示术后 1 年保肢率能达到 78%~85%,明显高于未接受手术治疗的患者。但是手术伴随着一定的致残率和死亡率,术前需行完整的动脉造影以明确下肢动脉的狭窄、闭塞的位置及远端血管和侧支循环的情况。当各种方法均无效或肢体发生坏疽及继发难以控制的感染危及生命者,应采取截肢手术。此手术应注意截肢平面的判断,可通过血管造影或超声检查进行判断,以免造成不恰当的截肢甚至多次反复截肢。对于终末期患者,镇痛和支持治疗是最好的选择,同时也可考虑辅助外科治疗。

手术是治疗 PAD 的主要方法。主要手术式有:①动脉内膜切除和成形术;②血管旁路移植术。根据所用移植材料不同可分为自体血管旁路术和人造血管旁路术,多数情况下选用前者。手术指征包括严重的间歇性跛行、静止痛、缺血性坏疽及长期不愈合的缺血性溃疡,无论是否合并糖尿病,都应争取手术,挽救肢体。间歇性跛行时进行动脉重建的手术指征是相对的,即严重的、步行距离 100 米以内的间歇性跛行可积极考虑手术治疗。对轻度的间歇性跛行患者,可根据患者的意愿考虑是否行手术治疗。足部静止痛、坏疽和溃疡预示患者将丧失肢体,手术以挽救肢体为目的,所以手术指征是绝对的。

四、中医治疗

糖尿病下肢血管病变属于中医学之消渴、脉痹、脱疽范畴,其主要病机为阴虚燥热,日久致脉络瘀阻。现代医学认为,糖尿病机体组织血液增加和高灌注状态,使大部分蛋白经微血管外流,沉积于血管壁,随着病情发展,会出现微血管透明变性、增生,管壁内脂肪及糖蛋白沉积,管腔狭窄,导致微循环障碍,缺血、缺氧,神经失去营养。

古代文献称糖尿病为消渴,宋代《卫生家宝》记载"消渴病人足膝发恶疮,至死不治",清代《医宗金鉴》及《外科心法要诀》记载"脱疽多生足指之间,手指生者间或有之。盖手足十指,乃脏腑枝干,未发疽之先,烦躁发热,颇类消渴,日久始发此患。初生如粟,黄疱一点,皮色紫暗……",据文献报道,早在元代《丹溪心法》中也有相关记载。针对 PAD 的复杂病情和症状差异。中医学采用辨证分型治疗,多以活血化瘀为主。以内治法配合多种外治法以求内外合治,共同奏效。

五、干细胞移植治疗

干细胞是一种具有潜在的组织再生功能作用的细胞。研究表明,干细胞除了具有造血功能外,在特定的机体环境下,能分化发育成为新的细胞类型,参与组织损伤的修复和新血管的再生。干细胞移植临床上最早被用于治疗心肌缺血,但具体作用机制目前尚不十分清楚。近年来开始应用于治疗下肢缺血性疾病的干细胞移植,为药物治疗无效并且不适于手术治疗的患者提供了一种选择方法。

目前在临床上应用主要是自体干细胞移植,包括自体骨髓干细胞和外周血干细胞移植。自体干细胞移植术适用于慢性下肢缺血患者,包括有间歇性跛行且静息状态下踝肱指数(ABI)<0.6~0.8,或已有静止痛、溃疡、坏疽者,保守治疗无好转且适应外科搭桥手术患者,尤其适用于下肢远端动脉流出道差无法进行搭桥,或者由于年老体弱和伴发其他疾病(如糖尿病)不能耐受手术搭桥的下肢缺血性疾病者。外周血干细胞包含造血干细胞和内皮祖细胞,糖尿病患者外周血中内皮祖细胞不仅数量减少,而且增殖潜能、黏附和成血管能力均降低。经过集落刺激因子动员,外周血中造血干细胞和内皮祖细胞数量明显增加。经过采集、植入,造血干细胞和内皮祖细胞在适当诱导条件下分化为成熟的血管内皮细胞,通过血管生成和血管形成这两种治疗性血管新生方式发挥作用。干细胞移植治疗下肢缺血性疾病这一新方法应用时间短、病例数不多、经验不足,许多问题有待研究,但这一技术业展现了美好的前景。

第七节 展 望

糖尿病下肢血管病变是一种病因复杂、临床表现多变、致残率高、医疗成本耗费大的疾病,糖尿病患者中有 5%~20% 在其病程中发生足溃疡或坏疽,糖尿病足的截肢率是非糖尿病患者的 15~20 倍,致残率极高,2005 年王爱红等人的一项多中心研究发现糖尿病足患者平均住院天数为 26 天,平均总费用为 14 906 元,平均每天花费 573 元,其医疗花费巨大。近年来,下肢动脉闭塞合并糖尿病足的治疗方法不断革新,疗效也不断提高,介入治疗在糖尿病下肢血管病变中的运用取得了重大进展。

下肢血管介入治疗技术作为血管病变的微创治疗方式,在临床中有疗效显著、安全、并发症少等优点,其中下肢动脉球囊扩张及支架植入技术是目前治疗血管病变相对比较成熟的介入治疗技术。介入治疗下肢血管严重狭窄、缺血是安全有效的,即使未能实现远端闭塞性病变再通,但开通或增加近端血管血流也可使下肢缺血得到缓解,从而降低截肢平面,避免高位截肢。随着基础理论知识的不断深入,接入器材、材料的不断改进,循证医学的不断更新,医疗技术水平也得到了不断提升,在传统治疗方法基础上,不断开发、融入新技术、新方法,例如:基于药物涂层球囊(drug-coated balloon,DCB)的新技术开始用于下肢闭塞性动脉硬化疾病(arteriosclerosis obliterans,ASO)和普通球囊血管成形术(plain old balloon angioplasty,POBA)术后再狭窄,目前正成为下肢动脉疾病介入治疗领域的一个研究热点。POBA 通过球囊或配合支架扩张狭窄或闭塞段血管,达到血管再通的目的,但术后 1 年再狭窄率高达 40%~60%,往往需要二次手术治疗。DCB 表面涂有抗增殖药物(主要为脂溶性的紫杉醇和西罗莫司等,其具有良好的组织穿透性,能迅速与细胞微管蛋白的 β 亚单位结合,引起细胞骨架改变,从而抑制细胞增殖过程中的有丝分裂),通过球囊扩张使涂层药物与病变血管充分接触,抑制内膜增生,降低管腔再狭窄的发生风险。但该技术目前仍处于血管疾病治疗研究的初步阶段,仍需大量临床研究的进一步评估。此外,新型介入材料的研究,如促进内皮细胞再生的支架、生物可降解支架等,可能为血管介入治疗提供新思路。

单一方法治疗下肢血管病变都存在一些弊端,为避免单一疗法存在的弊端,最大限度地发挥各个治疗方案的优势,目前提倡在传统治疗方法的基础上联合多种治疗方法。在血管介入治疗手术操作过程中不可避免会对血管内皮造成损伤,其损伤会引起血管新生内膜的增生,从而导致血管的再狭窄,尽早使受损血管重新内皮化,恢复内皮功能,维持血管内环境稳态,抑制炎症反应及血管平滑肌的异常增生,是防止介入治疗后再狭窄的有效手段。骨髓间充质干细胞(bone marrow mesenchymal stem cell,BMMSC)可以分化成不同类型的细胞,其中就可分化成血管内皮细胞和平滑肌细胞,并分泌许多促血管生成因子,促进新生血管形成,不仅可能改善及恢复下肢血管血流,还可快速修复血管介入治疗手术操作过程中血管内皮的损伤,降低血管再狭窄率。同时,干细胞移植加速患肢侧支循环的建立,从而减轻患肢缺血症状,因此能取得比单独采取介入治疗更好的临床疗效。

新型材料的研发及新技术的发展将有力地推动糖尿病下肢血管病变诊疗的创新和进步,改善糖尿病下肢血管病变患者的生活质量,为其带来新的希望。

附:超声消融术

一、手术过程

采取局部麻醉下经皮穿刺患侧股浅动脉,置入动脉鞘,分段造影明确病变后,采用超声消融治疗仪至动脉血管闭塞部位或严重狭窄部位消融,再根据患者病变血管的正常内径,选择合适大小的球囊行扩张术,扩张后再次进行造影与术前对比。

二、典型手术过程

典型手术过程见图 17-1。

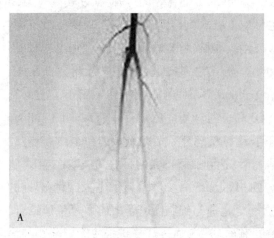
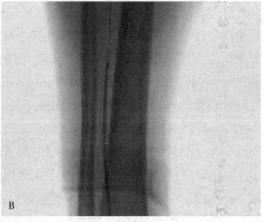

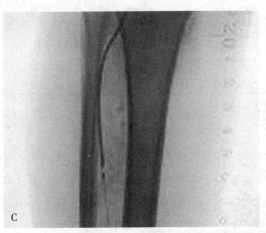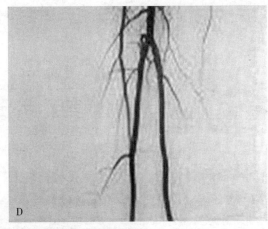

图 17-1　1 例 47 岁糖尿病女性患者术中血管造影

A. 膝下血管造影滞留；B、C. 经导丝引入球囊扩张；D. 经 PTA 后，开通 2 条膝下分
支血管（新疆维吾尔自治区人民医院内分泌科提供图片）

三、术后用药

术后患者留置导管 24~72 小时，在监测凝血功能情况下动脉灌注尿激酶（10 万 ~20 万
单位 /d，动脉泵入）、巴曲酶（5 单位 / 隔日，动脉泵入）、肝素钠（6 250~12 500 单位 /d，动脉持
续泵入）等，并予抗生素及改善微循环的药物。拔出鞘管后给予皮下低分子量肝素注射；5~7
天后改口服抗凝药物；要求所有患者如无禁忌，口服氯吡格雷、阿司匹林肠溶片至少 1~2 年。

（王　燕　詹先琴　葛家璞）

第十八章　糖尿病足

第一节　概　述

糖尿病足的定义是发生在糖尿病患者的与局部神经异常和下肢远端动脉病变相关的足部感染、溃疡和／或深层组织破坏。糖尿病是许多国家截肢首位原因,美国每年实施的6万多例非创伤性手术中50%为糖尿病患者。2010年的调查显示,我国三甲医院非创伤性截肢患者中约有1/3为糖尿病所致。在发展中国家,足溃疡和截肢很常见,发现得比较晚,常合并广泛的感染。我国糖尿病足患者中合并感染率高达70%。

糖尿病足溃疡造成的经济负担严重。据估计,2001年在美国,足溃疡和截肢花费了109亿美元。采用相类似的方法,英国估算糖尿病足并发症的年花费是2.52亿英镑。需要注意的是,流行病学比较费用数据,不仅要注意方法学的问题,还需要了解这种费用是否包括直接费用还是间接费用。然而,很少有人估算糖尿病足和／或截肢患者长期随访的费用。

2007年,美国花费在足溃疡的费用是189亿美元,花在下肢截肢上是117亿美元,2007年糖尿病足的总医疗费用是306亿美元。我国2010年调查时的糖尿病患者的平均住院费用为2.4万元人民币,平均截肢费用为3.4万元人民币。造成糖尿病截肢的最主要原因是足溃疡,75%~80%的足溃疡是可以预防的。降低糖尿病截肢率的关键是预防和及早科学治疗糖尿病足溃疡。预防糖尿病足溃疡和预防截肢有很好的费用-疗效比。

国际糖尿病联盟高度关注糖尿病足,2005年在全球范围内提出"put feet first"的口号,强调在全球范围内,截肢是一个常见的问题。该年国际著名杂志 *Lancet*(《柳叶刀》)出版了糖尿病足的专刊,指出在世界范围内,每30秒就有1例因为糖尿病而失去肢体的患者。在糖尿病足和截肢方面,以下信息十分重要。①糖尿病患者发生足溃疡很常见。约有25%的糖尿病患者会在其一生的某个时候发生足溃疡。②超过85%的下肢截肢是由足溃疡引发的,糖尿病是西方国家非创伤性截肢的最重要的原因。③预防是防止糖尿病足病变和降低截肢率最重要的一步。高达85%的糖尿病截肢是可以预防的。④只有当包括患者及其家属在内的所有的有关方面人员都认识到这点,截肢率方可下降。糖尿病神经病变患者失去痛觉就容易发生足溃疡,这些患者常常在足溃疡合并严重的感染时仍在继续行走。⑤预防足溃疡的战略具有很好的费用-疗效比,可以节省医疗费用,重点是针对那些已经合并有危险因素将要发生足病的患者实施教育与管理。⑥糖尿病是西方国家夏科神经关节病最常见的原因,在我国糖尿病合并夏科关节病也并非十分罕见。

经过 20 年的努力,美国糖尿病的截肢率下降了 51.4%。我国的调查证实,与 2004 年相比,我国三甲医院糖尿病足溃疡患者总的截肢率明显增加,由 4.3% 增加到 14.9%,但大截肢率则由 5.9% 降到 2.3%,住院期间的足溃疡的愈合率由 18.2% 增加到 52.3%,且平均住院日由 21 天减少到 18 天。我国的糖尿病足防治取得了明显的成绩。

我国糖尿病足防治的成就还体现在许多方面。①尽管我们还没有流行病学意义上的全国性糖尿病足发病率的数据,但初步调查显示,住院糖尿病患者出院随访 1 年,糖尿病患者的年死亡率是 2.8%,糖尿病足患者的年死亡率则为 14.6%;糖尿病患者的足溃疡发病率是 8.1%,足病患者的 1 年足溃疡再发生率是 31.6%,年截肢率为 5.1%。②全国范围内,已经有了多家以多学科协作为基础的糖尿病足中心,这些中心有的以内分泌科为主导,有的以血管外科为主导,有的以创面外科或骨科为主导,但都是在多学科密切合作的基础上开展临床及研究工作。③与之相适应的是,全国范围内已经有了以糖尿病足或糖尿病足溃疡为重点的慢性创面治疗及预防的专业对位,尤其是中华医学会糖尿病学分会糖尿病足与周围血管病学组和中华医学会创伤学分会组织修复与创伤愈合学组联合和分别培养了一批高达 3 000~4 000 名的糖尿病足和创面专科医生或护士。④加强国际交流,我国专家分别参加了糖尿病足和包括糖尿病足溃疡在内的慢性创面方面的国际指南的制定,取得了国家的高级别的科技奖项并开展科研课题,发表了一批高质量的科研论文,发明了技术专利和技术产品,以及创立了医院和社区一体化的分工合作的工作模式,从而节省社会资源和医疗费用,提高患者的生活质量,减轻患者家庭及社会负担。

第二节 糖尿病足病因学

了解足溃疡发生发展的危险因素,非常重要。足溃疡的发生是许多导致损伤因素共同作用的结果。其发生前存在着许多预示溃疡的征兆或危险因素。糖尿病合并足溃疡并不是必然的结果,足溃疡无一例外地发生于下肢特殊病因与环境危险因素作用情况下(图 18-1)。糖尿病足传统地被认为是周围血管病变、周围神经病变和一些创伤共同作用的结果。在此基础上,还有一些其他的因素。

一、糖尿病合并下肢动脉(周围血管)病变

周围血管病变主要指下肢动脉闭塞性病变(PAD),又被称为下肢末端动脉病变(LEAD)。近期的调查再次证实,我国 50 岁以上的合并至少一项心血管危险因素(如吸烟、血脂异常、高血压、既往心脑血管病病史、蛋白尿等)的糖尿病患者中,1/5 以上的患者合并 PAD。PAD 既是发生足溃疡的危险因素,又是患者心血管事件和死亡的预警指标,但在临床上往往被忽视,造成知晓率低、诊断率低、治疗率低的现象。

糖尿病合并 PAD 最常累及的是远端血管,患者的年龄相对要年轻。PAD 是糖尿病足溃疡形成的主要因素,也是截肢的主要原因。在足溃疡形成过程中,PAD 很少是独立地引起溃疡,常常是联合轻度的创伤,最终导致溃疡(图 18-1)。轻度的创伤和随之而来的感染更增加

了超出了周围循环能力的血供需要,缺血性溃疡和截肢风险随之而至。近些年,神经缺血性溃疡和 PAD 存在于同一患者,合并有创伤因素,这些已经越来越常见于足病临床表现。

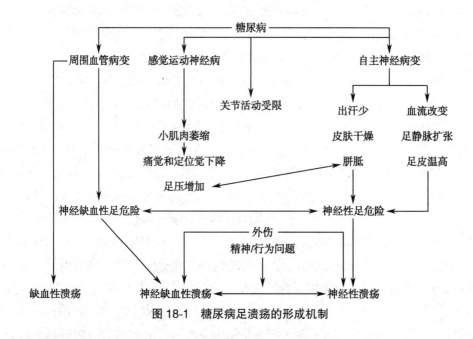

图 18-1　糖尿病足溃疡的形成机制

(一) 糖尿病合并 PAD 的定义、临床特点及其分级

糖尿病合并 PAD 是造成糖尿病足溃疡乃至截肢的重要因素。糖尿病足及其相关专业的医务人员必须高度关注 PAD,这是基于下列原因:① PAD 非常常见,累及至少 20% 以上的年过 50 岁的合并至少一项心血管危险因素的糖尿病患者;②糖尿病患者的截肢率 5~10 倍于非糖尿病患者,PAD 是糖尿病截肢的主要原因;③糖尿病患者中动脉粥样硬化很常见,测定踝肱指数(ABI)可以尽早识别糖尿病患者或非糖尿病患者合并的无症状阶段的 PAD;④糖尿病患者相比于非糖尿病患者,PAD 更多发,由于技术原因,手术更困难;⑤无论全身的(如心肺病变)还是局部的(如感染),对于外科手术而言,糖尿病患者有更多的并发症;⑥糖尿病患者动脉粥样硬化病变的基础治疗与非糖尿病患者相同,但是合并中层动脉钙化的概率更高,尤其是糖尿病病程长和合并肾病患者。

糖尿病合并 PAD 的发病机制是双方面的,既有动脉慢性阻塞、血栓形成,也有动脉钙化。当慢性阻塞性病变成为下肢缺血的主要原因时,如糖尿病患者,下肢缺血诊断前可以发生血栓性事件,如 1 例轻度跛行的患者突然行走距离明显缩短或出现休息时疼痛。或者,似乎健康的患者突然发生跛行。一般而言,糖尿病患者更常发生动脉粥样硬化性并发症,发病时年龄更轻、治疗更困难且有更多的治疗并发症(尤其是无创性治疗)。

平均而言,下肢缺血症状的发生晚于冠状动脉循环病变 5~10 年。可以发生急性缺血,这是由于:在原先存在的动脉粥样硬化病变斑块和/或狭窄的基础上有血栓形成;栓塞,如来自心脏壁的血栓;动脉损伤的逆行;创伤所致。糖尿病是引起 PAD 的主要原因。

PAD 传统上被分为 4 个阶段(Fontaine 分级):①无症状(ABI<0.9);②功能性疼痛(跛行);③休息时疼痛;④非愈合溃疡或坏疽。

（二）糖尿病合并 PAD 的患病率

糖尿病患者 PAD 发病率的高低取决于动脉粥样硬化的危险因素和糖尿病病程。迄今为止，只有很少的区域性一般人群的研究。1999—2000 年美国健康与营养调查显示，一般人群 PAD 的患病率为 4.5%，糖尿病人群则为 9.5%。其他的调查报告显示，糖耐量正常人群 PAD 患病率是 12.5%，而糖耐量异常和糖尿病人群则为 20.6%。使用 ABI<0.9 作为选入标准，我国管珩等报告，合并至少一项心血管危险因素的 50 岁以上糖尿病患者中约有 20% 的患者有 PAD。糖尿病患者的跛行要 2 倍于非糖尿病患者。2017 年完成的由 39 家三级医院的 10 681 例 2 型糖尿病患者参加的 China-DiaLEAD，调查结果为 50 岁以上的至少合并 1 项心血管危险因素的 2 型糖尿病患者的 PAD 患病率为 21.2%。

（三）糖尿病合并 PAD 患者的识别

PAD 的及早识别特别有意义，因为合并 PAD 的糖尿病患者有很高的心血管死亡率。PAD 与这些患者发生缺血性溃疡或者由于神经病变、外伤所致的足溃疡难以愈合甚至截肢有关。国际糖尿病联盟的糖尿病足临床指南指出，下肢缺血严重程度与糖尿病截肢高度相关。糖尿病合并下肢缺血重度、中度、轻度患者的截肢率风险度分别是无下肢缺血的患者的 53.2 倍、11.4 倍和 5.7 倍。

无症状的 PAD 可以通过非常简单的检查即踝肱指数（ABI）测定被识别。ABI 是踝部血压除以双臂血压中的最高值。该检查仅仅需要几分钟，测量过程中的血压变异并不影响测定结果。ABI<0.9 不仅仅与心血管死亡率增加有关，而且 ABI 下降具有预测性——ABI 值越低，预后越差。尽管识别出来的 ABI<0.9 的患者并不一定需要接受下肢血运重建手术，有些患者甚至不需要药物治疗，但是，这些患者是需要高度关注的预防心血管危险性的病例。

需要注意的是 ABI 测定会出现数值的假性升高，这主要是因为部分糖尿病患者合并下肢动脉的中层钙化，钙化后的动脉不易在压力下压缩。一旦出现临床上患者有下肢缺血而 ABI 值正常或升高，行趾肱动脉压指数（TBI）或血管超声检查有助于进一步确诊。另外，观察动脉搏动的波形也有助于鉴别，正常的下肢动脉搏动波形应该是三相的，波形低平、失去三相的波形提示下肢动脉病变。

（四）糖尿病合并 PAD 的临床表现

相当多的合并轻度 PAD 病变的糖尿病患者并没有下肢缺血的临床表现。有些患者即使有行走距离长而出现的下肢肌肉酸痛等表现，往往也不会意识到这是下肢缺血所致。PAD 具有发病率高、确诊率低、治疗率更低的特点。严重的 PAD 患者可以有跛行、静止痛和缺血性难以愈合的足溃疡。

1. **间歇性跛行**　跛行是患者在行走一段距离后出现下肢肌肉疼痛，最常见的是在腓肠肌、大腿部，臀部出现疼痛则很罕见。引起疼痛的行走距离变化很大，严重病例可以发生于行走 10~15 分钟之后，而一些病例当快步行走 500m 时即出现疼痛。重要的是，患者和主治医师都需要了解跛行，虽然对于少数患者而言，跛行是行走能力下降和不舒服感觉，但对于大多数患者而言，跛行标志着该患者有严重的系统的血管病变，心血管致残率和死亡率很高。但是，糖尿病患者由于合并周围神经病变，只有 10%~30% 的合并中重度下肢缺血的患者会出现间歇性跛行。换言之,如果临床上依据典型的间歇性跛行来诊断糖尿病患者的PAD,有可能漏诊大部分患者。

2. 静止痛 静止痛开始于夜间,处于卧位时对于下肢的引力作用消失。患者主诉夜间足趾或足疼痛,多数患者当坐位或站立时疼痛缓解。许多患者需要坐在椅子里睡觉。由于合并周围神经病,糖尿病患者的症状可以变化很大。就如心肌梗死可以表现为无痛性一样,有些患者尽管有严重的下肢缺血,但是可以没有疼痛的症状。接诊合并足溃疡或下肢创面的糖尿病患者时,一定要想到下肢血供问题,即使患者对于其溃疡有很好的解释(如有外伤)。鉴于糖尿病患者可以有周围缺血征象但没有症状及有发生糖尿病足溃疡及其感染的危险,许多糖尿病专家推荐,对于糖尿病患者应该常规进行周围血管病的筛查。

3. 不愈合的溃疡 不愈合的溃疡常常开始于轻微的创伤(如脚趾被椅子碰撞或穿的鞋子过小)之后。一些病例无任何创伤的病史而发生溃疡,其中部分溃疡不经治疗发展到坏疽。缺血性溃疡常常发生于足趾或足,典型者发生于与鞋子接触密切的那几个点。因此,将这些溃疡与静脉性溃疡鉴别很容易,后者往往在踝部和小腿部。静止痛、不愈合溃疡和/或坏疽常常被视为严重的缺血(critical ischemia)。

（五）糖尿病合并 PAD 的诊断

大多数患者有足以诊断的病史和客观所见(如足背动脉、胫后动脉触诊、皮肤温度检测),但测定 ABI 可以定量地了解缺血程度和监测病变进展。一些糖尿病患者由于动脉中层钙化而使动脉失去弹性,不能在压力下被压缩,以致可以出现 ABI 升高(>1.3)。这是假性的 ABI 升高,意味着这些患者有动脉钙化和更高的心血管死亡风险性。这种中层钙化可见于糖尿病患者和伴有肾衰的患者。ABI>1.3 的临床意义基本等同于 ABI<0.9,尽管在反映下肢动脉病变程度方面两者有所不同,基本上,后者数值越小,下肢动脉病变越严重。由于小动脉很少受到中层钙化的影响,可测定足趾动脉与肱动脉的收缩压比值(TBI)来评估 PAD。足趾的压力可以预测足溃疡能否愈合和截肢的风险性。

采用 ABI 筛查 PAD 具有特异性强、操作简单、价廉、无创的特点,但是这种检查的敏感性不高。对于通过临床症状、体征及 ABI 筛查出的 PAD 患者,在有条件的医疗单位则需要结合临床表现并进一步通过计算机体层血管成像(CT angiography,CTA)或磁共振血管成像(magnetic resonance angiography,MRA),必要时行数字减影血管造影(DSA)检查以明确诊断 PAD 的严重程度及病变部位,并制订相应的治疗方案。血管超声也是非常有用的了解下肢供血的无创性检查手段,而且,我国县级以上医院及城市的社区医疗中心都有超声设备。如果糖尿病患者缺乏 PAD 临床症状和客观检查证据或相关的心血管缺血症状,ABI 又在正常参考值范围,此时进行价格昂贵的 CTA、MRA 或 DSA 检查没有任何益处。从临床筛查的角度,触摸足背动脉和胫后动脉搏动及其皮肤温度,结合听诊有否大动脉的血管杂音及了解患者行走距离,基本上可以确定患者有否 PAD。因此,关键问题还是临床医生需要提高对糖尿病患者筛查 PAD 重要性和必要性的认识,在实践中贯彻中华医学会糖尿病学分会及有关学术团体制定的临床指南和临床推荐。

（六）糖尿病合并 PAD 的预后

糖尿病合并 PAD 患者的心血管风险性要远远高于单独 PAD 而无糖尿病的患者,跖骨以上水平的截肢风险性要较非糖尿病患者增加 8 倍。另外,糖尿病 PAD 患者的死亡率明显增加,至少有加倍的死亡风险。

(七) 糖尿病合并 PAD 的治疗

下肢缺血患者的治疗包括两方面:治疗下肢缺血的症状、预防心血管危险性。前者包括生活方式干预、药物治疗和介入或外科手术的干预治疗,后者包括生活方式干预和预防性药物治疗。

PAD 患者能够从生活方式干预和积极的药物预防治疗中获得极大益处,这种有效性甚至超过了其他疾病的患者。大多数有益于糖尿病患者的生活方式干预同样有利于 PAD 患者,如戒烟、定期运动、体重控制和饮食改变。

药物预防同样遵从于其他的动脉硬化性疾病的指南,例如糖尿病合并 PAD 的患者,无论其胆固醇水平如何,都应积极地给予他汀类药物治疗、抗血小板治疗和血压控制。特别需要强调的是良好控制高血糖、高血压,纠正血脂异常和戒烟及轻中度且无足溃疡的 PAD 患者的适当运动等,这些是糖尿病合并 PAD 的基础治疗。

1. 糖尿病合并 PAD 的药物治疗 大多数合并 PAD 的糖尿病患者不需要采取有创的经皮血管成形术(percutaneous transluminal angioplasty,PTA)和/或传统的开放的外科治疗。但由于这些患者发生心血管并发症(心、脑)的风险远远高于截肢的危险,因此治疗主要是采取预防性措施阻止动脉粥样硬化病变的进展。保守的血运重建措施对于糖尿病患者特别重要,因为这些患者外科手术并发症风险增加和外科手术预后差。但对严重下肢缺血的糖尿病患者实行积极的血运重建治疗能挽救肢体。

运动治疗已经被证实有效,能够改善行走距离,定期锻炼 3 个月能增加 200%~250% 的行走距离。运动能够减少心血管致残率和死亡率,因而其重要性毋庸置疑。运动增加行走距离的效果很明显,因此在采用其他干预措施之前,应该首先考虑运动。但在下列情况下,应该尽早考虑介入治疗:①患者的行走距离很短,不能够坚持日常的生活走路,例如行走距离不足 200m 即出现下肢肌肉疼痛跛行;②患者处于截肢的危险之中(静止痛、足溃疡不愈合)。

糖尿病患者如有下肢缺血症状,这标志着他们有很高的心血管风险性,其风险严重程度甚至超过了下肢。一般认为,下肢动脉粥样硬化性病变不如其他部位那样风险高,这是错误的。间歇性跛行的药物治疗包括扩血管药物和他汀类药物。这些治疗都被证实能够改善行走距离 30%~50%,能够降低心血管危险性。

扩血管药物治疗,主要用于病变早期和轻中度的患者及无法行下肢血运重建的患者,可以提高患者生活质量,减轻间歇跛行的严重程度,提高肢体的生存能力。

己酮可可碱,是甲基黄嘌呤的衍生物,是 1982 年第一个被美国 FDA 认可治疗间歇性跛行的药物,早期研究显示服用己酮可可碱 24 周,能改善无痛行走距离 45%、最大行走距离 32%,但近期的研究显示,己酮可可碱改善间歇性跛行的效果很有限。

西洛他唑,是选择性磷酸二酯酶Ⅲ抑制剂,可抑制环腺苷酸(cAMP)的降解,从而提高体内 cAMP 的浓度,能够抑制血小板的聚集,并有扩张血管的功能。另外,cAMP 增多还可抑制血栓素 A2、5- 羟色胺(5-HT)等物质的释放。1999 年被美国 FDA 认可用于治疗间歇性跛行,能增加最大行走距离的41%,而且能改善血脂,增加高密度脂蛋白胆固醇(HDL-C)约10%,降低甘油三酯(TG)水平约15%,对于基础TG水平高的患者效果更明显。北京多中心的应用西洛他唑12周治疗糖尿病合并PAD患者51例,与双嘧达莫对照组比较,间歇性跛行改善率增加26.5%,静止痛改善率增加22.4%,而患者下肢麻木、冷感、沉重感有效率达92.9%~100%。西洛他唑推荐剂量为50~100mg,2次/d。

沙格雷酯是一种5-HT2A受体拮抗剂,通过选择性地抑制血小板及血管平滑肌上的5-HT2A受体,抑制血小板的聚集及平滑肌收缩。5-HT为一种单胺类神经递质,可促进腺苷二磷酸(ADP)、血栓素A2等物质对血小板的聚集,也可作用于血管平滑肌,引起血管收缩。一项荟萃分析4项对照研究显示,沙格雷酯组最大行走距离增加71.0m,而己酮可可碱组最大行走距离增加43.8m。王玉珍等报道,应用沙格雷酯治疗12周,与阿司匹林对照组比较,最大行走距离及无痛行走距离均显著增加。沙格雷酯未被美国FDA批准用于治疗间歇性跛行,但在欧洲的间歇性跛行治疗指南中推荐此药,推荐剂量为100mg,3次/d。

前列腺素E_1基本结构是前列烷酸,具有强烈扩张血管、使部分僵硬红细胞易于通过毛细血管、抑制血小板凝集及改善末梢血液循环的作用,但由于一个肺循环灭活80%的前列腺素E_1,因此以往该药难以应用于临床。脂微球包裹的前列腺素E_1的半衰期明显延长,药物能选择性地聚集在损伤的血管和炎症部位起作用,缓慢地释放而延长药效。国内研究显示,脂微球包裹的前列腺素E_1使间歇性跛行患者的无痛行走距离及最大行走距离分别增加了67.7%和56.7%,改善PAD的自觉症状,而且排除调脂药物的作用后,该药治疗还可降低胆固醇的水平。一项多中心、随机、开放、活性药物对照研究进一步证实脂微球包裹的前列腺素E_1制剂在改善行走距离方面有良好的治疗效果。该药的治疗剂量根据患者病变程度推荐为10~20μg,1次/d,静脉滴注,疗程14~21天。

前列腺素E_1疗效确切,但因为静脉注射限制了其应用。贝前列素钠是首个口服的前列环素衍生物。该药化学性质很稳定,口服进入体内后,其药理作用和前列环素完全相同,而且避免了静脉应用时降低血压的副作用。王爱红等的研究证实,贝前列素钠治疗组中90%的患者下肢麻木、冷感、下肢疼痛等症状好转,无痛行走距离增加31.7%,最大行走距离增加55.9%,较传统的抗血小板药物阿司匹林组(分别增加7.1%和6.4%)均显著提高。停药后12周再次随访,与阿司匹林组比较,贝前列素钠组患者无痛及最大行走距离增加值均显著增加。荟萃分析结果显示,贝前列素钠组的无痛步行距离的加权均数差为69m,最大步行距离的加权均数差为119m,而西洛他唑组无痛步行距离的加权均数差仅为39.75m,最大步行距离的加权均数差仅为52.19m。贝前列素钠的剂量根据患者病变程度推荐为20~40μg,2~3次/d。

原则上,内科药物治疗适合于轻中度PAD患者,对于步行距离不足200m、ABI<0.4或足部经皮氧分压小于30mmHg的糖尿病合并重度PAD患者,内科药物治疗作用很有限。

2. 糖尿病合并PAD的介入治疗 下列情况是介入治疗(腔内治疗或开放外科手术)的指征:①运动和其他生活方式治疗不能改善症状到患者能接受的状态;②严重跛行发展到残疾程度;③存在威胁肢体的缺血(静止痛、不愈合的溃疡和/或坏疽)。

再次强调,对于仅仅有跛行的糖尿病患者,血运重建指征应该被认真考虑。选择PTA

还是开放外科手术取决于病变的部位和范围及患者的年龄、预期寿命、糖尿病并发症及其并存疾病、经济条件等多种因素。还有当地的医疗条件,包括医务人员的专业技术水平和医疗设备情况。一般而言,在病变范围小的患者,首选腔内治疗。在病变范围广的患者,首选开放外科手术。显然,一般而言,与开放手术治疗相比,PTA 应首先考虑,因为这是无创、并发症更少的手术。在有严重合并症的患者,这些合并症可以使得开放手术的预后更复杂,PTA 会被首选,尽管理论上,开放手术后的血管在开通率方面有一定优势。

在严重缺血的糖尿病患者,小腿的动脉如胫前动脉、胫后动脉和腓动脉常常被累及。通常,糖尿病患者如果有症状,他们往往有更远端的病变,小腿动脉的阻塞性病变,有时累及足。伴有脚趾或足溃疡的糖尿病患者的血运重建的结局要比一般人群明显更差。

(1)经皮血管成形术:原则上,越是接近大动脉区域,PTA 治疗效果越好。阻塞或狭窄的范围越短,治疗效果越好。支架提高了大多数病例的血管开通率。例如,腔内血管治疗髂总动脉的病例中 60%~80% 的病例在手术后 5 年血管仍然是开通的,这些血管仍然可以被再扩张。并发症很少见,这种治疗具有较好的效果。给髂动脉阻塞的患者实行 PTA 要远远多于和好于更远端的周围性的动脉堵塞性病变。

股浅动脉的 PTA 可以减轻症状,但其效果取决于病变的程度。病变越长,早期阻塞的危险性越大。支架有助于改善开通率,至少在病变较长的动脉。PTA 的指征是跛行,如果指征是严重的缺血(critical ischemia),开通的效果更好。这种差别与严重缺血时病变范围广有关,同样也与比较差的流出道血管有关。3 年的开通率是 48%,加入支架后可以提高到64%。在严重缺血的病例,3 年的开通率是没有用支架的 30% 和加用支架的 63%。膝以下动脉也可以做 PTA,但是长期的效果不是很好。膝以下动脉的 PTA 治疗下肢严重缺血的数据很少。PTA 和支架治疗后辅助的药物治疗改善开通率,这些药物包括抗凝剂和抗血小板药物。抗血小板药物改善血管开通,联合应用阿司匹林和西洛他唑可能是有效的。随着药物涂层支架的开发与应用及有关新技术的开展,血管介入重建手术的长期效果必然会明显改善。

(2)开放的外科血运重建手术:开放的外科血运重建术主要用于治疗严重的下肢缺血,因为这些患者往往动脉硬化性病变范围广。单就跛行而言,罕有采取开放的外科手术。动脉内镜手术是治疗跛行的另一选择。对于复杂的多节段的严重病变的 PAD,也有采用传统的开放的外科手术与现代的血管介入手术联合治疗的方式(即杂交手术)。

(3)外科介入治疗的并发症:腔内介入治疗的并发症主要与穿刺部位和周围血栓形成有关。全身的心血管并发症罕见。腹股沟穿刺部位的血肿很常见;然而,罕有需要采取措施的。发生医源性假性动脉瘤可见于 0.5%~1.0% 的病例,这种情况容易被处理,方法是超声引导下注射凝血酶。

开放外科手术治疗的并发症可以分为局部的和全身的两类。前者与实际手术和解剖部位有关,包括创面愈合和感染。伤及其他器官和 / 或组织很罕见,但创面愈合和感染问题很常见。特别是在包括下肢、腹股沟和周围血管切开手术中,10%~20% 的病例有并发症(如,血肿、淋巴渗出或创面坏死)。感染可以见于 3%~5% 的病例,近 1/3 累及血运重建。采用人工移植物的血运重建合并感染更为常见。开放外科血运重建术全身并发症与外科创伤和应激反应有关。周围血运重建的全身并发症少见,但必须重视。如果指征是跛行,全身并发症的致残率是低的。致残率的不同反映了在重症下肢缺血病变患者全身动脉粥样硬化性疾病治疗的进步。糖尿病患者下肢动脉病变手术治疗的并发症相对更常见,特别是开放性手术,相对于非糖尿病患者,其并发症的危险性翻倍。

(4)糖尿病合并 PAD 的血管腔内治疗和开放外科重建手术的预后:一般而言,当治疗更接近于中心性阻塞的动脉,长期效果更好。另外,因为跛行接受治疗的患者,其长期后果要明显好于因为重症下肢动脉病变接受手术的患者。这种不同与后者周围循环状况更差、跛行的患者有较好的血管流出道有关。

从实际效果看,肢体保存的效果要好于重建后的开通率,因为许多有组织缺失的患者缺血性溃疡能够愈合,截肢可以避免。合并糖尿病患者的血运重建结果更差,开通率低于无糖尿病的患者。同样,糖尿病患者有更多的并发症,不仅有感染,而且全身并发症常见。

二、糖尿病神经病变

糖尿病神经病变是最为常见的糖尿病慢性并发症,影响神经系统的各个部分,具有广泛的不同的临床表现。最常见的神经病变是慢性感觉运动性远端对称性多支神经病和自主神经病。感觉运动神经病和周围自主神经病并存,成为足溃疡发生的重要病因。

(一)感觉运动神经病

这种神经病变非常常见,大约有高达 50% 的老年 2 型糖尿病患者合并此症,临床检查中有感觉缺失或明显减退的证据。这些患者处于无感觉的足损伤的高度危险之中,常常有袜套样的感觉缺失和小肌肉的萎缩。一些患者可有典型的神经病症状例如烧灼感、针刺感、麻木和夜间加重。另一些患者有感觉缺失,无任何症状。还有一些患者足由疼痛发展到无痛的,可以发生一种继发于神经病变的不舒适,但是,在检查时这些患者同时有小、大神经纤维的感觉缺失,这些患者更容易发生无痛的糖尿病足。

神经病变的患者临床表现各异,一些患者表现为剧痛,另有一些患者则表现为无痛。两种患者都有明显的感觉缺失。最具有临床挑战性的是那些感觉缺失且无症状的患者,这些患者因无不适而没有意识到自己正处于发生足病的高度危险之中,这些患者很难做到定期的足病危险因素筛查。重要的是,神经病变的症状与感觉缺失相关很差,症状的缺乏绝不意味着不发生足病。因此,评估足病风险应该总是让患者脱鞋脱袜进行仔细检查,而与有否神经病变病史无关。

医患双方都应该认识到,双足失去感觉就意味着足部失去了警报信号——痛觉,失去痛觉就是失去了足保护的功能。对于那些没有得到过专业培训的人而言,关注失去感觉的足是个挑战。有时很难理解,一位患者会购买过小的鞋子,以至于穿鞋后出现由于鞋子不适而引起的足溃疡。实际上,解释很简单,这就是感觉减退,非常紧的鞋子压迫神经末端。英国的 Brand 曾经作为外科医生和传教士在南印度工作,他将疼痛描述为是上帝赐予人类的礼物。他对他的学生强调,任何有足底溃疡走进诊所时没有跛行的患者肯定合并有神经病变。

(二)糖尿病自主神经病

下肢交感神经病导致出汗减少,引起皮肤干燥以致更容易开裂;动静脉短路引起局部血流增加和皮温升高(如果没有大血管堵塞的话)。神经病变与其他致病因素作用的相互复杂性见图 18-1。

文末彩图 18-2 与彩图 18-3 是典型的糖尿病神经病变足,由于神经病变导致肌肉萎缩,引起足趾、足弓变形,足底压力增加发生胼胝,足趾呈现爪形趾,足底和趾背容易发生溃疡。

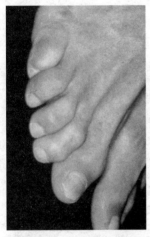

图 18-2　趾间肌肉萎缩

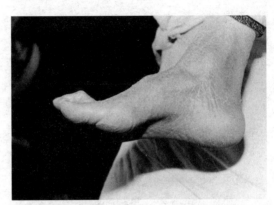

图 18-3　肌肉萎缩、高弓足、爪形趾、胼胝

有专家将合并严重糖尿病神经病变的患者比拟为这些患者领取了走向糖尿病足的入门卷,这是有道理的。2017 年美国糖尿病学会(ADA)发布的《糖尿病神经病立场声明》强调:高达 50% 的糖尿病周围神经病可以是无症状的,如果不能得到及时识别和采取预防足病变的措施,这些患者的无感觉的足处于受损的风险之中。识别并治疗自主神经病变可以改善症状、减少不良事件和改善生活质量。

三、糖尿病足溃疡的其他危险因素

其他危险因素中,足溃疡既往史很重要。许多研究发现,足溃疡患者中约 50% 以上为复发的足溃疡。足病危险因素有:周围神经病包括感觉和自主神经病、周围血管病、既往足溃疡病史、慢性并发症(如终末期肾衰竭、视力缺失等)、足底胼胝、足畸形、水肿、体力劳动者、经济条件差和文化水平低等。

(一)其他的长期并发症

有其他糖尿病晚期并发症的患者,特别是肾病,足溃疡的危险性明显增加。最大风险性的患者是那些因为终末期肾病开始做透析的患者。接受肾脏移植或近期肾脏 - 胰腺联合移植的患者通常处于发生足溃疡的高度危险中,即使胰腺移植后血糖已经处于正常,他们发生足病的危险性并不下降。

(二)足底胼胝

胼胝的形成是由于干燥、不敏感和反复地在局部皮肤承受压力的结果。其作用如同异体压力作用于局部,容易引起溃疡。没有感觉或感觉减退的足底有着胼胝,这就提醒医生该患者有发生足溃疡的风险,应该由专业医生或者受过专业训练的人员除去胼胝。

（三）增高的足压

许多研究已经证实,异常的压力在足溃疡形成过程中起着病因学的作用。研究已经证明,有足病危险因素的糖尿病患者虽然足承受的总压力没有明显改变,但是压力分布明显异常,局部压力明显增高的区域是容易发生溃疡的部位。避免足底局部承担过多的压力是预防足溃疡的基本措施。

（四）足畸形

运动神经病、手关节病变和步态异常被认为是神经病足高危因素,患者往往合并有鹰爪样足趾、跖骨头突起、高足弓和小肌肉萎缩。

（五）社会因素和性别

男性较女性发生足溃疡的风险性增加 1.6 倍。来自欧洲的数据说明,足溃疡更好发于欧洲人,例如英国西北部糖尿病足研究显示,年龄调整的糖尿病足溃疡患病率在欧洲人、南亚人和非洲 - 加勒比人群中分别为 5.5%、1.8% 和 2.7%。有关这些种族差别的理由还需要进一步研究。相较于祖先来自欧洲的美国人,美国南部的足溃疡更多见于拉丁裔和土著美国人。然而,最近的数据证实,拉丁裔的这种风险性增加,但他们的足底压力实际是下降的。总体上,糖尿病足溃疡好发于社会地位低、文化程度差、经济条件差和医疗卫生保健能力差的患者,尤其是老年患者。我国的数据也证实这点。

四、糖尿病足溃疡形成的过程

通常是两个以上的危险因素组合最终引起糖尿病足溃疡。Pecoraro 等和以后的 Reiber 等已经采用 Rothman 模式应用于糖尿病的截肢和溃疡形成。这种模式来自一个概念,即单一的因素(如神经病)不足以导致足溃疡。但是,当这种因素联合其他因素时就容易引起溃疡。应用这种模式,许多病因学的因素被识别。最常见的是病因学上的三联征,这见于约 2/3 的病例,即神经病、畸形和创伤。水肿和缺血也是常见的病因。其他的简单的两种因素的组合是失去感觉和机械创伤(如钉子刺伤、鞋子太小不合适)或神经病和烫伤。神经病和化学伤也可以引起溃疡,临床上可以见到有的糖尿病患者因为足部有水疱,处理不当而使溃疡发生发展,乃至最后截肢。这种模式可应用于神经缺血性溃疡,这种溃疡发病过程中往往有三种因素即缺血、创伤和神经病。

第三节　糖尿病足溃疡的预防

一、糖尿病足溃疡的筛查

绝大多数糖尿病足溃疡都是可以预防的。预防的第一步是识别高危人群。包括中华医学会糖尿病学分会在内的许多国家的糖尿病专业学会都建议对糖尿病患者施行年度并发症筛查,糖尿病患者至少每年筛查 1 次糖尿病并发症,其中包括足病危险因素的筛查。这种筛查可以在社区中心举行,也可以在医院完成。

美国糖尿病学会(ADA)在循证医学的基础上,总结了文献,精要地指出在成年人糖尿病中糖尿病足检查（comprehensive diabetic foot examination，CDFE）应该包括什么。简单的病史十分重要，足的仔细检查如评估神经功能、血管状态是必需的。强有力的证据说明，使用简单的器具即可预测足溃疡的危险因素。CDFE 的关键点见表 18-1。该表中每项简单的神经病学检查都有益处和不利处。10g 单尼龙丝检查有较好的证据被应用于评估神经病。评估神经病的一个可能的试验是振动觉阈值。虽然这是半定量的检测方法，但其已经在欧洲和美洲得到广泛应用，在国内也被介绍用于临床神经病的诊断。尽管在表 18-1 中，振动阈值检查不是必需的，但强有力的证据支持振动阈值测定有很好的预测糖尿病足溃疡的价值。

表 18-1　糖尿病足检查的关键点

检查	有否既往足溃疡的证据
足外形	跖骨头突起或爪形趾
	蹈外翻
	肌肉萎缩
	夏科畸形
皮肤改变	胼胝
	红斑
	出汗异常
神经	10g 尼龙丝检查双足底，每个足底检查 4 个点，再加上以下一种检查
	• 128Hz 音叉检查振动觉
	• 针刺感觉
	• 踝反射
	• 振动阈值测定（可采用振动阈值测定仪测定）
血管	足背动脉和胫后动脉搏动
	踝肱动脉压指数

　　至于血管方面的检查，ABI 已经被广为推荐，尽管在老年和 / 或合并肾病的糖尿病患者，由于存在中层动脉钙化，ABI 测定值有时会出现假性升高，以至于漏诊一部分患者。

二、高危患者的干预

　　上述筛查时发现的任何异常都意味着患者处于发生足溃疡的危险之中。干预措施中最重要的还是教育。

（一）糖尿病足及其危险因素的预防教育

　　以往的研究已经发现，有足溃疡危险因素的患者往往缺乏知识和技能，以至于不会适当地自我保健护理。医务人员需要告诉患者感觉缺失或减退是发生足溃疡的危险因素，这些患者需要定期自我检查、保持足卫生干净和必要时请求医务人员的帮助，并应该知道一旦出现足损伤应该采取何种措施。由 Vilekyte 等总结的研究指出，这类患者常常误解神经病变，将神经病变看作是循环问题，并将神经病变直接与截肢相联系。因此，如果患者并未认识到足溃疡先于截肢而存在,这种降低截肢率的教育计划注定是要失败的。显然,需要做许多教育工作来降低足溃疡的发生,从而降低截肢率。

有较少的报告评估教育干预的作用,更多的是单中心的研究。在最近发表的研究中,尽管实施教育并在教育后有行为的改善,但并没有证据说明,这种目标教育与足溃疡的下降有关。通过视诊和与他人比较,可以帮助患者理解为什么这些患者的足是不同于他人的。这可以采用一些检查,例如 Neuropad 贴片,将该贴片放到足部时,如果足部能正常出汗,贴片的颜色会由蓝色变为粉红色。如果不出汗,就不会有颜色改变,这可以使患者体会到他的足与他人不一样。类似的视觉辅助检查是 PressureStat(Podotrack)。这是简单价廉的半定量的足印检查,可以借此了解足压力是否增高。压力越高,足印足部的颜色就越黑。这可用于糖尿病教育,让患者认识到他们足的特殊区域处于容易发生足溃疡的危险之中。

糖尿病足的筛查应根据病情的类型和程度而定。例如,足底有溃疡的患者复诊应勤一些,可以 1~3 周复查一次;足部感觉缺失的患者可以每 3 个月复诊一次。对于有足病危险因素的患者,应加强糖尿病足预防的教育,同时安排糖尿病足专业或相关专业人员对于足病危险因素做出评估,以便采取个体化的教育管理措施。

糖尿病足的防治中预防更重于治疗(视频 18-1)。许多足病如足溃疡、足坏疽往往在治疗上相当困难,医疗费用巨大,但是预防则十分有效。国内外的经验证明,贯彻预防为主的理念和采取专业化处理、多学科合作的做法,可以使糖尿病截肢率下降 50% 以上。由于采取了积极的预防措施,及早纠正足病危险因素和治疗足溃疡,国内外在保肢方面总的趋势是增加了小截肢(踝以下的截肢,大多是截趾)率,明显地降低了大截肢(踝以上的截肢)率。如此可提高足溃疡的愈合率,缩短愈合时间,降低医疗费用,保证和改善患者的生活质量。

视频 18-1　糖尿病足
引自:胡仁明,鹿斌.抗糖路上爱相伴.上海:复旦大学电子音像出版社,2018.

要注意提醒所有的糖尿病患者:

1. 任何时候,不要赤足行走,以免足部皮肤受损。

2. 洗脚时,先用手试试水温,避免水温高而引起足的烫伤。洗脚后应该用毛巾将趾间擦干。糖尿病神经病变在足表现得更严重,许多患者足的感觉减退,而手的感觉则是正常的。

3. 穿着干净舒适的棉袜,袜子太紧会影响足部血液循环。

4. 鞋子宜宽大一些,透气要好一些。穿鞋前应看看鞋子里不可有异物。鞋跟不可过高。

5. 剪足趾甲时,应该平剪,不可为了剪趾甲而损伤甲沟皮肤,甚至引起甲沟炎。

6. 足部皮肤干燥时,可以用护肤油膏。

7. 足底如有胼胝(过度角化组织,又叫鸡眼),不要自己处理,应请专业人员修剪。

8. 就医时,提醒医生检查一下您的脚。

9. 如果自己检查足有困难,可以借用镜子来看足底有否胼胝、皮肤破溃等。

10. 戒烟。吸烟可以引起血管收缩。吸烟严重者容易有周围血管病变。

11. 尽可能将血糖和血压控制好。

糖尿病足的预防和降低糖尿病患者截肢率的关键是尽早识别出有糖尿病足高度危险因素的患者,预防糖尿病足溃疡、合理地治疗足溃疡并防止溃疡复发。对有足溃疡危险因素的患者加强糖尿病教育和定期筛查是保证这些预防措施行之有效的前提。糖尿病足护理教育在预防溃疡形成中十分关键,尽管还缺少随机对照的研究来支持这点,这方面亟须进一步研究。

(二)糖尿病足防治中的多学科合作

糖尿病足的防治必须贯彻三项基本原则,即多学科合作、专业化治疗和预防为主。糖尿病足的发生发展涉及多方面的因素,需要多学科人员的共同关注和合作处理。在足溃疡发生发展的不同阶段,参与诊治的医学专业人员可以有所不同,基础治疗如控制高血糖、高血压和纠正血脂异常、营养不良及对症处理是必需的,糖尿病专科医生护士发挥着基础的管理教育和治疗的作用。然而,在去除足病危险因素如胼胝处理、压力异常的矫正、下肢缺血的改善和血运重建及足溃疡合并感染的治疗甚至截肢方面,分别需要足医、血管外科、感染科、骨科等多方面专业人员的参与。

1. **足医(podiatrist)**　由足医或糖尿病足专科护士定期修剪趾甲和进行皮肤保护对于预防高危的神经病变足是必需的。临床上常常见到一些患者自我处理足部水疱、胼胝或修剪趾甲不当而引起足溃疡。实际上,老年糖尿病患者由于视力障碍和弯腰等活动困难,自我处理胼胝、修剪趾甲十分困难。足医和矫形医生应该加入足病防治队伍,教育患者如何处理足病。全球有 18 个国家设有专门培养足医的学院(podiatrist college)。但在亚洲各国没有这样的学院,因此,在我国培养具有医学专业背景的足病护理专业人员担任足医的部分工作至关重要,该项工作刚刚在我国个别地区开展。

2. **鞋袜和矫形器具**　不适当的鞋袜是常见的引起感觉丧失或减弱的足发生溃疡的常见原因。好的鞋袜确实能够降低足溃疡的发生。文献中有足够的证据支持使用特殊的鞋袜降低足压和避免高危的神经病变的足发生溃疡。我国也开展了这方面的临床研究工作,但与欧美发达国家相比有相当大的差距。

3. **自我监测皮温**　在足溃疡形成或皮肤破坏之前,受累及的足局部温度因为炎症而升高。Lavery 等将有神经性足溃疡的患者随机分入 3 组,主要的干预是自我监测双足的皮肤温度的作用。该研究清楚地显示,那些监测皮温和到足病临床随访的患者显著地降低了足溃疡的复发率(8% vs 30%)。因此,红外线皮温检测仪检查糖尿病患者足病皮温,有助于识别溃疡前的高危足和允许在发生急性皮肤破坏前给予干预。更新的研究已经进一步支持这一观点。

4. **注射液体聚硅酮(silicone)**　在糖尿病足高压区域注射液体聚硅酮已经在美国应用多年,并受到随机对照试验的支持,这些试验证实,接受活性物质的患者降低了足压和增加了前足高压区域的皮下组织。这种治疗已经在欧洲一些国家开展。随访研究证实,注射的矫形方法疗效持续 2 年,注射可能需要多次。

第四节 糖尿病足溃疡的诊断与治疗

一、糖尿病足溃疡的分类

尽早识别和预防足溃疡高危患者的教育已经越来越受到重视,但足溃疡仍然是糖尿病治疗中的重要问题,也是 2 型糖尿病的慢性并发症处理的难点之一。及时发现和正确处理的基础是仔细评估危险因素,是否存在感染、神经病变和 / 或缺血的程度。在讨论特殊类型足溃疡处理之前,重要的是认识如何进行足溃疡分类。已经有多种足溃疡分类系统,但这里仅仅介绍几种。

最广泛使用的足溃疡分类系统是 Meggitt-Wagner 分级(表 18-2)。尽管该系统被广泛使用,但该系统缺乏特异性,没有涉及神经病变、血管病变或溃疡的感染状态。

表 18-2 糖尿病足的 Meggitt-Wagner 分级法(Oyibo 等修改)

分级	临床表现
0 级	没有足溃疡,但有足溃疡高危因素
1 级	表面溃疡
2 级	较深的溃疡,可累及肌腱,但没有累及骨组织
3 级	深度感染,伴有骨组织病变、骨髓炎
4 级	局限性坏疽(例如趾坏疽)
5 级	全足坏疽

得州大学糖尿病足溃疡分类(UT)系统要比 Meggitt-Wagner 系统在判断预后方面更为准确,该分类系统既包括反映足溃疡深度的解剖学变化,也包括足溃疡的致病因素即神经病、血管病和感染的严重程度,因此更科学。两个更新的分类系统是 S(AD)SAD 系统 [size,(area,depth),sepsis,arteriopathy and denervation] 和 PEDIS(perfusion,extent,depth,infection,sensation)系统似乎要较早些的分类系统更有好处,但尚没得到广泛应用。表 18-3 是 UT 系统的足溃疡分类描述。

表 18-3 得州大学糖尿病足溃疡分类(UT)系统

分级	表现	分期	表现
1	高危,无溃疡史	A	高危足,无感染、缺血
2	表浅溃疡	B	感染
3	深及肌腱	C	缺血
4	骨、关节	D	感染并缺血

二、糖尿病足创面愈合过程

创面愈合是组织对于创伤的反应,通过炎症、趋化、细胞增殖、细胞外基质沉积,最后使创面重塑和瘢痕形成。糖尿病可以从许多方面影响足创面愈合,包括周围血供受损、白细胞功能改变、细胞因子和生长因子及某些酶因为糖基化而功能丧失或受损,以及慢性高血糖本身。因此,糖尿病患者的足溃疡由于细胞和分子学的异常,愈合很困难。与正常的急性创伤比较,慢性足溃疡常常停顿在慢性炎症期,肉芽组织生成困难。关键问题是糖尿病引起创面的基础的损害。那么什么是分子的/细胞的损伤和这些是否在糖尿病足慢性创面有特异性?许多研究已经报告在糖尿病足溃疡中细胞因子和组织生长因子的异常。最近,已经提出基质金属蛋白酶(MMP)是重要的预测创面愈合可能的指标,高水平的基质金属蛋白酶-1(MMP-1)似乎为创面愈合所必需。

另外一个引起糖尿病创面的因素是创面的反复受压。减压对于创面的愈合至关重要。

三、减压

只要用全接触石膏支具(total contact cast,TCC)减压,神经性足底溃疡能够愈合很好。TCC处理的原则是将足压减轻,这种支具难以脱下,强迫患者坚持治疗。许多随机对照试验已经比较了TCC与其他可移动的足底减压装置,愈合最为迅速的还是TCC治疗。可拆卸的支具步行器(removable cast walker,RCW)可以使足底压力重新分布,其作用类似于TCC,TCC总是被证明是最好的促进创面愈合的方法,最可能的解释还是TCC增加了患者对治疗的坚持。后来的随机对照试验证明,改良后的RCW可以得到TCC一样的治疗效果。

Piaggesi等报告了适当减压对神经病足溃疡组织学的影响。这些作者证实,适当减压可以使得创面更像急性创面,有血管生成、成纤维细胞增殖和有肉芽组织。比较而言,来自以往没有减压过的创面的活检标本证实有高度角化的组织、纤维化和慢性炎症。这些观察无疑提示,适当减压使神经性足溃疡组织学改变,包括炎症及其反应成分减轻或减少,促使创面愈合。

情感痛苦(如忧郁和焦虑)对于创面愈合有直接的和间接的影响。直接的作用包括改变儿茶酚胺和皮质醇分泌,加之细胞因子类失衡,这些直接影响创面愈合。间接的是,忧郁的患者更不容易坚持治疗,例如在行走的任何时候都穿RCW。临床医生以往忽略了这些,如果任何一个足底溃疡的患者接受穿RCW治疗但没有愈合的征象,这时要考虑顺从性问题而改穿不可拆卸的RCW。

减压是治疗神经性足溃疡必需的一环,包括UT分类1A和2A溃疡的患者。有证据支持,使用减压器具能有效地治疗神经缺血性溃疡,但是,这仅仅适用于没有临床感染的情况。

对于那些接受不可拆卸的支具助行器的患者,支具助行器应每周拆卸1次以评估创面、清创和清洁。通常在穿戴支具6~12周后,创面可以愈合。强烈建议,在足底溃疡愈合后,再继续穿戴支具4周并逐渐过渡到适当的鞋袜,这种鞋袜需要额外的深度,对于严重畸形的患者需要定制。

四、包扎与敷料

包扎和绑带有时会给医务人员一种错觉,相信这些措施能够治愈溃疡。促进足溃疡愈合的三个最重要的因素是免除受压、消除感染和良好的血液循环。包扎的目的是防止创面进一步受伤、降低感染的风险和准备良好的创面愈合环境,在多数情况下这是一种湿性的环境。支持选择任何敷料有特效的依据都非常不够,很少有这方面的试验,即使有,也都是小样本的或有不适当的比较或为很差的试验设计。几乎没有什么证据能够说明任何特别的敷料能明显影响创面的愈合。这点已经在国际糖尿病足工作组有关创面愈合的指南中被强调。

五、感染的处理

处理感染的第一步是了解是否确实存在感染。所有的怀疑有感染的足溃疡都应该被取样做细菌培养。这点已经被国际糖尿病足工作组强调,但是感染的诊断和处理仍然是依靠临床。因此,有临床感染征象如脓性渗出、红肿、局部温度升高和水肿,则说明需要适当的治疗。

(一)临床上非感染的溃疡

足溃疡没有合并感染,如神经性溃疡(UT 分类 1A、2A),不需要用抗生素。Chantelaud 等已经指出,随机临床试验说明,只要处理创面得当,全身用不用抗生素没有差别。在处理神经性溃疡方面,清创、去除胼胝和减压是必需的。如果有感染的征象,就需要用抗生素。对于缺血性溃疡,患者往往没有明显的感染征象,这部分患者中大多数需要抗生素治疗,因为糖尿病足患者的缺血与感染并存很常见,最终可以导致截肢。

(二)临床感染的溃疡

在国外,非威胁肢体的足溃疡感染(UT 分类 1B、1D;2B、2D)一般在门诊治疗,根据药敏结果口服广谱抗生素。但在国内大多数医院,足溃疡合并感染往往住院治疗,这一方面是为了更好地控制好糖尿病及纠正其他因素如低蛋白血症、贫血、血脂异常等,另一方面是为了方便清创和减压处理。继 2011 年国际糖尿病足工作组发表有关创面愈合、周围血管病等指南后,Lipsky 等起草的有关糖尿病足溃疡感染的国际指南已经发表并翻译成中文和得到解读。这些较新的指南的一个重要内容是定义糖尿病足感染的分类和严重程度。一般而言,轻度的感染是表浅和局限的;中度的感染累及较深部组织;严重感染往往伴有全身感染征象和代谢紊乱。任何有临床感染证据的溃疡都应该被取样送做细菌培养和药敏。虽然国内常用表面拭纸取样的方法,但深部组织取样做细菌培养应为首选以明确诊断。大多数足溃疡感染是多种细菌,常常混合有厌氧菌和需氧菌。遗憾的是,对有关糖尿病足溃疡感染的文献回顾,只有很少的设计合理的随机对照研究,因此,很难说明哪种抗生素更适合哪个感染。然而,只要怀疑有骨髓炎(足趾有香肠样的特征或者探针能探及骨组织),患者都应该接受 X 线检查,甚至进一步的检查。临床上不威胁肢体的没有骨髓炎的感染,应该根据组织培养的药敏试验结果选用抗生素。如果已经知道药敏结果,那就可以选用窄谱的抗生素。一旦确诊临床有感染时,在等待细菌培养时应该尽快开始适当的广谱抗生素治疗,包括克林霉素或阿莫西林 - 克拉维酸联合治疗。

(三) 威胁肢体的感染

威胁肢体的感染通常有全身症状和体征,需要住院治疗和静脉用抗生素。应该做深部组织取样和血液培养,采用非创伤性方法评估周围血供,常需要胰岛素控制高血糖。部分病例需要尽早外科清创,最初用的抗生素应该是广谱的直到获得细菌培养结果。最早的抗生素应用包括:克林霉素、环丙沙星或氟氯西林、氨苄西林和甲硝唑。许樟荣等完成的临床研究证实,对于严重的糖尿病足感染,厄他培南的临床疗效与哌拉西林/克拉维酸疗效相似。

一个重要的问题是分离出的细菌是否是真正的感染细菌。PCR方法在识别到病菌方面更有效。法国的研究说明,使用这种技术能够迅速区分定居菌和致感染的细菌。

抗生素抵抗的细菌例如抗甲氧西林金黄色葡萄球菌(MRSA)是糖尿病足临床的一个问题。在多数病例,MRSA是伴随长时期广谱抗生素治疗而来的定居菌。如果MRSA成为致病菌,一些新的药物如利奈唑胺是有效的,可以口服也可以静脉用。在清除糖尿病足创面合并感染的MRSA方面,蛆虫治疗也有效。国内王爱萍团队在蛆虫治疗方面积累了经验,取得了较好的临床疗效。

(四) 骨髓炎

骨髓炎的诊断是有争议的话题。一些诊断试验已经被推荐。在这些试验之中,"探针探及骨组织"有相对高的预测价值。X线平片在骨髓炎的早期诊断中是不敏感的,然而大多数病例最终的诊断还是由足的X线平片决定(图18-4)。溃疡面积超过2cm×2cm、探针能探及骨组织、血沉快和X线检查异常在诊断糖尿病足合并骨髓炎方面是最有帮助的,而MR阴性则有可能排除骨髓炎。有关这方面的最近的文献回顾,临床和实验室结合能明显地改善糖尿病足骨髓炎诊断的正确性。溃疡深并有血清炎性标志物似乎是特别敏感的。一些局部的骨髓炎可能需要长时间(10~12周)抗生素治疗。然而,在适当抗生素治疗的同时,去除局部的骨组织仍然是最常用的方法。国际指南认为,去除局部感染的骨组织后,抗生素使用时间可以减少到2周。骨髓炎局限在一处骨组织且没有关节累及和没有周围血管病变的骨髓炎对于抗生素治疗反应良好。必须强调指出的是,有关骨髓炎治疗选择的随机对照的试验非常有限,亟须进一步研究。

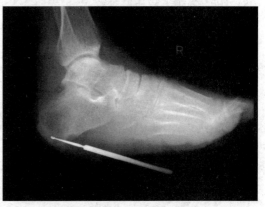

图18-4 探针经过溃疡探及骨组织,基本明确骨髓炎诊断

六、辅助治疗

近年来,一些新的方法可以促使糖尿病足溃疡的愈合。以下仅讨论一部分,更多的已经由国际糖尿病足工作组的有关糖尿病足的文献回顾所讨论。

(一) 生长因子

许多生长因子和其他类似物质被用于修复创面或改善其周围组织的生物化学异常。但这些并没有被普遍接受用于日常医疗工作中。另一个例子是血小板衍生生长因子(PDGF),

该因子已经在一些国家应用于临床,我国四川大学华西医院糖尿病足诊治中心在这方面已经取得很好的经验。有一些随机的临床研究支持该因子的使用,但由于其价格昂贵和大多数神经性溃疡在减压后即可愈合,PDGF使用范围很局限。PDGF和其他一些局部用的因子如表皮生长因子等都缺乏随机对照的较大样本的研究来支持其常规用于日常的医疗工作中。

(二) 高压氧

高压氧应用于难愈性足溃疡的愈合已经多年,尤其是在美国。但在许多方面,这些研究设计很差或无对照,影响到这种治疗的推广应用。但有一些小样本的设计很好的随机对照研究评估了高压氧在缺血性糖尿病足溃疡的疗效。国际糖尿病足工作组的文献系统回顾认为,高压氧是可以接受的,因为有一些证据支持该疗法。然而,仍然需要大样本对照的研究,不仅要证实其疗效,还需要明确什么创面能从这类昂贵的治疗中获得最大效益。2016年有作者报告,高压氧治疗糖尿病足并没有降低截肢率。但笔者认为,该研究入选的病例都是下肢供血良好的病例,而高压氧主要针对下肢动脉闭塞所引起的缺血缺氧发挥作用。因此,该文的结论还不足以评价高压氧的疗效。

(三) 创面负压治疗

近年来,利用辅助的真空闭合负压的创面负压治疗已经较为普遍地应用于治疗复杂的糖尿病足溃疡。以往的研究已经发现,该疗法能改善创面的血供、减轻局部水肿、除去过多的液体和炎症前的渗出液。已经有对照的临床研究支持糖尿病足术后局部用该疗法。这种治疗能够促进肉芽组织生长,但其花费限定其主要应用于复杂的糖尿病足创面和对常规治疗无效的创面。

(四) 生物工程皮肤替代品

有一些证据支持在非感染的神经性足溃疡使用生物工程皮肤替代品,但价格问题限制了其使用。国际糖尿病足工作组的系统文献回顾认为仍需要更多的文献来进一步评估其使用,在现阶段临床上并不推荐。

附:糖尿病足疑难实例解析

一些发达国家降低截肢率的成功经验是在糖尿病足防治中强调和贯彻多学科合作、专业化治疗及预防为主三大原则。这也是国际糖尿病足工作组积极提倡的防治糖尿病足和降低糖尿病截肢率的主要措施。我们应在糖尿病足防治中积极落实这些原则。本节从2例典型病例着手,介绍多学科合作、专业化处理挽救糖尿病患者肢体的过程与体会。

一、病例介绍

(一) 病例1

患者女,62岁,因糖尿病8年,右足破溃1个月于2017年11月20日入院。既往有高血压史。无吸烟史。

入院后查体及检查:贫血貌,端坐呼吸,双肺可闻及湿性啰音,左肺为著。双下肢轻度水肿。右侧小腿外侧可见10cm×7cm破溃,已结痂。右足红肿至踝关节,皮温高,右足背外侧可见大小约 7cm×5cm 肌腱暴露,内可见大量暗绿色脓性分泌物,足背及胫后动脉搏动正常（见文末彩图 18-5A）。C 反应蛋白 170mg/L,白细胞 23.6×10⁹/L,血红蛋白 84g/L,中性粒细胞百分比 86.4%,血糖 23mmol/L,白蛋白 28.3g/L,HbA1c 14%。心电图窦性心动过速,ST-T 改变。肺 CT:心功能不全、肺水肿、双侧胸腔积液（左侧 6.2cm,右侧 6.3cm）。心脏射血分数 45%。右踝 MRI:距骨剥脱性骨软骨炎;踝周软组织水肿并多发破溃。ABI 正常,双下肢 MRA 提示:左侧髂外动脉局限性中度狭窄。下肢动脉符合动脉硬化。右小腿静脉早期显影。

入院诊断:2 型糖尿病,糖尿病足伴感染（右 Wagner 4 级）,心功能Ⅳ级,高血压 1 级（很高危）,低蛋白血症,中度贫血,肺水肿。

治疗经过:入院后给予胰岛素降糖,因全身情况差,不能耐受急诊手术清创,给予亚胺培南西司他汀、头孢哌酮钠舒巴坦钠抗感染,创面好转后给予抗生素降阶梯治疗,并积极纠正贫血、低蛋白血症,利尿,改善心功能不全等。考虑感染为主要原因,入院后立即清创引流,第 3 日创面切开至踝上方 2cm 皮肤（见文末彩图 18-5B）,可见踝关节关节囊已破坏,关节液流出,创面内可见大量坏死组织及脓性分泌物,仔细分离筋膜间隔,充分引流坏死组织,因感染范围已至踝关节屏障,骨科会诊建议:①控制感染后可行皮瓣覆盖创面;②手术清创。全身情况好转后,具备手术清创及足部修复条件,因经济问题拒绝转入外科治疗,坚持要求内科清创、换药治疗。根据踝肱指数和 MRI 结果,下肢血供尚可。入院后第 23 日给予超声清创、血小板凝胶治疗术（见文末彩图 18-5C）,1 周后创面较前缩小,继续门诊换药,2018 年 5 月 3 日创面愈合（见文末彩图 18-5D）。

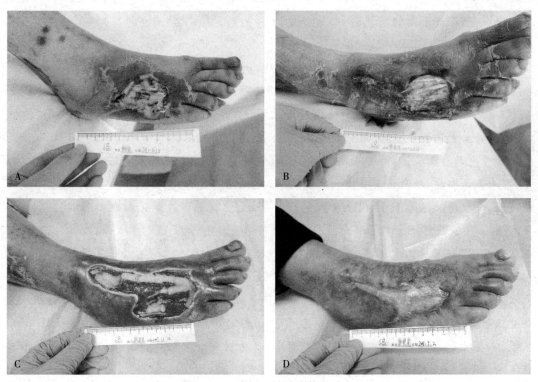

图 18-5 病例 1 的治疗前后对比

A. 入院时;B. 切开至踝关节上方;C. 富血小板凝集;D. 愈合

治疗体会：该患者糖尿病足湿性坏疽、严重感染入院。入院时白细胞超过 20×10^9/L、中性粒细胞大于85%，严重高血糖，危及生命的是严重感染及因感染引起的心力衰竭。全身状况差、不能耐受紧急外科清创的患者，在控制严重高血糖和静脉用抗生素的基础上，对感染足局部行紧急清创引流、去除感染组织、充分引流仍为重中之重，因为不进行局部清创引流，任何抗生素治疗都无效。累及踝关节的创面，应积极清创，避免感染沿间隙向小腿扩散，踝关节囊已破坏者，未必需行踝关节以上截肢术，应结合足踝外科或骨科治疗意见。虽下肢血管狭窄，但并不是足溃疡难愈的主要原因。超声清创刀对正常组织损伤小、创面清创更彻底，富血小板凝胶可促进创面的生长及肌腱的覆盖。在足部清创、抗感染的基础上，积极改善贫血、低蛋白血症。对于糖尿病足患者应足够耐心、细心，可多次清创，后期无菌换药也十分重要。

(二) 病例 2

患者男，79岁，因糖尿病15年，右足破溃1个月入院。既往有高血压、高脂血症病史。创面为胼胝修剪术后形成。

入院查体及检查：体温38.9℃。右足第1足趾局部坏疽，足底部大量坏死组织，伴恶臭。创面深达骨质，可探及多个脓腔。左足无明显破溃。双足皮温低，双侧足背、胫后动脉未触及明显搏动。双侧腘动脉搏动可(见文末彩图18-6A)。白细胞：8.7×10^9/L，血红蛋白118g/L，中性粒细胞百分比82%，血小板 387×10^9/L。白蛋白：33.7g/L。糖化血红蛋白9.2%。踝肱指数(ABI)：右侧0.38，左侧0.46，TBI右侧0.16，左侧0.45。心电图基本正常。DSA血管造影：双侧髂动脉管腔中度狭窄，股浅动脉除起始段、末端有显影外，余均不显影，且显影段呈重度狭窄，股深动脉起始段显影好，其分支均中重度狭窄病变，侧支循环形成丰富，显影良好，胫前动脉全程闭塞，腓动脉、胫后动脉阶段性闭塞，以腓动脉为著，足背动脉不显影。

入院诊断：2型糖尿病、糖尿病足伴感染(Wagner 4级)，下肢动脉硬化闭塞症、高血压。

治疗经过：入院后给予胰岛素联合口服药物降糖，静脉滴注哌拉西林舒巴坦抗感染、血栓通改善循环治疗，并给予人血白蛋白纠正低蛋白血症。患者严重感染、合并有重度下肢血管病变，抗生素效果不佳，仍有发热，需切开引流，避免感染沿组织间隙向近端发展。入院后第3日行足部清创术，因第1、2跖骨部分外露色晦暗，去除右足第1、2趾骨，横断第1、2跖骨，剪除足底痂皮、创面腐肉及多余肌腱，并行负压吸引，保证吸引通畅。去除负压，感染较前有所控制(见文末彩图18-6B)，于入院后第7日、22日行下肢动脉腔内成形术，分别因配合不佳、术中寒战终止手术。创面因严重缺血而坏死发黑(见文末彩图18-6C)，入院后27日成功行"右下肢动脉球囊扩张+支架植入术"，术后右足皮温变暖，右胫后动脉搏动可闻及。10日后行发黑第3足趾截趾术，剪除第3跖骨及周围坏死组织，并行负压治疗。1周后去除负压，可见创面肉芽生长可(见文末彩图18-6D)。换药20日后，创面愈合慢，第4足趾周边有炎性分泌物，入院第54日再次行清创、负压创面治疗，术后肉芽生长可。因皮肤缺损大，2周后行右大腿取皮术、右足肉芽创面植皮术、负压创面治疗(见文末彩图18-6E)，术后9日(入院第86日)创面基本愈合出院(见文末彩图18-6F)。

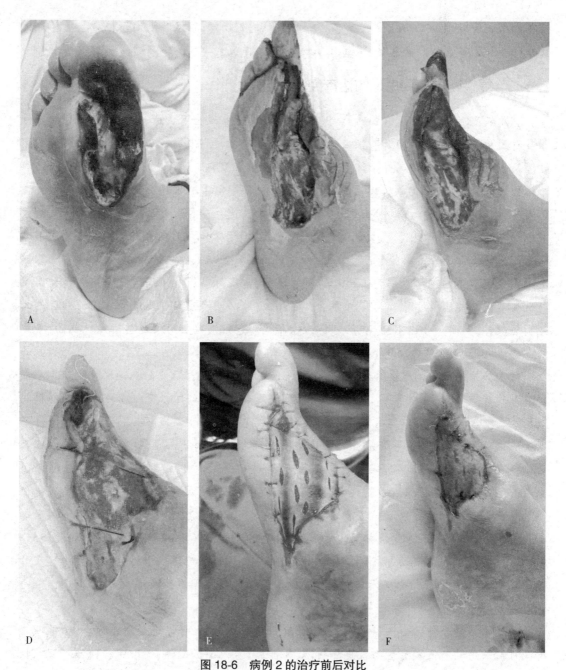

图 18-6 病例 2 的治疗前后对比

A. 入院时;B. 第 1 次清创后 1 周;C. 第 1 次清创后 2 周;D. 改善供血后第 1 次手术术后 1 周;
E. 植皮术;F. 基本愈合出院

治疗体会:患者为高龄,全身营养状态差,因糖尿病足坏疽、严重感染入院。入院后给予清创治疗,但清创后形成大面积创面,但因局部缺血创面坏死面积进一步扩大,故局部的缺血缺氧必须解决,因此,在感染基本控制后,多次尝试下肢血管介入治疗,成功改善下肢供血后,多次行局部清创、负压治疗处理创面,最后植皮成功,患者免于截肢,基本愈合出院,后随访痊愈。

该例治疗成功的经验在于分阶段处理溃疡:先解决危及生命的严重感染—改善供血—

清创和截趾—处理创面—植皮—痊愈。基本原则是先救命,再保肢。由于糖尿病足患者往往合并多种并发症和严重感染、缺血,救治过程必须抓住主要环节,环环扣紧。

二、复杂疑难糖尿病足的治疗经验体会

糖尿病足溃疡的治疗,需要感染、供血、局部压力异常及全身因素如血糖控制、营养支持等多种因素,基本的评估和根据相应病变危急性、重要性进行及时处理治疗很重要。这些问题涉及多个专业,因此多学科合作至为关键。这2例典型糖尿病足病例,离开多学科合作和个体化的综合治疗,他们的肢体乃至生命将难以挽救。由于糖尿病足溃疡和坏疽患者大多为老年,糖尿病病程长、高血糖控制差、并发症多、合并感染率高且严重、营养状况差,创面大多难愈,截肢率高。所谓难愈性足溃疡尚无明确定义,通常理解为内在或外界因素作用下创面不能通过正常进程达到愈合,进入一种病理性炎症反应状态,导致创面经久难愈。糖尿病足溃疡就是常见的难愈性创面。国外的研究说明,常规标准治疗4周后足溃疡的面积变化是反映足溃疡能否最终愈合的预测因素。因此,糖尿病足溃疡经过规范的4周治疗后创面无明显改善,创面愈合达不到50%,可视为糖尿病难愈性溃疡。对于这些难愈性创面,单纯依靠普通换药,创面愈合困难且耗时长、花费巨大。

对于糖尿病足合并严重感染者,必须尽快施行外科清创引流,去除感染坏死组织。足部有自身的解剖特点,存在多个小室、室隔和腔隙,足前部感染的脓性分泌物可以顺着筋膜间隙扩散。增加的张力可以造成足趾动脉缺血,造成足趾进一步缺血坏疽。严重足感染得不到及时处理,会迅速发展为坏疽。对于某些重症患者,"时间就是肢体"。糖尿病足专业人员必须有紧张的意识,刻不容缓处理重症感染。一些没有条件完成这些处理的医院,接诊医生应该了解什么情况下必须立即给糖尿病足患者转诊或请有关科室会诊。有以下情况者应及时转诊到有综合治疗糖尿病足能力的医疗单位:①皮肤颜色的急剧变化;②局部疼痛加剧并有红肿等炎症表现;③新发生的溃疡;④原有的浅表溃疡恶化并累及软组织和骨组织。对于有播散性的蜂窝组织炎、严重全身感染征象者更应积极组织多学科会诊或转诊。及时转诊和会诊让患者得到更高水平的治疗,有助于降低截肢率或降低截肢平面和减少医疗费用。

通过多学科合作,应用多种新技术综合治疗难愈性创面,会促进足溃疡愈合,降低截肢率。目前采用的新技术有封闭式负压引流、高压氧、富血小板凝胶、干细胞移植、超声清创、新型敷料、生长因子等。自《2011年国际糖尿病足工作组有关糖尿病足感染治疗及溃疡处理的特别指南》制定后,专家组复习文献后得出结论,创面感染处治中,已经报告的多种治疗方法只有封闭式负压引流有足够的循证医学证据证明其有效,高压氧治疗也有统计学意义。其他措施均缺乏循证医学的依据。但该工作组强调指出,缺乏循证医学的依据并不等于治疗方法无效。根据本研究组和国内有关单位的经验,只要掌握好指征,超声清创、高压氧和封闭式负压引流对于创面愈合有促进作用,自体富血小板凝胶、皮肤或皮瓣移植能够加快创面愈合和降低住院时间。本文中病例应用了这些技术,效果良好。

治疗糖尿病足溃疡,特别是难愈性创面,专业化治疗和多学科合作十分重要。预防糖尿病足溃疡和坏疽,从而降低糖尿病截肢率更为重要。糖尿病足溃疡治疗困难,住院时间

长,医疗费用高,预防则十分有效。欧洲一些国家的经验证明,对于有糖尿病足高危因素的患者实行教育管理和及早科学合理地治疗糖尿病足溃疡,可以使糖尿病截肢率下降50%以上。全面检查评估患者,及时做出治疗决定,可极大地改善预后,保留肢体。各种新技术的应用,为多种难愈性伤口提供了愈合的可能,尽管尚需更多的循证医学证据证实其有效性及安全性。

第五节　糖尿病夏科神经关节病

夏科神经关节病(Charcot neuropathic osteoarthropathy,CN)简称夏科足,是发生于供血良好的没有感觉的非感染的关节病。CN的确切发病机制仍不清楚,近10年来对于其病因和发病机制的研究已经更加深入。经典的急性CN的发病机制有神经创伤和神经营养学说。如果前一个学说正确,那么CN应该更为常见,且应该是对称的;但比较而言,急性CN在神经病变患者是相对少见的病变,而且通常是不对称的。CN患者对侧关节发病危险性增加。

CN发生于供血很好的无感觉的足。典型表现是,患者有温暖的、水肿的足,可以伴有疼痛或受累关节的不舒服。病变的患者倾向于更年轻。尽管可以有外伤病史,但这种外伤病史往往不足以解释临床检查中发现的严重的异常病变(图18-7)。

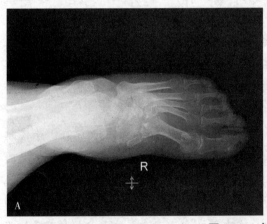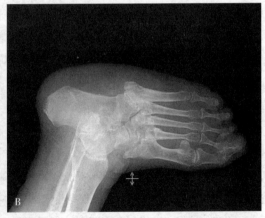

图18-7　右足X线检查

右足跗跖关节结构紊乱,关节面欠规整、硬化、毛糙,关节间隙变窄,中间及外侧楔骨骨质结构不清,部分消失,内侧楔骨形态异常,呈一条块状,第1跖骨基底部骨质连续性欠佳,余跖骨基底部骨膜增厚,余组成诸骨位如常,骨质密度减低,骨小梁稀疏,周围软组织未见明显异常密度影

CN的特点是局部骨吸收增加,这种情况的确切细胞学发病机制仍然不明确。有作者提出假设,核因子κB(NF-κB)受体活化因子配体(RANKL)是作为破骨细胞形成和激活的主要介导物。RANKL和护骨因子(OPG)通路在急性CN的发生过程中起着重要的作用。业已证实,从CN患者分离所得的周围血单核细胞放在巨噬细胞种植刺激因子中培养可以增加破骨细胞形成。这些观察提示,RANKL介导的破骨细胞吸收发生于急性CN。因此,RANKL依赖的通路在急性CN的发病过程中是重要的,在将来,抑制RANKL可能是有用

的治疗手段。

治疗 CN 取决于诊断时疾病处于什么阶段。在急性期，通过采取石膏支具对病变足的减压是最为有效的治疗，可以延缓病变发展和减轻局部的炎症。石膏支具应该被继续应用，直到水肿和高皮温都已经消失，皮肤温度差小于 1℃。此时，可以定制适当的鞋。双膦酸盐有较强地抑制破骨细胞活性的作用，静脉注射帕米膦酸二钠可缓解急性 CN，但仍然需要较大的随机对照试验来证实。

伴有骨畸形的进展性 CN 的处理需要重建外科医生。

第六节 展 望

尽管我们努力去尽早发现、尽早预防和积极治疗糖尿病足，但糖尿病足的发病率在未来的数十年内必然持续增加，这是因为 2 型糖尿病的发病率剧增和人口的老龄化。糖尿病及其足病和周围血管病都好发于老年人。付小兵等组织全国 17 家三甲医院联合调查了 2007 年 1 月到 2008 年 12 月期间住院的慢性溃疡患者，结果发现住院慢性溃疡患者中糖尿病患者占比为 33%，是 2006 年多家医院调查结果(4.9%)的 8 倍多。糖尿病足不仅仅是致残率问题，而且增加死亡率。Armstrong 等指出，糖尿病足要比许多癌症更可怕。李翔等报告，糖尿病患者截肢后 5 年的死亡率为 45.8%，平均生存时间为 5.38 年。糖尿病足的预后首先取决于是否存在缺血，Wagner 或 UT 分级越高或程度越严重，截肢的可能性更高。神经性溃疡的愈合通常很好，严重缺血的溃疡更需要血管外科医生的帮助。

国外糖尿病足防治和截肢率下降的成功经验告诉我们，在糖尿病足防治中应该贯彻三条基本原则，即专业化治疗、多学科合作和预防为主。

专业化治疗指的是治疗糖尿病足溃疡的医务人员要特别专业，要对糖尿病足患者全身基础的和溃疡局部的情况做出正确的评估和治疗。

糖尿病足溃疡的处理和预防必须体现多学科协作的理念。内分泌科的医生在严格控制血糖、血压上发挥主导作用，与心血管科医师的协作可以使血压保持在理想水平和减少心血管事件发生率；与整形外科和骨科合作可以降低截肢水平，保证手术成功；选择适当的时机进行血管介入或外科治疗可以促使足溃疡的愈合和降低截肢率或降低截肢平面。对于大的创面，有时还需与烧伤科、创面外科或矫形外科合作进行植皮或皮瓣移植手术。对于合并感染的糖尿病足溃疡患者，尤其是溃疡合并抗甲氧西林金黄色葡萄球菌的感染，在抗菌药物的选用上需要感染科医生的指导和帮助。糖尿病足溃疡的治疗是由多学科协作的团队来完成的，这是国际糖尿病足工作组和许多从事糖尿病足及其相关学科的专业人员共同强调的。

糖尿病足既是糖尿病全身并发症的局部表现，也是可以局部表现为十分严重、直接危害生存的一种急性并发症，临床处置中应该抓住最突出的问题，分阶段处理。威胁生命的严重感染，必须刻不容缓地首先处理。一般情况下，在解决周围血液供应基础上的清创和抗感染治疗才能获得更好的效果。

对于非糖尿病足专业的医务人员，了解何时何种糖尿病足应该及时转诊或会诊是有必要的。一旦出现以下情况，应该及时转诊给糖尿病足专科或请相关专科会诊：皮肤颜色的急剧变化、局部疼痛加剧并有红肿等炎症表现、新发生的溃疡、原有的浅表的溃疡恶化并累及软组织和/或骨组织、播散性的蜂窝组织炎、全身感染征象、骨髓炎等。及时转诊或会诊及外科医生的及早介入有助于降低截肢率和减少医疗费用。

糖尿病足治疗困难,但预防很有效果,且能明显减少患者的医疗花费。预防的关键在于识别糖尿病足的高危因素。对于这类患者加强足病防治知识的教育和管理甚为重要。由于超过 85% 的截肢是起因于糖尿病足溃疡,因此预防和及早治疗糖尿病足溃疡是降低糖尿病截肢率的关键。糖尿病足的防治和糖尿病截肢率的下降不需要高深的技术和昂贵的设备,需要的是医务人员的专业精神、协作精神,需要的是热情认真、耐心细致地对足病高危患者的筛查、管理和教育与及时科学的治疗。随着这方面知识的普及、专业人员的培训和及时治疗有关危险因素和发病因素,糖尿病足尤其是糖尿病截肢率下降将成为可能。

（许樟荣　王爱红）

第十九章 糖尿病与心血管疾病

第一节 概　　述

心血管疾病（CVD）是 2 型糖尿病（T2DM）患者的主要死亡原因，也是糖尿病直接和间接费用增加的主要原因。2001 年美国国家胆固醇教育计划（NCEP）成人治疗组第三次报告（ATP Ⅲ）将糖尿病列为冠心病的"等危症"。糖尿病患者发生 CVD 的风险比相同年龄、性别和种族的非糖尿病人群高 2~8 倍，甚至以糖耐量减低为特征的糖尿病前期状态的患者 CVD 的风险亦增加。超过 50% 新诊断的 2 型糖尿病患者伴有心血管疾病。2006 年的中国心脏病调查显示：3 513 例住院的冠心病（其中 35.1% 为急性冠状动脉综合征者）患者中，约 80% 存在不同程度的糖代谢异常，其中糖尿病占 52.9%，糖尿病前期占 26.4%。约 2/3 糖尿病患者死于心血管并发症，与非糖尿病患者相比，男性糖尿病患者心血管疾病死亡和充血性心力衰竭发生的危险性增加 2 倍，女性患者增高 3 倍。除了发生率和病死率增高，糖尿病患者冠状动脉损害的程度更严重，冠状动脉造影和尸检显示糖尿病患者 2~3 支血管同时受损的发生率明显高于非糖尿病对照组，且常呈现弥漫性病变。无论是已经发生 CVD 的患者还是其高危人群，糖代谢异常均可显著增加发生心血管事件的风险。另外，同非糖尿病患者相比，糖尿病患者发生有明显临床症状的 CVD 后，其预后更差。因此，应在糖代谢异常患者中尽早进行动脉粥样硬化性心血管疾病（ASCVD）风险的评估、筛查并干预；反之，ASCVD 患者合并糖代谢异常的危险极高，早期发现糖代谢异常也十分重要。

广义的糖尿病性心脏病包括冠心病、糖尿病心肌病和心血管自主神经病变等。以下重点介绍糖尿病患者的冠心病。

冠心病全称为冠状动脉粥样硬化性心脏病，是糖尿病的最主要的大血管并发症，其病理机制是动脉粥样硬化，当粥样硬化斑块破溃或继发血栓形成就触发心血管事件发生。由于合并糖尿病的冠心病患者病理改变较严重，其临床表现、诊断方法、治疗措施及预后皆与无糖尿病的冠心病患者有所不同，如无症状性心肌缺血、无痛性心肌梗死多见于糖尿病冠心病患者；糖尿病对心脏的损伤是多方面的，不仅仅是动脉粥样硬化及糖尿病性微、小、中血管病变，常常共存的高血压损害及高血糖对组织的直接损伤都会使病情加重，预后较差。在冠心病治疗学方面，由于糖尿病的存在，抗心绞痛药物、血脂调节剂、抗高血压药物、抗血小板药物、抗凝药物等的药效学与无糖尿病时不尽相同，而且无心血管疾病表现的糖尿病患者也可能会导致心肌梗死、猝死等严重并发症,因此在糖尿病人群中应重视冠心病的危害性。

第二节 糖尿病致心血管疾病的高危因素

在糖尿病人群中,1 型糖尿病(T1DM)占 5%~10%,2 型糖尿病(T2DM)占 90%~95%,因此本章重点讨论 T2DM 致心血管疾病的发病机制。T2DM 是动脉粥样硬化性心血管疾病的重要危险因素,并增加不良心血管事件风险。糖尿病患者发生心血管疾病的危险因素包括传统危险因素(高血压、脂质代谢紊乱、高血糖、吸烟、年龄、性别、家族史等)和非传统危险因素(高胰岛素血症或胰岛素抵抗、向心性肥胖、高凝状态、微量白蛋白尿等)。对于传统危险因素的评价和治疗,糖尿病和非糖尿病患者是相似的,但也有一些区别。一些非传统危险因素在糖尿病患者心血管疾病的进展中发挥着重要作用,因此需阐明并提供全面的预防措施。

一、高血压

糖尿病患者合并高血压流行趋势与年龄、肥胖及种族等因素有关,发生率国内外报道不一,占糖尿病患者 30%~80%,其中 30%~50% 患者糖尿病初诊时已合并高血压。糖尿病合并高血压属于高危或极高危型,常并发冠心病、脑血管病变、外周血管病变和缺血性肾病等动脉粥样硬化性病变,部分患者靶器官损害早期缺乏典型临床表现。糖尿病治疗和血管保护行动(ADVANCE)研究是 2 型糖尿病领域的一项大规模、里程碑式的随机双盲对照研究,纳入研究的 11 140 例糖尿病患者中包括中国患者 3 293 例,在 ADVANCE 的随机对照试验阶段,培哚普利 / 吲达帕胺复方制剂(百普乐)与安慰剂相比有效降低了总死亡率与心血管死亡率,下降幅度分别为 14% 与 18%。ADVANCE-ON 研究作为 ADVANCE 研究的延长试验,随访 6 年,结果显示:尽管两组间血压差异无统计学意义(137/74mmHg vs 138/75mmHg),但早期降压组比对照组全因死亡率和心血管死亡率分别显著下降 9% 和 12%($P<0.05$)。高血压最佳治疗(HOT)研究中糖尿病亚组分析显示,较低舒张压水平的患者其心血管事件发生率和死亡率显著降低。英国前瞻性糖尿病研究(UKPDS)显示严格控制血压组(平均血压为 144/82mmHg)其糖尿病相关终点事件发生率下降 24%,微血管病变下降 37%,心肌梗死下降 44%。因此在合理控制血糖的基础上,同时应确立合适的血压控制目标,合理控制血压,实施危险因素的综合管理。

二、脂质代谢紊乱

(一)胆固醇(Cho)

众多流行病学调查和临床研究证实胆固醇升高是动脉粥样硬化的重要危险因素。与非糖尿病患者相比,糖尿病患者血胆固醇水平常无明显变化,但糖尿病如合并糖尿病肾病,常存在高胆固醇血症。Framingham 研究报道在 39~40 岁心肌梗死的男性患者中,胆固醇 >6.47mmol/L(250mg/dl)的患者其心肌梗死发生率比胆固醇 <4.99mmol/L(193mg/dl)的患者高 4 倍,尤其合并糖尿病者。多危险因素干预治疗研究显示,在任何相同的胆固醇水平下,糖尿病人群心血管死亡的危险性比非糖尿病患者明显增高,同时研究也显示降低血胆固醇

水平能够明显减少糖尿病人群心血管病的发生率。

(二) 甘油三酯(TG)

高甘油三酯血症是糖尿病患者最常见的脂代谢紊乱,尤其在初发和血糖控制不佳的患者中。多数研究认为高甘油三酯与动脉硬化的发生相关。目前一致认为 TG 增高伴高密度脂蛋白胆固醇(HDL-C)下降是心血管疾病危险因素,在糖尿病患者中,单纯血清高 TG 血症亦预示心血管疾病发生的危险性增加。另外糖尿病患者 TG 增高可增加中密度脂蛋白(IDL)分子的比例,从而促进动脉硬化的发生。

(三) 极低密度脂蛋白(VLDL)

糖尿病患者常伴有 VLDL 增高。VLDL 主要在肝脏合成,少量在肠黏膜合成,其所含成分以内源性 TG 为主,血浆中的 TG 主要来自 VLDL,因此,VLDL 的生成和清除速度是决定血中 TG 浓度的主要因素。糖尿病时,由于胰岛素绝对或相对不足,肝脏合成 VLDL 的速度明显大于其清除和分解速度,同时由于脂蛋白脂酶的活性下降,甘油三酯的分解缓慢,使富含 TG 的 VLDL 和乳糜微粒分解代谢受阻,造成 VLDL 在血中浓度升高。

(四) 低密度脂蛋白胆固醇(LDL-C)

糖尿病患者常有 LDL-C 增高,尤其是非酶糖化和氧化修饰的 LDL-C 水平增高,LDL-C 增高对血管内皮细胞和平滑肌有毒性作用。低密度脂蛋白(LDL)或小而密 LDL(B 型 LDL)冠心病死亡率增加明显相关。在持续高血糖状态,LDL 发生氧化(OX-LDL)和糖化修饰(Gly-LDL),OX-LDL 和 Gly-LDL 与糖尿病血管并发症密切相关,其可能机制有:① T2DM 患者体内氧化糖基化过程增强,自由基产生增多,抗氧化防御系统如抗坏血酸、维生素 E 等活性及作用降低,使体内典型的小颗粒致密 LDL 更容易被氧化。T2DM 患者血清 Gly-LDL、血浆 OX-LDL 水平明显高于对照组,糖尿病合并血管病变组明显高于无血管病变组。② Gly-LDL 可直接与血管基质蛋白结合,使基底膜增厚,血管壁弹性降低;OX-LDL 能被巨噬细胞识别并吞噬,使细胞内胆固醇酯聚集,形成泡沫细胞,促进早期动脉粥样硬化的形成。这二者均能直接损伤血管内皮细胞,增加凝血酶原的活性,刺激血小板的聚集。③两者能引发免疫反应,使吞噬细胞释放细胞因子如肿瘤坏死因子 -α(TNF-α)和白介素 -6(IL-6)等,导致血管病变的发生。④ OX-LDL 和 Gly-LDL 可损害肝细胞 LDL 受体对它的识别或降低它与组织细胞受体的亲和力,导致 LDL 的清除减少,并优先被巨噬细胞 LDL 受体识别、摄取和降解,从而导致胆固醇酯在巨噬细胞内堆积使其转化为泡沫细胞,促进动脉粥样硬化发生;另外,LDL 的糖化可导致 LDL 易被进一步氧化修饰。相反,HDL 的糖化可升高其清除速度,使其半衰期缩短。

(五) 高密度脂蛋白胆固醇(HDL-C)及其亚型 HDL2-C

糖尿病患者常见 HDL-C 降低。已证实 HDL-C 具有抗动脉硬化的作用,而且其抗动脉硬化的作用主要与 HDL-2 亚型有关,而 HDL-3 水平变化很小。糖尿病患者 HDL 减少亦主要与 HDL-2 亚型下降有关。研究显示,在未治疗的 T2DM 患者 HDL-C 及 HDL2-C 通常降低,它们的降低程度还与甘油三酯增高相关,男性和女性糖尿病患者均低于正常,尤其女性患者降低更显著,如果高血糖得到控制,HDL-C 就会升高,这也提示在 T2DM 中 HDL-C 及 HDL2-C 可能与病情控制有关。而在 T1DM 患者中 HDL 血液浓度报道比较不一致,有报道 HDL-C 浓度高于正常,但也有报道无明显异常。但在未治疗或未控制的 T1DM 患者中亦呈 HDL-C 偏低,经胰岛素治疗后可缓慢上升。新生的 HDL 主要由肝脏产生,入血液循环后其主要功能为清除胆固醇,与之结合后转运入肝脏而代谢,部分由胆汁排出,因此 HDL 可使血总胆固醇下降,为动脉粥样硬化与冠心病的保护因子。血浆 HDL 浓度受下列三个因素调节:①新生态 HDL-C 合成及其进入血液循环的速度;②周围毛细血管壁中脂蛋白脂肪酶的活力;③肝内脂肪酶的活力。以上三者均受胰岛素调节,因此糖尿病经胰岛素控制后其HDL-C 水平可恢复正常,糖尿病患者 HDL-C 降低可能与胰岛素量不足或胰岛素作用受损有关,脂蛋白脂肪酶活性降低使 HDL-2 合成减少,以及肝脂肪酶活性升高使 HDL-2 分解加速,加之 HDL 的糖化修饰与其清除速度增加有关。由于糖尿病患者常伴高 TG 血症,HDL颗粒中 TG 含量增高,TG 部分取代了 HDL 颗粒中胆固醇的酯化部位,因而使 HDL 颗粒从周围组织转运胆固醇的能力进一步降低,使周围组织细胞如动脉血管壁内胆固醇堆积,促进动脉粥样硬化的发生。

(六) 其他脂蛋白

一些脂蛋白有可能是糖尿病患者 CVD 的重要危险因素。脂蛋白 a [LP(a)] 是一大分子糖蛋白,由脂质碳水化合物、ApoA 和 ApoB 组成,由肝脏合成的一种富含 TG 的微粒代谢而来。ApoA 和 ApoB100 两者由二硫键相连。ApoA 和 LP(a) 的浓度均由遗传基因控制。LP(a) 的生理功能尚不十分清楚,但与动脉硬化的发生密切相关。一般认为:LP(a)在 T1DM 和 T2DM 患者中可能升高,尤其在伴糖尿病肾病的患者中;在合并心血管疾病的T2DM 患者中,LP(a) 水平升高;LP(a) 水平与糖尿病患者的代谢控制无关。女性糖尿病患者水平高于男性。烟酸是唯一能持续降低 LP(a) 的降脂药物,但尚无临床资料显示降低LP(a) 可降低 CVD 风险。综上所述,目前比较一致的观点认为:糖尿病伴高胆固醇血症和LDL-C 增高是肯定的心血管疾病的危险因素,但在糖尿病患者中,尤其是 T2DM 患者,血清TG 升高和 HDL-C 降低更为常见,血清 TG 增高伴 HDL-C 下降亦是心血管疾病的肯定危险因素;不少流行病学研究表明,单纯血清 TG 增高亦预示心血管疾病发生的危险性显著增加,有学者认为糖尿病患者 TG 增高与心血管疾病的危险性较胆固醇增高更为密切,特别是在肥胖的 T2DM 患者中。由于 TG 的增高导致 HDL 和 LDL 量与质的改变更加剧了动脉硬化的发生。

三、吸烟

吸烟不但是心血管疾病的主要危险因素,也是糖尿病的一项主要危险因素。吸烟可以成瘾,可增加这两种人群的心血管风险,还增加早发性肾病和神经病变风险,而且在胰岛素抵抗综合征的发生中发挥一定作用。

四、年龄与性别

在男性 ≥ 45 岁或女性 ≥ 55 岁人群中冠状动脉疾病的风险明显增加,但这种年龄界限不适合糖尿病人群。与非糖尿病患者相比,糖尿病患者 CVD 风险在年龄较轻时即可增加。T1DM 患者早在 20~30 岁时即可发生冠状动脉疾病,而且 20 岁以后冠状动脉疾病发生率逐渐增加。女性糖尿病患者 CVD 风险比男性增加。绝经期前女性患者的冠状动脉疾病风险与同龄男性患者相似，但绝经期后女性糖尿病患者 CVD 风险最高，且应用激素替代治疗1 年后，向心性肥胖减轻，总胆固醇降低，糖化血红蛋白（HbA1c）水平亦降低，但需长期研究明确糖尿病患者应用激素替代治疗是否降低 CVD 的风险。

五、高血糖

在糖尿病控制和并发症试验（DCCT）中，强化血糖控制可降低 CVD 发病风险，而且，为期 9 年的 DCCT 队列随访研究糖尿病干预与并发症流行病学（EDIC）表明，与先前常规血糖控制组相比，先前随机分入强化组的 CVD 减少 42%，非致命性心肌梗死（MI）发生率、脑卒中发生率和 CVD 死亡风险降低 57%。有证据表明，新诊断的 T2DM 早期积极的血糖控制可能会降低长期 CVD 发病率。在 UKPDS 中，强化血糖控制组心血管并发症（包括致命性或非致命性 MI 及猝死）减少了 16%，不具有统计学意义（$P=0.052$），并且没有提示强化降糖有益于减少其他 CVD 并发症（如脑卒中）。然而，10 年随访后，强化血糖控制组 MI 发生率（使用磺酰脲类药物或胰岛素开始治疗的患者下降 15%、使用二甲双胍开始治疗的患者下降 33%）和全因死亡率（使用磺酰脲类药物或胰岛素开始治疗的患者下降 13%、使用二甲双胍开始治疗的患者下降 27%）长期降低。由此可见，早期强化降糖治疗对微血管和大血管并发症都具有长期的有利的后续效应。如前所述，UKPDS 和 DCCT 后续研究显示早期积极的血糖控制可以带来大血管的长期获益，但与近年来的三大重要临床研究（ADVANCE、ACCORD 与 VADT）结果存在分歧。以上可用血糖存在的“代谢记忆效应”来解释，患者若长期处于高血糖状态（如后三项研究），即使血糖水平降低，仍易发生糖尿病相关并发症；而早期血糖降至较低水平时所产生的疗效，似乎在血糖一定程度内回升后仍继续存在原来产生的效果。

三项大型试验结果表明，强化血糖控制，CVD 发病率没有显著减少。所有三项试验在病程更长的糖尿病患者（平均病程 8~11 年）中进行，选择人群为已知 CVD 或存在多种心血管风险因素的糖尿病患者。ACCORD（糖尿病控制心血管危险行动）研究纳入要么已知 CVD，要么有 ≥ 2 个的主要心血管风险因素的患者，随机分入强化血糖控制（目标 HbA1c<6%）或常规血糖控制（目标 HbA1c 7%~8%）。由于发现强化组比常规组死亡率增加，试验被提前终止。强化血糖控制组总死亡率增加，但由于非致命性 MI 的患者减少，强化血糖控制组的主要终点（MI、脑卒中或心血管死亡）降低。ADVANCE 的主要终点是微血管并发症（肾病和视网膜病变）和主要不良心血管并发症（MI、脑卒中和心血管死亡）的组合。强化血糖控制（目标 HbA1c <6.5%）显著降低主要终点。虽然显著降低了主要终点，但大血管病变发病率没有显著降低。强化与常规血糖控制组之间的总死亡率或心血管死亡率没有差异。VADT（退伍军人糖尿病研究）试验对胰岛素或最大剂量口服药物没有控制的 T2DM 患者（基线 HbA1c 中位数 9.4%）随机采取强化血糖控制或常规血糖控制措施，主要终点是各种 CVD 发作。强化组的主要终点累计下降不显著。VADT 研究的资料表明，对于基线动脉粥样硬化较轻（冠状动脉钙化评估）的患者，强化血糖控制确实有效减少了 CVD 发作，但对基线动脉粥样硬化较重者无效。

六、高胰岛素血症或胰岛素抵抗

高胰岛素血症常伴有高血压、高甘油三酯、高密度脂蛋白降低、低密度脂蛋白增加、T2DM,可伴其他多代谢紊乱,如尿酸增高、肥胖,因此又称多代谢综合征(X 综合征),这些代谢紊乱可在糖尿病发生前出现。血浆胰岛素水平升高的非糖尿病患者 CVD 风险也相应增加。另外,胰岛素能调节一些重要的 CVD 危险因素,并改善血糖控制、降低 LDL-C 和甘油三酯水平。然而,胰岛素也可加重高血压和增加体重。超生理剂量胰岛素可刺激动脉壁中层平滑肌增生,加速胆固醇、胆固醇酯及脂肪合成而沉积于动脉管壁,还可抑制脂肪分解和胆固醇酯分解,形成高脂血症、高脂蛋白血症,促进动脉硬化形成。T2DM 患者常常有内源性高胰岛素血症;T1DM 患者虽无内源性分泌,但外源性胰岛素治疗往往产生高胰岛素血症,故不论 T1DM 或 T2DM 患者均可通过高胰岛素血症促成动脉硬化。

七、向心性肥胖

T2DM 患者常有向心性肥胖,肥胖患者常伴有多重 CVD 危险因素,包括高血压、脂质紊乱、胰岛素抵抗或血糖增高。减少与向心性肥胖相关的腹部脂肪可改善代谢参数,适度减轻体重,无论起始体重如何,都可降低血糖、血脂和血压水平。向心性肥胖可增加细胞因子的生成,如 IL-1β、TNF-α,导致慢性低度炎症状态,从而引起胰岛素抵抗,并加速动脉粥样硬化形成。

八、高同型半胱氨酸血症

高同型半胱氨酸血症是 T2DM 患者发生 CVD 的一个重要危险因素。一项随访 5 年的前瞻性研究显示,死于 CVD 的患者同型半胱氨酸水平明显高于存活者。同型半胱氨酸升高和糖尿病联合,可使死亡的危险性上升约 16 倍。

九、微量白蛋白尿

微量白蛋白尿也是一种危险因素,在出现蛋白尿数年前就可出现微量白蛋白尿。血管紧张素转化酶抑制剂(ACEI)和血管紧张素受体阻滞剂(ARB)可延缓 T2DM 患者的微量白蛋白尿进展至蛋白尿。T2DM 患者的微量白蛋白尿是心血管事件的独立预测因素,同时也认识到评价 T1DM 患者微量白蛋白尿的重要性。一旦检测出微量白蛋白尿就意味着需要更严格地控制血糖并积极降低血压。

十、激素调节失常及其他

(一)生长激素(GH)及生长因子

在未控制的糖尿病患者其 GH 通常比控制佳的患者高。缺乏 GH 的矮小症虽有糖尿病而不易患动脉硬化,均提示 GH 参与糖尿病动脉硬化的发生。其他生长因子如表皮生长因子、成纤维细胞生长因子、神经生长因子亦有类胰岛素样生长因子作用,尤其是成纤维细胞生长因子可促进血管内皮细胞有丝分裂,可能与动脉硬化发生有关。

（二）其他

许多因素如遗传、种族、营养等，也是糖尿病患者发生动脉硬化的危险因素。T2DM、高血压、高脂血症、冠心病、肥胖均发现有家族聚集现象，可能属多基因遗传病。

第三节 糖尿病致冠心病的发病机制

对糖尿病致动脉粥样硬化的发病机制，目前提出了多种生物学机制以解释糖尿病致早期动脉粥样硬化及其不良结果。T2DM 患者可出现血管内皮功能紊乱、血小板活性亢进、动脉粥样硬化加速形成、动脉负性重构、动脉损伤后平滑肌细胞和基质增殖、纤溶系统活性降低、血栓形成倾向和炎症反应等。目前较为公认的是，动脉粥样硬化是一个慢性炎症过程，而不是随着年龄的增长必然出现的退行性改变。另外一个广为认可的事实是，大多数急性心血管事件的发生不依赖于血管阻塞的程度，而主要是由斑块的糜烂或破裂引起的。

一、血管内皮功能受损

内皮细胞呈单层排列于血管壁。单层内皮细胞（EC）是血管腔和血管壁之间的重要保护屏障，正常的内皮细胞功能有调节血流量、维持血管张力、调节凝血系统活性、营养运输、促进白细胞聚集、参与平滑肌细胞增殖和迁移等。内皮细胞的正常功能丧失是动脉粥样硬化形成的早期标志，在原位动脉粥样硬化形成之前即可发生。糖耐量减低患者、T2DM 患者及其一级亲属中，反映内皮细胞功能受损的标志物水平升高，包括血管细胞黏附分子 -1（VCAM-1）、细胞间黏附分子 -1（ICAM-1）、内皮素 -1（ET-1）和血管性假血友病因子（vWF）。T2DM 早期可发生内皮功能损伤，这可能是高血糖症、高血压、糖尿病脂质紊乱和胰岛素抵抗所致。T2DM 患者动脉内皮功能受损可能与一氧化氮的多种代谢途径有关，包括合成减少、反应性氧自由基导致的灭活增加及信号转导功能降低。高血糖症通过氧化应激、甘油二酯（DAG）合成或晚期糖基化终末产物（AGEs）激活蛋白激酶 C（PKC）而损伤内皮功能。

二、血流动力学异常

（一）血小板功能异常

糖尿病患者中存在许多血小板功能的变化。糖尿病患者的血小板体积增大，糖蛋白（Gp）Ⅱb/ Ⅲa 受体密度增大，血小板黏附性和聚集性增强，因此糖尿病患者大部分血小板处于激活状态，血小板活性增强时糖尿病患者的凝血活性就增强。来自糖尿病受试者的血小板对引起血小板聚集的物质比较敏感，其合成的血栓素 B2 也增加，而且前列环素和一氧化氮的抗聚集活性降低，血小板源性致聚集性物质上调（如 ADP 和血栓素 A2），T2DM 患者可能因上述血小板的功能异常而形成动脉粥样硬化。

（二）凝血异常

凝血系统的激活可引起纤维蛋白形成。实验和临床数据提示，最初纤维蛋白的沉积和血管壁血栓可导致初始的内皮损伤，且有助于大血管病变的发展。在糖尿病血管疾病的发展中，凝血趋势的增强是发病机制而非发病结果。糖尿病总体上存在凝血的活化。而且在糖尿病时,大多数内源性和外源性凝血途径中的独立因素及凝血抑制物都会发生改变,如糖尿病患者血浆纤维蛋白原水平升高,特别是血糖控制欠佳的患者升高更明显;在糖尿病状态下凝血酶活性的调节及体内凝血酶活性指标,即纤维蛋白肽 A 有升高的趋势,尤其是在控制不佳或出现血管病变时;在糖尿病,有助于凝血系统激活的抗凝血酶Ⅲ(AT Ⅲ)减少;T1DM患者蛋白 C 抗原及活性水平降低,而在治疗后则恢复了正常。

(三) 纤溶系统功能异常

纤溶系统调控着血管系统的通畅性,而且可能是血栓形成的关键调节物质。有假说提出,少量纤维蛋白不断沉积于内皮而又被不断溶解,从而在凝血和纤溶之间形成了动态平衡。对沉积的纤维蛋白和血栓起降解作用的纤溶酶的生成及活性,主要是由血管内皮生成的两种关键蛋白调控的,即组织型纤溶酶原激活物(tPA)和 tPA 的主要抑制物 PAI-1。tPA可在纤维蛋白的形成位置将没有活性的纤溶酶原转化为纤溶酶。受损的纤维溶解活性是以低 tPA 活性和高 PAI-1 抗原性和活性为特征的。与非糖尿病的受试者相似,糖尿病受试者受损的纤溶系统也是发生心肌梗死的独立危险因素。

在 T2DM,纤溶系统功能下降与血管病变的发生及其严重程度相关。体内外实验结果表明 T2DM 患者的 PAI-1 活性升高。在合并高甘油三酯血症的 T2DM 患者,予以醋酸去氨加压素后,血浆 tPA 活性明显降低,而且 PAI-1 的活性明显升高。

三、细胞增殖和基质沉积

T2DM 患者在经皮冠状动脉介入术(PCI)治疗后再狭窄率增高,支架植入后再狭窄是新生内膜增殖所致。糖尿病患者行球囊血管成形术和支架植入后再狭窄率明显高于非糖尿病患者。高胰岛素血症和高血糖是 T2DM 患者新生内膜增殖的关键启动因素。高血糖可影响许多生长因子,包括碱性成纤维细胞生长因子(bFGF)、转化生长因子 -α(TGF-α)。另外,随着血糖水平升高,基质合成增加,如Ⅳ型胶原蛋白、纤连蛋白和层粘连蛋白。高血糖还可减少硫酸乙酰肝素的合成,从而明显降低对细胞增殖的抑制。同时,高血糖还可导致 AGEs 的生成,从而引起炎症细胞聚集和细胞增殖。但高血糖不是 T2DM 患者再狭窄的唯一关键调节因素,胰岛素抵抗与 PCI 后再狭窄风险增加相关。

四、动脉负性重构

在急性冠状动脉综合征患者或进行了冠状动脉血运重建的患者中,糖尿病患者占15%~25%。糖尿病可加速动脉粥样硬化形成,即在动脉粥样硬化早期发生动脉负性重构、缺乏侧支循环及在传统球囊血管成形术后晚期血管闭塞(在冠状动脉支架用于临床之前)的风险增加。然而,糖尿病患者发生的是动脉负性重构,即非血管代偿性扩张而是血管收缩。由于糖尿病患者不能对动脉粥样硬化形成产生适应性反应,因而发生血管痉挛而导致管腔严重狭窄,而且斑块面积小于非糖尿病患者。因此,PCI 后中期和晚期并发症发生率增加。球囊血管成形术后“典型的”糖尿病动脉病变可增加晚期血管闭塞发生率。晚期血管重构可导致糖尿病患者发生左心室负性重构。这些闭塞性再狭窄患者的 10 年心血管死亡率风险显著升高。

五、炎症反应

糖尿病是一种慢性低度炎性疾病。前瞻性研究显示,C 反应蛋白(CRP)水平可预测 MI 和缺血性脑卒中风险。然而,CRP 水平与血管阻塞程度(冠状动脉造影评价)的相关性较差,而年龄、吸烟,尤其是肥胖等因素似乎是更重要的决定因素,在普通人群中,30% 的系统性炎症反应负荷为肥胖所致;因此,致炎状态可能是一种致病原因,而不是一项特异性标志物。循环中的细胞因子增加冠心病风险可能是细胞因子的多种效应所致,除了调节免疫反应外,细胞因子还可介导许多代谢效应。人群研究显示,CRP 水平与大多数经典的和新的冠心病危险因素水平相关,而且与代谢综合征有关。细胞因子水平持续升高与代谢综合征有关,据此认为 T2DM 是一种自身免疫性疾病。

综上所述,血糖水平升高导致前列环素刺激因子(PSF)生成量下降,一氧化氮活性降低,损伤内皮中缓激肽水平升高,而且还可导致脂蛋白代谢及细胞脂蛋白相互作用方面的多种变化。这些变化通过降低内皮的舒血管作用,同时通过缓激肽促进血管收缩及平滑肌细胞增殖,从而促进糖尿病患者的动脉粥样硬化加速发展。血浆葡萄糖水平升高不但促使脂蛋白非酶糖化,而且可增强脂蛋白对氧化修饰的易感性。这些修饰的脂蛋白可降低纤维蛋白溶解并增加血小板的聚集,从而促使血栓形成。修饰后的脂蛋白还可刺激细胞黏附分子的表达。随着这些黏附分子的表达,单核细胞附着于内皮细胞层,并从内皮细胞游走至内皮下间隙。此外,修饰后的脂蛋白还可导致内皮一氧化氮的释放降低,从而削弱血管舒张功能。位于内膜层的糖基化 / 氧化脂蛋白可通过氧化过程而被进一步修饰,从而导致氧化 / 糖基化脂蛋白的生成。这些脂蛋白转而刺激免疫系统产生抗体。由此所生成的免疫复合物可被巨噬细胞摄取,并刺激充满胆固醇酯的细胞(泡沫细胞)形成及细胞因子的释放。这些过程中所释放的细胞因子除了进一步损伤内皮、造成恶性循环,还可诱导肝脏释放反应蛋白。

第四节　糖尿病合并冠心病的评价

糖尿病合并冠心病可表现为心绞痛、急性冠状动脉综合征、心肌梗死,重者表现为充血性心力衰竭、心源性休克、心律失常、猝死等,但糖尿病患者存在自主神经病变,在临床上无症状的冠心病较常见,有时亦表现为疲乏、胃肠道症状、劳力性呼吸困难等非典型症状。由于糖尿病患者冠状动脉狭窄程度严重,冠状动脉常为弥漫性病变,预后比非糖尿病患者差。从预防角度看,最重要的是早期识别那些未来发生 CVD 的高危患者,因此临床评价具有重要意义。

应用哪些检查方法评价糖尿病患者的心脏功能取决于患者的临床情况。若患者有冠心病的临床表现时,"积极的"方法是评价其严重程度和风险。这种评价对准确应用相关治疗非常重要,如是可给予药物治疗、介入治疗或外科手术治疗。若没有症状,则检查旨在识别无症状心脏疾病,并明确其严重程度。如果临床检查没有发现亚临床心脏疾病的客观证据,则糖尿病患者应在 2 年后再次评价,这主要是基于临床经验而非科学依据。T2DM 患者如有典型或非典型的心血管疾病的症状、周围血管或颈动脉闭塞性疾病、基础心电图提示有心肌缺血或梗死、久坐的生活方式、年龄在 35 岁以上、计划开始剧烈的体育锻炼时均要进行仔细的心血管疾病的检查,另外如糖尿病患者存在以下 2 种以上的危险因素,也应该行心脏的检查,以便确定有无冠状动脉疾病及其严重程度:①总胆固醇 $\geq$ 6.24mmol/L,LDL-C $\geq$ 4.16mmol/L,或 HDL-C<0.91mmol/L;②血压大于 140/90mmHg;③有冠心病家族史;④吸烟史;⑤尿中有微量或大量蛋白。

一、直接评价心脏的检查

(一) 静息心电图

无特异性,可有相应导联 ST 段改变、异常 Q 波等表现,有助于识别心肌梗死、缺血性变化。

(二) 生化检测

肌钙蛋白 T 或 I(TnT 或 TnI)、肌酸激酶(CK-MB)等心肌损伤的生化标记物升高。

(三) 24 小时动态心电图(Holter)

24 小时动态心电图检查可监测 ST 段偏移,只能发现心肌缺血面积广泛者,有助于明确无症状性缺血性事件和其发生频率。Holter 不能作为常规检查,若静息 ECG 不能明确时可行 Holter 检查。

(四) 运动平板心电图(运动 ECG)

对典型或不典型的心脏症状、静息心电图异常者进行诊断性心脏负荷试验。所选患者的条件是:能在平板上运动,静息心电图不存在左束支传导阻滞(LBBB)、洋地黄效应、预激综合征(WPW 综合征),ST 段降低 >1mm。该试验能发现绝大多数有主支病变或明显的多支冠状动脉病变。阳性反应有 ST 段改变明显,低血压反应,运动能力低下。明显阳性包括:运动期内低血压;心率 <120 次 /min 或运动时间不足 6 分钟即见试验阳性结果;5 个以上导联出现 ST 段压低;ST 段降低 >2mm。假阳性可见于冠心病危险因子少或无者,可行心肌灌注显像随访。运动试验完全正常者预后良好,但仍可漏诊单处血管病变。心室率须达到运动应激后最大期望值的 85% 或以上,否则有假阴性反应。

(五) 心脏超声检查

心脏超声可为诊断缺血性心脏病提供必要的结构和功能信息。若在陈旧性心肌梗死区或运动减低区内发现室壁运动消失,提示心肌坏死。B 型超声心动图可发现室壁瘤或冠状动脉开口狭窄。若冠状动脉造影未发现心包脏层血管明显狭窄,则应用经食管超声多普勒测定冠状动脉血流储备也是一项非常重要的诊断方法,特别是对那些负荷试验(包括心肌灌注显像)阳性患者。

超声心动图运动试验或药物负荷试验可评价有无冠状动脉缺血或冬眠心肌,从而为是否行血运重建提供线索。小剂量多巴酚丁胺试验主要是评价有无冬眠心肌,大剂量试验有助于评价负荷试验时有无心肌缺血。与非糖尿病患者相比,超声心动图负荷试验阴性的糖尿病患者发生心脏事件的风险仍较高,这可能是由于糖尿病患者的冠状动脉疾病发生率较高所致。超声心动图运动试验可提供关于糖尿病患者预后的信息,即使试验阴性,糖尿病患者发生心脏事件的风险仍高于非糖尿病患者。尚无资料显示无症状患者进行该项检查可获益。

负荷超声心动图须在平板运动结束后 60 秒内获得无人工伪像的超声心动图像。它能发现缺血心室壁的运动异常,能显示心内壁。仅能发现多支冠状动脉病变,但不能发现单支冠状动脉病变,不能评估预后。糖尿病患者甚少能满意地完成标准平板运动试验,常选择心肌灌注显像负荷试验而不做平板运动试验。

(六) 心肌灌注显像

心肌灌注显像(MPI)负荷试验已广泛用于评价怀疑或确诊有冠状动脉疾病的患者。MPI 可评价有无心肌坏死或可逆性缺血。大量证据证实,MPI 负荷试验诊断冠心病具有良好的特异性和敏感性。与 ECG 运动试验一样,心肌灌注显像负荷试验阴性的糖尿病患者发生心脏事件的风险大于非糖尿病患者。

建议以下一些患者进行心肌灌注显像负荷试验:不能完成 ECG 运动试验者;ECG 运动试验为非特异性改变;ECG 运动试验阴性但有典型冠心病症状者;评价冠心病患者的缺血严重程度;慢性缺血性心脏病患者发生 MI 后评价存活心肌或冬眠心肌,以进行危险分层和为最佳治疗提供证据;评价药物治疗(溶栓)或血运重建治疗(冠状动脉血管成形术或冠状动脉旁路移植术)的效果;糖尿病患者在行复杂的外科手术前,评价缺血风险和预后。

MPI 负荷试验对评价怀疑有冠状动脉疾病的糖尿病患者是一项非常合适的无创性检查方法。然而,对有严重冠状动脉疾病但无症状的糖尿病患者进行检查具有较大困难。

(七) 冠状动脉 CTA

冠状动脉计算机体层血管成像(computed tomography angiography,CTA)可评价冠状动脉钙化。病理学研究证实,冠状动脉钙化(coronary artery calcium,CAC)是冠状动脉粥样硬化的特异性标志。在有冠心病症状的人群和无症状人群中,冠状动脉 CTA 可检测伴有动脉狭窄的 CAC。

冠状动脉 CTA 发现多数无症状的 T1DM 和 T2DM 患者有 CAC。然而,无症状的糖尿病患者 CAC 评分常为 0。一些研究发现,CAC 评分可预测发生临床 CVD 的可能性。然而,目前不清楚 CAC 评分是否可预测无症状糖尿病患者的未来临床事件。虽然 CAC 提示存在不同程度的冠状动脉粥样硬化,但冠状动脉 CTA 发现的钙化对诊断阻塞性冠状动脉狭窄缺乏特异性,因此 CAC 并不意味着心肌缺血。另外,明显冠状动脉狭窄者可以不表现为冠状动脉钙化,而且冠状动脉钙化积分和严重心血管突发事件之间的相关性各家报道不一。所以冠状动脉钙化积分不宜作为无症状人群的过筛试验。

(八) 磁共振成像(MRI)

高分辨率 MRI 是一项无创性显像技术,具有良好的软组织反衬度,利用有关的生物物理和生物化学参数,如化学成分及其浓度、水含量、生理状态、分子运动和扩散能力,可区别斑块成分和识别易损斑块。

将来,冠状动脉 MRI 斑块成像技术的进展旨在识别斑块的不同成分。在易损斑块破裂之前,MRI 技术即可识别,因此这就为药物干预以降低或预防冠状动脉疾病提供了一种评价方法。尚需进一步研究是否可应用 MRI 技术按照风险对无症状糖尿病患者进行危险分层。

现已证实,应用 MRI 技术评价粥样硬化斑块有助于识别易损斑块。同时,MRI 还可检测粥样硬化的进展和消退。然而,目前关于 MRI 预测未来 CVD 事件的资料较少。

(九) 冠状动脉造影

虽然冠状动脉造影为损伤性检查,但仍然是冠心病的金标准。可发现受累部位管腔狭窄或闭塞病变,常弥漫累及多处血管,同一处血管常多处受累。糖尿病患者应进行冠状动脉检查的指征:①有典型或不典型心肌缺血症状者;②静息时 ECG 提示心肌缺血的意义大于非糖尿病患者,预示某些人将出现心脏突发事件,有心肌梗死大 Q 波者需进一步评估冠心病;③外周动脉或颈动脉阻塞性疾病预示冠心病的存在。可观察间歇性跛行,触诊胫后动脉,听诊颈动脉和肱动脉杂音,测踝动脉血压,做颈动脉和下肢动脉多普勒超声检查;④平时运动少,年龄 ≥ 35 岁,拟行剧烈运动者,宜做平板运动试验,确定运动期内心脏突发事件危险程度,指导运动强度的选择;⑤糖尿病患者有以下两条或更多冠心病危险因素者,如总胆固醇 ≥ 240mg/dl(6.24mmol/L),LDL-C ≥ 160mg/dl(4.14mmol/L),或 HDL-C<35mg/dl(0.91mmol/L);或血压 >140/90mmHg;或吸烟,家族中有中年发生冠心病者;或尿白蛋白 ≥ 20μg/min。以上任意两条阳性者,心血管病死亡率由 30 人 /(1 万人·年),增高到 90 人 /(1 万人·年)。脂蛋白 a 和同型半胱氨酸浓度升高也是冠心病的危险因素,至少每年评估一次。

选择性冠状动脉造影可明确有无冠状动脉狭窄及狭窄的部位、严重程度,还可了解有无侧支循环和远端血管床的情况,从而选择合适的治疗方法,如经皮冠状动脉介入术(PCI)和冠状动脉旁路移植术(CABG)。若冠状动脉造影发现为单支或双支冠状动脉病变、左心室功能正常或轻度降低,可行 PCI 及支架植入。若为多支血管病变、左心室功能显著降低(射血分数 <30%),建议行 CABG,最好应用动脉作为前降支移植血管。

糖尿病患者进行冠状动脉造影非常安全,但仍应注意以下事项:适量饮水以增加造影剂排泄;尽量减少造影剂用量,若有可能应用数字减影技术;充分抗凝。

二、亚临床血管病变的检测

许多检测无症状性动脉粥样硬化患者血管床的方法,其理论依据是基于动脉粥样硬化是一种累及整个动脉的系统性疾病,最常累及主动脉及其大分支、冠状动脉、脑动脉和下肢动脉。检测上述部位动脉的亚临床粥样硬化病变,可作为系统性粥样硬化负荷的标志物,并作为那些不易检查的动脉引起临床 CVD 风险增加的预测因素,特别是冠状动脉和脑动脉。近期美国心脏协会(AHA)建议采用无创方法评价动脉粥样硬化负荷以识别普通人群中无症状的高危患者。

(一) 踝肱指数(ABI)

ABI 是踝肱血压之比值,需测量双上肢动脉和双下肢动脉收缩压。ABI 为两侧踝部收缩压之最高值(胫后或足背动脉)除以左右肱动脉血压平均值。如果左右两侧肱动脉血压相差 ≥ 10mmHg,则取血压最高值进行计算。该检查操作简单、费用低。ABI< 0.9 是诊断下肢外周动脉疾病的阈值。ABI 越低显示动脉病变的狭窄越重。ABI 检查可用于筛查外周动脉疾病(PAD),以预防截肢,特别是那些糖尿病高危者。由于预防性药物治疗对 PAD 的效果

与 CVD 一样,因此早期诊断不能改变药物治疗。糖尿病患者发生 PAD 后病死率显著升高,因此积极干预危险因素可预防该并发症。

人群研究显示,在糖尿病患者中,临床确诊的和亚临床 PAD 发生率均高于同年龄和同性别的非糖尿病人群。然而,目前应用 ABI 评价糖尿病患者的研究较少,而且入选的糖尿病患者数量也较少,因此尚不足以准确评价这种无创性方法预测无症状性糖尿病患者未来 CVD 死亡率和病死率的风险。而且,糖尿病作为 CVD "等危症",因此不应根据 ABI 降低来指导危险因素的治疗。

(二)颈动脉内膜中膜厚度(IMT)

在流行病学研究和心血管临床试验中,内膜中膜厚度(intima media thickness,IMT)现已成为反映动脉粥样硬化的一个重要终点指标。为了准确可靠测量 IMT,需应用高频超声探头,频率为 7.5~10.0MHz 的探头提供的轴向分辨力为 0.15~0.20mm。颈动脉 IMT 可反映亚临床动脉粥样硬化,但 IMT 并不是直接测量动脉粥样硬化性狭窄的程度。

一些研究显示,在有临床表现的糖尿病患者中,颈动脉 IMT 显著大于那些没有糖尿病的同龄患者。另外,前瞻性人群研究显示,IMT 可增加无症状患者未来 CVD 风险的预测价值。然而,由于糖尿病患者的 IMT 大于非糖尿病人群,因此这些结果不能直接外推至糖尿病患者。目前,进行的应用颈动脉 IMT 预测糖尿病患者未来 CVD 风险的研究较少。

(三)动脉僵硬度和颈动脉脉搏波传导速度(PWV)

应用无创性方法可直接或间接评价动脉僵硬。动脉脉搏波传导速度(pulse wave velocity,PWV),即测量脉冲波通过血管的时间,可应用超声(变异系数 <10%)或 MRI 测量。间接方法的关键是要准确测量脉冲时间和脉冲距离。动脉僵硬度增加时 PWV 增加。与非糖尿病患者相比,T2DM 患者主动脉僵硬度和 PWV 增高。在冠状动脉旁路移植术前分别测量年龄匹配的糖尿病和非糖尿病患者的主动脉 PWV 发现,糖尿病患者动脉僵硬度大于非糖尿病患者。

(四)血流介导的舒张功能(FMD)

血流介导的舒张功能(flow-mediated dilation,FMD)是在血管阻塞和开放后反应性充血状态下测定的。血流增加可增加血管壁切力。在正常动脉中,这种变化可刺激内皮细胞合成血管舒张物质,如一氧化氮(NO)。血流增加后的血管扩张(例如桡动脉直径从 3.7mm 增加至 4.1mm)程度常用直径变化的百分数表示(如 11%)。早期研究常采用 B 型超声测量 FMD(变异系数 <10%),但最近常采用的是相位锁定超声跟踪技术。多普勒超声也可测量桡动脉血流的相对变化。

糖尿病患者应用 FMD 时存在一定困难。介入方法是评价内皮依赖性和非内皮依赖性舒张功能的金标准,但由于其需要动脉插管输入血管活性物质,因此阻碍了其在流行病学和临床研究中广泛应用,也阻碍了对年轻无症状患者的早期血管异常研究。

(五)内皮功能的评价方法

功能障碍早于动脉硬化形态学和心血管并发症,近年来已发明许多评价内皮功能的方法,其中冠状动脉内灌注乙酰胆碱是评价冠状动脉内皮功能的金标准,能够评价动脉直径、血流及血管阻力。

(六) 其他非损伤性检查

如测定纤溶酶原激活剂抑制因子 1、血管性假血友病因子等标记物。

总之，糖尿病患者进行无创和有创检查有助于发现心脏疾病，并明确疾病的严重程度。为了明确有无冠心病，可行静息 ECG、ECG 运动试验和心肌灌注显像等检查，心肌灌注显像可与药物负荷试验联合应用，如双嘧达莫、腺苷和多巴酚丁胺等；为了评价冠心病严重程度并决定是否行 PCI 或 CABG，需行冠状动脉造影和心室造影，还可进行心肌灌注显像和多巴酚丁胺超声心动图负荷试验。采用 ABI、IMT、动脉僵硬度、PWV 和 FMD 等无创性方法可早期发现动脉床的亚临床粥样硬化病变，这些病变可作为系统性粥样硬化负荷的标志物，并作为那些不易检查的动脉引起临床 CVD 风险增加的预测因素，特别是冠状动脉和脑动脉。目前，尚无研究证实糖尿病患者常规进行无创检查可提高诊断率或改善治疗结果。因此，对于糖尿病患者的心血管疾病风险而言，尚需进一步研究。

三、糖尿病合并冠心病诊断及鉴别诊断

(一) 诊断

诊断标准与非糖尿病患者相似，但糖尿病患者无痛性心肌缺血和心肌梗死的发生率较高，应予以警惕。其诊断条件主要如下：

1. 糖尿病诊断明确。

2. 曾发生心绞痛、心肌梗死、心律失常或心力衰竭。

3. 心电图显示 S-T 段呈水平或下斜型压低，且幅度 ≥ 0.05~0.1mV，T 波低平倒置或双相。

4. 多普勒超声提示左室舒张和收缩功能减退，室壁节段性运动减弱。

5. 冠状动脉造影提示管腔狭窄 >50%（是诊断冠心病最准确的方法）。

6. 放射性核素（如 ^{201}Tl）检查出现心肌灌注缺损，结合单光子发射计算机断层成像（SPECT）或正电子发射断层成像（PET），可发现心肌的代谢异常，有助于提高诊断的准确性。

7. 磁共振成像（MRI）可提示心脏大血管病变和心肌梗死部位。

8. 排除其他器质性心脏病。

(二) 鉴别诊断

1. 与其他原因所致的冠状动脉病变引起的心肌缺血鉴别，如冠状动脉炎（风湿性、血管闭塞性脉管炎）、栓塞、先天畸形、痉挛等。

2. 与其他引起心力衰竭、心脏增大的疾病鉴别，如先天性心脏病、风湿性心脏病、肺源性心脏病、原发性心肌病等。

3. 与其他引起心前区疼痛的疾病鉴别，如肋间神经痛、心脏神经症等。

以上各种疾病通过仔细临床分析并结合各种实验室检查，多数病例可得到明确鉴别。

第五节　糖尿病合并冠心病的预防和治疗

冠心病的一级预防实际上是预防动脉粥样硬化的易发病因。尸检证明动脉粥样硬化早

在儿童时期就有发生,有的青年时期已相当严重,所以预防应从儿童时期开始。遗传学中已经证明,糖尿病为多基因遗传疾病。20 世纪 70 年代后国外已注意到冠心病遗传学方面的问题,有的调查资料报告,父母 1 人有冠心病,其子女的冠心病发生率 2 倍于无冠心病家庭;父母 2 人有冠心病其子女冠心病发生率 5 倍于无冠心病家庭。可见冠心病的发生与遗传家族因素有密切关系。因此,凡是家族中近亲有糖尿病、冠心病和高血压者,都应该采取积极的一级预防措施,防止糖尿病冠心病的发生。

二级预防又称继发性预防,凡是已患糖尿病冠心病者,对于诱发或促进其病情发展的诸因素都应该避免,对于有症状者应该积极进行治疗,控制心绞痛,纠正心力衰竭和心律失常,改善心功能。

三级预防主要根据病因、发病机制演变的途径进行预防。糖尿病并发症的发生有其特定的原因,预防这些病因、发病机制的演变是防止糖尿病冠心病发展的重要措施。

一、生活方式干预

积极有效地纠正不良生活方式是改善包括 T2DM 患者在内的所有心血管高危人群心血管预后的重要措施。治疗性的生活方式干预的主要内容包括戒烟、节制饮酒、优化饮食结构、限制钠盐、适当增加体力活动、控制体重及对不良情绪的矫治。

(一)节制饮酒、戒烟

大量饮酒可以加重糖代谢紊乱并增高心血管系统风险水平,因此应建议 T2DM 患者戒酒。对于有饮酒嗜好者,男性每日酒精摄入量应 ≤ 25g,女性 ≤ 15g。

吸烟与糖尿病大血管和微血管病变的提前发生有关,还可能促进 T2DM 的发生,美国糖尿病协会(ADA)建议所有患者不吸烟,应该把戒烟辅导和其他形式的治疗作为糖尿病治疗的常规组成部分。大量研究显示,吸烟者 CVD 风险加大、过早死亡,糖尿病微血管并发症的发生率增加。因此在临床实践中应常规询问 T2DM 患者是否吸烟,对于吸烟者应采取健康咨询、技术指导及必要的药物干预等综合措施帮助其戒烟。一些大型的随机临床试验已经证明简单戒烟辅导的作用和成本效益,包括戒烟热线、减少吸烟。对主动戒烟患者加以药物治疗辅导比任何单独疗法更有效。目前市场供应的戒烟药物主要包括尼古丁替代产品与选择性尼古丁乙酰胆碱受体部分激动剂,采用尼古丁替代治疗时,戒烟的效果是单纯劝导的2 倍。

(二)饮食、运动与控制体重

合理的饮食结构与控制总热量摄入不仅是降糖治疗的基石,也是降低心血管系统整体风险水平的有效措施,因而适用于所有 T2DM 患者,对于合并冠心病,应限制钠盐摄入。对于超重(体重指数 ≥ 24kg/m²)或肥胖(体重指数 ≥ 28kg/m²)的 T2DM 患者,应以低糖类、低脂肪饮食为主,调整糖类、蛋白质和脂肪,达到最佳组合,满足代谢目标和糖尿病患者的个人偏好。且通过糖类计算、换算或凭经验估算,监测碳水化合物摄入,仍然是控制血糖的关键措施。另外,建议 T2DM 患者饮食中饱和脂肪酸(如动物脂肪)摄入量控制在总热量的 7%以下,并且反式脂肪酸(如酥油、精炼植物油、反复煎炸食品等)应减至最少。

有规律的运动可改善血糖控制,降低心血管风险因素,有助于减肥和改善患者的生活质量。建议糖尿病患者每周至少进行 150 分钟中等强度的有氧运动(例如快步行走、太极拳、自行车运动等),运动后其心率达到最大心率的 50%~70% 为宜,分布在每周的至少 3 天,不可连续超过 2 天不运动。在没有禁忌的情况下,鼓励 T2DM 患者每周进行 3 次抗阻力锻炼(如俯卧撑、仰卧起坐、下蹲运动、举哑铃等)。在制订运动方案之前,医务工作者应当对患者冠状动脉疾病的多种心血管风险因素进行评价。应当鼓励高风险患者从时间短、强度小的运动开始,缓慢增加强度和时间。

合理饮食与适量运动是控制体重的安全有效手段,T2DM 患者应努力将体重指数控制于 $19.0 \sim 23.9 \text{kg/m}^2$。

(三) 精神状况评估

心理和社会状况评估应成为糖尿病医疗工作不可或缺的一部分。社会心理筛查及随访工作,应当包括对疾病的态度、对治疗和结果的期望、情绪反应、日常及糖尿病相关的生活质量、社会资源、精神病等,但不限于以上内容。患者自制力差时,应当筛查社会心理问题,例如:抑郁症和糖尿病相关的苦恼、焦虑、饮食失调及认知缺损。对于存在焦虑、抑郁等心理疾病及疾病相关性精神紧张者应予以非药物或药物干预。重症患者建议请精神心理科医生协助诊治。

二、控制血糖

(一) 降糖治疗目标值

ADA 建议许多未孕成人的合理 HbA1c 目标是 <7%,HbA1c 降至 7% 或以下已被证明可减少糖尿病微血管并发症,如果在糖尿病诊断后很快实现,可使大血管疾病长期减少。有严重低血糖病史、预期寿命有限、有严重微血管或大血管并发症、合并症多的患者,以及患糖尿病病程较长,通过糖尿病自我管理教育、合理的血糖监测及包括胰岛素在内的多种有效剂量降糖药物治疗,难以达到一般目标的患者,HbA1c 控制目标可适度放宽(例如 <8%)。

医生应当警惕伴有严重疾病的患者发生严重低血糖,对于那些血糖不能轻易安全达标的患者,不应当执意把 HbA1c 控制在接近正常水平。严重或频繁低血糖是修改治疗方案,包括设置较高血糖控制目标的绝对指征。设置个性化目标应考虑许多因素,包括患者偏好。

(二) 降糖药物选择

对于 2 型糖尿病,若无禁忌证且可耐受,最新的各项指南均推荐二甲双胍作为首选用药。2020 年 ADA 推荐,对于确诊 ASCVD 或伴有 ASCVD 高危因素或心力衰竭的 2 型糖尿病患者,无论 HbA1c 水平如何,推荐选择联合具有心血管疾病获益的 GLP-1 受体激动剂(GLP-1 RA)或钠 - 葡萄糖协同转运蛋白 -2 抑制剂(SGLT-2i)进行治疗。糖尿病合并冠心病患者建议选择对心脏影响小或循证学证实可以有心血管获益的降糖药。

1. **二甲双胍**　目前临床上使用的双胍类药物主要是盐酸二甲双胍。双胍类药物的主要药理作用是通过减少肝脏葡萄糖的输出和改善外周胰岛素抵抗而降低血糖。UKPDS 结果证明,二甲双胍还可减少肥胖的 2 型糖尿病患者心血管事件和死亡率。在我国伴冠心病的 2 型糖尿病患者中开展的针对二甲双胍与磺脲类药物对再发心血管事件影响的临床随机分组对照试验结果显示,二甲双胍的治疗与主要心血管事件的显著下降相关。二甲双胍对心血管有保护作用,但对于未控制的慢性充血性心力衰竭患者,建议禁用二甲双胍。

2. 磺脲类药物(SU) SU属于胰岛素促泌剂,主要药理作用是通过刺激胰岛 β 细胞分泌胰岛素,增加体内的胰岛素水平而降低血糖。FDA曾发出甲苯磺丁脲导致心血管风险增加的特别警告。实验证实格列本脲可能影响心肌缺血预适应,而其他一些二代和三代磺酰脲类药物研究显示对胰岛 β 细胞膜 ATP-K$^+$ 有高亲和力和高选择性,具有更快的起效时间及更短的作用时间,可能不影响心肌缺血预适应。2020年ADA建议选择新一代SU以降低低血糖风险,而且格列美脲已被证实具有与DPP-4i相似的心血管安全性。

3. 噻唑烷二酮类(TZDs) TZDs主要通过增加靶器官对胰岛素作用的敏感性而降低血糖。目前在我国上市的TZDs主要有罗格列酮和吡格列酮。低剂量TZDs耐受性可能更好,但对CVD影响的研究较少。吡格列酮具有潜在心血管获益。体重增加和水肿是TZDs的常见不良反应,有心力衰竭的患者应禁用本类药物。

4. 二肽基肽酶4抑制剂(DPP-4i) DPP-4i通过抑制DPP-4而减少GLP-1在体内的失活,使内源性GLP-1的水平升高。GLP-1以葡萄糖浓度依赖的方式增强胰岛素分泌,抑制胰高血糖素分泌。目前在国内上市的DPP-4i有西格列汀、沙格列汀、阿格列汀、维格列汀和利格列汀。沙格列汀、西格列汀、阿格列汀不增加心血管病变发生风险。SAVOR-TIMI 53研究显示沙格列汀与安慰剂对比,不增加心血管疾病风险,因心衰住院的患者比例高于安慰剂组(3.5%vs 2.8%,HR=1.27,95%CI:1.07~1.51;优效性 P=0.007),但心力衰竭死亡风险并未增加。另外两个多中心、随机、双盲、非劣效试验,评估西格列汀的心血管结局的临床试验(TECOS)和阿格列汀大型心血管终点研究(EXAMINE),均显示其不增加心血管疾病风险,也未显示阿格列汀和西格列汀与心力衰竭之间的关联。但研究表明沙格列汀有潜在发生心力衰竭风险。

5. GLP-1RA GLP-1RA通过激动GLP-1受体而发挥降低血糖的作用。GLP-1受体激动剂以葡萄糖浓度依赖的方式增强胰岛素分泌、抑制胰高血糖素分泌,并能延缓胃排空,通过中枢性的食欲抑制来减少进食量。目前国内上市的GLP-1受体激动剂为艾塞那肽、利拉鲁肽、利司那肽和贝那鲁肽,均需皮下注射。研究报道,利拉鲁肽、利司那肽和艾塞那肽在伴有心血管病史或心血管危险因素的2型糖尿病患者中应用,具有有益的作用及心血管安全性。LEADER试验数据显示,利拉鲁肽能够显著降低糖尿病患者的主要不良心血管事件,主要终点是首发非致死性心肌梗死、心血管死亡或非致死性脑卒中复合事件。另外,GLP-1RA口服制剂索马鲁肽亦被证实有心血管获益。对于未确诊心血管疾病(CVD)但存在特定高风险指征的2型糖尿病患者[年龄 ≥ 55岁,冠状动脉、颈动脉或下肢动脉狭窄>50%,左心室肥厚,eGFR<60ml/(min·1.73m^2)或伴有白蛋白尿],可考虑使用GLP-1RA。

6. SGLT2i 新型降糖药物SGLT2i通过抑制肾脏肾小管中负责从尿液中重吸收葡萄糖的SGLT2降低肾糖阈,促进尿葡萄糖排泄,从而达到降低血液循环中葡萄糖水平的作用。研究显示SGLT2i还具有额外的降血压及心血管获益。大型临床试验EMPA-REG研究和CANVAS研究分别表明,SGLT-2抑制剂恩格列净和卡格列净治疗组较安慰剂组可明显降低心血管病高危的2型糖尿病患者的心血管病风险,主要包括降低非致死性心肌梗死、心血管死亡和非致死性脑卒中的发生风险。CVD-REAL2研究结果发现,与其他降糖药物相比,

SGLT-2i(达格列净、卡格列净及恩格列净)可显著降低2型糖尿病患者的全因死亡率、心力衰竭、心力衰竭合并冠状动脉疾病、心肌梗死及卒中的风险。除降低血压外,SGLT-2i还可能有助于减少高血压相关靶器官损害,有助于降低心血管及肾脏终点事件的风险。在糖尿病治疗领域,尤其是CVD的一级和二级预防上,SGLT-2i具有广阔的发展空间。

7. 基础胰岛素 基础胰岛素包括中效人胰岛素和长效胰岛素类似物。基础胰岛素的选择需基于患者的个体化需求,包括经济负担。补充足量的基础胰岛素以使空腹血糖水平正常化,可能降低心血管事件的发生风险。2020年ADA指出德谷胰岛素或甘精胰岛素U100具有CVD安全性。

三、纠正心血管危险因素

糖尿病心血管危险因素包括血脂异常、高血压、肥胖、体力活动减少和烟酒;糖尿病人群特异的其他危险因素包括微量白蛋白尿、总蛋白尿、血肌酐升高和血小板功能异常。研究表明减少心血管危险因素能够有效预防和延缓心血管病的发生,因此要早期识别并治疗糖尿病心血管并发症的高危患者。有证据表明,美国成年糖尿病患者10年的冠心病(CHD)的风险明显改善,且动脉粥样硬化性心血管疾病的发病率和死亡率下降。2020年ADA建议对糖尿病患者至少每年系统性评估一次心血管危险因素,以筛查无症状性冠心病。

(一)血脂异常治疗

T2DM患者血脂异常发生率增加,促其CVD高风险。T2DM患者最常见的血脂异常类型是HDL-C低、伴甘油三酯高,LDL-C通常与非糖尿病人群无明显差异。多数研究认为,在T2DM患者脂蛋白a水平不增加。糖尿病本身并不增加LDL水平,但由于T2DM患者的小密度LDL颗粒较易糖基化和氧化,故更易致动脉粥样硬化。ADA建议未服用他汀类药物的成人在首次诊断、初次医学评估以后每5年检查血脂是合理的,如果需要血脂达标,则需经常测定血脂,对处于血脂低风险的成人(LDL-C<2.6mmol/L或100mg/dl、HDL-C>1.3mmol/L或50mg/dl、TG<1.7mmol/L或150mg/dl),可以每2年测定血脂1次。根据ADA和AHA指南,对于无明确心血管病的糖尿病患者,其目标血脂值应是:LDL<2.6mmol/L(100mg/dl);HDL>1.03mmol/L(40mg/dl)(男性),或者>1.3mmol/L(50mg/dl)(女性);TG<1.7mmol/L(150mg/dl)。对于临床CVD者,LDL<1.8mmol/L(70mg/dl)。

根据ADA和AHA指南,高脂血症治疗的先后次序是:①降低LDL-C;②升高HDL-C降低TG。治疗策略取决于脂蛋白异常的类型,对于大部分糖尿病患者来说,除存在严重的高TG血症(TG≥5.7mmol/L)外,血脂异常治疗的首要目标是LDL-C<2.60mmol/L(100mg/dl)。

针对糖尿病患者改善血脂推荐的生活方式干预,主要包括医学营养治疗、增加运动、减轻体重和戒烟等。根据患者的年龄、糖尿病类型、药物治疗方案、血脂水平及其他疾病进行营养干预,主要是减少饱和脂肪酸、胆固醇及反式不饱和脂肪酸的摄入,增加ω-3脂肪酸、不溶性膳食纤维(如燕麦、豆类、柑橘)和植物固醇/甾醇摄入。此外,控制血糖也有利于调节血脂,特别是那些TAG很高而血糖控制不理想的患者。

对于降低LDL,羟甲基戊二酰辅酶A(HMG CoA)还原酶抑制剂(他汀类)是首选药,基于风险启动他汀类药物治疗。ADA指南建议(表19-1、19-2):①所有年龄段的糖尿病伴有动脉粥样硬化性心血管疾病的患者,应该在生活方式干预的基础上使用高强度他汀类药物治疗。②对年龄 <40 岁且有其他心血管危险因素的患者,考虑在生活方式干预的基础上使用中等或高强度的他汀类药物治疗。③无其他心血管危险因素的 40~75 岁的糖尿病患者,考虑在生活方式干预的基础上使用中等强度的他汀类药物治疗。伴有其他心血管危险因素的 40~75 岁的糖尿病患者,考虑在生活方式干预的基础上使用高强度的他汀类药物治疗。④无其他心血管危险因素的 >75 岁的糖尿病患者,考虑在生活方式干预的基础上使用中等强度的他汀类药物治疗。⑤伴有其他心血管危险因素的 >75 岁的糖尿病患者,考虑在生活方式干预的基础上使用中等或高强度的他汀类药物治疗。临床实践中,医务人员需要根据个体患者对药物的反应,如副作用、耐受性、LDL 胆固醇水平来调整他汀类药物治疗的强度。与单用中等强度的他汀类药物治疗相比,中等强度的他汀类药物治疗加用依折麦布可以提供额外的心血管益处,因此可对近期发生急性冠状动脉综合征的 LDL 胆固醇 ≥ 1.3mmol/L 的患者或那些不能耐受高强度他汀类药物的患者使用中等强度的他汀类药物治疗加用依折麦布。那些具有 ASCVD 病史的糖尿病患者如果不能耐受高强度他汀类药物治疗,也应考虑使用中等强度的他汀类药物治疗加用依折麦布。⑥对于 10 年 ASCVD 风险 ≥ 20% 的成人糖尿病患者,建议予以最大可耐受剂量的他汀类药物治疗,以达到将 LDL-C 水平降低 ≥ 50% 的目标。⑦确诊极高危 ASCVD 的糖尿病患者经最大耐受量他汀类药物治疗后 LDL-C 仍超过 1.8mmol/L 时可考虑联合应用依折麦布或前蛋白转化酶枯草溶菌素 9(PCSK-9 抑制剂)。⑧确诊 ASCVD 或伴有其他心血管疾病危险因素的糖尿病患者经他汀类药物治疗后 LDL-C 达标但 TG 仍介于 1.5~5.6mmol/L 者可考虑联用二十碳五烯酸乙酯治疗。

表 19-1　糖尿病患者他汀类药物及其联合治疗

年龄	危险因素	推荐的他汀类药物治疗强度[*]
<40 岁	无	无
	ASCVD 危险因素[**]	中等强度或高强度
	ASCVD	高强度
40~75 岁	无	中等强度
	ASCVD 危险因素	高强度
	ASCVD	高强度
	LDL-C ≥ 50mg/dl(1.3mmol/L),ACS 或不能耐受高强度的 ASCVD	中等强度 + 依折麦布
>75 岁	无	中等强度
	ASCVD 危险因素	中等强度或高强度
	ASCVD	高强度
	LDL-C ≥ 50mg/dl(1.3mmol/L),ACS 或不能耐受高强度的 ASCVD	中等强度 + 依折麦布

注:[*]除外生活方式干预;[**]ASCVD 危险因素包括 LDL-C ≥ 100mg/dl(2.6mmol/L)、高血压、吸烟、慢性肾脏病、白蛋白尿、早发的 ASCVD 家族史

表 19-2　高强度和中等强度他汀类药物治疗*

高强度他汀类药物治疗（降低 LDL-C ≥ 50%）	中等强度他汀类药物治疗（降低 LDL-C 30%~50%）
阿托伐他汀 40~80mg	阿托伐他汀 10~20mg
瑞舒伐他汀 20~40mg	瑞舒伐他汀 5~10mg
	辛伐他汀 20~40mg
	普伐他汀 40~80mg
	洛伐他汀 40mg
	氟伐他汀缓释 80mg
	匹伐他汀 2~4mg

注：*一天的剂量

对严重高 TG 血症（空腹甘油三酯 ≥ 5.7mmol/L）的患者，评估继发性病因，并立即进行生活方式和药物治疗（氯贝丁酸衍生物、烟酸或鱼油）以降低急性胰腺炎风险。无严重高 TG 血症（甘油三酯水平升高 ≥ 1.7mmol/L），或 HDL-C 降低（男性 <1.0mmol/L，女性 <1.3mmol/L）的患者，强化生活方式治疗和优化血糖控制。如果 HDL-C<1.03mmol/L，LDL-C 2.59~3mmol/L，特别是不能耐受他汀类药物，可用吉非贝齐或烟酸。烟酸是升高 HDL-C 的最有效药物，大剂量可显著升高血糖，不过最近研究表明，适量烟酸（750~2 000mg/d）可显著改善 LDL-C、HDL-C 及 TG 水平，同时仅伴随血糖适度的变化。

1 种他汀类药物和 1 种贝特类药物或 1 种他汀类药物和烟酸联合治疗，确有降脂效果，但可致转氨酶异常、肌炎或横纹肌溶解。他汀和贝特联合治疗无他汀类药物单药治疗之外的额外的动脉粥样硬化性心血管益处，通常不予推荐使用。然而，在甘油三酯 ≥ 2.3mmol/L 及 LDL-C ≤ 0.9mmol/L 的男性或许可以考虑联用他汀和非诺贝特。他汀和烟酸联合治疗亦无他汀类药物单药治疗之外的额外的心血管益处，且或许可以增加卒中的风险，一般不予推荐。妊娠期间禁用他汀类药物治疗。

（二）血压控制

糖尿病和高血压常常合并存在，高血压可能会加重糖尿病其他并发症，尤其心血管病和肾病，T1DM 多在并发肾病后出现高血压，而 T2DM 往往合并原发性高血压，可以在 T2DM 发病之前、同时或之后出现。糖尿病患者每次就诊都应测量血压。如两次收缩压 ≥ 140mmHg 或舒张压 ≥ 90mmHg 时则确诊为高血压。2020 年 ADA 指南中指出，对于心血管疾病风险较低的糖尿病合并高血压患者，其目标血压为 140/90mmHg；对于心血管疾病高危风险的糖尿病合并高血压患者（已确诊 ASCVD 或 10 年内进展为 ASCVD 风险 ≥ 15%），建议将血压控制在 130/80mmHg 以下。而《中国 2 型糖尿病防治指南（2017 年版）》中指出，一般糖尿病合并高血压患者的降压目标应低于 130/80mmHg，老年或伴严重冠心病的糖尿病患者，可采取相对宽松的降压目标值。两个版本指南中均指出对部分患者，如年轻没有并发症的患者在没有明显增加治疗负担的情况下可将收缩压控制在 <130mmHg。

在高血压治疗方面，两个版本指南均指出明确的诊室血压 ≥ 140/90mmHg 患者，除接受生活方式治疗外,应立即开始接受药物降压治疗,并及时调整药物剂量使血压达标。对于明确的诊室血压 ≥ 160/100mmHg 患者,除接受生活方式治疗外,即启动两种药物降压联合治疗或应用具有心血管获益证据的单片复方制剂。高血压生活方式疗法包括减少钠摄入量(<1 500mg/d)和多余体重、多吃果蔬(8~10 份 /d)和低脂肪奶制品(2~3 份 /d)、避免过量饮酒(男性 ≤ 2 份 /d,女性 ≤ 1 份 /d)、增加运动量,这些非药物措施也可对血糖和血脂的控制产生积极的影响,但对心血管并发症的影响还不能确定。应该根据患者存在的危险因素、药物的优缺点及考虑到糖尿病相关情况选择降压药,如下:

1. ADA 标准按照新近的研究结果,不再建议首选 ACEI 或 ARB,而转向对于没有白蛋白尿的患者,4 类降压药物中均可选用,即 ACEI、ARB、二氢吡啶类 CCB、噻嗪类利尿剂。为使血压控制达标,常需多种药物(但不联用 ACEI 和 ARB)。而经过包括利尿剂在内的三类降压药物充分治疗后血压仍不达标者应考虑加用盐皮质激素受体拮抗剂。《中国 2 型糖尿病防治指南(2017 年版)》指出五类降压药物(ACEI、ARB、利尿剂、钙拮抗剂、β 受体阻滞剂)均可用于糖尿病患者。

2. 尿白蛋白肌酐比值 ≥ 300mg/g 或 30~299mg/g 的糖尿病患者高血压治疗的一线药物建议是最大耐受剂量的 ACEI 或 ARB。如果一类药物不能耐受,应该用另一类药物替代。

3. 如果应用 ACEI、ARB 类或利尿剂,应监测血肌酐 / 估计肾小球滤过率(eGFR)和血钾水平。

4. 由于单药治疗往往难以控制血压(尤其 T2DM 患者),当血压未达到控制目标,常常需要多种降压药联合治疗。由于糖尿病患者动脉粥样硬化性疾病概率增加,当血压不易控制时,应考虑是否存在肾血管性高血压。

5. 2020 年 ADA 建议对于糖尿病合并高血压的妊娠女性,为降低产妇高血压恶化风险并使胎儿宫内发育受损最小化,其目标血压由 2019 年 ADA 标准的 120~160/80~105mmHg 调整为 135/85mmHg,怀孕期间禁用 ACEI 类和 ARB 类药物。

6. 应建议血压 >120/80mmHg 的患者改变生活方式,包括超重或肥胖者减轻体重;减少钠和增加钾摄入的阻断高血压的膳食疗法(DASH);酒精摄入适度;以及增加体力活动。

四、抗血小板药物治疗

对于糖尿病和非糖尿病患者,阿司匹林已经被推荐为预防心脑血管病事件的一级和二级治疗。一般认为,若患者有 10 年心血管风险,即可因使用小剂量阿司匹林而获益。《中国 2 型糖尿病防治指南(2017 年版)》对糖尿病合并 CVD 使用抗血小板药物的建议如下:

1. 对有动脉粥样硬化性心血管疾病病史的糖尿病患者,可用阿司匹林(75~150mg/d)作为二级预防治疗。

2. 急性冠状动脉综合征发生后,应该合理联合使用阿司匹林(75~150mg/d)和 P2Y12 受体拮抗剂氯吡格雷(75mg/d)长达 1 年时间,且继续治疗或许也有益处。

3. 心血管风险增加的 1 型或 2 型糖尿病患者,这包括至少有一项其他主要危险因素(早发动脉粥样硬化性心血管疾病家族史、高血压、吸烟、血脂异常或蛋白尿)的大多数 ≥ 50 岁男性或女性,且不伴出血高危因素者,予以阿司匹林(75~100mg/d)作为一级预防。

4. 对于无其他主要动脉粥样硬化性心血管疾病危险因素的 <50 岁男性或女性糖尿病患者,其动脉粥样硬化性心血管疾病的风险是低危,由于阿司匹林出血的潜在副作用可能抵消潜在好处,因此患者不应推荐使用阿司匹林预防动脉粥样硬化性心血管疾病。

5. 具有多项其他危险因素的 50 岁以上的糖尿病患者,必须根据临床来判断抗血小板治疗。同时也应考虑患者是否愿意长期应用阿司匹林。年龄 ≥ 80 岁或 <30 岁的人群和无症状的外周动脉粥样硬化(狭窄程度 <50%)人群,目前证据尚不足以作出一级预防推荐,需个体化评估。

6. 对于阿司匹林过敏者、正在接受抗凝治疗伴有出血倾向者、近期胃肠出血者、临床活动性肝病等不适合阿司匹林治疗的高危患者,可使用氯吡格雷(75mg/d)替代治疗,研究证明氯吡格雷减少糖尿病患者 CVD 发作,故被推荐用于急性冠状动脉综合征后第 1 年的辅助治疗或阿司匹林不耐受患者的替代治疗。此外,证据支持非经皮冠状动脉介入术(PCI)患者应用替格瑞洛或氯吡格雷,PCI 患者应用氯吡格雷、替格瑞洛或普拉格雷。糖尿病合并心肌梗死史(1~3 年前)患者,替格瑞洛加阿司匹林可以显著减少缺血性事件包括心血管病和冠心病死亡。

7. 另外,抗凝药物可选普通肝素、低分子肝素(LMWH),LMWH 优于普通肝素,而且对于心血管病病情严重而且呈进展者,应该阿司匹林联合应用其他抗血小板药物,如糖蛋白 Ⅱb/ Ⅲa 受体拮抗剂替罗非班、阿昔单抗、依替巴肽。

五、溶栓治疗

糖尿病患者溶栓治疗的获益大于非糖尿病患者,但接受溶栓治疗的糖尿病患者较少而且溶栓时间也较晚。由于糖尿病患者自主神经病变导致疼痛感觉减轻或症状不典型,糖尿病患者发生 MI 后出现症状的时间比非糖尿病患者晚 15 分钟。溶栓药物的应用也因此而延迟,而且服用磺酰脲类药物的患者行标准 12 导联 ECG 检查时由于 T 波形态变化,其诊断 MI 的敏感性降低。即使患者发生过一次 MI,但第二次 MI 时仍不能提前就诊。若 ECG 表现不符合 ST 段抬高型 MI 的诊断标准,则不建议溶栓,但临床医师应对此保持高度警惕。在症状不典型和 ECG 不能诊断 MI 时,应测量肌钙蛋白水平以识别高危患者,以便采取其他积极的治疗策略。若糖尿病患者存在出血风险增加的情况或一些合并疾病,则不适于溶栓治疗。

糖尿病患者发生急性 MI 后溶栓治疗的相对获益和绝对获益高于非糖尿病患者,尽管溶栓治疗可以改善生存率,但糖尿病患者发生心肌梗死后 1 个月时病死率增加 1.7 倍。糖尿病和非糖尿病患者发生颅内出血或出血性并发症的风险几乎一样,而且也不增加眼内出血的风险。延误治疗对糖尿病患者的影响较大,治疗每延迟 1 小时死亡率增加 1%。因此,早期积极诊断和治疗对糖尿病患者意义重大。由于溶栓药物输注延迟可降低疗效,而早期开通血管又极其重要,因此 tPA 加速给药方案可能非常适宜糖尿病患者。

六、冠状动脉血流重建术

糖尿病患者的无症状心肌缺血的最佳治疗方法尚无定论。如果冠心病诊断明确,应进行侵入性干预,但在糖尿病患者冠状动脉疾病血管形成术包括 PCI 和 CABG 效果欠佳,再狭窄率较高、长期存活率更低,药物洗脱支架的引进一定程度上改善了糖尿病冠心病的预后。因此对糖尿病患者的冠心病重在预防。

(一) PCI

糖尿病合并冠心病患者予以内科药物治疗后选择合适的时机行冠状动脉造影,若病变合适,则可进行以支架为基础的 PCI 治疗。冠心病的介入治疗有其适应证,包括:①心绞痛经积极药物治疗,病情未能稳定;②虽心绞痛症状轻微,但心肌缺血的客观证据明确,狭窄病变显著;③介入治疗或心脏搭桥术后心绞痛,冠状动脉管腔再狭窄;④急性心肌梗死发病12 小时以内,若超过 12 小时则 1~2 周后行介入治疗。虽然冠状动脉内植入支架可降低再狭窄发生率,但与非糖尿病患者相比,糖尿病患者行 PCI 后需再次行靶血管血运重建的风险增高。发生 MI 后,普通高危患者行直接血管成形术的获益大于溶栓治疗,而糖尿病患者获益更大,但糖尿病患者行择期和急诊血管成形术治疗并发症和再狭窄率较高。糖尿病患者PCI 后再狭窄是由于过度增殖性反应和血管壁基质沉积增多所致。接受支架植入的糖尿病患者应用阿昔单抗治疗可能减少新生内膜增生,可以降低再狭窄率。如果糖尿病患者选择PCI 作为血运重建策略,那么强烈建议应用支架和糖蛋白 Ⅱb/ Ⅲa 受体拮抗药阿昔单抗,可以在短期可获益。

(二) 冠心病外科治疗即冠状动脉旁路移植术 (CABG)

冠心病外科手术适应证包括:①心绞痛内科治疗不能缓解,影响工作生活;冠状动脉造影显示冠状动脉主干或主要分支明显狭窄,狭窄大于 50%,管腔面积减少大于 75%。②经冠状动脉造影为左主干或多支病变者。③介入治疗失败或再狭窄者。④介入治疗时穿破冠状动脉导致出血者。⑤冠状动脉管径狭窄超过一半,狭窄远端的冠状动脉血管通畅,供作吻合处的冠状动脉分支内径在 1.5mm 以上,左室射血分数(LVEF)大于 30% 者,适宜手术。

CABG 禁忌证有:①患者以心力衰竭为主,心绞痛症状不明显,左室射血分数小于 1/4,心肌细胞广泛坏死,行 CABG 不仅风险高,而且手术效果差;②合并其他不能治疗的晚期疾病患者不适宜接受 CABG。

CABG 术前检查包括:心电图、胸片、超声心动图、冠状动脉造影等。手术方式有:①低温体外循环直视下冠状动脉搭桥手术;②常温非体外循环心脏正常跳动下冠状动脉搭桥手术;③左前胸部小切口全麻或局麻下,心脏正常跳动冠状动脉搭桥手术;④利用胸腔镜及机械手微创冠状动脉搭桥手术。CABG 桥血管的取材包括:自体静脉(大隐静脉)、自体动脉(桡动脉、乳内动脉、胃网膜右动脉、腹壁下动脉等)、人造血管、钛合金管道、组织工程材料。其中,目前左侧乳内动脉已公认为首选搭桥材料。

CABG 手术预后临床疗效肯定,乳内动脉术后桥血管通畅率约 97.9%,5 年桥血管通畅率约 88%,10 年桥血管通畅率约 83%。大隐静脉术后桥血管通畅率约 74%,10 年桥血管通畅率 50%~60%。综上所述,糖尿病合并冠心病患者的心血管风险高,及时治疗心血管病灶有利于改善糖尿病合并冠心病的预后,CABG 治疗是糖尿病合并冠心病患者心血管症状的佳选。

第六节 展 望

糖尿病的主要致死因素是心血管并发症,大约 75% 的 2 型糖尿病患者死于急性心肌梗死(MI)。动脉粥样硬化性心血管病(ASCVD)是 70% 糖尿病患者的并发症,是住院的主要原因。50% 的 2 型糖尿病患者合并 ASCVD。无论在病因、发病机制、病理生理、临床表现及患病率等方面,糖尿病性心脏病均较非糖尿病心血管病更为复杂而不同。糖尿病心脏病与非糖尿病患者相比常起病较早,糖尿病患者伴冠心病常表现为无痛性心肌梗死,梗死面积比较大,穿壁梗死多,病情多比较严重,预后比较差,病死率较高。如冠状动脉造影和临床排除冠状动脉病变,糖尿病患者出现严重的心律失常、心脏肥大、肺淤血和充血性心力衰竭,尤其是难治性心力衰竭临床可考虑糖尿病心肌病。

对于无心血管表现的糖尿病患者,不推荐常规筛查冠状动脉疾病,对于出现的非典型心脏症状(如不能解释的呼吸困难、胸部不适);血管疾病相关的症状和体征,包括颈动脉杂音、短暂性脑缺血发作、卒中、跛行或外周动脉疾病;或心电图异常(如 Q 波)应考虑筛查冠状动脉疾病。糖尿病是冠心病等危症,与糖尿病相关的冠状动脉疾病的关键病理生理学机制是炎症反应和致凝状态。因此,对于无动脉粥样硬化性心血管病的糖尿病患者,要予以生活方式干预和心血管危险因素的评估和干预。对于已知动脉粥样硬化性心血管疾病的患者,如果没有禁忌证用阿司匹林和他汀类药物治疗,并考虑使用 ACEI 或 ARB、β 受体阻滞剂以减少心血管事件的风险。如果患者既往有心肌梗死史,应该在心肌梗死后持续使用 β 受体阻滞剂至少 2 年。对于有心力衰竭症状的患者,不应使用噻唑烷二酮类药物。病情稳定的充血性心力衰竭(CHF)患者,如果肾功能正常,可以应用二甲双胍。CHF 病情不稳定或因 CHF 住院的患者,应避免使用二甲双胍。确诊 ASCVD 的 2 型糖尿病患者的降糖治疗方案应包括被证实有心血管获益的 SGLT-2 抑制剂或 GLP-1 受体激动剂;确诊心力衰竭的糖尿病患者需应用 SGLT-2 抑制剂以减少因心力衰竭住院。

糖尿病合并冠心病患者急性期的主要治疗包括三联抗血小板治疗(阿司匹林、氯吡格雷和 GP Ⅱb/Ⅲa 受体拮抗药)、普通肝素或 LMWH 和早期介入评价,若病变适合,则可进行以支架为基础的 PCI 治疗。若患者的冠状动脉病变解剖复杂,特别是合并左心室功能受损时,可选择 CABG。药物释放支架可显著降低再狭窄率,但糖尿病患者再次血运重建发生率依然较高。因此,应进一步研发更有效的局部释放药物,并应用系统药物治疗,以抑制血管损伤引起的糖尿病患者过度的新生内膜增殖反应。

(王 妹 彭永德)

第二十章　糖尿病与脑血管病

第一节　概　述

糖尿病性脑血管病是近年提出的一个新概念,是指由糖尿病(diabetes mellitus,DM)诱发的脑血管病,是在糖、脂肪和蛋白质等一系列营养物质代谢紊乱的基础上,所产生的颅内大血管和微血管病变。糖尿病尤其是 2 型糖尿病(type 2 diabetes mellitus,T2DM),20%~40%会发生脑血管病。诊断 T2DM 后 5 年内脑卒中患病风险是 9%(其中死亡率 21%),是普通人群的 2 倍以上。75%~80% 的糖尿病患者死亡原因与脑卒中、冠心病等大血管并发症有关。临床上主要表现为无症状性脑动脉硬化、短暂性脑缺血发作(transient ischemic attack,TIA)、脑小血管病、急性脑卒中等。其发病机制、临床特点、治疗策略及预后转归均有别于非糖尿病性脑血管病。

脑血管病是全球第二大死因。目前脑血管病已成为危害我国中老年人身心健康和预期寿命的主要疾病之一。城市居民脑血管病死亡率已上升至第一位,农村地区在 20 世纪 90 年代初脑血管病死亡率列第三位,90 年代后期升至第二位。全国每年新发脑卒中约 200 万人,每年死于脑血管病约 150 万人,存活的患者数(包括已痊愈者)600 万 ~700 万。目前,全国每年因脑血管病支出接近 200 亿元人民币,给国家和众多家庭造成了沉重的经济负担。糖尿病是影响脑血管病发病率和死亡率的主要原因之一。糖尿病的发病率近年持续上升,已成为全世界发病率和死亡率最高的三大慢性疾病之一。目前,全世界约有 2 亿人患病,预计到 2030 年,糖尿病患病人数将达到 4.4 亿,糖尿病已经成为全球第五大死因。通过对 52 个国家的流行病学调查研究资料进行系统分析发现,约 13% 的脑卒中死亡原因与血糖水平升高有关。T2DM 是动脉硬化和脑血管病的重要独立危险因素之一,可使脑卒中发生率增加 2~6 倍。超过 2/3 的慢性脑卒中患者和超过 1/3 的急性脑卒中患者合并有高血糖症。弗雷明翰研究中心研究发现糖尿病可使男性患者缺血性脑卒中发病率升高 2.5 倍,使女性患者升高 3.6 倍,并使严重周围血管疾病的发病率显著增加。糖尿病患者脑梗死的患病率明显高于非糖尿病患者,同性别、同年龄人群中,糖尿病患者脑梗死的患病率是非糖尿病患者的 2~6 倍。全球糖尿病患者平均约 10% 死于脑卒中,而我国死于糖尿病的患者中约 25% 患有脑血管病,其中脑梗死占绝大部分。国内学者通过对 646 例 T2DM 患者中合并脑血管病变的 124 例临床资料进行回顾性分析,研究发现收缩压、年龄、低密度脂蛋白胆固醇、糖化血红蛋白是 T2DM 合并脑血管病变的危险因素。T2DM 伴有高血压和 / 或肥胖者易发生脑卒中，多发生在 60 岁以上的老年患者，临床特点为以缺血性病变为主，且脑卒中复发率高，糖尿病病史越长，合并脑血管病的概率越大。最近的证据表明，使用有效的预防策略，如改变生活方式，应用降压和降脂药物，可减少糖尿病患者 25%~35% 的主要不良事件发生率。

糖尿病血管病变已经成为一个日益严重的健康问题，尤其是在缺乏预防战略的发展中国家。德国联邦科研与开发机构历经 4 年的随访和队列研究显示，每年在 2 000 例糖尿病患者中，有 15 例发生脑卒中。以往的前瞻性研究结果表明，合并糖尿病或代谢综合征的女性患者，心脑血管疾病患病风险率均显著高于男性。已有 DM 的女性患者较以后发展成 DM 的女性，死于脑卒中的风险更高。哥本哈根心脏病研究组织经 20 年的随访发现，女性 DM 患者首次脑卒中、复发性脑卒中及因脑卒中而入院的相对危险均显著高于男性。美国 9 项前瞻性流行病学研究显示，无心血管疾病的 DM 患者和有脑卒中史的非 DM 者，10 年死于脑卒中的危险较那些以前无心血管疾病的非 DM 者显著增加，DM 患者发生脑卒中的危险与有脑卒中史的非 DM 者类似。因此，建议将 DM 视作与脑卒中病史相类似的一个脑卒中等危症。

第二节　糖尿病性脑血管病的发病机制与诱发因素

糖尿病患者脑血管病患病率增高主要与糖、脂肪代谢紊乱及合并高血压共同造成的动脉粥样硬化有关。糖尿病伴随的代谢异常可导致内皮细胞和血小板功能异常，这可能诱发并加速动脉粥样硬化过程，增加心脑血管事件的风险。近期研究提示，凝血机制（图 20-1）异常、血小板功能亢进及血流动力学异常也是糖尿病患者易患脑血管病的重要原因。多个危险因素的累积共同诱发脑血管病变。国外学者从病理解剖学角度证实 T2DM 患者易出现颅内小动脉病变和脑梗死，并提出与 T2DM 有关的脑卒中病因主要是过度糖基化、氧化应激、内皮细胞功能障碍、血小板聚集增加、纤维蛋白溶解障碍及胰岛素抵抗等。

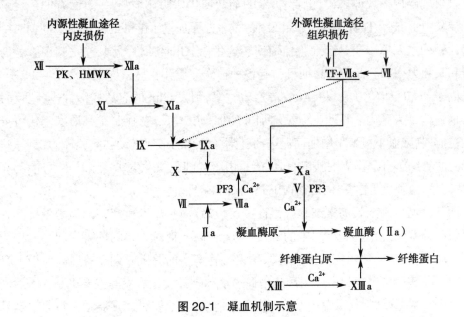

图 20-1　凝血机制示意

糖尿病性脑血管病包括颅内大血管病变和微血管病变。颅内大血管病变的主要病理学改变为动脉粥样硬化。颅内微血管病变的典型病理学改变是微血管基底膜增厚、微血管瘤和微循环障碍。其发病机制及常见诱发因素归纳如下。

一、颅内大血管病变的发病机制

(一)高血糖

血糖是脑部的主要能量来源。大脑的耗糖量占全身供给量的25%。脑组织主要依靠其本身和肝糖原分解来维持代谢,但脑组织本身所储备的糖原非常有限。由于脑组织对缺血、缺氧和缺糖都非常敏感,因此在糖尿病状态下,当体内外有害因素刺激超过大脑的调节能力时,就会出现脑微循环障碍、毛细血管通透性增加等一系列病理变化。血糖浓度过高对机体的影响常常表现为神经系统受损。高血糖被认为是加速动脉粥样硬化和促进血管疾病的主要危险因素。高血糖主要通过以下较公认的4条途径损害脑组织:①蛋白质非酶促糖化反应;②醛糖还原酶活性增高,多元醇通路被激活;③甘油二酯-蛋白激酶C途径被激活;④己糖胺途径被激活。以上通路均与氧自由基生成增加密切相关。

此外,高血糖通过增加氧化应激和激活晚期糖基化终产物受体,增加内皮细胞和血管平滑肌细胞中激活的核转录因子-κB(nuclear transcription factor-κB,NF-κB)。NF-κB的激活导致内皮细胞功能趋向血栓形成前的状态。事实上,NF-κB调节多个参与编码动脉粥样硬化蛋白的基因表达,如白细胞黏附分子和趋化蛋白,这些分子能促进淋巴细胞和单核细胞进入血管壁,而且在动脉粥样硬化斑块中还常见到其他炎症介质。糖尿病患者体内炎性细胞因子和其他调节因子表达增加,可能导致血管内皮细胞功能障碍。随着血管内皮细胞功能变化、血小板代谢功能改变及血小板间信号通路变化,可能诱发糖尿病动脉粥样硬化性病变。事实上,被激活的血小板在血管病变处累积可产生高浓度的血小板衍生物,这反过来可能会在动脉粥样硬化的早期阶段诱发趋化并诱导单核细胞进入内皮下。

如果出现脑内糖代谢障碍,脑部50%的葡萄糖代谢明显增强,一方面有助于缓解机体发生酮症酸中毒、高渗性昏迷等严重并发症,另一方面加重了脑部的糖负荷。高糖时脑部葡萄糖高代谢的主要原因一是脑细胞葡萄糖转运蛋白(Glut)活性增强,二是脑细胞胰岛素受体数目和亲和力增加。而胞内高糖可引起各种损伤介质如胰岛素样生长因子-1(IGF-1)、转化生长因子(TGF)、血管紧张素(Ang)等产生过多,引发Glut的表达和活性进一步增强,导致更多葡萄糖进入胞内。长期高血糖增加非酶促糖基化反应,血管壁基质糖基化可导致血管内皮受损,刺激血小板聚集增加而促进动脉粥样硬化的形成。动物实验证明:糖尿病大鼠脑血管内的红细胞可损伤周围脑组织,可能是由于红细胞膜发生非酶糖基化反应,与血管内皮细胞膜上的糖基化蛋白受体相互作用,进而影响微循环。

长期高血糖可刺激胰岛素细胞代偿性分泌,导致高胰岛素血症和胰岛素抵抗。餐后高血糖可引起葡萄糖在细胞和组织中的毒性作用,在高血糖对人体的危害中起主要作用。目前有研究认为,餐后时段可能是引发糖尿病大血管病变的关键时期。餐后高血糖本身及其伴随的餐后高胰岛素血症和脂代谢紊乱是促进动脉粥样硬化病变的主要机制。餐后高血糖导致蛋白质糖基化增加,其引发大血管病变的可能机制包括:低密度脂蛋白(LDL)被糖基化后被 LDL 受体识别的能力下降,LDL 更易进入氧化途径进而使泡沫细胞形成增加;高密度脂蛋白(HDL)被糖基化后对胆固醇的转运能力降低;红细胞膜被糖基化后变形能力下降;血管壁基质糖基化导致血管内皮受损,刺激血小板聚集增加进而促进动脉硬化的形成。

糖尿病患者长期处于高血糖状态,对脑卒中的发生及预后均有显著影响。高血糖使梗死面积扩大,加重脑水肿。这是因为脑缺血时糖的无氧酵解增加,在高血糖状态下乳酸产生更多,造成局部脑组织酸中毒,破坏血脑屏障,加重脑水肿,更加促进脑细胞死亡。同时,由于血糖及血黏度明显升高,引起弥漫性血管病变,影响梗死区侧支循环,使脑梗死面积更加扩大。国外学者通过对 1 259 例患者的血糖水平和卒中转归进行分析,证实在急性非腔隙性缺血性脑卒中过程中,高血糖使临床转归更差,并认为高血糖的毒性作用是糖尿病性脑血管病变的重要发病原因。

(二) 高血压

高血压不论对糖尿病患者还是非糖尿病患者都是大血管病变的独立危险因素。高血压是脑卒中的重要危险因素之一,同时也是 T2DM 发生大血管并发症的独立预测因素。高血糖可显著增加体循环的渗透压,还可促进糖在肾曲小管的重吸收,从而增加循环血容量。同时持续性高血糖还可促使血管平滑肌细胞的增殖。胰岛素抵抗、高胰岛素血症及高脂血症可增加高血压的发生率。糖尿病合并高血压可加速动脉硬化的进程,使脑血管病尤其是脑梗死的患病率大幅度增高。

糖尿病患者中高血压的患病率远较非糖尿病患者为高。据国外统计,糖尿病患者中高血压的患病率在 40%~80%,国内报道在 28.4%~48.1%。糖尿病合并高血压大多开始于糖尿病肾脏病变前的数年,属原发性高血压。目前病因尚不十分明确,可能与以下因素有关:①血管壁细胞内环腺苷酸(cAMP)浓度增高;②β 肾上腺素受体密度增加;③对肾上腺素的敏感性增加;④对血管紧张素 Ⅱ 的敏感性增加;⑤可交换钠量增加;⑥血管顺应性下降。

(三) 内皮细胞功能障碍

内皮细胞功能障碍和内皮依赖性血管舒张功能异常在糖尿病并发大血管病变中是普遍存在的。血管内皮功能障碍可导致血管张力及血流动力学改变,血管通透性增加,凝血系统和血小板激活,从而引起缺血性脑卒中等一系列大血管病理生理学改变。动脉粥样斑块一般发生在切变应力较低的部位如血管分叉和弯曲处,此处血流速度变慢,血液淤滞,导致动脉粥样硬化的血液成分能与功能异常的内皮细胞接触,从而发挥相互作用。血管内皮功能障碍可导致血管张力及血管通透性改变,影响血流动力学,激活凝血系统和血小板,从而引起一系列的病理生理改变。动物实验和体外实验研究证实,内皮细胞功能障碍可能与高血糖、蛋白激酶 C、转录因子和内皮生长因子表达增加、肿瘤坏死因子 α 表达增加、高水平胰岛素及胰岛素前体细胞等多种病理因素密切相关。

动脉粥样硬化多见于弹性动脉和肌性动脉,如主动脉、颈动脉、冠状动脉等,斑块是由血细胞和脂质成分与血管壁细胞两方面在多种因素影响下共同构成,粥样斑块内有胆固醇脂和游离胆固醇。动脉粥样硬化的形成与血管壁的两种细胞即内皮细胞和平滑肌细胞密切相关。动脉粥样硬化的启动部位常常发生于内皮细胞功能异常处或内皮层损伤和缺损处。在动脉粥样硬化病理状态下,平滑肌细胞可发生移行和增生,并合成细胞外基质的结缔组织成分。斑块位于动脉内膜,突向管腔,可使管腔变窄,斑块内可出血破溃,并有血栓形成,致管腔突然闭塞。

不管血糖控制水平如何,T2DM 内皮功能的变化明显大于 T1DM,可影响内皮细胞功能和血脑屏障通透性,使脑血管反应受损,进而影响微循环和局部代谢,诱发脑血管病。国外研究发现,一种新的内皮保护药物西地那非(sildenafil)可以显著改善 T2DM 患者的脑血管反应。

(四)胰岛素抵抗与高胰岛素血症

大多数 T2DM 患者存在胰岛素抵抗。胰岛素抵抗综合征不仅指外周组织对胰岛素刺激的葡萄糖摄取能力降低,而且包括若干致动脉粥样硬化的危险因素。胰岛素抵抗和高胰岛素血症均与缺血性脑卒中的发生密切相关,胰岛素抵抗可导致机体抗动脉粥样硬化信号通路受损,并引起促动脉粥样硬化信号通路代偿性增强,从而导致血管病变。脑卒中患者存在胰岛素抵抗,且急性期胰岛素水平及胰岛素抵抗程度与患者病情和预后有关。胰岛素抵抗是高胰岛素血症的启动环节,而高胰岛素血症与高脂血症和高血压密切相关。其机制是:促进肝脏合成极低密度脂蛋白;通过直接和间接刺激胰岛素样生长因子作用,促使血管平滑肌细胞和成纤维细胞增加脂质合成;促使血浆纤溶酶原激活物抑制物的升高,导致血栓形成。

与胰岛素抵抗伴随的血管内皮细胞功能异常、脂代谢紊乱、纤溶活性异常等和动脉粥样硬化的关系具有多重性、复杂性。胰岛素在内皮素介导的内皮合成中可能有两种作用:直接的促进作用和通过 NO 合成增加而介导的间接抑制作用。胰岛素抵抗使胰岛素对一氧化氮(NO)合成的促进作用被破坏。胰岛素抵抗可使外周组织对胰岛素刺激的葡萄糖摄入减少而导致代偿性高胰岛素血症,并由于胰岛素抑制脂肪分解作用的减弱而使循环中游离脂肪酸水平升高。目前不少人认为,游离脂肪酸的代谢紊乱可能是胰岛素抵抗综合征、大血管病变危险性增高的病理生理中心环节,高浓度游离脂肪酸可诱发人脑血管内皮细胞的氧化应激和细胞凋亡,导致血管内皮损伤。

正是以上代谢紊乱及胰岛素其他效应器官对胰岛素的反应降低,致使动脉粥样硬化的危险性显著增加。胰岛素抵抗可能是始动因素。胰岛素抵抗综合征本身具有不同的病因,而且胰岛素抵抗易感基因与其他调节脂代谢、纤溶活性、血管内皮细胞功能的基因之间存在相互反应。胰岛素通过直接和间接刺激胰岛素样生长因子,促使血管平滑肌细胞和成纤维细胞合成脂质,促进肝脏合成极低密度脂蛋白胆固醇,促使血浆纤溶酶原激活物抑制物增高,导致血栓形成。长期高胰岛素血症能够促使动脉粥样硬化和血管重塑。

(五)脂质代谢异常

糖尿病患者因绝对或相对胰岛素不足,直接影响体内葡萄糖和脂肪的正常代谢。其结果是过高的血糖不能进入正常的分解代谢导致糖脂转化,产生大量的甘油三酯。另一方面,由于糖的分解代谢受阻,又导致脂肪组织的分解代谢增强,致使血浆内游离脂肪酸水平明显增高,进而刺激肝脏合成大量的极低密度脂蛋白。因此,糖尿病患者除糖代谢紊乱外,常伴有血脂异常,最突出地表现在甘油三酯增高、极低密度脂蛋白增高和游离脂肪酸增高。这三个"增高"一直是动脉粥样硬化最重要的原因。最近有人发现,糖尿病患者血浆低密度脂蛋白增高也可以加速和加重动脉粥样硬化，其可能途径是：低密度脂蛋白经氧化和糖基化等化学修饰后，一方面可直接造成血管内皮细胞损伤，另一方面可促使血管内膜的单核巨噬细胞吞噬脂质并促使其转变为泡沫细胞。糖尿病合并脑动脉粥样硬化主要见于大、中血管和小动脉，脑白质深部的穿动脉和毛细血管也有粥样硬化样改变。糖尿病患者体内自动氧化糖基化过程增强，氧化低密度脂蛋白能被巨噬细胞识别并吞噬，使细胞内胆固醇聚集形成泡沫细胞，促进动脉粥样硬化。糖化低密度脂蛋白可直接与血管基质蛋白结合，使基底膜增厚，血管壁弹性降低。同时糖化低密度脂蛋白与血管内皮细胞受体特异性结合能力下降，体内游离糖化低密度脂蛋白水平升高，激活清道夫途径，导致单核巨噬细胞大量吞噬糖化低密度脂蛋白，进而造成细胞内脂质积聚和血管动脉粥样硬化斑块形成。另外，氧化低密度脂蛋白和糖化低密度脂蛋白均能直接损伤血管内皮细胞，增加凝血酶原活性，刺激血小板聚集，导致大血管并发症发生。

国外报道显示，T2DM 患者常伴有甘油三酯、低密度脂蛋白胆固醇和总胆固醇的升高及高密度脂蛋白胆固醇的下降。脂质代谢异常是 DM 患者并发心脑血管疾病的重要原因。发生糖尿病性脑血管病变时，上述异常更加明显。亚太组织合作研究项目通过对亚洲人群 352 033 名受试者的研究发现，总胆固醇每升高 1mmol/L，卒中发生率就增加 25%。脂质代谢紊乱促进脑动脉粥样硬化的可能机制包括泡沫细胞形成、血流动力学改变、低密度脂蛋白胆固醇的脂质过氧化和损伤作用及纤溶酶活性的抑制等。糖尿病患者常伴有非酯化脂肪酸升高及血脂谱异常，表现为极低密度脂蛋白胆固醇和甘油三酯显著增加及高密度脂蛋白降低。

糖尿病引起的脂质代谢障碍最重要的原因是胰岛素缺乏或胰岛素抵抗和高血糖。高密度脂蛋白同样与脑血管病发病有关，脂蛋白是脑血管病和男性周围血管病的危险因素，极低密度脂蛋白胆固醇是冠心病最强的预测指标。糖尿病患者的脂质代谢异常可延缓血栓溶解，间接促进斑块发展。糖尿病时脂蛋白氧化增强，内皮细胞质蛋白酶活性降低，内皮素 -1 分泌增加，内皮细胞基底膜增厚，其表面负电荷降低，通透性增强。低密度脂蛋白则可促进平滑肌细胞增生，加速动脉硬化的形成。

脂质代谢紊乱促进脑动脉硬化的可能机制：①脑动脉脂质沉积，渗入脑动脉，单核巨噬细胞吞噬脂质增加，变成泡沫细胞；②脑动脉内脂肪酸结构改变，致脑动脉内缩血管活性物质增加，脑动脉硬化，毛细血管内压升高；③血浆黏滞度增加，红细胞刚性变化，改变了脑动脉内的血流动力学；④ LDL 特别是氧化型低密度脂蛋白（Ox-LDL）对系膜细胞、单核巨噬细胞的毒性作用。研究已证实，糖尿病患者的 Ox-LDL 与糖化低密度脂蛋白（Gly-LDL）较非糖尿病患者均有所增加，而糖尿病并发脑梗死患者上升的幅度更高。胆固醇合成代谢通路的许多中间产物对 NF-κB、PKC 等产生直接作用，促使 LDL 生成更多的 Gly-LDL。Gly-LDL 具有细胞毒性，不能与特异 B、E 受体结合，导致代谢障碍，进而造成胆固醇在血管壁堆积。LDL 的糖基化与 AGER 作用后刺激 PKC 及蛋白酪氨酸激酶，诱导 TGF 增加，促进 LDL 的脂质过氧化。血清脂蛋白 a［LP（a）]增高，可抑制纤溶酶活性，导致脑动脉毛细血管凝血和血栓形成。LP（a）还与纤维蛋白结合，形成脂蛋白 a 纤维蛋白复合物，沉积于动脉壁上，促进动脉粥样硬化。

（六）血流动力学异常

糖尿病性脑梗死除了与糖、脂代谢紊乱和高血压造成动脉硬化、血管腔狭窄有关外，还与其凝血机制和血流动力学异常有关。其机制可能是：①糖尿病早期脑部滤过率可增加50%，高滤过状态与高血糖本身密切相关，肾素血管紧张素系统（RAS）、生长激素、胰高血糖素、前列腺素、NO、IGF-1、高蛋白摄入等均参与其中。这种高滤过状态引起的血流动力学改变可导致脑动脉硬化。②血流动力学改变所致的机械力和剪切力可引起内皮细胞损害，破坏正常的滤过屏障。③脑部毛细血管壁张力增高可引起生长因子合成和释放增多，还可导致毛细血管壁对大分子物质的通透性增强。④直接激活了 PKC 系统。⑤纤溶活力和前列环素 I_2（PGI_2）浓度降低，血栓素 A2（TXA2）、血小板生长因子（PGF）和血小板源性生长因子（PDGF）浓度增高，血小板黏附、聚集、释放反应亢进，血浆纤维蛋白原含量增高，导致血黏度增高。⑥红细胞变形能力下降。红细胞变形能力亦称红细胞柔顺性，相反指标称红细胞刚性。糖尿病患者红细胞内山梨醇和糖基化血红蛋白浓度增高可导致红细胞变形能力降低。此外，血浆游离脂肪酸、油酸、纤维蛋白原和乳酸浓度增高均可使红细胞变形能力降低。当细胞膜钙泵功能紊乱，红细胞内钙超载，也会使红细胞变形能力降低。红细胞变形能力降低不仅直接导致血黏度增高，还可造成微循环障碍，加速和加重微血管和毛细血管损害。

（七）血小板功能异常

糖尿病患者中血管性假血友病因子浓度增多，可发生高凝状态，促进血小板聚集黏附于损伤的内皮下层。内皮损伤后，内皮下层胶原纤维暴露，激活磷脂酶 A2，使血小板膜上的磷脂分解为花生四烯酸，后者通过血小板内血栓素 A2 合成酶作用生成血栓素 A2，具有强烈的收缩血管和增强血小板聚集作用，促进凝血或血栓形成。糖尿病时血浆中前列环素浓度降低，vWF 生成增多，血栓素 A2、B2 合成及释放均增多及纤维蛋白溶解活力降低，导致血管扩张，抑制血小板凝聚作用降低，诱发血管痉挛，使血小板凝聚增强的因素加强，从而引发糖尿病患者血小板的黏附性和凝聚性增强，易于发生血管痉挛、狭窄、血栓形成及动脉硬化。从而加重大血管病变和动脉粥样硬化的程度。

（八）高尿酸血症

高尿酸血症是糖尿病并发脑血管病的一个重要危险因素。英国学者 Lehto 等通过对1 017 例糖尿病患者 7 年的随访研究发现，高尿酸血症患者发生脑卒中的危险性比低尿酸血症者高 1.93 倍，并且发生率随血尿酸水平的升高而升高，认为高尿酸血症是糖尿病患者预测脑卒中的强指标，且独立于其他心血管疾病危险因子。糖尿病合并高尿酸血症发病机制可能为：①糖尿病患者诊断时多存在大血管和微血管病变及老龄化，加重肾功能减退，尿酸排泄减少，血尿酸升高；②高胰岛素血症，胰岛素能刺激肾脏对尿酸的重吸收，使尿酸排泄减少，血尿酸升高；③某些药物影响尿酸排泄，如小剂量阿司匹林、利尿剂、抗结核药等。因此高尿酸血症可能加速糖尿病患者动脉粥样硬化的发生和发展，成为脑卒中等糖尿病大血管并发症的危险因素。

（九）高血浆同型半胱氨酸

同型半胱氨酸（homocysteine，Hcy）是叶酸 - 甲硫氨酸代谢过程中的一个重要中间产物，越来越多的研究表明血浆 Hcy 水平的增高与糖尿病、动脉粥样硬化、脑卒中等疾病密切相关。大量研究证实高 Hcy 血症是心脑血管疾病等糖尿病大血管并发症一个新的、重要的、独立的危险因素。高 Hcy 血症更是糖尿病合并脑梗死的独立危险因素。有研究显示，T2DM 患者血清 Hcy 水平高于正常，而 T2DM 合并脑梗死患者空腹血清 Hcy 水平明显高于糖尿病无合并脑梗死患者，且高 Hcy 血症的发生率在糖尿病合并脑梗死组也明显高于糖尿病无合并症组。

体外高糖培养系膜细胞可致 Hcy 表达增加，而且研究发现糖尿病患者的 Hcy 水平与脑功能损害程度相一致。在糖尿病脑活检中发现 Hcy 主要分布在巨噬细胞浸润较多的部位，表明该物质参与糖尿病脑组织巨噬细胞浸润。近年来研究发现，在 T2DM 患者中，高 Hcy 水平与大血管病变及神经病变之间均存在一定联系，在疾病进展过程中发挥负面作用。中度高 Hcy 血症可使儿童时期患缺血性脑血管病的危险度增加 4 倍，在成人中也有类似发现。

糖尿病患者因为胰岛素缺乏或抵抗，其血浆 Hcy 水平升高。糖尿病与高 Hcy 血症具有协同作用，共同增加缺血性脑血管病的危险性。目前糖尿病与高 Hcy 互相作用引起动脉粥样硬化的确切机制尚不清楚，诱发大血管并发症的可能机制在于：①Hcy 与糖基化终末产物（advanced glycation end products，AGEs）有协同作用，使血管内皮暴露于 AGEs 而引起内皮损伤，并与不同程度的糖代谢紊乱相互作用，促进动脉粥样硬化的发生。实验研究发现当糖基化白蛋白（AGE-Alb）出现在内皮细胞中时，再给予 Hcy 可引起血栓调节素释放。②Hcy 本身可直接或间接损伤血管内皮细胞，造成内皮细胞功能障碍，促进平滑肌细胞增殖，破坏机体的凝血与纤溶平衡，激活炎症通路，诱发脂质代谢紊乱等介导的血栓形成，从而增加心脑血管疾病的发病风险。③高 Hcy 血症还可通过氧化应激系统影响内皮功能，促进低密度脂蛋白系统修饰，进而加重动脉粥样硬化。

Hcy 在体内的代谢受遗传因素、环境营养、生活方式等多因素影响，引起血清 Hcy 水平增高的因素主要有遗传缺陷和营养因素：遗传因素主要与亚甲基四氢叶酸还原酶活性降低有关；营养因素主要是叶酸和维生素 B_{12} 的缺乏。研究表明，叶酸和维生素 B_{12} 水平越低，血清 Hcy 浓度越高。任何相关生物酶的缺陷，关键的辅助因子及酶作用底物缺乏都可造成 Hcy 在体内蓄积，形成高 Hcy 血症。补充多种维生素、应用胰岛素加强血糖控制及培养良好的生活方式是比较简单可行的防治高 Hcy 血症措施。防治糖尿病患者出现高 Hcy 血症有望成为预防糖尿病合并缺血性脑血管病的一个新环节。

（十）反应氧中间产物（ROS）

在糖尿病状态下，一方面体内反应氧中间产物（reactive oxygen species，ROS）产生过多，另一方面机体抗氧化能力如超氧化物歧化酶（SOD）、谷胱甘肽过氧化物酶（GSH-Px）、过氧化氢酶等活性下降，细胞还原型辅酶Ⅱ生成量不足，血浆抗氧化剂等水平降低，使 ROS 在体内过多积聚，对多种正常蛋白质、脂质、核酸等造成损害，进而参与脑血管病等糖尿病各种并发症的发生。ROS 尚可灭活一氧化氮（NO），产生组织损伤，使细胞内 NF-κB 活化，诱导多种损伤介质，加重脑部的损害。研究发现糖尿病急性脑卒中患者的氧化应激和抗氧化能力明显强于非糖尿病急性脑卒中患者。

（十一）肥胖和吸烟

肥胖尤其是中心性肥胖是糖尿病大血管并发症的危险因素，肥胖者多伴有高胰岛素血症和胰岛素抵抗。吸烟的糖尿病患者其大血管并发症发生率明显增加,发病机制可能与内皮细胞受损、胰岛素抵抗等有关。

(十二) 遗传因素

糖尿病性脑血管病并非发生于所有糖尿病患者,遗传因素在决定糖尿病性脑血管病易感性方面起着重要作用,特别是基因的多态性。糖尿病性脑血管病发病具有一定的家族聚集性。糖尿病性脑血管病与家族性高血压及心血管疾病密切相关。糖尿病性脑血管病还存在种族差异性。患糖尿病性脑血管病患者的红细胞 Na^+-Li^+ 交换及白细胞 Na^+-H^+ 交换明显增强,提示存在基因过度表达。目前研究认为可能与糖尿病性脑血管病发病相关的基因有:血管紧张素转换酶(ACE)基因,醛糖还原酶(AR)基因、GLUT1 基因、AGER 基因、胰岛素受体基因、胰岛素抵抗因子基因、脂联素 A 基因、过氧化物酶体增殖物激活受体(PPARγ)基因、线粒体基因突变、胰高血糖素受体(GCGR)基因等。但要进一步证实遗传因素在糖尿病性脑血管病发病机制中的重要作用还需要更多大样本、多中心和多种族的研究数据来进一步支持。

二、颅内微血管病变的发病机制

糖尿病颅内微血管病变多以微血管血流动力学异常为首发环节,逐渐导致微血管血栓形成及闭塞。糖尿病微血管病变除了具有部分上述大血管病变的发病机制外,还有其独特的发病机制。近年来发现,某些血管活性因子、生长因子、细胞因子及红细胞形态与微血管病变的发生发展密切相关。如血管紧张素 Ⅱ、内皮素、一氧化氮、肿瘤坏死因子 α 及 E2 选择素等均可能通过多种不同机制而导致微血栓形成和微血管闭塞。国外通过对 196 例患者进行尸检研究发现,伴有痴呆的糖尿病患者尸检结果提示脑内伴有更多的微血管梗死,皮质白细胞介素 6 水平明显增高。经过降糖治疗的糖尿病伴痴呆患者脑组织深部微血管梗死较明显,而未经降糖处理的糖尿病痴呆患者其淀粉样斑块往往更明显。现将颅内微血管病变的发病机制分述如下。

(一) 红细胞形态异常

多数糖尿病患者存在血细胞形态异常。血细胞体积的增大,可加重原已狭窄的微血管,造成血流淤滞,甚至形成血栓。红细胞内水分增加,再加上红细胞体积增大受限时,可使原来的双凹陷型变成口型、崎型或凹陷变浅等表面积减少的红细胞,使红细胞表面积 / 容积之比变小,红细胞变形能力降低,难以通过小于红细胞直径的微血管而发生滞留,血流阻力增大或微小血管阻塞,血流量减少,微循环有效灌注不足,造成器官组织供血不足和缺氧,从而发生小血管退行性改变及其他并发症。

(二) 血管活性因子、生长因子及细胞因子异常

1. **血管紧张素** 糖尿病状态下脑动脉内局部 RAS 呈异常活跃,血管紧张素(Ang)选择性收缩脑小动脉导致脑动脉内跨膜压增高,Ang 还作为促生长因子与高血糖协同作用,促进糖尿病性脑血管病发展,包括刺激 TGF、PDGF 和 PAI1 的产生,抑制细胞内蛋白酶,降低纤维蛋白的降解,抑制 NO 合成酶及 cAMP 产生,增加胞内 PKC 活性,增加钠转运,参与细胞生长、凋亡和炎症等过程。此外 Ang 通过增加硫酸肝素糖蛋白质转运,降低脑动脉滤过屏障

负电荷,通过增加分泌假性血友病因子及血管通透因子,使内皮细胞通透性增加,综合结果使蛋白尿增加。

2. 内皮素 内皮素是目前已知最强的缩血管物质,对保护血管内膜的完整、维持血液的正常流动有重要作用。在糖尿病性脑血管病发病的早期和晚期,脑组织内的内皮素基因与蛋白表达均增加,受体亦有所上调。糖尿病时内皮细胞在多种因素影响下发生损害,并发缺血性脑卒中时,脑局部内皮素 -1 分泌增多,进一步促使血管平滑肌收缩而引起缺血性损伤,刺激细胞的生长与增殖,使细胞合成胶原及糖蛋白增加,刺激脑动脉上皮细胞合成蛋白多糖,导致基底膜增厚,系膜区扩张。刺激系膜细胞合成和释放 TNF、PDGF、TGF 等,刺激脑动脉产生超氧离子和过氧化氢等,使脑卒中的面积扩大。此外,内皮素 -1 还可直接作用于神经细胞,致使神经细胞内钙超载,进一步加重神经细胞损伤。

3. 激肽及前列腺素系统 激肽系统本身可影响脑动脉血流动力学。糖尿病早期体内缓激肽水平升高,作用于脑动脉毛细血管内皮细胞,使后者释放内皮细胞舒血管因子(EDRF)并作用于血管平滑肌,使血管平滑肌扩张,激肽系统还可通过活化磷脂酶 A2 通路激活前列腺素系统,特别是扩血管的前列腺素 E_2(PGE$_2$),发挥血管舒张作用,使肾血浆流量(RPF)、肾小球滤过率(GFR)增高。糖尿病早期的高滤过有激肽系统的参与,同时 PG 系统也参与糖尿病的高滤过。PGI$_2$ 可明显降低脑血管阻力,TXA2 相对收缩脑小动脉,使前列腺素 C(PGC)升高,糖尿病时前列腺素的激活通过以下几条途径:高糖本身可直接使膜结合的花生四烯酸释放增加;甘油二酯 - 蛋白激酶 C(DAG-PKC)途径激活磷脂酶 A2,使花生四烯酸释放增加;通过缓激肽、血小板活化因子等的作用;通过 Ang 的作用。动物实验发现环氧化酶抑制剂可明显防止脑动脉高滤过,对预防糖尿病性脑血管病的发生有一定作用。

4. 生长激素 / 胰岛素样生长因子(GH/IGFs)轴 该轴包括 GH、GH 受体、GH 结合蛋白、IGF-1、IGF 及其相应受体。血 GH 浓度增加能加重糖代谢紊乱,加速糖尿病及微血管病的发生和发展。GH 的增高有可能通过影响微血管血流动力学、微血管形态及结构的改变而促使微血管病变的发生。GH 能促进蛋白质的合成,增强葡萄糖苷转移酶和半乳糖苷转移酶的活性,因而促进糖蛋白的合成,这些糖蛋白沉积在毛细血管基底膜上,使基底膜不断增厚,促使微血管病变的发生发展。

在糖尿病早期,脑动脉组织中 IGF-1、IGF 及其结合蛋白已有明显改变,这种变化与脑动脉血流动力学紊乱及脑部肿胀相一致。在人类和动物实验中,予 GH 和 IGF-1,可获得与糖尿病性脑血管病早期类似的改变。表明该系统参与早期糖尿病性脑血管病改变。在晚期,IGF-1 具有明显延缓糖尿病性脑血管病进展的作用,提示 IGF-1 在糖尿病性脑血管病中的作用亦随不同的病期而有所不同。

5. 一氧化氮(NO) NO 由 NO 合成酶所产生,在糖尿病性脑血管病中 NO 的作用随病程不同亦有所差异。糖尿病伴发的高血糖与高胰岛素血症影响 NO 的合成与灭活,使 NO 在体内含量减少。临床研究显示整个糖尿病病程中 NO 呈先高后低的动态变化。导致糖尿病后期血浆 NO 含量明显降低的可能原因有:血管内皮细胞 NO 合成障碍;血浆中肾素 - 血管紧张素 - 醛固酮系统(RAAS)过度激活,血管紧张素转换酶(ACE)活性明显增高,血管紧张素含量明显增加,促进血管平滑肌肥厚、增生及纤维化。同时 ACE 作为缓激肽酶,可促进缓激肽的灭活,从而使 NO 生成减少;血管内皮二甲基精氨酸 - 二甲基精氨 - 二甲基氨基水解酶(AD-MA-DDAH)系统紊乱;NO 生物利用度降低:糖尿病后期,随着糖、脂、蛋白质等代谢紊乱的加剧,机体脂质过氧化作用异常增强,且同时导致过氧歧化酶(SOD)、还原型谷胱甘肽过氧化物酶(GSH-Px)、胆碱乙酰转移酶(ChAT)等活力明显降低,NO 灭活加快。NO 是调节心血管系统的重要生物信息分子,尤其在调节血管功能方面具有重要作用。

6. 转化生长因子 β1 转化生长因子 β1(TGF-β1)在脑血管疾病中主要是抵制细胞增生,促使细胞肥大及细胞外基质(ECM)积聚。TGF-β1 促进 ECM 形成的主要机制为:通过影响基质蛋白酶活性减少基质降解;直接刺激 ECM 中多种成分如纤维连接蛋白(FN)、胶原及蛋白多糖形成;调节内皮细胞整合素受体表达而促进细胞与基质黏附及基质沉淀;通过自分泌作用诱导 TGF-β1 本身的合成,增强自身生物活性等。TGF-β1 可通过调节细胞周期蛋白促使细胞肥大。

研究表明 TGF 参与糖尿病性脑血管病的发生发展过程,TGF-β1 在动脉粥样硬化的形成和发展中发挥一定作用。糖尿病患者血中的 TGF-β1 比正常人高,持续高血糖通过 TGF-β1 可抑制成纤维细胞增生,并产生更多的纤维连接蛋白,使细胞外基质在细胞间沉积。激活的 TGF-β1 可抑制蛋白水解酶的表达,抑制纤溶酶原、胶原酶、基质酶原等酶原激活物的产生,诱导蛋白水解酶抑制物的合成,从而减少细胞外基质的降解,进一步使细胞外基质在细胞间沉积。

7. E 选择素 E 选择素介导的白细胞与内皮细胞的相互作用是内皮细胞损伤、血管闭塞、新生毛细血管形成的重要原因。黏附聚集于毛细血管内的白细胞释放自由基、酶及血管活性物质,增加血管通透性,破坏毛细血管结构。同时白细胞释放的血管生长物质及 E 选择素又可刺激新生血管形成。通过临床与基础研究证明 E 选择素介导的白细胞黏附作用在糖尿病及其血管并发症的发生、发展中有重要地位。

8. 黏附分子 黏附分子是一类分布在细胞表面或细胞外基质的糖蛋白,它与血管因素联系密切。高表达的黏附分子可使内皮细胞"黏着"血流细胞成分的能力增强,造成血小板黏附、微血栓形成,使周围神经缺血缺氧。近年来发现黏附分子在糖尿病及其血管并发症的发生、发展中起重要作用。

9. 血小板源性生长因子(PDGF) PDGF 有 A、B 两种异构体,目前研究较多的是 PDGFB,在脑内的主要作用是诱导细胞增生,增加 ECM 积聚,促进血管再生,抑制细胞水肿。在糖尿病性脑血管病动物体内已发现 PDGF 的异常表达。PDGFB 还参与糖尿病状态下脑组织的糖代谢过程,进一步促进自身表达。提示 PDGF 在糖尿病脑血管变中可能发挥了一定作用。

10. 肿瘤坏死因子(TNF) TNF 主要由单核巨噬细胞产生,可影响血管内皮细胞活性并对血管炎症过程起调节作用。TNF 增加内皮细胞组织因子的合成释放,通过抑制组织纤溶酶原激活物的释放及诱导纤溶酶原激活物抑制剂 1 的分泌而抑制纤溶反应,下调凝血调节蛋白的表达,从而抑制具有抗凝作用的蛋白 C 激活,并刺激内皮细胞释放白介素 -1(IL-1)。而 IL-1 具有促进血栓形成作用,TNF 与 IL-1 协同作用使内皮细胞表面成为促凝状态,促进血栓形成。TNF 还与糖尿病状态下胰岛素抵抗有关,引起局部脑代谢率及局部脑血流量减少,进而参与糖尿病性脑血管病的发生和发展。

11. 瘦素　糖尿病患者长期高血糖可导致慢性血容量扩张,使瘦素释放增加。瘦素可与巨噬细胞上的 OB-R 结合,增加其激素敏感性脂肪酶活性,使胆固醇酯降解减少,增加肥胖和糖尿病患者泡沫细胞形成。高浓度瘦素可促进血小板聚集,导致血栓形成。

12. 心房肽(ANP)　糖尿病性脑血管病患者血浆 ANP 水平增高。ANP 可显著降低脑血管阻力,扩张脑血管,ANP 还可直接作用于中枢神经系统,减轻缺血性脑水肿时的水钠潴留。具有改善脑血流量、促进水钠排泄的作用。

三、糖尿病性脑血管病常见诱发因素

糖尿病性脑血管病的诱发因素很多。据调查约 60% 的患者可以找到各种诱因,尚有40% 左右的患者目前还查不出明确诱因。

(一) 情绪不良

情绪不良可引起大脑皮质及下丘脑兴奋,促使去甲肾上腺素、肾上腺素及儿茶酚胺分泌增加,以致全身小动脉收缩加强、心跳加快、血压升高,容易在血管薄弱处发生破裂而致脑出血,也可引起脑血栓形成。

(二) 用力过猛

用力过猛不仅能造成肌肉、韧带及关节的损伤,更为严重的是可能造成对内脏的严重损害。用力过猛可使心跳加快,心脏收缩力加强,心排血量增加,血压升高,导致脑血管病突然发生。

(三) 体位突然变化

糖尿病患者的脑血管自动调节能力下降,突然改变体位可以引起脑部血液循环紊乱,使脑细胞得不到足够的血供。脑组织对缺血缺氧特别敏感,这种血液动力的改变,使脑组织处于抑制或紊乱状态,轻者可出现短暂性脑缺血,重者可能诱发急性脑血管病。

(四) 用脑不当

在糖尿病患者用脑过度及劳累时,脑部的需血量增加,全身各器官的代谢加快。不合理的用脑方式使大脑神经细胞长时间处于高度兴奋状态,或兴奋与抑制失去生理上的平衡,从而容易诱发急性脑血管病。

(五) 气候突变

一般而言,气候突变往往是诱发急性心脑血管病的最重要外界因素。虽然急性脑血管病一年四季均可发生,但好发于冬季,糖尿病患者发生这种情况可能与气候导致的血管舒缩功能障碍有关。寒冷刺激可使血管收缩,血压骤然升高,或使血管舒缩功能失调,血液流动缓慢,从而诱发急性脑血管病,尤其是出血性脑血管病。出血性脑血管病在冬季气温低、气压高、湿度小时易发病,缺血性脑血管病则以夏季气温高、气压低、湿度大时发病居多。可见急性糖尿病性脑血管病的发病与气候变化有密切关系。

(六) 肥胖

大量临床观察发现,肥胖者发生脑血管病的概率比一般人多 40%,而且一旦发病其死亡率要比一般人高 2 倍。因为肥胖者常伴有内分泌代谢紊乱、血脂异常等情况,容易发生糖尿

病、高血压、血脂异常及动脉硬化等并发症,进而容易诱发脑血管病变。

(七) 其他诱因

如妊娠、饮食不节(暴饮暴食、过度饮酒等)、伴有其他疾病(糖尿病性冠心病、糖尿病性血脂异常、糖尿病性高血压等)、降压药服用不当、便秘、过度劳累等。这些诱因几乎都与血压的波动和动脉硬化有关。因此,平时采取行之有效的防范措施,将有利于预防糖尿病性脑血管病。

第三节　糖尿病性脑血管病的临床特点

糖尿病性脑血管病与非糖尿病性脑血管病在临床类型上并无特异性差别,但由于其发病机制的特殊性,使糖尿病性脑血管病在发病年龄、发病率、临床特点、治疗干预及预后康复等方面均有别于一般脑血管病。如糖尿病患者脑梗死发病年龄较非糖尿病患者平均要早5年左右。脑血管病发病率也明显高于非糖尿病人群,以缺血性脑血管病最为多见,糖尿病患者脑梗死患病率为非糖尿病患者的2倍以上。临床症状相对复杂且进展较快,并发症多,治疗相对棘手,临床疗效较差。因脑梗死而死亡者,糖尿病患者比非糖尿病患者增加2倍以上,预后较非糖尿病性脑血管病差。目前我国T2DM的发病有日益年轻化的趋势,其脑血管病的发病年龄亦提前10~20年。对临床上发病年龄较轻的脑血管病患者,应警惕合并糖尿病的可能性。应特别指出的是,糖耐量减低人群,心脑血管病的发病率也显著高于一般人群。现将糖尿病性脑血管病的临床分类及其特点分述如下。

一、无局灶神经系统体征的脑血管病

(一) 脑动脉粥样硬化

研究显示,病程5年以下的糖尿病患者,脑动脉粥样硬化发生率为31%,病程5年以上者高达70%。主要表现为头昏、头痛、失眠、乏力、健忘、注意力不集中、工作效率低下及情绪不稳定等非特异性的类神经衰弱症状,神经系统多无明确阳性体征。

(二) 宾斯旺格病(Binswanger disease)

宾斯旺格病又称为皮质下动脉硬化性脑病,是一种较多见的糖尿病性脑血管病变,也是血管性痴呆的一种重要临床分型,多发生在脑动脉粥样硬化基础上。发病机制是由于大脑白质深穿支小动脉硬化,管腔狭窄,血流减少,白质血管广泛变性,致使脑室周围和半卵圆中心白质进行性缺血及神经纤维脱髓鞘,甚至导致多发性腔隙性脑梗死。临床上以缓慢进行性痴呆和行走不稳为主要临床特征。

(三) 无症状卒中

无症状卒中也是糖尿病性脑血管病变的一种常见类型。无症状卒中是指无临床症状或临床症状轻微而未引起患者注意,由于病灶太小或未累及重要的运动、感觉传导束而被忽视;或者是未被认定的卒中,即无明确卒中发作史,无明确的神经系统症状和体征;或检查时发现责任病灶以外的病变而又缺乏相应病史者。无症状卒中包括无症状脑梗死和无症状脑出血,以前者较为常见。前者又分为腔隙性脑梗死和非腔隙性脑梗死,其中腔隙性脑梗死

最为常见。梗死部位多位于基底核区,其次是放射冠区,病变部位较深而且病灶较小。非腔隙性无症状脑梗死是指未被揭示的或未被认定的脑梗死,病变多累及大脑皮质,通常病灶较大,但无明显临床症状。无症状脑出血以壳核、屏状核、外囊区出血多见,无症状脑出血往往仅表现出轻微神经系统症状,临床上容易被忽略。其中无症状脑微出血,MR 梯度回波 T2 加权像或 SWI 成像可以检查出均匀一致的卵圆形点状异常信号区,直径为 2~5mm,周围无水肿。无症状脑微出血可能与易于出血的脑微血管病变有关。

二、急性糖尿病性脑血管病

急性糖尿病性脑血管病主要表现为短暂性脑缺血发作(transient ischemic attack,TIA)和脑血栓形成,而脑出血较少见。这可能是与糖尿病患者对缺血损伤的耐受能力下降有关。

(一) 短暂性脑缺血发作

短暂性脑缺血发作(TIA)又称小卒中,其特点是反复发作,出现短暂性运动或感觉障碍,有时表现为眩晕或语言障碍。每次发作持续数分钟至 1 小时,发作后症状自行消失,无明显后遗症状。这主要是动脉粥样硬化斑块或血小板凝集物随血液进入脑动脉引起短暂阻塞造成的,如不及时治疗常可导致完全性脑血管病。糖尿病引起的动脉粥样硬化、微血管病变及血液高凝状态,可能参与并加重了 TIA 的发作。TIA 被认为是脑梗死的超级预警信号,糖尿病是 TIA 后早期发生脑梗死的主要危险因素之一。临床主要表现为颈内动脉系统和 / 或椎 - 基底动脉系统的症状和体征。前者以运动功能障碍最为常见,主要表现为对侧肢体尤其是上臂的无力或笨拙,感觉障碍主要表现为偏侧舌部或面部感觉异常,单眼视力障碍伴对侧肢体症状,常提示病变在颈动脉系统;后者以眩晕最为常见,视觉障碍为第二位常见症状,部分患者伴有共济失调、吞咽困难、猝倒发作及短暂性全面遗忘症等。但在诊断 TIA 时,应注意以下几点:临床特点应是局灶性神经功能损害表现(如偏侧肢体无力、麻木等),而非弥漫性的症状(如头晕、全身无力等);神经系统损害的症状和体征持续时间应 <24 小时;除外偏头痛、局灶性癫痫及其他可导致短暂性神经功能障碍的结构性损伤(如颅内肿瘤等);影像学检查无明显脑梗死病灶;除外低血糖、肝肾衰竭等非血管性因素导致的短暂性神经功能障碍发作。

(二) 脑梗死

脑梗死是糖尿病性脑血管病最主要的临床类型。国外研究结果显示,糖尿病增加缺血性脑卒中的风险远高于出血性脑卒中,缺血性脑卒中占糖尿病性脑卒中的比例远高于同期其他住院人群的比例。近期的前瞻性研究将糖尿病性脑卒中与非糖尿病性脑卒中进行了临床对比分析,结果显示,糖尿病性脑卒中以动脉粥样硬化性脑梗死、多发性脑梗死及进展性脑卒中最为多见。糖尿病患者的脑梗死以多发性中、小型梗死灶居多,内囊、基底节、小脑、脑干等部位的多发性腔隙性脑梗死尤为多见。患者常反复多次发病,临床表现复杂。各种腔隙综合征均可见到,且常伴有假性延髓性麻痹、帕金森综合征或血管性痴呆。以往报道认为非致命性梗死或小梗死,尤其是多发性小梗死是糖尿病脑血管病的主要特征。糖尿病患者的颅外段颈动脉,尤其是基底动脉等后循环动脉粥样硬化较非糖尿病患者更加严重。老年糖尿病患者绝大多数伴有脑动脉硬化,脑梗死发病率甚高,常见部位是脑桥、丘脑、基底节等小穿通动脉。其特点为梗死灶往往是多灶性，并以小梗死灶为主，脑桥、基底节尤为常见，易反复发生，不易治愈。

糖尿病性脑梗死与非糖尿病性脑梗死的梗死部位和临床类型明显不同。前者临床上以后循环梗死及腔隙性脑梗死多见，尤其是幕下梗死、脑桥及中脑梗死较多见。而后者则多表现为完全或部分前循环梗死。糖尿病性脑血管病的另一个特点是中小动脉梗死和多发性病灶较为多见，尤其是腔隙性脑梗死更常见。这种特点与糖尿病所致脑血管损害的广泛性及特征性的微血管病变有关。脑梗死发病部位以椎 - 基底动脉系统支配的小脑和脑干、大脑中动脉支配的皮质和皮质下部位的梗死较多见。特别是脑干旁正中穿支的血管供应区损害最多见，其中脑桥底部的软化灶为非糖尿病患者的 3 倍。以往研究显示，与非糖尿病患者相比，糖尿病患者急性缺血性脑卒中的一些显著特征在于较高的高血压患病率、较多见的腔隙性脑梗死亚型，以及较低的入院时神经功能缺损。

动物实验研究发现糖尿病并发脑梗死与非糖尿病并发脑梗死病灶周边的微观结构存在很大差异。梗死后 13 小时两组尚无明显不同，而此后糖尿病性脑梗死组的病理改变则明显重于非糖尿病性脑梗死组。其神经元坏死的程度及活化小胶质细胞的数目均重于非糖尿病性脑梗死组。这一病理特点可帮助理解为何糖尿病性脑梗死患者的临床疗效差于非糖尿病性脑梗死。

与非糖尿病性脑梗死比较，糖尿病患者皮质下梗死和小血管病变较多见，预后与非糖尿病患者相比无明显差异。发生于皮质下白质的腔隙性脑梗死多于基底节区，这主要是由于供应大脑深部白质及脑干的深穿支小动脉缺少侧支循环，一旦发生血管病变，极易造成相应范围内的梗死。研究数据显示，糖尿病患者较高的脑梗死发病率可能与高血压和血糖控制不佳密切相关。在无糖尿病的高血压患者中，高血压是腔隙性脑梗死的第一危险因素。而在伴有高血压的糖尿病患者中，高血压只是协同的危险因素，糖尿病在腔隙性脑梗死等颅内微血管病变终点事件的发病机制中发挥主要作用。

在临床表现方面，糖尿病性脑梗死患者更容易发生运动功能障碍，由于糖尿病性脑血管病所引起的症状多为中小动脉梗死所致，临床症状往往较轻，但常反复发作，进行性加重，恢复困难。临床上表现为反复轻度脑卒中发作而呈现如肢体乏力、构音障碍、偏瘫、交叉瘫、延髓性麻痹、共济失调等，假性延髓性麻痹和血管性痴呆的发生率较高。临床上完全性瘫痪较少见，可能与大脑中动脉深穿支细小，大多仅部分影响运动传导通路有关。很多患者由于梗死灶较小或位于大脑的相对静区，表现为无症状梗死，只是在行 CT、MRI 检查时才发现。从影响脑血管的范围看，椎 - 基底动脉的梗死最多见，但很少成为直接死亡的原因。

但最近有研究报道，糖尿病并发缺血性脑卒中患者的神经系统症状并不比血糖正常的缺血性脑卒中患者更严重。研究认为，缺血性脑卒中新发高血糖患者的临床症状最严重，不仅比血糖正常组症状多而且严重，而且在意识障碍和精神症状的严重程度方面，比糖尿病并发缺血性脑卒中还要严重。这可能是因为应激性组织损伤引起的反应性高血糖，使毫无准备的脑组织无法适应高糖和缺氧状态，造成了一种"类休克"状态，导致临床症状重而多。高血糖对脑组织的损害作用与通过激活糖无氧酵解途径所产生的乳酸密切相关。乳酸形成异常导致的酸中毒主要出现在缺血再灌注早期，或发生于脑血流减少的状态。脑血流直接减少或高渗状态可加重缺血性脑损害。临床研究结果显示,不仅糖尿病性脑卒中患者的高血压、脂质代谢紊乱、冠状动脉疾病、外周血管疾病及既往卒中史的发生率均高于非糖尿病性脑卒中患者。而且与非糖尿病患者相比,糖尿病性脑卒中患者住院期间相关并发症的发生率(包括尿路感染、多器官功能障碍、进展性脑卒中、复发性脑卒中等)也明显提高。多数糖尿病患者脑卒中后死亡率增加与心律失常、急性心功能衰竭、动脉栓塞、肾衰竭和严重感染等致命性脑卒中并发症密切相关。

进展性脑卒中(progressive stroke,PS)是糖尿病性脑卒中的常见并发症之一,PS 的可能发病机制如下:①原发动脉血栓部位蔓延产生新的狭窄或使原有狭窄的血管产生闭塞,或通过阻断侧支血管使侧支循环消失;②在动脉硬化最严重的一侧,伴或不伴溃疡和 / 或狭窄,开始血栓不足以引起症状,随着血栓灶的继续扩大使血管腔逐渐消失,从而使梗死面积逐渐扩大,症状逐渐加重;③脑梗死面积未扩大,但由于脑水肿而使症状进行性加重;④由于合并感染、水电解质紊乱、酸碱平衡失调而使症状进一步加重。总之,诱发 PS 的因素是多方面的,对糖尿病合并高血压,尤其是病程长、血糖和血压控制不理想、收缩压低、脉压小、病情重的患者尤应警惕 PS 的发生。同时各种并发症如感染、酸碱失衡、电解质紊乱、内脏功能衰竭等也是 PS 发生的重要原因,预防并发症对预防 PS 的发生发展也至关重要。

另有研究显示,糖尿病性脑卒中患者有烟酒嗜好的比例较非糖尿病性脑卒中患者显著降低,这可能与糖尿病患者在就医过程中较早改善生活方式有关。

老年糖尿病性脑梗死反复发生之后易导致假性延髓性麻痹和血管性认知障碍。前者表现为吞咽障碍、强哭强笑等症状。后者可有轻微认知障碍,甚者可发展为血管性痴呆。多发性脑梗死性痴呆(multi-infarct dementia)一词,始出现于 20 世纪 70 年代。老年脑血管病,特别是反复发生的脑梗死是血管性痴呆的危险因素。血管性痴呆的认知障碍很少伴有语言障碍等额叶损伤症状,90% 伴有偏侧体征。可见,对于老年糖尿病患者,积极预防和治疗脑梗死是预防血管性痴呆的良策。

(三) 脑出血

目前关于糖尿病在脑出血发病机制中的作用尚有争议。对于脑出血来说,最重要的危险因素是高血压,但糖尿病亦是一个较重要的危险因素。以往大规模研究认为糖尿病患者脑出血和蛛网膜下腔出血的发生率并不明显高于对照组,甚至有病理观察性研究认为糖尿病可能还是脑出血的保护性因素。但有报道发现糖尿病至少在年轻患者(18~49 岁)中是脑出血的危险因素之一。据世界卫生组织报道,糖尿病患者有 20%~40% 并发高血压。高血压不仅是糖尿病发展的独立因素,而且由此可发生脑出血,有些患者在发生脑出血时才发现已患糖尿病。糖尿病患者由于器官退化,免疫功能低下,易合并感染,而且感染后往往病情凶险,在脑出血治疗中应予足够重视。

高血糖可能增加脑梗死后出血性转化。有研究表明严重高血糖可能与皮质下梗死后出血性转化密切相关。最近的动物实验和临床观察资料表明,糖尿病性脑梗死和高血糖状态下的脑梗死均极易发生梗死后出血或出血性梗死。其原因可能与梗死局部过度脑灌注有关。

近年,国外有研究报道在捷克的 Olomouc 地区,脑出血患者中糖尿病发病率明显高于其他普通人群,并且合并糖尿病的脑出血患者发病后,病情往往较重,病死率较高,临床治愈率低,可能与糖尿病患者血管弹性减弱、出血后闭合能力下降及出血量较大等因素有关。还有研究认为糖尿病是影响脑出血患者病死率的决定性因素。

综上所述,糖尿病性脑血管病的特点归纳如下:①脑缺血比脑出血更为多见,中小血管梗死和多发性梗死较为多见。②椎 - 基底动脉梗死较多见。③脑梗死一般不会成为直接死亡的原因。④临床常表现为无症状的脑血管病,或反复发作的轻中度脑血管病,主要表现为偏瘫、共济失调、痴呆、假性延髓性麻痹、帕金森综合征等。⑤糖尿病性脑动脉硬化病变与非糖尿病者相比没有本质的不同,除中小动脉粥样硬化外,在糖尿病患者中还应特别强调微小血管病变的存在。上述这些特点可能与糖尿病性脑动脉硬化和微小血管病变均有关。⑥糖尿病性脑血管病一般发病呈亚急性,高峰在 12~72 小时。发展成完全性脑卒中,<30 小时占30%。脑梗死的特点,多为中小梗死、多发性腔隙性脑梗死,部位多见于基底节、丘脑、脑桥、小脑和大脑穿通支。⑦短暂性脑缺血发作为多。在 TIA 人群中,糖尿病患者发生率是非糖尿病患者的 3 倍。⑧ TIA 发作的临床表现常见于椎 - 基底动脉系统异常所致的眩晕、恶心等症状。⑨患者入院时的血糖水平与脑血管病预后也有明显的差异,血糖水平 <16.65mmol/L(300mg/dl))者,卒中轻中型居多(约占 41.5%),重型者少(占 19.7%);>16.65mmol/L(300mg/dl)者,脑血管病重型者占 46.3%,脑血管病死亡率的增加与血糖升高水平一致。⑩糖尿病并发脑出血较少见。由于糖尿病患者的血液易呈高黏、高滞、高凝倾向,红细胞聚集性增强,红细胞变形能力减弱,血小板凝聚功能增强,从而引起全血黏度增高,易在微血管中发生血栓及栓塞,而凝血功能的亢进,则抑制了脑血管的破裂和出血。

此外,脑内小动脉管壁结构的变化:糖尿病患者大脑动脉环粥样硬化的程度较同年龄组非糖尿病患者更为严重,脑部软化灶明显增多。由于小动脉壁结构的变化,抑制了因高血压引起的血管类纤维素性坏死,进而降低了高血压出血的可能性。血液成分的改变:由于血液凝固性的增加,糖尿病患者的血黏度比正常者高。由于血小板对血管壁的黏着,或者血小板相互间的凝集,其聚集于血管壁内而形成白色血栓。

第四节　糖尿病性脑血管病的诊断与鉴别诊断

所谓糖尿病性脑血管病的临床诊断应是糖尿病与脑血管病的叠加,无论是在糖尿病的基础上发生脑血管病,还是患脑血管病后证实有糖尿病,均可诊断为糖尿病性脑血管病。一些患者在患脑血管病前,糖尿病症状可以很轻甚至缺乏,血糖在空腹状态下也可以正常。在发生急性脑血管病时,由于机体的应激状态,可使糖尿病症状典型化,血糖明显升高。另一方面,一些非糖尿病患者发生急性脑卒中后,也可引起尿糖阳性,血糖升高。在此情况下,若仅是应激性糖尿病,随着病情的稳定,患者的血糖水平也将逐渐下降,恢复正常。当然,此种情况亦可由糖耐量减退所致,可行糖耐量试验来确诊。若为糖尿病引起,病情稳定后,血糖虽有一定程度下降,但仍明显高于正常。

糖尿病性脑血管病患者入院后需要按照糖尿病和脑血管病的诊断和治疗标准进行常规的化验、辅助检查及危险因素筛查,其中必备检查和筛查项目包括:问诊(脑卒中症状筛查、认知功能筛查等)、体格检查(体重指数、腰围及血压等)、实验室检查(血糖、糖化血红蛋白、血脂等常规血生化检查;有条件可以进行高危因素检查如:C 反应蛋白、细胞间黏附分子、谷氨酸水平、糖基化终末产物、尿白蛋白和基因多态性等)及其他辅助检查(颈动脉彩色多普勒超声和经颅多普勒超声、头颅 CT 和磁共振、脑血流检测等,详见第 24 章)。

糖尿病性脑血管病诊断分述如下。

一、短暂性脑缺血发作(TIA)

TIA 是脑、脊髓或视网膜局灶性缺血所致的、未发生急性脑梗死的短暂性神经功能障碍,TIA 与缺血性脑卒中有着密不可分的联系,大量研究显示,TIA 患者在近期有很高的卒中发生风险。相关荟萃分析指出,TIA 患者发病后第 2 天、第 7 天、第 30 天和第 90 天内的卒中复发风险分别为 3.5%、5.2%、8.0% 和 9.2%,上述数据证实 TIA 是急性缺血性脑血管病之一,是完全性缺血性脑卒中的危险信号。2010 年我国 TIA 流行病学调查显示,我国成人标准化的 TIA 患病率为 2.27%,知晓率仅为 3.08%,在整个 TIA 人群中,有 5.02% 的人接受了治疗,仅 4.07% 接受了指南推荐的规范化治疗。研究估算,全国有 2 390 万 TIA 患者,意味着 TIA 已成为中国沉重脑卒中负担的重要推手。根据国内外经验,对 TIA 患者进行早期干预和治疗,能够显著降低卒中复发风险,也是减轻卒中疾病负担的最佳方法。根据《中国短暂性脑缺血发作早期诊治指导规范》推荐诊断方法如下。

(一)指导规范

1. 从本质上来说,TIA 和脑梗死是缺血性脑损伤这一动态过程的不同阶段。建议在急诊时,对症状持续 ≥ 30 分钟者,应按急性缺血性脑卒中流程开始紧急溶栓评估,在 4.5 小时内症状仍不恢复者应考虑溶栓治疗。

2. 在有条件的医院,尽可能采用弥散加权磁共振(diffusion weighted imaging,DWI)作为主要诊断技术手段,如未发现急性脑梗死证据,诊断为影像学确诊 TIA。如有明确的急性脑梗死证据,则无论发作时间长短均不再诊断为 TIA。对无急诊 DWI 诊断条件的医院,尽快、尽可能采用其他结构影像学检查,对于 24 小时内发现脑相应部位急性梗死证据者,诊断为脑梗死,未发现者诊断为临床确诊 TIA。

3. 对于以社区为基础的流行病学研究,鉴于常规采用组织学标准诊断不具有操作性,同时考虑到与国际上、既往流行病学研究数据的可比性和延续性,建议仍采用传统 24 小时的定义,诊断为临床确诊 TIA。

(二)证据

1. 经典的"时间 - 症状"TIA 的概念源于 20 世纪 50—60 年代。1958 年,著名神经病学教授 Miller Fisher 提出了 TIA 概念的雏形,首次提出了 TIA 的临床特征:症状可持续数分钟到数小时,但大多数发作 5~10 分钟。

2. 1965 年第四届普林斯顿会议及 1975 年美国国立卫生院发布的《脑血管病分类大纲》确定了传统的基于"时间 - 症状"的 TIA 定义:"突然出现的局灶性或全脑的神经功能障碍,持续时间不超过 24 小时,且除外非血管源性原因"。

3. 2002 年,美国 TIA 工作小组提出了新的定义:"由于局部脑或视网膜缺血引起的短暂性神经功能缺损,典型临床症状持续不超过 1 小时,且在影像学上无急性脑梗死的证据"。

4. 2009 年,美国卒中协会(American stroke association,ASA)再次更新了 TIA 的定义:"脑、脊髓或视网膜局灶性缺血所致的、不伴急性梗死的短暂性神经功能障碍"。TIA 定义的演变过程,体现出人们对 TIA 这一疾病认识的逐步深入。在影像学检查尚不发达的 20 世纪 70 年代以前,人们更多的是依靠症状及症状持续时间来定义 TIA,但随着神经影像学的发展,DWI 等磁共振检查技术的逐渐普及,对传统"时间 - 症状"TIA 的定义提出了挑战。研究显示,在传统"时间 - 症状"定义诊断下的 TIA 患者中,30%~50% 在 DWI 出现了新发脑梗死,鉴于此,2009 年 AHA 对 TIA 定义进行了更新,新 TIA 定义认为有无梗死病灶是鉴别诊断 TIA 和脑梗死的唯一依据,而不考虑症状持续时间,新的定义淡化了"时间 - 症状"的概念,强调了"组织学损害"。此外,新定义还将脊髓缺血导致的急性短暂性神经功能缺损也归入 TIA 的范畴。传统定义与新定义的比较见表 20-1。

表 20-1　TIA 传统定义与新定义比较

定义	核心内容	时间限定	组织学界定	诊断	临床干预	预后	TIA 与脑梗死的关系
传统定义	症状持续时间	24 小时内	未提及	侧重症状持续时间	等待症状自行缓解,干预不够积极	良性过程	与心绞痛和心肌梗死的关系不统一
新定义	是否有组织学损伤	无时间限定	脑、脊髓或视网膜未发生梗死	神经影像学观察有无组织学损伤	对急性缺血进行早期积极干预,如溶栓	可引起严重的神经功能缺损	类似心绞痛和心肌梗死的关系

(三) TIA 早期诊断与评价

1. 指导意见

(1)TIA 发病后 2~7 天为卒中的高风险期,优化医疗资源配置,建立以 ABCD2 评分分层及影像学为基础的急诊医疗模式,尽早启动 TIA 的评估与二级预防。

(2)新发 TIA 按急症处理,如果患者是在症状发作 72 小时内并存在以下情况之一者,建议入院治疗:① ABCD2 评分 ≥ 3 分;② ABCD2 评分 0~2 分,但不能保证系统检查 2 天之内能在门诊完成的患者;③ ABCD2 评分 0~2 分,并有其他证据提示症状由局部缺血造成。

(3)对新发 TIA 患者进行全面的检查及评估(图 20-2)。检查及评估内容包括:①一般检查,评估包括心电图、全血细胞计数、血电解质、肾功能及快速血糖和血脂测定;②血管检查,应用计算机体层血管成像(CTA)、磁共振血管成像(MRA)、血管超声可发现重要的颅内外血管病变,全脑数字减影血管造影(DSA)是颈动脉内膜切除术(CEA)和颈动脉支架治疗(CAS)术前评估的金标准。③侧支循环代偿及脑血流储备评估,应用 DSA、脑灌注显像和 / 或经颅彩色多普勒超声(TCD)检查等评估侧支循环代偿及脑血流储备,对于鉴别血流动力学型 TIA 及指导治疗非常必要。④易损斑块的检查,易损斑块是动脉栓子的重要来源。颈部血管超声、血管内超声、MRI 及 TCD 微栓子监测有助于对动脉粥样硬化的易损斑块进行评价。⑤心脏评估,疑为心源性栓塞时,或 45 岁以下颈部和脑血管检查及血液学筛选未能明确病因者,推荐进行经胸超声心动图(TTE)和/或经食管超声心动图(TEE)检查,可能发现心脏附壁血栓、房间隔的异常(房室壁瘤、卵圆孔未闭、房间隔缺损)、二尖瓣赘生物及主动脉弓粥样硬化等多栓子来源。⑥根据病史做其他相关检查。注意:由于非致残性缺血性脑血管病溶栓治疗虽然可能获益,但证据不充分,可根据医生及患者实际情况个体化选择是否进行溶栓治疗。

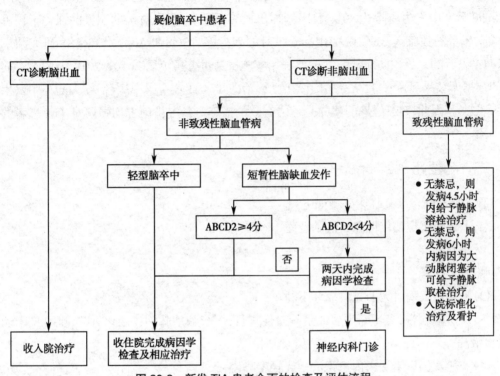

图 20-2 新发 TIA 患者全面的检查及评估流程

2. 证据

(1)ABCD2 评分公布于 2007 年,该评分用于预测 TIA 后 2 天内卒中的发生风险。其评分内容与 ABCD 评分相比,增加了糖尿病这一危险因素。ABCD2 评分来自四组人群共计 2 893 人的队列研究,结果显示高危组(6~7 分)、中危组(4~5 分)和低危组(0~3 分)患者在 TIA 后 2 天内发生卒中的风险分别为 8.1%、4.1% 和 1.0%,有很高的卒中风险预测价值。目前,ABCD2 评分是 ABCD 评分系统中应用最广泛的评分,并且在我国人群中也进行了很好的验证。

(2)目前,随着影像学技术的日益普及推广,影像学对 TIA 后卒中发生风险预测的作用被逐渐重视。如果临床表现为 TIA 的患者存在新发脑梗死或颅内外动脉狭窄,则卒中发生的风险显著增加。已经有研究质疑单纯依靠症状及病史的评分系统价值,而突出强调影像学预测卒中风险的作用,但仍需要更多的研究予以证实。

(3)SOS-TIA(a transient ischemic attack clinic with round-the-clock access)研究的目的在于观察对 TIA 患者进行快速评估、治疗能否减少卒中复发风险。该研究入组了 1 085 名症状发作 4 小时内的疑似 TIA 门诊患者,对其进行快速评估和诊断,对轻型肯定或可疑 TIA

患者立即给予抗血栓治疗。结果显示确诊的 TIA 患者 90 天卒中发生率仅为 1.24%,远低于通过 ABCD2 预测的 5.96%。

(4) EXPRESS(effect of urgent treatment of transient ischemic attack and minor stroke on early recurrent stroke)研究是一项前后对照研究。研究包括两个阶段,第一阶段入组 310 名 TIA 患者,采取 TIA 门诊预约,首诊医生推荐治疗;第二阶段入组 281 名患者,取消预约,建立 TIA 门诊,确诊 TIA 后立即给予治疗。结果显示对 TIA 患者进行早期积极干预治疗,可降低 90 天卒中发生风险达 80%,且未增加出血等不良事件,同时早期积极的强化干预可显著减少患者的住院天数、住院费用和 6 个月的残疾率。SOS-TIA 和 EXPRESS 研究结果显示,TIA 患者的二级预防应从急性期就开始实施。通过分析英国 2010—2012 年 TIA 专病门诊的数据库结果显示在 TIA 专病门诊接受诊治的 TIA 或轻型卒中患者 90 天的卒中发生率仅为 1.3%。因此,TIA 门诊的建立是行之有效的措施。各国指南也均强调对 TIA 患者的早期干预。

二、脑梗死

脑梗死诊断标准及临床分型如下:

(一)动脉粥样硬化性血栓性脑梗死

1. 诊断标准

(1)常于安静状态下发病。

(2)大多数发病时无明显头痛和呕吐。

(3)发病较缓慢,多逐渐进展或呈阶段性进行,多与脑动脉粥样硬化有关,也可见于动脉炎、血液病等。

(4)一般发病后 1~2 天内意识清楚或轻度障碍。

(5)有颈内动脉系统和 / 或椎 - 基底动脉系统的症状和体征。

(6)应做 CT 或 MRI 检查。

(7)腰穿脑脊液一般不应含血。

2. 临床分型

(1)传统分型

1)完全型:指起病 6 小时内病情即达高峰者,常为完全性偏瘫,病情一般较严重,甚至昏迷。

2)进展型:局限性脑缺血症状逐渐进展,呈阶梯式加重,可持续 6 小时以上至数天。

3)缓慢进展型:起病 2 周后症状仍进展,常与全身或局部因素所致的脑灌流减少、侧支循环代偿不良、血栓向近心端逐渐扩展等有关。此型应与颅内占位性病变如肿瘤或硬膜下血肿等相鉴别。

4)可逆性缺血性神经功能缺损(reversible ischemic neurologic deficit,RIND):曾被称作完全恢复性脑卒中,因其临床特征为缺血所致神经症状,体征一般超过 24 小时以上,最长者可持续存在 3 周,而后恢复正常,不留后遗症。实际上是一种供血较好部位的梗死,随着侧支循环的代偿而使功能得以恢复所致。

（2）OCSP 分型

1）全前循环梗死（TACI）：表现为三联征，即完全大脑中动脉综合征的表现，包括大脑较高级神经活动障碍；同向偏盲；偏身运动和／或感觉障碍。

2）部分前循环梗死（PACI）：有以上三联征的两个，或只有高级神经活动障碍，或感觉运动缺损较 TACI 局限。

3）后循环梗死（POCI）：表现为各种程度的椎 - 基底动脉综合征。

4）腔隙性脑梗死（LACI）：表现为腔隙综合征。大多是基底节或脑桥小穿通支病变引起的小腔隙灶。

（3）CT 分型：按解剖部位分为大脑梗死、小脑梗死和脑干梗死。其中大脑梗死又可分为：

1）大梗死：超过一个脑叶，50mm 以上。

2）中梗死：小于一个脑叶，31~50mm。

3）小梗死：16~30mm。

4）腔隙性脑梗死：15mm 以下。

（二）脑栓塞

1. 多为急骤发病。

2. 多无前驱症状。

3. 一般意识清楚或有短暂意识障碍。

4. 有颈动脉系统和／或椎 - 基底动脉系统的症状和体征。

5. 腰穿脑脊液一般不含血，若有红细胞可考虑出血性脑梗死。

6. 栓子的来源可为心源性或非心源性，也可同时伴有其他脏器、皮肤、黏膜等的栓塞症状。

（三）脑分水岭梗死

1. 多因体循环低血压及低血容量引起脑动脉灌注不足所致。

2. 以脑内相邻的较大动脉供血区之间（边缘带）局限性缺血为特征。

3. 出现相应的神经功能障碍，一般无意识障碍，预后较好。

4. 影像学检查通常发现相邻脑叶区域灶性梗死。

（四）腔隙性脑梗死

1. 发病多由于高血压动脉硬化引起，呈急性或亚急性起病。

2. 多无意识障碍。

3. 应进行 CT 或 MRI 检查，以明确诊断。

4. 临床表现都不严重，较常见的为纯感觉性脑卒中、纯运动性轻偏瘫、共济失调型脑性瘫痪、构音困难手笨拙综合征或感觉运动性脑卒中等。

（五）无症状性梗死

为无任何脑及视网膜症状的血管疾病，仅为影像学所证实，可视具体情况决定是否作为临床诊断。

三、脑出血

(一)脑出血的分类

脑出血(intracerebral hemorrhage,ICH)的危险因素及病因以高血压、脑淀粉样血管病(cerebral amyloid angiopathy,CAA)、脑动静脉畸形、脑动脉瘤、肿瘤卒中、凝血功能障碍等多见。目前国际上尚无公认的分类,欧洲将 ICH 分为原发性脑出血、继发性脑出血和原因不明性脑出血;美国有学者将 ICH 命名为非动脉瘤性、非动静脉畸形(AVM)性、非肿瘤性自发性脑出血。原发性脑出血与继发性脑出血的分类,目前得到较多认可。

继发性脑出血一般指有明确病因的脑出血,多由脑动静脉畸形、脑动脉瘤、使用抗凝药物、溶栓治疗、抗血小板治疗、凝血功能障碍、脑肿瘤、脑血管炎、硬脑膜动静脉瘘、烟雾病、静脉窦血栓形成等引起,占 ICH 的 15%~20%。原发性脑出血指无明确病因的脑出血,多数合并有高血压。在我国,虽未进行大样本流行病学调查,但就现有文献资料分析,原发性脑出血合并高血压者可高达 70%~80%,所以我国一直沿用"高血压脑出血"命名。而在国外医学文献中,多将该病统称为脑出血或自发性脑出血,占所有 ICH 的 80%~85%。本指导规范仅限于原发性脑出血的诊断及治疗。

(二)脑出血的诊断

根据突然发病、剧烈头痛、呕吐、出现神经功能障碍等临床症状体征,结合 CT 等影像学检查,ICH 一般不难诊断。但原发性脑出血特别是高血压脑出血的诊断并无金标准,一定要排除各种继发性脑出血疾病,避免误诊,作出最后诊断需达到以下全部标准:

1. 有确切的高血压史。

2. 典型的出血部位(包括基底节区、脑室、丘脑、脑干、小脑半球)。

3. DSA/CTA/MRA 排除继发性脑血管病。

4. 早期(72 小时内)或晚期(血肿消失 3 周后)增强 MRI 检查排除脑肿瘤或海绵状血管畸形(CM)等疾病。

5. 排除各种凝血功能障碍性疾病。

具备脑血管病的诊断标准(多为轻型脑卒中),血糖正常者,如存在下列条件之一者,应警惕糖尿病的存在:

1. 发病年龄较轻的缺血性脑血管病,病因不明者。

2. 既往有高血糖史者。

3. 肥胖及 / 或并发高血压、冠心病者。

4. 有糖尿病阳性家族史者。

5. CT、MRI 显示脑内多发性腔隙性脑梗死。

糖尿病患者,尤其病程较长者,往往脑部已有中、小梗死,这些病灶通常可不表现出明显的局灶性症状,但一旦发生代谢异常时,则在意识障碍的同时即可出现局限性症状,发生偏瘫、偏麻、局限性癫痫、颅神经麻痹等,很容易被误认为新的器质性病变出现。

因此,诊断时必须考虑到各种代谢障碍时出现脑部症状的可能性并加以鉴别,这些代谢障碍中最多见者为:

1. 低血糖。

2. 糖尿病非酮症性高渗性昏迷。

3. 糖尿病酮症酸中毒。

4. 糖尿病乳酸性酸中毒。

糖尿病性脑血管病的临床诊断主要依据是影像学检查,常用头颅 CT、磁共振、经颅三维多普勒、放射性核素脑血流测定等。此外,全面的神经系统检查、脑电图、脑电地形图、诱发电位等,均对脑血管病的诊断具有一定的临床价值。

第五节　糖尿病性脑血管病的临床治疗

在临床治疗方面,糖尿病性脑血管病与非糖尿病性脑血管病原则上是相同的,但由于糖尿病性脑血管病具有一定的特殊性,特别是脑卒中急性期的处理过程中,存在诸多引起血糖升高的因素,如何把握好治疗中的矛盾、选用适合的降糖药物、预防感染及各种并发症都有别于一般脑血管病的处理,应引起注意。以下重点论述缺血性脑卒中的治疗。

一、糖尿病性缺血性脑卒中

(一) 短暂性脑缺血发作(TIA)

TIA 在发病机制与临床表现方面和缺血性脑卒中非常类似,因此国际上通常将 TIA 和缺血性脑卒中列入相同的预防及治疗指南中。为简化操作流程,本 TIA 治疗的指导规范具体循证医学证据请参见《中国缺血性脑卒中和短暂性脑缺血发作二级预防指南 2014》。最新循证医学证据将予以补充。

1. 指导规范

(1)危险因素控制

1)高血压:

● 既往未接受降压治疗的 TIA 患者,发病数天后如果收缩压 ≥ 140mmHg 或舒张压 ≥ 90mmHg,应启动降压治疗;对于血压 <140/90mmHg 的患者,其降压获益并不明确。

● 既往有高血压史且长期接受降压药物治疗的 TIA 患者,如果没有绝对禁忌,发病后数天应重新启动降压治疗。

● 由于颅内大动脉粥样硬化性狭窄(狭窄率 70%~99%)导致的 TIA 患者,推荐收缩压降至 140mmHg 以下,舒张压降至 90mmHg 以下。由于低血流动力学原因导致的 TIA 患者,应权衡降压速度与幅度对患者耐受性及血流动力学的影响。

● 降压药物种类和剂量的选择及降压目标值应个体化,应全面考虑药物、脑卒中的特点和患者 3 方面因素。

2)脂代谢异常:

● 对于非心源性 TIA 患者,无论是否伴有其他动脉粥样硬化证据,推荐予高强度他汀类药物长期治疗以减少脑卒中和心血管事件的风险。有证据表明,当 LDL-C 下降 ≥ 50% 或 LDL ≤ 70mg/dl(1.8mmol/L)时,二级预防更为有效。

- 对于 LDL-C ≥ 100mg/dl(2.6mmol/L)的非心源性 TIA 患者,推荐强化他汀类药物治疗以降低脑卒中和心血管事件风险;对于 LDL-C<100mg/dl(2.6mmol/L)的 TIA 患者,目前尚缺乏证据,推荐强化他汀类药物治疗。

- 由颅内大动脉粥样硬化性狭窄(狭窄率 70%~99%)导致的 TIA 患者,推荐高强度他汀类药物长期治疗以减少脑卒中和心血管事件风险,推荐目标值为 LDL-C ≤ 70mg/dl(1.8mmol/L)。颅外大动脉狭窄导致的 TIA 患者,推荐高强度他汀类药物长期治疗以减少脑卒中和心血管事件。

- 长期使用他汀类药物治疗总体上是安全的。有脑出血病史的非心源性 TIA 患者应权衡风险和获益合理使用。

- 他汀类药物治疗期间,如果监测指标持续异常并排除其他影响因素,或出现指标异常相应的临床表现,应及时减药或停药观察(参考:肝酶超过 3 倍正常值上限,肌酶超过 5 倍正常值上限,应停药观察);老年人或合并严重脏器功能不全的患者,初始剂量不宜过大。

3)糖代谢异常和糖尿病:

- TIA 患者糖代谢异常的患病率高,糖尿病和糖尿病前期是缺血性脑卒中患者脑卒中复发或死亡的独立危险因素,临床医师应提高对 TIA 患者血糖管理的重视。

- TIA 患者发病后均应接受空腹血糖、糖化血红蛋白监测,无明确糖尿病病史的患者在急性期后应常规接受口服葡萄糖耐量试验来筛查糖代谢异常和糖尿病。

- 对糖尿病或糖尿病前期患者进行生活方式和/或药物干预能减少缺血性脑卒中和TIA 事件,推荐 HbA1c 治疗目标为 <7%。降糖方案应充分考虑患者的临床特点和药物的安全性,制订个体化的血糖控制目标,要警惕低血糖事件带来的危害。

- TIA 患者在控制血糖水平的同时,还应对患者的其他危险因素进行综合全面管理。

- TIA 患者伴有胰岛素抵抗 TIA 患者可以根据个体化情况给予口服吡格列酮预防脑卒中发生,但要注意治疗带来的骨折等风险。

新证据:研究表明,伴有胰岛素抵抗患者的脑卒中发生风险显著升高,且伴有胰岛素抵抗的急性缺血性脑卒中患者溶栓后预后不良。最新公布的 IRIS(insulin resistance intervention after stroke)研究表明,对于伴有胰岛素抵抗的非糖尿病缺血性脑卒中 /TIA 患者,糖尿病药物吡格列酮较安慰剂更有可能降低其脑卒中或心肌梗死(MI)的风险。但该治疗会出现体重增加、水肿及需要手术或住院治疗的骨折的风险,因此要个体化治疗。

4)吸烟:

- 建议有吸烟史的缺血性脑卒中或 TIA 患者戒烟。

- 建议缺血性脑卒中或 TIA 患者避免被动吸烟,远离吸烟场所。

- 可能有效的戒烟手段包括劝告、尼古丁替代产品或口服戒烟药物。

5)睡眠呼吸暂停:

- 鼓励有条件的医疗单位对 TIA 患者进行呼吸睡眠监测。

- 使用持续正压通气(continuous positive airways pressure,CPAP)可以改善合并睡眠呼吸暂停的 TIA 患者的预后,可考虑对这些患者进行 CPAP 治疗。

6)高同型半胱氨酸血症:对近期发生缺血性脑卒中或 TIA 且血同型半胱氨酸轻度到中

度增高的患者,补充叶酸、维生素 B_6 及维生素 B_{12} 可降低同型半胱氨酸水平。尚无足够证据支持降低同型半胱氨酸水平能够减少脑卒中复发风险。

(2)口服抗栓药物治疗

1)非心源性 TIA 的抗栓治疗:

● 对于非心源性 TIA 患者,建议给予口服抗血小板药物而非抗凝药物预防脑卒中复发及其他心血管事件的发生。

● 阿司匹林(50~325mg/d)或氯吡格雷(75mg/d)单药治疗均可以作为首选抗血小板药物。阿司匹林抗血小板治疗的最佳剂量为 75~150mg/d。阿司匹林(25mg)+缓释型双嘧达莫(200mg)2 次 /d 或西洛他唑(100mg)2 次 /d,均可作为阿司匹林和氯吡格雷的替代治疗药物。抗血小板药应在患者危险因素、费用、耐受性和其他临床特性的基础上进行个体化选择。

● 发病在 24 小时内、具有脑卒中高复发风险(ABCD2 评分≥ 4 分)的急性非心源性 TIA,应尽早给予阿司匹林联合氯吡格雷治疗 21 天。此后阿司匹林或氯吡格雷均可作为长期二级预防一线用药。

● 发病 30 天内伴有症状性颅内动脉严重狭窄(狭窄率 70%~99%)的 TIA 患者,应尽早给予阿司匹林联合氯吡格雷治疗 90 天。此后阿司匹林或氯吡格雷均可作为长期二级预防一线用药。

● 伴有主动脉弓动脉粥样硬化斑块证据的 TIA 患者,推荐抗血小板及他汀类药物治疗。口服抗凝药物与阿司匹林联合氯吡格雷药物治疗效果的比较尚无肯定结论。

● 非心源性 TIA 患者,不推荐常规长期应用阿司匹林联合氯吡格雷抗血小板治疗。

2)心源性栓塞性 TIA 的抗栓治疗:

● 对伴有心房颤动(包括阵发性)的 TIA 患者,推荐使用适当剂量的华法林口服抗凝治疗,预防再发的血栓栓塞事件。华法林的目标剂量是维持 INR 在 2.0~3.0。

● 新型口服抗凝剂可作为华法林的替代药物,新型口服抗凝剂包括达比加群、利伐沙班、阿哌沙班及依度沙班,选择何种药物应考虑个体化因素。

● 伴有心房颤动的 TIA 患者,若不能接受口服抗凝药物治疗,推荐应用阿司匹林单药治疗。也可以选择阿司匹林联合氯吡格雷抗血小板治疗。

● 伴有心房颤动的 TIA 患者,应根据缺血的严重程度和出血转化的风险,选择抗凝时机。建议出现神经功能症状 14 天内给予抗凝治疗预防脑卒中复发,对于出血风险高的患者,应适当延长抗凝时机。

● TIA 患者,尽可能接受 24 小时动态心电图检查。对于原因不明的患者,建议延长心电监测时间,以确定有无抗凝治疗指征。

● 伴有急性心肌梗死的 TIA 患者,影像学检查发现左室附壁血栓形成,推荐给予至少 3 个月的华法林口服抗凝治疗(目标 INR 值为 2.5;范围 2.0~3.0)。如无左室附壁血栓形成,但发现前壁无运动或异常运动,也应考虑给予 3 个月的华法林口服抗凝治疗(目标 INR 值为 2.5,范围 2.0~3.0)。

● 对于有风湿性二尖瓣病变但无心房颤动及其他危险因素(如颈动脉狭窄)的 TIA 患

者,推荐给予华法林口服抗凝治疗(目标 INR 值为 2.5,范围 2.0~3.0)。

- 对于已使用华法林抗凝治疗的风湿性二尖瓣疾病患者,发生 TIA 后,不应常规联用抗血小板治疗。但在使用足量的华法林治疗过程中仍出现缺血性脑卒中或 TIA 时,可加用阿司匹林抗血小板治疗。

- 不伴有心房颤动的非风湿性二尖瓣病变或其他瓣膜病变(局部主动脉弓、二尖瓣环钙化、二尖瓣脱垂等)的 TIA 患者,可以考虑抗血小板聚集治疗。

- 对于植入人工心脏瓣膜的 TIA 患者,推荐给予长期华法林口服抗凝治疗。

- 对于已经植入人工心脏瓣膜的既往有 TIA 病史的患者,若出血风险低,可在华法林抗凝的基础上加用阿司匹林。

(3)症状性大动脉粥样硬化性 TIA 的非药物治疗

1)颅外颈动脉狭窄:

- 对于近期发生 TIA 合并同侧颈动脉颅外段严重狭窄(70%~99%)的患者,如果预计围术期死亡率和脑卒中复发率 <6%,推荐进行 CEA 或 CAS 治疗。CEA 或 CAS 的选择应依据患者个体化情况。

- 对于近期发生 TIA 合并同侧颈动脉颅外段中度狭窄(50%~69%)的患者,如果预计围术期死亡率和脑卒中复发率 <6%,推荐进行 CEA 或 CAS 治疗。CEA 或 CAS 的选择应依据患者个体化情况。

- 颈动脉颅外段狭窄程度 <50% 时,不推荐行 CEA 或 CAS 治疗。

- 当 TIA 患者有行 CEA 或 CAS 的治疗指征时,如果无早期再通禁忌证,应在 2 周内进行手术。

2)颅外椎动脉狭窄伴有症状性颅外椎动脉粥样硬化狭窄的 TIA 患者,内科药物治疗无效时,可选择支架植入术作为内科药物治疗辅助技术手段。

3)锁骨下动脉狭窄和头臂干狭窄:

- 锁骨下动脉狭窄或闭塞引起后循环缺血症状(锁骨下动脉窃血综合征)的 TIA 患者,如果标准内科药物治疗无效,且无手术禁忌,可行支架植入术或外科手术治疗。

- 颈总动脉或者头臂干病变导致的 TIA 患者,内科药物治疗无效,且无手术禁忌,可行支架植入术或外科手术治疗。

4)颅内动脉狭窄对于症状性颅内动脉粥样硬化性狭窄 ≥ 70% 的 TIA 患者,在标准内科药物治疗无效的情况下,可选择血管内介入治疗作为内科药物治疗的辅助技术手段,但患者的选择应严格和慎重。

(4)二级预防药物依从性

1)缺血性脑卒中或 TIA 患者二级预防的药物依从性影响脑卒中患者的临床预后。

2)医生因素、患者因素及医疗体系因素均影响患者的二级预防药物依从性。

3)规范的二级预防流程,可能会提高二级预防药物的实施。

(二) 脑梗死(CI)

1. 一般治疗

(1)肺功能及气道的保护:较严重的通气障碍常发生在以下几种情况,如严重的肺炎、心力衰竭、大面积的椎 - 基底或半球梗死、半球梗死后癫持续状态等。对于严重脑卒中及肺功能损伤的患者,应早期进行血气分析(BGA)或呼气性 PCO_2 及经皮 O_2 等检查。经皮连续脉搏血氧测定法可提供治疗所需要的信息。对于轻至中度低氧血症者,通过鼻导管供氧 2~4L/min 可以改善氧合作用;对于严重的低氧血症、高碳酸血症及有较高误吸危险的昏迷患者,应及早行气管插管。

(2)心脏监护及血压管理:继发于脑卒中的心律失常并不少见,在急性期可出现 ST-T 明显改变、心肌酶升高等类似心肌缺血的表现。因此,脑卒中后应尽快行心电图(ECG)检查,严重脑卒中及血流动力学不稳定者,应动态心电监护。高血压的监控及治疗是一个重要的问题。以往概念认为,脑卒中急性期应该常规降压治疗。目前研究发现,很多脑梗死患者急性期血压升高,梗死区局部脑血流量(rCBF)自动调节功能缺陷,使缺血半暗带血流更依赖平均动脉压(MAP)。血压升高是机体代偿性反应,故不主张积极降压治疗,以便维持适度的脑灌注压(CPP)。因此,对以往有高血压史者,控制收缩压的标准为180mmHg(75mmHg=1kPa),舒张压为 100~105mmHg。反之,以往无高血压者,轻度血压升高(160~180mmHg/90~100mmHg)是有利的,但是血压极度升高(收缩压 >220mmHg;舒张压 >120mmHg)是进行早期治疗的标准,以下几种情况应立即抗高血压治疗:心绞痛发作、心力衰竭、急性肾衰竭或高血压脑病。但应注意降压不可过快。

(3)控制血糖:很多脑卒中患者既往有糖尿病史,有的是在脑梗死后首次发现。脑卒中后,可加重原有的糖尿病,糖代谢紊乱又可影响脑卒中的治疗,因此,短暂的胰岛素治疗是必需的,当血糖高于 10mmol/L 时,需立即应用胰岛素。

(4)控制体温:发热影响脑卒中的预后,高热时应及时给予退热药物及抗生素。一般认为,应尽快将体温降至 37.5℃以下。

(5)维持水及电解质平衡:保持液体及电解质的平衡,以防血浆浓缩、血细胞比容升高及血流动力学特性改变。专家建议:①脑卒中患者应住脑卒中病房(stroke unit)治疗,并监护神经功能状态及生命体征;②合理供氧;③脑卒中急性期若血压不超过前述高值,又无其他内科急症时,不积极处理高血压;④监控血糖及体温,如有异常,应及时纠正;⑤密切监控及纠正水及电解质紊乱。

2. 特殊治疗

(1)溶栓治疗:

1)重组组织型纤溶酶原激活物(rtPA):美国国立卫生研究院对神经疾病及 rtPA 的研究表明,急性缺血性脑卒中后 3 小时内给予 rtPA(0.9mg/kg)溶栓治疗可明显改善预后,并于1996 年 6 月肯定了上述治疗的安全性和有效性。在脑卒中后 6 小时内也可进行溶栓治疗。目前,关于 rtPA 治疗的危险与益处仍存在疑问,在欧洲尚未得到肯定。

对于严重脑卒中及 CT 显示大灶梗死、脑沟变平、水肿占位效应(NIH 脑卒中量表评分>22 分)者应慎用 rtPA。因应用 rtPA 溶栓随机治疗的病例数太少,对急性脑卒中的影响尚无最后结论。

研究表明,静脉应用链激酶与出血危险性及出血相关的死亡有关;动脉内应用尿激酶治疗大脑中动脉梗死预后良好,但需要在某些中心及超选择性血管造影等条件下进行。

专家对溶栓治疗的建议为：①于缺血性脑卒中后 3 小时内静脉应用 rtPA（0.9mg/kg，最大剂量 90mg），其 10% 剂量一次性注入，其余剂量持续 60 分钟注入；②发病超过 3 小时的急性缺血性脑卒中静脉应用 rtPA 治疗疗效较差，但在一些严格筛选的患者中仍可应用，发病时间不很清楚者不使用 rtPA；③缺血性脑卒中不适宜静脉应用链激酶，其他静脉溶栓药物也不宜用于临床；④急性大脑中动脉梗死 6 小时内动脉应用尿激酶溶栓可明显改善预后。在一些严格选择的医疗中心，急性基底动脉梗死亦可用动脉溶栓治疗。

2）安克洛酶：安克洛酶（ancrod）的生化作用是将纤维蛋白原转换为可溶性纤维蛋白，降低纤维蛋白原的血浆浓度，使形成血栓的底物减少。研究表明，在缺血性脑卒中 3 小时内应用此药可改善预后。

（2）血小板抑制剂：两项较大样本的随机非双盲的干预研究提示，在脑卒中 24 小时内给予阿司匹林可降低死亡率及脑卒中再发率，作用虽小，但具有统计学意义。

（3）抗凝治疗：关于静脉应用肝素及皮下应用低分子量肝素的研究均未表明治疗的有效性。但是专家委员会建议在下列情况下仍然可使用肝素抗凝：①心源性栓塞；②凝血性疾病，如蛋白 C 和蛋白 S 异常；③有症状的颅外动脉夹层动脉瘤；④有症状的颅内及颅外动脉狭窄；⑤静脉窦血栓形成。

（4）血液稀释：等容稀释疗法可以降低红细胞比容 15% 以上，从而降低血液黏滞度，改善 CBF。但几项较大的临床试验未能证明其是否可降低死亡率和致残率，它引起脑水肿的可能性尚未排除。

（5）神经保护治疗：目前，尚无可影响脑卒中预后的神经保护药物。

因此，专家建议：①不主张常规应用肝素类药物治疗缺血性脑卒中；②有下列情况时可应用肝素：心房颤动及因心脏原因可能引起的再次栓塞；③所有缺血性脑卒中患者均可应用阿司匹林；④不主张应用血液稀释及神经保护药物。

（三）预防及治疗并发症

1. 吸入性肺炎 肺炎是脑卒中后常见的并发症，其中吸入性肺炎最常见，15%~25% 的脑卒中患者死于这一并发症。吞咽困难的患者应及早放置胃管，鼻饲可以预防吸入性肺炎。协助翻身困难的患者改变体位或进行肺部物理治疗，从而预防坠积性肺炎。

2. 泌尿道感染 脑卒中早期经常有尿潴留，并因此合并泌尿道感染，约 40% 的脑卒中死亡患者患此并发症。因此，早期进行膀胱训练，酸化尿液可以减少感染。如发现感染，应合理选择抗生素。但不提倡预防性应用抗生素。

3. 肺栓塞 约 25% 的脑卒中患者死于肺栓塞，因此早期活动及皮下应用肝素或低分子量肝素可降低深静脉血栓形成（DVT）及肺栓塞的危险。皮下应用小剂量肝素，预防剂量为 7 500~10 000U/12h。

4. 癫痫发作 脑卒中急性期可见癫痫发作，给予氯硝西泮 2mg 或地西泮 10~20mg 静脉滴注，继之口服或静脉滴注苯妥英或口服卡马西平。急性期出现肌阵挛发作可用氯硝西泮 6~10mg/d。此外，若有躁动或意识模糊，可给予镇静药及抗精神病药物。

专家建议：①应用肝素及低分子量肝素可以降低卧床患者的 DVT 及肺栓塞的发生率，但要注意引起颅内出血的危险性；②有感染者应该合理选用抗生素，鼻饲可以预防吸入性肺炎;③早期运动有助于预防吸入性肺炎、DVT 和压疮等并发症;④抗惊厥药物可以阻止癫痫再发作,近期无癫痫发作者,不主张预防性应用抗惊厥药物。

(四) 治疗颅内压升高及脑水肿

缺血性脑卒中后 24~48 小时,可发生缺血性脑水肿。大脑中动脉区梗死的年轻患者常因脑水肿导致脑疝和死亡。

1. 内科治疗 抬高头位(小于 30°),避免有害刺激,减轻疼痛,降低体温。出现脑水肿体征时,及时脱水治疗,应用甘油和甘露醇,保持血浆渗透压在 300~320mmol/L。不主张应用地塞米松及其他皮质类固醇激素治疗脑卒中后脑水肿。

2. 低温疗法 低温对大脑半球及局灶性缺血性损伤具有保护作用。近期研究发现,脑内温度降至 32~33℃时无任何不良反应,且死亡率下降。但目前有关研究尚不足以得出最后结论,有待大规模、多中心的前瞻性研究进一步证实。

3. 外科治疗 颅内高压外科治疗脑梗死所致颅内高压,可使死亡率从 80% 降至 40%,且不增加致残率。脑卒中后 24 小时内实施外科手术能够降低死亡率,可使小脑梗死的死亡率从内科治疗的 80% 降至 30%。手术治疗应在脑疝出现之前完成。目前,尚缺乏前瞻性多中心研究证实上述观点。

专家建议:①在颅内压增高时使用高渗性脱水剂;②压迫脑干的大面积小脑梗死,可行外科手术减压或切除术;③大面积大脑半球梗死,采取外科去骨瓣减压术及部分脑叶切除术是挽救生命的措施。

二、脑出血

(一) 内科治疗

ICH 患者在发病的最初数天内病情往往不稳定,应进行常规持续生命体征监测(包括血压监测、心电监测、氧饱和度监测)和定时神经系统评估,密切观察病情及血肿变化,定时复查头部 CT,尤其是发病 3 小时内行首次头部 CT 患者,应于发病后 8 小时、最迟 24 小时内再次复查头部 CT。

ICH 治疗的首要原则是保持安静,稳定血压,防止继续出血,根据情况,适当降低颅内压,防治脑水肿,维持水电解质、血糖、体温平衡;同时加强呼吸道管理及护理,预防及防止各种颅内及全身并发症。

1. 控制血压 急性脑出血患者常伴有明显血压升高,且血压升高的幅度通常超过缺血性脑卒中患者,这增加了 ICH 患者残疾、死亡等风险。急性脑出血抗高血压研究(ATACH)和急性脑出血积极降压治疗研究(INTERACT、INTERACT-2)三个研究为 ICH 患者早期降压提供了重要依据。研究显示将收缩压控制在 140mmHg 以下可以降低血肿扩大的发生率而不增加不良反应事件,但对 3 个月的病死率和致残率没有明显改善。脑出血早期及血肿清除术后应立即使用药物迅速控制血压,但也要避免长期严重高血压患者血压下降过快、过低可能产生的脑血流量下降。如因库欣病或中枢性原因引起的异常血压升高,则要针对病因进行治疗,不宜单纯盲目降压。

(1)常用静脉降压药物:尼卡地平、乌拉地尔、硝酸甘油等。

(2)常用口服降压药物:长效钙通道阻滞剂,血管紧张素Ⅱ受体阻滞剂,β₁肾上腺素受体阻滞剂等。

2. 降低颅内压,控制脑水肿

(1)抬高床头约30°,头位于中线上,以增加颈静脉回流,降低颅内压。

(2)对需要气管插管或其他类似操作的患者,需要静脉应用镇静剂。镇静剂应逐渐加量,尽可能减少疼痛或躁动引起颅内压升高。常用的镇静药物有:丙泊酚、依托咪酯、咪达唑仑等。镇痛药有:吗啡、阿芬太尼等。

(3)药物治疗:若患者具有颅内压增高的临床或影像学表现,和/或实测ICP>20mmHg,可应用脱水剂,如20%甘露醇[1~3g/(kg·d)]、甘油果糖、高渗盐水、白蛋白、利尿剂等,应用上述药物均应监测肾功能、电解质,维持内环境稳定;必要时可行颅内压监护。

3. 血糖管理

无论既往是否有糖尿病,入院时的高血糖均预示ICH患者的死亡和转归不良风险增高。然而,低血糖可导致脑缺血性损伤及脑水肿,故也需及时纠正。因此应监测血糖,控制血糖在正常范围内。

(1)血糖的监测:血糖过高或过低,均可影响糖尿病性脑血管病的恢复和预后。适宜的血糖控制和严密的血糖监测,是糖尿病性脑血管病的治疗基础和预防糖尿病急性代谢紊乱的必要手段。急性缺血性脑卒中发作时伴发的高血糖与脑卒中恢复差有密切关系。脑卒中急性期的高血糖主要分为两种,一种是既往已知或存在但不知晓的糖代谢异常,可因脑卒中所致应激使其加重,另一种是单纯的应激性血糖升高。无糖尿病史的高血糖患者预后尤为差,比已知有糖尿病和高血糖的患者预后更糟。

糖尿病并发急性脑卒中时,多种因素都促使血糖进一步升高,使血糖不易控制。如脑卒中急性期的应激状态;为纠正脑水肿而使用的利尿剂、脱水剂;因不能进食而静脉补充糖液,鼻饲高蛋白饮食;因免疫功能低下而易并发的各种感染等。大量研究表明,高血糖对脑组织具有一定毒性作用,尤其对脆弱的缺血半暗带。高血糖可使无氧代谢所产生的乳酸进一步累积,并促进谷氨酸释放增加,加重脑水肿等。糖尿病并发急性脑梗死时,梗死灶的大小及死亡率的高低,均与血糖水平相关。另一方面,降糖药物的应用不当,使在急性脑卒中时容易发生高血糖的众多因素存在的同时,又易引发低血糖。低血糖可引起神经细胞的供能障碍,在短期内即可致意识障碍,若不能及时发现、纠正,可导致脑水肿,直至死亡。长期的、多次的低血糖可引起神经细胞的缺氧、水肿、坏死,血液外溢并产生软化灶,易与脑卒中相混淆。目前的经验表明,脑卒中的急性期,将血糖控制在7.0~11.1mmol/L(126~200mg/dl)是适宜的,为追求血糖完全正常化的结果,常常导致低血糖的发生。过于积极的血糖控制可能导致阵发性低血糖,进而产生类似脑卒中的短暂症状,严重时可能会导致包括认知功能障碍在内的永久性神经功能缺损,更严重者甚至导致死亡。

胰岛素对中枢神经系统有直接的保护作用,正常血糖可以降低脑梗死体积,而高血糖或低血糖则会增大梗死体积。应用胰岛素治疗缺血性脑卒中,应将血糖降至正常水平,防止低血糖的发生,还可延长再灌注时间窗,从而促进梗死区脑损伤的恢复。严格的血糖控制能否降低脑缺血的危险性,目前尚存在争议。英国前瞻性糖尿病研究(United Kingdom prospective diabetes study,UKPDS)认为,严格控制血糖主要可以降低小血管而非大血管的并发症。另有前瞻性研究发现,平均糖化血红蛋白(HbA1c)每降低 1%,各种并发症的危险性下降 21%。将血糖控制在正常水平,可显著降低糖尿病微血管并发症。因此,建议采用控制饮食、运动或药物降糖(包括胰岛素)等综合治疗将 HbA1c 控制在 7% 以下。

因此,对于老年糖尿病患者而言,增加胰岛素用量所导致的体重增加和严重低血糖并发症必须引起充分重视,避免低血糖事件的发生。一般情况下,糖尿病性脑血管病急性期均有血糖增高,这是由于糖尿病本身、应激及医源性因素所致。有研究表明,急性脑血管意外患者并发血糖增高的水平与预后有一定的关系,早期血糖明显升高可使病死率、致残率成倍增加,尤其是血糖 >16.7mmol/L 时。血糖升高对脑血管意外患者的预后有重要的影响,这可能与体内缺氧、血糖升高、无氧糖酵解增加、酸性代谢产物堆积、细胞内外酸中毒加重,以及进一步损伤脑的能量代谢有关。观察资料表明,高血糖状态下的较大面积脑梗死或糖尿病脑梗死均易发生梗死后出血及出血性梗死。其原因可能与梗死局部过度脑灌注有关。

(2)降糖药物的选用:

1)胰岛素:治疗上早期强调使用皮下注射胰岛素或静脉滴注胰岛素降糖,与口服降糖药比较,脑梗死后使用胰岛素能显著减轻神经系统损害的严重程度,无不良反应,而且其疗效与胰岛素的日剂量有关,也与胰岛素的降血糖作用有关,但不完全取决于血糖降低的程度。它能够透过血脑屏障,直接作用于脑细胞,参与神经递质的调节,减轻细胞内钙超载,清除自由基,减少血小板的聚集,还有类神经生长因子的作用,并影响一些特殊基因的表达。因此胰岛素作用于脑缺血的多个生理环节,是一种较好的脑保护剂。另一方面,口服降糖药多会增加体内酸性代谢产物,又加重酸中毒的可能,且不能更有效地降低血糖。具体方法:>13.9mmol/L 者,宜采用静脉滴注胰岛素的方法,以 0.1U/min 的速度静脉滴注,但降糖速度不能过快,一般认为每小时下降 3.3~5.6mmol/L 为宜,<13.9mmol/L 者,可采用餐前皮下注射胰岛素的办法。理想的血糖应控制在空腹 6.7mmol/L,餐后 2 小时 10mmol/L 左右。

另外,有条件患者可考虑使用胰岛素泵,胰岛素泵即模拟正常胰腺胰岛素分泌模式,24 小时不停地向患者体内输入微量胰岛素,进食前再按需要输入负荷量,也叫餐前大剂量胰岛素。患者一般装泵前所需的胰岛素全天总量较开始泵治疗时少 10%~25%。将 50% 作为泵治疗的基础量胰岛素,另外 50% 用作餐前大剂量胰岛素。

糖尿病合并急性脑卒中患者,在采用皮下胰岛素注射时,要注意末梢循环情况,必须保证周围血供良好。因严重的脱水状态,使周围血液循环障碍,影响胰岛素正常吸收,使胰岛素的注射剂量增大,一旦周围血供改善,胰岛素吸收加速,易引起低血糖的发生,适当的补液是非常必要的。常规情况下,在临床上若非合并糖尿病三大急性代谢紊乱如糖尿病酮症酸中毒、糖尿病非酮症高渗性昏迷、糖尿病乳酸性酸中毒,是没有必要静脉注射胰岛素的。当然,在治疗中补充一定热量及非含钠液体,在输入糖液时,其中可加入对抗剂量的胰岛素。所输葡萄糖液,应尽量以等渗液为好,如 5% 葡萄糖液。在使用胰岛素的同时,要加强对电解质的监测,特别是钾离子,在糖尿病所并发的脑卒中急性期,存在低钾倾向,应注意对钾离子的补充与监测。

2)二甲双胍:T2DM 是脑部并发症的重要危险因素,包括认知功能损害和痴呆。但研究发现严格的血糖控制有助于降低糖尿病相关并发症的发生率。二甲双胍不仅具有明确的降糖作用,还可以减轻体重、改善胰岛素抵抗、抑制动脉粥样硬化、降低心脑血管事件的发生率,对糖尿病相关并发症尤其是脑和血管并发症具有一定的保护作用。

但是美国糖尿病学会(ADA)在 2016 年提出,经生活方式干预及二甲双胍治疗后如果 HbA1c ≥ 7.0%,以及新诊断有明显体重减轻或其他严重并发症患者,应尽早使用基础胰岛素。若 2~3 个月后,HbA1c 仍不达标,加用餐前胰岛素。

3)新型降糖药物:

近年来胰高血糖素样肽 1 受体激动剂(glucagon like peptide 1 receptor agonist,GLP-1RA)的出现及使用让糖尿病患者获益良多。GLP-1RA 能改善多种代谢紊乱,包括强效降糖、减轻体重、控制血压及调节血脂等,可明显改善心血管病发病的危险因素。GLP-1RA 呈葡萄糖依赖性,作用于胰岛 β 细胞和 α 细胞,调节激素分泌,维持血糖稳态,降低低血糖发生率。GLP-1 可抑制氧化应激,减少炎症反应,改善内皮功能,进而减缓动脉内膜增生,延缓糖尿病动脉粥样硬化的发生和发展。同时 GLP-1 是脑内具有神经保护作用的生长因子,可维持脑内钙稳态,减少细胞凋亡,抑制炎症反应,以及保护神经元免受氧化应激损失等。越来越多的研究表明,GLP-1RA 在脑缺血中具有一定神经保护作用。

钠 - 葡萄糖协同转运蛋白 2(sodium-dependent glucose transporters 2,SGLT-2)抑制剂,通过抑制 SGLT-2 来调节肾小管重吸收葡萄糖,进而调控葡萄糖从尿液排出,成为不依赖胰岛素而达到降低糖尿病患者血糖的新途径。多项研究表明,SGLT-2 抑制剂能够降低血压,诱导减肥,增加高密度脂蛋白胆固醇水平和降低甘油三酯水平,同时还能改善一些新出现的心血管危险因素,如动脉硬化、蛋白尿和氧化应激等。临床研究显示该类药物可降低心血管死亡、非致死性心梗、非致死性脑卒中等复合终点事件的风险。

(3)糖尿病急性代谢紊乱的预防:糖尿病并发脑卒中急性期,血糖明显升高,可诱发糖尿病非酮症高渗性昏迷及糖尿病酮症酸中毒,死亡率都较高,特别是糖尿病非酮症高渗性昏迷,可达 40%。

1)糖尿病非酮症高渗性昏迷:似乎并不是由于胰岛素的绝对缺乏所致,在更大程度上是由于机体的血浆渗透压的调节障碍所引起,常常发生于病前并无糖尿病史或轻型糖尿病的老年人。高渗性昏迷在临床上突出表现为显著的循环功能障碍及精神、神经症状,血糖明显增高,常超过 33.3mmol/L(600mg/dl),血浆渗透压明显增高,达 330~460mOsm/kg H_2O,血钠 155mmol/L,尿糖检查呈强阳性而无酮体或较轻。对于此类患者,必须静脉大量、快速输入生理盐水和低渗液体,同时采用胃肠道内补液,这样可减少静脉补液量,避免静脉补液不当引起的危险,同时达到纠正高渗、脱水及代谢紊乱的目的,降低死亡率。

2)糖尿病酮症酸中毒:由于是胰岛素的绝对缺乏,不能抑制体内脂肪的分解,大量脂肪酸在肝内产生大量酮体,消耗体内储备碱,发生代谢性酸中毒,在临床上主要表现为高血糖与代谢性酸中毒所产生的症状。实验室检查:血酮体升高,多在 4.8mmol/L(50mg/dl)以上,二氧化碳结合力降低,pH<7.35。由于糖尿病患者多免疫功能低下,加之脑卒中时常合并的意识障碍,腔道导管的使用,常易并发肺部、泌尿道等部位的感染。感染也是诱发以上两种糖尿病急性代谢紊乱并发症的常见原因,加强对感染的预防及控制也是重要的。

4. 止血药 出血 8 小时内可以适当应用止血药预防血肿扩大,使用一般不超过 48 小时。对于凝血功能正常的患者,一般不建议常规使用止血药。

5. 抗血管痉挛治疗　对于合并蛛网膜下腔出血的患者,可以使用钙离子通道拮抗剂(尼莫地平)。

6. 激素治疗　激素治疗尚有争议。高血压脑出血患者激素治疗无明显益处,而出现并发症的风险增加(如感染、消化道出血和高血糖等)。如果影像学表现有明显水肿亦可考虑短期激素治疗,可选用甲泼尼龙、地塞米松或氢化可的松。

7. 呼吸道管理　若意识障碍程度重、排痰不良或肺部感染者可考虑气管插管或尽早气管切开,排痰防治肺部感染;怀疑肺部感染患者,应早期做痰培养及药敏实验,选用有效抗生素治疗。

8. 神经保护剂　脑出血后是否使用神经保护剂尚存在争议,有临床报道显示神经保护剂是安全、可耐受的,对临床预后有改善作用。

9. 体温控制　一般控制体温在正常范围,尚无确切的证据支持低温治疗。

10. 预防应激性溃疡　脑出血早期可使用质子泵抑制剂预防应激性溃疡。

11. 维持水和电解质平衡　定期检查血生化,监测及纠正电解质紊乱。

12. 抗癫痫治疗　若出现临床癫痫发作应进行抗癫痫药物治疗。无发作者是否用药预防癫痫尚无定论。不少外科医师主张对幕上较大血肿或幕上手术后患者进行预防癫痫治疗。

13. 下肢深静脉血栓和肺栓塞的预防　ICH 患者发生深静脉血栓形成和肺栓塞的风险较高,应鼓励患者尽早活动、腿抬高;尽可能避免穿刺下肢静脉输液,特别是瘫痪侧肢体;可联合使用弹力袜和间歇性空气压缩装置预防下肢深静脉血栓及相关栓塞事件。

14. 吞咽困难　脑卒中后患者约 45% 存在吞咽困难,其中约一半于发病 6 个月时仍然不能恢复正常的吞咽功能。43%~54% 有吞咽困难的脑卒中患者出现误吸;在这些患者中,37% 进一步发展为肺炎,4% 因肺炎而死亡。吞咽困难治疗的目的是预防吸入性肺炎,避免因饮食摄取不足导致的液体缺失和营养不良,以及重建吞咽功能。

15. 尿失禁与尿路感染　脑卒中早期尿失禁较多见,但多数可于脑卒中后 3~6 个月好转。尿路感染主要继发于尿失禁和留置导尿管的患者,约 5% 可出现败血症。建议:患者住院期间应评价尿失禁,制订治疗计划;根据尿量调整液体摄入量,定时训练排尿。训练失败者给予留置导尿管。留置导尿管是尿路感染的主要原因之一,一般不推荐预防性使用抗生素,一旦出现尿路感染,及时采用抗生素治疗,并进行尿培养和药敏试验。

16. 脑卒中后抑郁与焦虑状态　重视对脑卒中患者精神情绪变化的监控,提高对抑郁及焦虑状态的认识。注重患者的心理护理,在积极治疗原发病外,可对患者进行心理治疗,消除顾虑并增强信心。一旦确诊有抑郁症和焦虑症,首选第二代新型抗抑郁药,即 5- 羟色胺再摄取抑制剂(SSRIs),其次为第一代经典抗抑郁药,即三环类抗抑郁药(TCA)。无论抑郁症与焦虑症,均应同时辅以心理治疗及行为治疗。

(二) 外科治疗

外科治疗 ICH 在国际上尚无公认的结论,我国目前外科治疗的主要目标在于及时清除血肿、解除脑压迫、缓解严重颅内高压及脑疝、挽救患者生命,并尽可能降低由血肿压迫导致的继发性脑损伤和残疾。

基底节区出血

(1)外科手术指征:有下列表现之一者,可考虑紧急手术。

①天幕裂孔疝(即颞叶钩回疝);②CT、MRI等影像学检查有明显颅内压升高的表现(中线结构移位超过5mm;同侧侧脑室受压闭塞超过1/2;同侧脑池、脑沟模糊或消失);③实际测量颅内压(ICP)>25mmHg。

(2)手术术式和方法:

1)骨瓣开颅血肿清除术:一般做病变侧颞瓣或额颞瓣开颅,经颞中回或侧裂入路,在无血管或少血管区域用脑针穿刺,到达血肿腔,抽吸证实为陈旧性血液或血凝块后,将颞中回或岛叶皮质切开或分离0.5~1.0cm,用脑压板边探查边分离进入血肿腔,根据出血时间和血肿硬度,用小到中号吸引器轻柔抽吸血肿,个别血肿较韧难以吸出者,可用超声碎吸或肿瘤镊夹取血肿。

彻底清除血肿后检查血肿腔,若有活动性动脉出血可用弱电凝准确烧灼止血,一般渗血用止血材料及脑棉压迫止血即可,确定血肿全部或基本清除且颅压下降满意后,还纳骨瓣,逐层关颅结束手术。如果术中脑组织水肿肿胀明显,清除血肿后颅压下降不满意,可适当扩大骨窗范围并做去骨瓣减压。

骨瓣开颅虽然对头皮颅骨创伤稍大,但可在直视下彻底清除血肿,止血可靠,减压迅速,还可根据患者的病情及术中颅内压变化决定是否行去骨瓣减压,是较为常用和经典的手术入路。

2)小骨窗开颅血肿清除术:小骨窗开颅对头皮颅骨损伤小,手术步骤相对简便,可迅速清除血肿,直视下止血也较满意。

于患者颞骨上做平行于外侧裂投影线的皮肤切口,长4~5cm,在颞骨上钻1~2孔,用铣刀铣成直径3cm左右游离骨瓣,硬脑膜十字切开。在颞上回或颞中回脑针穿刺,确定血肿部位后做脑皮质切口,切口长约1cm,用小号脑压板逐渐向深部分离进入血肿腔,轻柔吸除血肿。彻底止血且确认脑压不高、脑搏动良好后,缝合硬脑膜,固定颅骨骨瓣,逐层缝合头皮。

3)神经内镜血肿清除术:采用硬质镜与立体定向技术相结合来清除血肿。在CT或B超定位下穿刺血肿腔,在不损伤血管壁、周围脑组织及不引起新的出血的前提下尽可能清除血肿,但不必强求彻底清除,以免引起新的出血,达到减压目的即可,然后放置引流管做外引流,如遇有小动脉出血,可以通过内镜的工作道用高频射频凝固止血。

4)立体定向骨孔血肿抽吸术(改良椎颅术)。

(三)糖尿病性脑血管病常见危险因素和并发症的处理

1. **控制血压** 规范的抗高血压治疗可使脑卒中的患病风险降低28%~38%。目标血压应根据年龄、种族等因素进行个体化控制。降压幅度为收缩压下降10mmHg、舒张压下降5mmHg以上患者才能获益。推荐使用血管紧张素转换酶抑制剂(ACEI)联合利尿药。UKPDS报道,阿替洛尔和卡托普利两种药物都能同样有效地降低糖尿病性脑卒中和死亡的危险,证明降压药能有效降低T2DM患者大血管和微血管并发症的风险。美国心脏预后预防评估研究（Heart Outcomes Prerention Evaluation,HOPE）也得出类似结论,与其他降压药相比,ACEI 通过强化控制血压而降低脑卒中风险的作用最强。另有研究发现,在各种降压药中,ACEI 类最有效,即使在患者血压正常、没有左心室功能障碍时,雷米普利仍可使心脑血管事件总发生率和病死率下降。美国糖尿病学会（American Diabetes Association,ADA）推荐,所有伴发高血压的糖尿病患者均应选择 ACEI 或血管紧张素 Ⅱ 受体阻滞剂（ARB）药物（可联合利尿剂）来控制血压。

脑灌流与全身血压呈正相关,稳定的血压对维持脑循环十分重要。当平均动脉压 >150mmHg 或 <60mmHg,脑血流自动调节能力明显受损。因此,将血压调控在一定水平上,达到脑血流的正常供应,而又不致加重脑损害十分重要。在糖尿病性脑血管病早期,血压可能一过性升高,一般不推荐使用急剧降压的药物。使血压逐渐下降至 160/100mmHg 左右或高于脑卒中前 10~20mmHg 时,是适宜的。应避免因血压过低造成脑组织低灌注加重缺血性脑损害。

脑卒中后的血压控制水平对预后有一定影响。有研究表明,脑卒中 14 天内早期死亡率及远期预后与患者的血压呈“U”形曲线关系。即当收缩压在 140~180mmHg 死亡率最低,预后最佳。而血压过低或过高则患者的死亡率增加,预后较差。

2. 调控血脂　《中国成人血脂异常防治指南（2016 年修订版）》指出,应根据老年患者危险分层确定血脂目标水平及治疗策略,合理使用调脂药物,如无禁忌,应鼓励使用调脂药物。对于伴有血管病的高危、极高危患者应积极调脂。目前调脂药物主要以他汀类药物为主,该类药物同时具有调脂、抗炎、抗栓、改善内皮功能等抗动脉粥样硬化作用。美国国家胆固醇教育计划（National Cholesterol Education Program,NCEP）推荐,伴有糖尿病等动脉粥样硬化危险因素的患者应服用他汀类药物,通过降低血胆固醇,可使糖尿病患者脑血管事件的发生率降低。

强化降低胆固醇水平预防脑卒中的研究评价了高剂量阿托伐他汀（80mg/d）对 4 731 例无冠心病史患者的影响,经过中位随访期 4.9 年的随访,结果显示阿托伐他汀可显著降低致命性或非致命性脑卒中及 TIA 的风险。美国心脏保护研究（Heart Protection Study,HPS）前瞻性研究结果显示他汀类药物治疗能使糖尿病的终点事件（脑卒中、冠心病和血管重建）的危险性下降了 34%。认为他汀类药物治疗可使 40 岁以上的 T2DM 患者明显受益,应推荐使用。HPS 的结果发现,用辛伐他汀可使 5 963 例糖尿病患者大血管事件的发生率减少 22%,使脑卒中风险减少 25%。

3. 控制感染　脑血管病早期,血白细胞应激性增高,也可由于患者卧床后出现肺部感染和泌尿系感染引起。有研究证明,脑损害到一定程度以后,就可能会出现应激反应,而白细胞增高的患者,其脑梗死及脑出血的面积远远大于白细胞数正常的患者,可加重患者病情,增加死亡率。其机制可能是升高的白细胞影响脑组织的血供,并释放出各种氧化物及血管活性物质直接或间接引起或加重组织损伤程度。感染状态下,病原微生物产生、释放大量毒素,可使细动脉收缩、血管通透性增加,血流速度减慢,内皮细胞损伤,加重脑梗死局部及半暗带区水肿,减少该区的血液供应,加重脑损伤。因此,积极控制感染能缓解患者的病情,改善预后。

4. 肾脏保护治疗　在脑梗死前应用 ARB 类药物,可以明显改善局灶性脑缺血后的神经功能。在糖尿病患者中,ARB 对受损的脑微血管功能的改善作用较非糖尿病患者更为明显。ARB 可能通过拮抗自由基等短期影响,或者通过重塑脑血管等长期影响来改善患者神经功能。以往研究还提示肾素 - 血管紧张素系统(RAS)在糖尿病患者脑血管病的发病机制中起重要作用。研究数据显示 ARB 可以明显减少糖尿病患者的蛋白尿。ARB 的多种作用机制影响缺血性脑卒中的预后。在 1 968 例第一次缺血性脑卒中患者中,脑卒中前应用 ARB 与较轻的临床症状和较好的临床预后独立相关。近期研究显示脑卒中前应用 ARB 治疗有助于改善脑梗死的临床预后。

总之,糖尿病合并缺血性脑血管病药物治疗应遵守以下原则:超早期溶栓治疗、脑保护治疗、个体化治疗原则及整体化观念,充分考虑对其他脏器功能的影响,对糖尿病缺血性脑血管病的危险因素及时给予预防性干预措施。只有认真结合以上原则,才能最终达到挽救生命、减少病残及预防复发的目的。

三、生活方式的干预

已有证据表明,吸烟是缺血性脑卒中的独立危险因素。美国心脏病协会 / 美国卒中协会的脑卒中指南推荐鼓励患者戒烟。临床医师应帮助患者在住院期间开始戒烟,这样会显著提高戒烟成功率。饮酒对脑卒中的作用仍是有争议的。有证据表明,少量饮酒有助于预防脑卒中,而中到大量饮酒则会增加脑卒中风险。肥胖同样是糖尿病性脑卒中的独立危险因素,控制饮食、保持理想体重和适当运动对糖尿病尤其是肥胖患者来说是完全必要的。同时积极预防各种感染、消化道出血、电解质紊乱及心律失常等各种并发症对于提高临床糖尿病性脑卒中治愈率和改善预后,也是至关重要的。

四、脑卒中后抑郁与焦虑状态

1. 重视对脑卒中患者精神情绪变化的监控,提高对抑郁及焦虑状态的认识。

2. 注重患者的心理护理,在积极治疗原发病、康复和处理危险因素外,家庭成员、心理医生、临床医生、责任护士均可对患者进行心理治疗(解释、安慰、鼓励、保证),针对患者不同情况,尽量消除存在的顾虑,增强战胜疾病的信心。

3. 一旦确诊有抑郁症和焦虑症,首选第二代新型抗抑郁药,即 5- 羟色胺再摄取抑制剂(SSRIs);其次为第一代经典抗抑郁药,即三环类抗抑郁药(TCA)。

4. 无论抑郁症与焦虑症,均应同时辅以心理治疗(见上述)及行为治疗(主要是松弛疗法,如生物反馈疗法、音乐疗法、瑜伽等)。

五、糖尿病性脑血管病的康复治疗

一般在发病后即应开始训练,视患者的能力制订康复计划,坚持肢体活动锻炼,但应循序渐进,而不应操之过急。糖尿病性脑血管病患者发病后 2 年内都是恢复期,此期间均应坚持言语功能、生活技巧的训练,以提高日常生活能力。此外,理疗、超声波治疗、针灸及改善神经代谢药物等治疗均有利于脑血管病的康复训练。

六、糖尿病性脑血管病的预后及转归

虽然在病因学和预后方面糖尿病脑血管病明显有别于非糖尿病性脑血管病,但两者在急性期和二级预防的临床管理及获益方面基本相当。糖尿病性脑血管病患者与非糖尿病性脑血管病患者相比预后不良,除了脑卒中病死率增加和恢复更缓慢以外,脑卒中复发的危险均明显增高。

脑梗死前或脑梗死期间的高血糖均可加剧脑梗死程度,增大梗死体积,可能与乳酸水平升高和细胞内外酸中毒等机制有关。在这些报道中,如果高血糖发生在脑缺血发作后,则它的影响是最小的。相反,如果在脑缺血正在进行时针对高血糖给予胰岛素干预,则脑卒中患者的获益是最大的。这些研究中的血糖浓度大多约为16.6mmol/L。积极控制此类患者的血糖(HbA1c<8%),对缺血性脑卒中的预后至关重要。但近年来,有研究发现,缺血性脑卒中前的血糖水平(如HbA1c)并不能预示缺血性脑卒中的严重程度和病死率。只有缺血性脑卒中后的持续高血糖才可以预示梗死范围的扩大,反映脑损伤的严重程度,并加重临床不良预后。高血糖可使脑梗死的体积扩大,加重脑水肿,不利于神经功能的恢复。糖尿病患者以往的血流动力学及微循环的改变、对各种感染的易感性将进一步降低脑卒中后完全康复的可能性。

糖尿病患者不仅脑卒中4周后的病死率明显高于非糖尿病患者,而且脑卒中复发风险加倍,脑卒中预后明显差于非糖尿病患者,如住院天数增多、长期死亡风险增加,并遗留更多结构性或功能性残疾。与非糖尿病患者相比,伴有糖尿病的脑卒中患者死亡率更高,男性糖尿病性脑卒中患者死亡率16%,女性死亡率33%。伴有糖尿病的脑卒中患者1年和5年死亡率均明显增高,因此糖尿病可谓是影响脑卒中死亡率的独立危险因素。

但也有部分学者得出不同结论。尽管合并症增多,但伴有糖尿病的脑卒中患者60天和1年的死亡率并未明显增加。德国学者通过对"慕尼黑卒中登记"的537例住院脑卒中患者(其中160例为糖尿病患者,377例为非糖尿病患者)进行调查发现,尽管糖尿病组合并症较非糖尿病组多见,但两组合并症和危险因素差异无统计学意义,糖尿病组和非糖尿病组住院期间的全因死亡率分别为16.9%和11.7%,两组之间比较并无明显差异,建议改善治理策略和早期干预可能有助于改善预后。并认为CRP水平的升高是糖尿病性脑卒中复发的重要预测因子。

七、糖尿病性脑血管病的二级预防

脑卒中复发的相关危险因素,包括不可干预的危险因素与可干预的危险因素两方面,可干预的危险因素又分为:生理学危险因素如高血压、糖尿病、高脂血症、心脏病、高半胱氨酸血症等;行为学危险因素如吸烟、酗酒、肥胖、抑郁等。具体措施如下。

(一)首次脑卒中发病机制的正确评估

建议:对已发生脑卒中者选择必要的影像或其他实验室检查,尽可能明确患者的脑卒中类型及相关危险因素,以便针对病因采用合理的治疗措施。

(二)脑卒中后的血压管理

患者血压水平高于160/100mmHg可使脑卒中再发的风险明显增加。在糖尿病高血压

治疗中,噻嗪类利尿剂、β受体阻滞剂、血管紧张素转换酶抑制剂(ACEI)、血管紧张素受体阻滞剂(ARB)、钙离子拮抗剂均可减少心血管事件,其中首选 ACEI 和 ARB。血压应控制在 130/80mmHg 以内,伴糖尿病肾病患者血压水平应控制在 125/75mmHg 以下。

建议:改变不良生活方式;积极控制高血压,在患者可耐受的情况下,最好能将血压降至 130/80mmHg;积极降压治疗应于脑卒中急性期过后且患者病情稳定时(一般为脑卒中后 4 周)开始。

(三) 抗血小板聚集

抗血小板治疗被认为对预防脑卒中的发生有保护作用,阿司匹林是临床最常使用的药物。有研究表明使用该药的患者,无论是否为糖尿病患者,脑卒中的发生率均下降约 25%。抗血小板协作试验研究结果发现,血小板拮抗剂可降低脑卒中、心肌梗死和血管性死亡的危险。因此,对于伴有更多危险因素的糖尿病患者来说有更为肯定的疗效,研究发现不论糖尿病的严重程度,在阿司匹林基础上加用氯吡格雷可减少不稳定型心绞痛或非 ST 段抬高型心肌梗死患者死亡、ST 段抬高型心肌梗死或脑卒中的发生。机制主要是抗血小板凝集和释放,改善前列腺素与血栓素 A2 的平衡,预防血栓形成。

抗血小板治疗的推荐用法:

具有心血管疾病病史的糖尿病患者,应用阿司匹林 75~150mg/d 作为二级预防措施。以下人群应使用阿司匹林作为糖尿病患者心血管事件一级预防措施,应注意整体心血管风险评估是选择阿司匹林的基础:①具有高危心血管风险(10 年心血管风险 >10%)者,如患有糖尿病、心血管风险增加但无血管疾病史,无明显出血风险(既往无消化道出血病史,或胃溃疡,或近期服用增加出血风险药物,如非甾体抗炎药或华法林)的成人应服用小剂量(75~150mg/d)阿司匹林作为一级预防。心血管风险增加的成人糖尿病患者包括大部分 >50 岁的男性或 >60 岁的女性合并 1 项危险因素者(即心血管疾病家族史、高血压、吸烟、血脂异常或蛋白尿);②具有中危心血管风险[有 1 个或多个危险因素的中青年患者(即男性 <50 岁或女性 <60 岁),或无危险因素的老年患者(即男性 >50 岁或女性 >60 岁),或 10 年心血管风险 5%~10% 的患者],这类糖尿病患者可以考虑使用小剂量阿司匹林(75~150mg/d)作为一级预防;③由于潜在的不良反应(出血)可能抵消潜在的获益,因此不推荐阿司匹林用于低危心血管风险(男性 <50 岁或女性 <60 岁且无其他心血管危险因素,或 10 年心血管风险 <5%)的成人糖尿病患者。

由于 <21 岁人群应用阿司匹林与发生 Reye 综合征风险增加有一定相关性,因此不推荐在此人群中应用阿司匹林。

对于已有心血管疾病且对阿司匹林过敏的糖尿病患者,可考虑使用氯吡格雷(75mg/d)作为替代治疗。

对于发生急性冠状动脉综合征的糖尿病患者,可使用阿司匹林 + 氯吡格雷联合治疗 1 年。

其他抗血小板药物可作为替代治疗药物,用于以下几类患者:阿司匹林过敏、有出血倾向、接受抗凝治疗、近期胃肠道出血及不能应用阿司匹林的活动性肝病患者。氯吡格雷已被证实可降低糖尿病患者心血管事件的发生率。可作为急性冠状动脉综合征发生后第

1年的辅助治疗,对于阿司匹林不能耐受的患者,也可考虑氯吡格雷或西洛他唑作为替代治疗。

(四)控制血脂

2004年美国心脏学会(ACC)学术会议上他汀类药物再次备受关注,应在生活方式干预基础上推荐使用。Byington等总结若干二级预防试验的结果发现普伐他汀可降低糖尿病和非糖尿病患者非出血性脑卒中的危险。来自心脏保护研究的结果发现除了最好的医疗措施外,用辛伐他汀可使5 963例糖尿病患者较大心血管事件的发生率减少22%,使脑卒中危险减少25%。相关试验证实阿托伐他汀80mg/d强化调脂治疗不仅能更有效降低LDL-C水平,还可停止冠状动脉粥样硬化斑块的进展,起到抗炎和稳定斑块的作用,更有效地防治心脑血管疾病,应推荐使用。对于缺血性脑卒中或TIA患者,应使用他汀类药物强化调脂,LDL-C治疗目标值<70mg/dl(1.8mmol/L)或LDL-C降低30%~40%。

(五)控制血糖

要干预糖尿病患者脑卒中的发生,首要工作是控制好血糖水平。初治体重正常、无代谢综合征的糖尿病患者可首先采用胰岛素促分泌剂类降糖药物或糖苷酶抑制剂。肥胖或超重的T2DM患者优先选用双胍类或格列酮类药物。糖苷酶抑制剂尤其适用于餐后高血糖的患者。血糖控制应达到理想水平,空腹血糖<7.8mmol/L,餐后2小时血糖<10.0mmol/L。

脑卒中急性期建议:急性脑卒中患者应常规检测血糖,有血糖增高者应进行治疗;急性脑卒中患者有血糖增高时应使用胰岛素将血糖控制在8.3mmol/L以下;急性脑卒中患者有低血糖时应及时纠正。

(六)生活方式干预

研究资料显示糖尿病合并脑血管病患者在缺乏体力活动及体育锻炼方面明显高于非糖尿病合并脑血管组。缺少体力活动和体育锻炼可使肥胖、高脂血症增加,而肥胖超重是糖尿病、脑血管病的重要危险因素。研究证明:体育运动可加强心脑血管功能和机体整体体能,从而改善机体对胰岛素的敏感性和增加血管弹性,降低血压和血脂水平,同时运动可使肌肉对葡萄糖的利用率增加。况且体育锻炼具有降低心理应激的作用,能调节情绪,使不良情绪得到宣泄,从而改变个体的心境状态,通过运动改变现实情境中混合情绪的一个或多个成分的强度或调整不同成分之间的关系,就可以达到改变个体情绪状态性质的目的。运动过程中个体可以获得成就感,有利于增强个体的自信心,提高自我效能,从而达到降低心理应激的作用。

适量的体育锻炼及体力活动,可增加脂肪消耗、减少体内胆固醇的沉积,提高胰岛素的敏感性,对预防肥胖、控制体重、增加循环功能、调整血脂和降低血压、减少血栓均有益处。每天至少30分钟中等强度的活动,如慢跑、快走、骑自行车、健身操、太极拳、游泳等,以不过度疲劳为度,是预防心脑血管疾病的积极措施。

(七)体重指数控制

保持或减轻体重,使BMI[体重(kg)/身高^2(m^2)]维持在18.5~23.9kg/m^2,腰围:男性<85cm(相当于2尺6寸),女性<80cm(相当于2尺4寸)可有效改善糖尿病、高血压、高脂血症,预防心脑血管病。

(八) 戒烟限酒

吸烟是脑血管病发生和发展的主要危险因子,吸烟可损害血管内皮功能,戒烟对血管内皮功能改善是相当重要的。戒烟、限酒(每日饮酒量折合成白酒 <1 两,1 两 =50g),可以降低心血管危险因素水平。

(九) 合理饮食

高胆固醇、高 LDL 可促进和参与血管内膜的斑块形成,使血管的舒缩运动发生障碍。通过低胆固醇饮食可以逆转这种影响。因此,临床上提倡低糖、低脂、高蛋白及高蔬菜水果饮食,增加食物中纤维素的含量,主食多样不过量。伴高血压者应减少钠盐摄入,每日食盐6g 为宜。伴高尿酸血症者,应少食用肉类、豆类等富含嘌呤的食物。伴高同型半胱氨酸血症者,补充叶酸及维生素 B_{12},可预防脑血管疾病的发生。

(十) 情绪调节与干预

心理应激与糖尿病合并脑血管病具有一定关系。研究显示糖尿病合并脑血管病组中不稳定或易激动型性格和抑郁焦虑型情绪的人群比例明显高于非糖尿病合并脑血管病组,并且前者发生负性生活事件的人数也较高。通过对糖尿病及脑血管病患者的生活事件、性格特征进行调查表明,糖尿病合并脑血管病患者的多项情绪因子得分均偏高,以忧郁、躯体化、强迫、焦虑、敌对等因子分升高尤为显著。生活事件调查结果也显示,糖尿病患者及脑血管病患者经历的生活应激事件明显高于正常人。

在心理应激状态下,会引起机体内分泌系统的急剧变化,具体表现在生长激素、肾上腺素、肾上腺皮质激素、胰高血糖素等分泌增加,这些激素对胰岛素产生抵抗,致使血糖升高,促使胰岛素分泌增加,最终可能导致胰岛细胞功能受损和衰竭。肾上腺素、肾上腺皮质激素的代谢紊乱又可影响机体的免疫功能,降低机体的抗病能力,从而导致糖尿病的发生和糖尿病治疗过程中病情反复及合并症,尤其是糖尿病合并脑血管病的发生随之增多。另外,在心理应激状态下,无论是情绪上的焦虑、愤懑或生活规律的严重破坏,均可促使交感神经兴奋,并释放大量的儿茶酚胺,使心跳加快,血管收缩,外周阻力增加,脑血管痉挛,血液黏稠度增高,从而促使脑血管疾病的发生。许多资料表明,情绪可直接通过大脑皮质 - 边缘系统 - 下丘脑 - 垂体而达靶腺系统,而应激是一种较强的情绪反映,它可引起身体的一系列病理生理的变化。

劳逸结合,参加社交活动,培养兴趣,保持乐观、稳定的情绪,舒畅、平衡的心态不仅是预防心脑血管病的重要因素,也是实现长寿的关键和秘诀。

国外研究发现良好的血糖、血压控制和血脂紊乱的纠正可以明显减少脑卒中的复发。研究已经证实,抗血小板聚集治疗在糖尿病患者的缺血性脑卒中一级预防中是有效的。因此美国糖尿病协会推荐 T2DM 患者服用抗血小板聚集药物进行心脑血管病的一级和二级预防。长期服用小剂量阿司匹林,可使卒中的发生率下降。一旦出现卒中的临床症状时,应立即采取溶栓、扩容等急症处理措施,尽量减轻卒中带来的危害。

另外,近年来几项大型临床试验均显示,给予糖尿病并发缺血性脑卒中患者动脉内溶栓后,发生出血的机会增加。因此,欧洲指南将糖尿病列为缺血性脑卒中患者进行溶栓治疗的相对禁忌证。早诊断、早控制血糖水平和其他危险因素,对卒中患者是非常重要的,有效的糖尿病药物治疗能够改善糖尿病性脑卒中患者的预后。但目前尚缺乏控制糖尿病可以降低卒中发病率和病死率的大样本多中心相关研究报道。我们期待更多的大规模、多中心的临床研究，能进一步阐明糖尿病与脑血管病的发生、发展及预后之间的内在关系。

综上所述，糖尿病影响着脑血管贮备能力、脑血管反应性和脑血流量。脑血管贮备能力和脑血管反应性在非胰岛素依赖性糖尿病患者中是明显受损的。糖尿病的病程越长，脑血管的反应性越差，脑血管的贮备能力也越低。同时病程越长，脑部小动脉的扩张能力也越低。受损的脑部中小血管反应性可能与糖尿病患者的脑血管并发症有关。由于糖尿病患者脑动脉病变更易累及多支血管或弥漫性改变，导致治疗及预后差。总之，糖尿病性脑血管病是糖尿病的严重并发病，严重影响患者生活质量，应引起高度重视，糖尿病性脑血管病的发病机制很复杂，许多方面还有待进一步研究和探讨。因此早期诊断 DM，积极预防和治疗DM，对提高 DM 患者的生活质量，降低脑血管事件的发病率和死亡率具有重大临床意义。

第六节　糖尿病性脑血管病的预防

一、糖尿病性脑血管病的预防原则

1. 积极控制高血糖，尽可能将血糖控制在正常或接近正常水平。

2. 积极控制高血压，糖尿病患者的高血压应较非糖尿病患者控制更严格。

3. 定期化验血脂、血黏度，测量血压、心电图，积极纠正血脂代谢紊乱。

4. 长期服用小剂量抗血小板聚集药物，如阿司匹林、氯吡格雷等。国内外大样本的研究已经证实，对于有脑血管病变危险因素者，如合并糖尿病、高血压和有脑卒中家族史，长期服用小剂量阿司匹林和氯吡格雷均能有效地降低脑卒中发生率。

5. 尽早发现并及时干预心律失常，对糖尿病患者应常规进行心电图检查，必要时查动态心电图，对合并房颤或阵发性房颤患者，应给予华法林或利伐沙班等新型抗凝药物规范抗凝治疗。

6. 提倡健康的生活方式，如合理饮食、戒烟限酒、适当运动、心理平衡、减肥、低盐低脂饮食、适当运动等。

7. 尽早发现、治疗脑血管病变。一旦发现患者有 TIA 或其他脑缺血表现，及早采取有效的治疗方法，如及时采取溶栓治疗、抗血小板聚集治疗及改善脑细胞功能等。一旦发生脑血管意外，立即送有溶栓条件的医院急症处理，时间窗内首选溶栓治疗。

二、2 型糖尿病患者脑血管病危险因素筛查与干预

糖尿病确诊后，至少应每年评估心脑血管病变的风险因素，评估的内容包括心脑血管病现病史及既往史、年龄、有无腹型肥胖、常规心脑血管风险因素（吸烟、血脂异常和家族史）、肾损害（尿白蛋白排泄率增高等）及房颤等。静息心电图对 T2DM 患者的筛查价值有限，对有罹患大血管疾病可能的患者（如有明显家族史、吸烟、高血压和血脂异常等），应做进一步检查来评估心脑血管病变情况。图 20-3 是为了方便临床实施制订的主要降脂、降压和抗血

小板标准治疗的临床筛查路径。

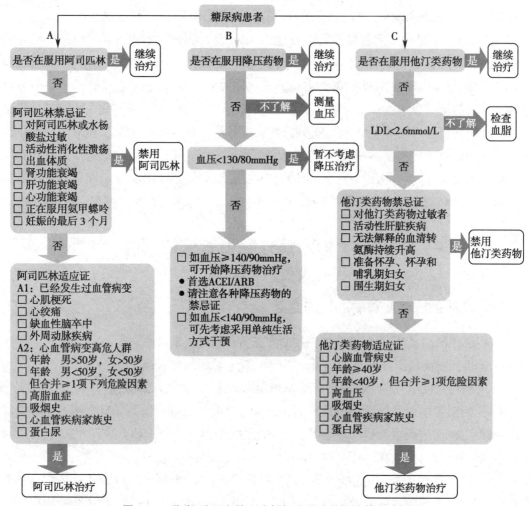

图 20-3　降脂、降压和抗血小板标准治疗的临床筛查路径

　　高血压是糖尿病的常见并发症或伴发病之一,流行状况与糖尿病类型、年龄、是否肥胖及人种等因素有关,发生率国内外报道不一,占糖尿病患者的 30%~80%。T1DM 出现的高血压往往与肾损害加重相关,而 T2DM 合并高血压通常是多种心脑血管代谢危险因素并存的表现,高血压可以出现在糖尿病发生之前。糖尿病和高血压共同存在使心血管病、脑卒中、肾病及视网膜病变的发生和进展风险明显增加,显著增加糖尿病患者的死亡率。反之,控制高血压可显著降低糖尿病并发症发生和发展的风险。与在非糖尿病人群中诊断高血压的切点(BP ≥ 140/90mmHg)不同,糖尿病患者高血压的诊断切点为收缩压 ≥ 130mmHg 和 / 或舒张压 ≥ 80mmHg(BP ≥ 130/80mmHg)。

　　我国糖尿病高血压的知晓率、治疗率和控制率均处于较低水平,提高这“三率”是防治糖尿病高血压的主要任务。糖尿病患者就诊时应当常规测量血压,由于糖尿病和高血压并存时风险叠加,因此如果收缩压 ≥ 130mmHg 和 / 或舒张压 ≥ 80mmHg,经不同日随访证实即可开始干预和治疗。血压的控制目的主要为最大限度地减少靶器官损害,降低心血管疾病和死亡危险,具体控制目标为 <130/80mmHg。但过低的血压(如 <115/75mmHg)与糖尿病患者的心血管事件和死亡率增加相关。

生活方式的干预主要为健康教育、合理饮食、规律运动、戒烟限盐、控制体重、限制饮酒、心理平衡等。如生活方式干预 3 个月后血压不能达标或初诊时血压即 ≥ 140/90mmHg,即应开始药物治疗。降压药物选择时应综合考虑疗效、心肾保护作用、安全性和依从性及对代谢的影响等因素。降压治疗的获益主要与血压控制本身相关。供选择的药物主要有 ACEI、ARB、钙离子拮抗剂(CCB)、利尿剂、β 受体阻滞剂等。其中 ACEI 或 ARB 为首选药物。为达到降压目标,通常需要多种降压药物联合应用。联合用药推荐以 ACEI 或 ARB 为基础的降压药物,可以联合使用 CCB、吲达帕胺、小剂量噻嗪类利尿剂或小剂量选择性 β 受体阻滞剂。

T2DM 患者常见的血脂异常是甘油三酯升高及 HDL-C 降低。但是 HPS-DM、盎格鲁 - 斯堪的纳维亚心脏终点试验 - 降脂分支研究(ASCOT-LLA)、CARDS 等研究证明他汀类药物通过降低总胆固醇和 LDL-C 水平可以显著降低糖尿病患者发生大血管病变和死亡的风险。在使用他汀类药物的基础上采取降低甘油三酯和升高 HDL-C 的措施是否能进一步减少糖尿病患者发生心脑血管病变和死亡风险,目前尚无明确证据。

糖尿病患者每年应至少检查 1 次血脂(包括 LDL-C、总胆固醇、甘油三酯及 HDL-C)。用调脂药物治疗者,根据评估疗效的需要可增加检测次数。在进行调脂治疗时,应将降低 LDL-C 作为首要目标。如无他汀类药物的禁忌证,所有已罹患心脑血管疾病的糖尿病患者都应使用他汀类调脂药,以使 LDL-C 降至 <2.07mmol/L(80mg/dl)或较基线状态降低 30%~40%。对于没有心脑血管疾病且年龄 >40 岁者,如果 LDL-C>2.5mmol/L 或 TC>4.5mmol/L 者,应使用他汀类调脂药;年龄 <40 岁者,如同时存在其他心脑血管疾病危险因素(高血压、吸烟、微量白蛋白尿、早发性心脑血管疾病家族史及估计的心脑血管疾病整体危险性增加)时,亦应开始使用他汀类药物。

如果甘油三酯浓度 >4.5mmol/L(400mg/dl),可以先用贝特类药物治疗,以减少发生急性胰腺炎的危险性。当他汀类药物治疗后 LDL-C 已达标,但甘油三酯 >2.3mmol/L,HDL-C<1.0mmol/L 时,可考虑加用贝特类药物。

对于无法达到降脂目标或对传统降脂药无法耐受时,应考虑使用其他种类的调脂药物(如胆固醇吸收抑制剂、缓释型烟酸、浓缩的 ω3 脂肪酸、胆酸螯合剂、普罗布考和多甘烷醇等)。所有血脂异常的患者都应接受强化的生活方式干预治疗,包括减少饱和脂肪酸和胆固醇的摄入、减轻体重、增加运动、戒烟、限酒、限盐等。

糖尿病患者的高凝血状态是发生大血管病变的重要原因,大型荟萃分析和多项临床试验证明,阿司匹林可以有效预防包括卒中、心肌梗死在内的心脑血管事件。阿司匹林已被推荐用于糖尿病患者和非糖尿病患者心血管疾病的一级预防和二级预防。无论是青年或中年、既往有或无心血管疾病、男性或女性,以及是否存在高血压,应用阿司匹林均可使心肌梗死发生率降低约 30%,卒中发生率降低约 20%。荟萃分析显示,在一定范围内阿司匹林的抗血栓作用并不随剂量增加而增加,但阿司匹林的消化道损伤作用随着剂量增加而明显增加。还有研究显示,剂量 <100mg、100~200mg 和 >200mg/d 阿司匹林的总出血事件发生率分别为 3.7%、11.3% 和 9.8%。因此,建议长期使用时阿司匹林的最佳剂量为 75~100mg/d。目前,尚无关于

<30岁人群使用阿司匹林的临床证据,亦无证据表明应该从什么年龄开始使用阿司匹林。

三、糖尿病性脑血管病的一级预防

糖尿病性脑血管病的防治和非糖尿病患者基本相同,但态度应该更积极,措施应该更得力。健康教育是第一级预防的重要环节,通过健康教育改变知识结构和健康理念的基础上,进而改变不健康的日常行为和生活方式,达到促进健康的目的。糖尿病性脑血管病的病理变化及危险因素起源于生命早期,因此可利用儿童具有可塑性强,容易形成动力定型的生理特点,将预防成人期疾病列为学校健康教育的内容是很必要的。实践证明,在童年期减少糖尿病性脑血管病的危险因素,最终降低成人期的发病率是完全可行的。故在防治心血管疾病中健康教育应以全人群为对象,且针对不同人群的特征、有重点地进行,提高疾病防治的卫生知识普及率,以降低人群中主要危险因素水平。Asakawa等研究认为高血压和肥胖是T2DM并发脑卒中病变的独立危险因素。必须及早发现并有效地控制糖尿病,以延缓糖尿病性脑血管病的发生和发展,有效降低血压,调控血脂,并在医师指导下,服用血管活性药物和抗血小板聚集药物,降低血液黏稠度。

因此,鉴于糖尿病患者多数伴有高血压、高脂血症、肥胖、冠心病等诸多危险因素,故而对糖尿病性脑血管病的一级预防实际上是一整套预防脑卒中的早期干预措施。根据中国脑血管病防治指南,简述如下。

(一)高血压

高血压是脑出血和脑梗死最重要的危险因素。国内有研究显示:在控制了其他危险因素后,收缩压每升高10mmHg,脑卒中发病的相对危险增加49%,舒张压每增加5mmHg,脑卒中发病的相对危险增加46%。一项中国老年收缩期高血压临床随机对照试验结果显示,随访4年后,降压治疗组比安慰剂对照组脑卒中的死亡率降低58%。

> **建　议:**
>
> 1. 进一步加强宣传教育力度,努力提高居民预防脑卒中的意识,主动关心自己的血压;建议≥35岁者每年至少测量血压1次;有高血压和/或卒中家族史者应增加血压测量次数;高血压患者应经常测量血压(至少每2~3个月测量1次),以调整服药剂量。除关注诊室血压外,还应关注患者动态血压、家庭血压、清晨血压等,积极推荐家庭自测血压。
>
> 2. 各级医院应尽快建立成年人首诊测量血压制度。
>
> 3. 各地应积极创造条件建立一定规模的示范社区,定期筛查人群中的高血压患者并给予恰当的治疗和随诊。
>
> 4. 对于早期或轻症患者首先采用改变生活方式治疗,一般高血压患者血压控制在130/80mmHg以下,年龄≥80岁者血压控制在150/90mmHg以下,3个月效果仍不佳者应加用抗高血压药物治疗。
>
> 5. 需要降压治疗者应根据患者特点及药物耐受性进行个体化治疗,若能有效控制血压,可降低卒中风险。

(二)心脏病

心脏病患者发生脑卒中的危险要比无心脏病者高 2 倍以上。非瓣膜病性房颤的患者每年发生脑卒中的危险性为 3%~5%,大约占血栓栓塞性脑卒中的 50%。心源性脑卒中患者入院时神经功能缺损更严重,且出院时及发病 6 个月后预后更差。

建 议:

1. 成年人(≥ 40 岁)应定期体检,早期发现心脏病。

2. 确诊为心脏病的患者,应积极找专科医师治疗。

3. 推荐对所有心房颤动患者进行卒中风险评估,并进行临床分类。

4. 对非瓣膜病性心房颤动患者,在有条件的医院可使用华法林抗凝治疗,但必须监测国际标准化比值(INR),范围控制在 2.0~3.0;对年龄 >75 岁者,INR 应在 1.6~2.5 为宜;或口服阿司匹林 50~300mg/d,或其他抗血小板聚集药物。

5. 冠心病高危患者也应服用小剂量阿司匹林 50~150mg/d,或其他抗血小板聚集药物。

(三)糖尿病

糖尿病是脑血管病重要的危险因素。2 型糖尿病患者发生卒中的危险性增加 2 倍。

建 议:

1. 有心脑血管病危险因素的人应定期检测血糖,必要时测定糖化血红蛋白(HbA1c)和糖化血浆白蛋白。糖尿病的诊断标准与《中国 2 型糖尿病防治指南(2017 年版)》一致。

2. 糖耐量异常及糖尿病患者应首先控制饮食、加强体育锻炼,2~3 个月血糖控制仍不满意者,应选用口服降糖药或使用胰岛素治疗。

3. 糖尿病患者更应积极治疗高血压、控制体重和降低胆固醇水平。

(四)血脂异常

大量研究已经证实血清总胆固醇(TC)、低密度脂蛋白(LDL)升高,高密度脂蛋白(HDL)降低与心脑血管病有密切关系。

建 议:

1. 40 岁以上男性和绝经期后女性应每年检查血脂,对于缺血性心血管病或卒中高危人群,则应每 3~6 个月测定 1 次血脂。

2. 血脂异常,尤其合并有高血压、糖尿病、吸烟等其他危险因素者首先应改变不健康的生活方式,并定期复查血脂。改变生活方式无效者采用药物治疗。

3. 对既往有 TIA、缺血性脑卒中或冠心病史,且 TC 高于 5mmol/L 的患者采用他汀类药物治疗。TG 增高者选用贝丁酸类药物治疗。

(五) 吸烟

经常吸烟是一个公认的缺血性脑卒中的危险因素。其对机体产生的病理生理作用是多方面的,主要影响全身血管和血液系统,如:加速动脉硬化、升高纤维蛋白原水平、促使血小板聚集、降低高密度脂蛋白水平等。长期被动吸烟也可增加脑卒中的发病危险。

> **建 议:**
>
> 1. 劝吸烟者戒烟(动员吸烟者亲属参与劝说,提供有效的戒烟方法)。
> 2. 动员全社会参与,在社区人群中采用综合性控烟措施对吸烟者进行干预。
> 3. 督促各地政府及相关部门严格执行《公共场所控制吸烟条例》,如在办公室、会议室、飞机、火车等公共场所设立无烟区,仅在指定地点可供吸烟,以减少被动吸烟的危害。

(六) 饮酒

人群研究证据已经显示,酒精摄入量对于出血性脑卒中有直接的剂量相关性。但对于缺血性脑卒中的相关性目前仍然有争议。

> **建 议:**
>
> 1. 对不饮酒者不提倡用少量饮酒来预防心脑血管病,孕妇更应忌酒。
> 2. 饮酒一定要适度,不要酗酒;男性每日饮酒的酒精含量不应超过 20~30g,女性不应超过 15~20g。

(七) 颈动脉狭窄

国外一些研究发现,65 岁以上人群中有 7%~10% 的男性和 5%~7% 的女性颈动脉狭窄 >50%。

> **建 议:**
>
> 1. 对无症状性颈动脉狭窄患者一般不推荐手术治疗或血管内介入治疗,建议在改变生活方式的基础上,首选阿司匹林等抗血小板药或他汀类药物治疗。
> 2. 对于重度颈动脉狭窄(>70%)且预期寿命 >5 年的患者,在有条件的地方可以考虑行 CEA 或 CAS(但术前必需根据患者和家属的意愿、有无其他合并症及患者的身体状况等进行全面分析讨论后确定)。同时推荐联合应用阿司匹林治疗。

(八) 肥胖

国内针对 10 个人群的一项前瞻性研究表明,肥胖者缺血性脑卒中发病的相对危险度为2.2。近年有几项大型研究显示,腹部肥胖比体重指数(BMI)增高或均匀性肥胖与脑卒中的关系更为密切。

> **建　议：**
>
> 　　1. 劝说超重者和肥胖者通过采用健康的生活方式、增加体力活动等措施减轻体重，降低卒中发病的危险。
> 　　2. 提倡健康的生活方式和良好的饮食习惯。成年人的 BMI（kg/m^2）应控制在正常范围。

(九) 其他危险因素

高同型半胱氨酸血症；代谢综合征；缺乏体育活动；饮食营养不合理；口服避孕药；促凝危险因素；睡眠呼吸暂停综合征等。

(十) 健康教育的内容与方法

1. **健康教育的内容**　有三个主要方面：①让人们了解脑血管病的严重危害，引起足够的重视，主动预防；②告知人们脑血管病发病的主要危险因素和诱发因素并知道如何预防；③告知发生脑卒中后应该如何应对。

2. **健康教育的方法**　①医院健康教育；②社区健康教育；③利用大众媒体开展健康教育。

第七节　展　　望

从流行病学角度来看，作为糖尿病较为常见、较为严重的并发症之一，糖尿病性脑血管病是严重威胁我国老年人健康的重要疾病，其复杂的发病机制、多重的诱发因素，导致其临床特点的多样性、治疗的复杂性及其预防的严峻必要性。对于目前人们研究并发现的糖尿病脑血管病的发病机制及其诱发因素，有相当一部分我们已经能够有规范的防治措施，比如高血糖、高血压、胰岛素抵抗、肥胖等疾病，以及吸烟、酗酒、不合理饮食等不良生活习惯，这些我们可以通过宣传教育、健康管理、早期筛查等，强调良好的代谢指标控制在糖尿病及其并发症三级预防中的作用，加大糖尿病并发症筛查力度，和基于筛查结果给予患者个体化、特异性的并发症三级防治措施，从而减少由并发症导致的严重后果，预防糖尿病性脑血管病的发生发展，提高患者生活质量，延长患者寿命。但是，回顾以往糖尿病的研究历史，无论是以单纯控制饮食为手段的饥饿疗法，还是胰岛素、胰岛素类似物及各种口服降糖药物的诞生和应用，均"以控制血糖为中心"，虽然研究证实单纯血糖控制能够改善糖尿病患者微血管病变的结局，但是其对于大血管病变的结局作用甚微。而一旦发生糖尿病性脑血管病等大血管病变是不可逆转的，若不及时干预和治疗，可能导致严重后果。

我们虽然知道糖尿病可防可治，但是无论哪一种治疗手段都是有限的，其导致血管病变的确切分子机制仍未能完全明确。近年来不断有新研究发现越来越多的糖尿病血管病变致病机制，如有研究发现 Toll 样受体刺激释放的促炎细胞因子和趋化因子导致血管损伤可能是糖尿病患者血管损伤及其发生认知障碍的发病机制；脂连蛋白的新型旁系同源物免疫补体蛋白 Clq 肿瘤坏死因子相关蛋白 9 通过保护血管内皮、阻止血管壁重构、减轻炎症反应及降低血小板活化、稳定斑块等多重作用调节代谢、预防糖尿病心脑血管并发症,以及高水平的 HbA1c 聚集在血管及血管内皮下,通过激发氧化应激反应、增加糖基化终末产物、降低组织携氧能力等作用促进动脉粥样硬化,引起神经组织缺氧坏死,加重脑缺血、脑梗死病变。这些分子机制的发现能够促进新型降糖药物的研制,在控制血糖的同时达到预防、治疗糖尿病心脑血管病变的疗效,从而减少其发病率及致死致残率。

因此,在糖尿病脑血管并发症的预防和干预过程中我们仍需继续努力,探索长期依从性好、有助于控制各种血管病变危险因素、减少脑血管并发症的治疗方案并进行推广。加强糖尿病防治新技术、新疗法的开发力度并服务于临床,对于我们临床医生和科研工作者而言,唯愿孜孜以求之,但又任重而道远。

（周厚广　董　强）

第二十一章　糖尿病与勃起功能障碍

第一节　概　述

勃起功能障碍旧称"阳痿"，也称"筋痿"，在我国医学典籍中，最早的记载见于《素问》，其中的《痿论》述及"所愿不得，意淫于外，入房太甚，宗筋弛纵，发为筋痿"。对应的英文名词为 impotence，意为"性无能"。由于"阳痿"一词含有贬义，1993 年美国国立卫生研究院（NIH）召开专家会议进行讨论，提出将"阳痿"改为勃起功能障碍（erectile dysfunction），简称 ED，ED 一词涵盖了男子性功能的各个方面，包括生理过程、心理和行为。ED 患者的性欲、情欲高潮和射精能力可以是正常的，也可以有不同程度的障碍。

一、ED 的定义

ED 的定义是"男子丧失了获得和维持足以完成性交的阴茎勃起能力。"NIH 专家共识会议给 ED 所下的这个定义没有界定勃起能力丧失的程度和持续的时间，根据程度的不同可将 ED 再划分为轻度、中度和重度，而对持续时间的界限尚无统一的意见，在临床实践中，一般认为勃起功能障碍持续 3~6 个月以上，可以诊断为 ED。如果在某种特殊情况下勃起能力丧失，脱离这一特定环境或短时间后勃起功能恢复则不能诊断存在 ED。

二、ED 的流行病学

关于 ED 的流行病学资料尚有许多不足，以医院或诊所就诊患者为调查对象的资料有一定的局限性，大规模的社区调查并以种族、社会、经济、文化和健康状况等背景情况加以校正的资料最具有代表性。以自我报告形式的调查往往会低估 ED 的患病率。从研究年龄增长对 ED 发生的影响来看，纵向研究的结论较横断面研究更接近实际情况。

有人分析了 1990 年以前 50 余年用英文发表的 23 篇文献，ED 的患病率为 3%~9%。美国马萨诸塞州男子老龄化研究（MMAS）是第一个横断面的、以社区为基础的、随机样本的多学科流行病学调查，在大波士顿地区以 1987—1989 年为基线入选 1 709 例 40~70 岁非制度化和自由生活的男子，调查与性生活有关的 9 个问题，包括性交频度、每天勃起次数、近 6 个月来是否有勃起障碍和维持勃起困难、夜间勃起次数、性生活满意程度、配偶对性生活的满意程度等。对问卷作出完全回答者 1 290 例（应答率 75%）。ED 的总患病率为 52%，其中轻度 17.2%,中度 25.2%,重度(或完全性 ED)9.6%。40 岁和 70 岁人群比较,轻度和中度 ED 分别从 5.1% 和 17% 上升至 15% 和 34%。在 40~49 岁时,60% 的男子没有 ED,50~59 岁时下降至 50%,70 岁时则只剩下 33% 的人仍具有勃起功能。本研究中的 847 例男子被完整地追踪观察了 8 年(至 1995—1997 年),计算出 ED 的发病率为 25.9 例 /1 000 人·年(95%CI,22.5~29.9)。发病率随年龄的增长而增高,40~49 岁为 12.4 例 /1 000 人·年,50~59 岁时为 29.8 例 /1 000 人·年,60~69 岁为 46.4 例 /1 000 人·年。此外,罹患某些慢性疾病会使 ED 发病率增高,糖尿病患者的 ED 发病率为 50.7 例 /1 000 人·年,已治疗的心脏病患者为 58.3 例 /1 000 人·年,已治疗的高血压患者为 42.5 例 /1 000 人·年,教育程度低者发生 ED 的危险性增高。根据 MMAS 的发病率推算,马萨诸塞州 40~69 岁男子中每年新增 ED 患者为 17 718 例,在全美国为 617 715 例。由此推算,到了 2025 年为 3 亿 2 千万,这是一个惊人的数字。

美国健康和社会生活调查(NHSLS)在 1992 年调查了 18~59 岁的男子 1 410 例,女子 1 749 例,以最近 6 个月的病史为依据,ED 患病率为 18~29 岁 7%,30~39 岁 9%,40~49 岁 11%,50~59 岁 18%。并发现 ED 的患病率有种族差异,黑种人 13%,白种人 10%,西班牙裔 5%,其他种族 12%。教育程度低于高中者患病率略有上升,但无统计学意义。已婚者比单身男子患病率低,有情感或应激问题、尿道感染症状、健康状况差和经济状况下降者患病率增高。儿童期受性侵犯者成年期的 ED 患病率比其他男子高 3.3 倍,ED 患者并发其他性功能异常的概率增高,以优势比(odd ratio,OR)表示,早泄 4.06,性欲减退 4.58,性交痛 7.46,无快感 7.69,性焦虑 10.53,无性欲高潮 14.24。综合亚洲发表的文献分析,ED 的患病率为 11%~82%;印尼最低为 11%;中国香港最高,为 13%~82%;中国台湾为 29%~65%;中国大陆为 19%~28%。患病率与年龄相关,20~29 岁为 15.1%,30~39 岁为 29.6%,40~49 岁为 40.6%,50~59 岁为 54.3%,60~69 岁为 70.0%。日本 1995 年调查 20~90 岁男子 3 490 例,ED 的患病率在 20~44 岁 <2.5%,45~59 岁 10%,60~64 岁 23%,65~69 岁 30.4%,70 岁以上 >44.3%。应该指出的是,患病率调查并不是一个准确的数字。据估计,只有 5% 左右的 ED 患者主动寻求医师的帮助,特别在亚洲,受不同宗教和文化背景的影响,人们对性的观念和态度也有显著的不同。

与普通人群比较,糖尿病患者 ED 的患病率显著增高。有人报告 455 例糖尿病患者,82% 有 ED,其中 28.1% 是重度 ED,35.8% 有白蛋白尿。在经过年龄和糖尿病病程校正后,白蛋白尿与 ED 显著相关(微量白蛋白尿 OR=2.48,显性白蛋白尿 OR=4.49),此外,视网膜病变、HbA1c 水平增高和胰岛素治疗都与重度 ED 相关,这些患者的血清睾酮水平亦低于正常范围。243 例新诊断 2 型糖尿病,37% 罹患 ED。中国人民解放军总医院调查 2 型糖尿病 5 477 例,平均年龄(54.2 ± 11.5)岁,以国际勃起功能问卷 -5(IIEF-5)为诊断标准,结果 4 113 例罹患 ED,ED 的患病率为 75.2%。其中轻度 48.9%,中度 17.2%,重度 9.1%。年龄、糖尿病病程和 HbA1c>6.5% 是独立危险因素。

三、ED 对生活质量的影响

ED 患者的生活质量下降,以优势比(95% 可信限)表示的测定结果为体能下降 4.38 (2.46~7.82),情绪低落 2.40(1.33~4.33)和生活乐趣减低 2.48(1.22~5.05),与非 ED 人群比较,有显著差异（$P<0.05$）。ED 患者有自卑感,情绪会有较大波动,易怒或抑郁,人际关系不协调,有逃避和自闭倾向。还可能会产生不良的生活习惯,如吸烟、饮酒、不愿参加积极的运动锻炼、身体逐渐肥胖、对原有全身性疾病治疗的积极性和依从性下降等。

第二节　糖尿病性勃起功能障碍的发病机制

一、阴茎的解剖组织学

人类的阴茎由一对阴茎海绵体和一条尿道海绵体组成,海绵体组织的基本成分是小梁平滑肌,占总体积的 40%~50%,结缔组织为 45%~50%,其余为内皮细胞、成纤维细胞、神经和血管。尿道海绵体在组织结构上与阴茎海绵是一样的,但是由于血管分布上的不同,具有勃起功能的是阴茎海绵体。在勃起状态下,尿道海绵体内的压力,只相当于阴茎海绵体内压力的 30%~50%,较低的压力不足以产生勃起,但可以支撑阴茎海绵体的压力,保证射精时尿道的通畅。阴茎海绵体的外层组织是白膜,是富有弹性而坚固的多层结构性结缔组织,内层纤维为环形走向,外层纤维为纵向分布,白膜对维持勃起有重要作用。阴茎的皮肤是腹壁皮肤的延续,皮下浅筋膜（Colles 筋膜）在近端形成阴茎系韧带,附着于耻骨联合;深筋膜称为 Buck 筋膜,在远端冠状沟部与阴茎海绵体融合,在近端形成悬韧带附着于耻骨联合,这两条韧带在保持勃起阴茎的位置、稳定性和性交功能方面非常重要。

阴茎血液供应的源头是腹下（髂内）动脉,分支为阴部内动脉,穿过阴部管（Alcock 管）后成为阴茎动脉,然后分支为阴茎海绵体动脉、阴茎背动脉和球（尿道）动脉。海绵体动脉位于阴茎海绵体的中央,分出螺旋动脉供应小梁平滑肌。背动脉供应阴茎的浅层结构,并分出旋动脉进入阴茎海绵体深层,与海绵体内的血流交通。球（尿道）动脉供应尿道和龟头。阴茎的静脉系统可分为三部分,第一部分是浅静脉系统,位于 Buck 筋膜之下,有交通支与深静脉吻合,主要的功能是将阴茎皮肤的血流引入阴部外静脉,最后进入隐静脉和股静脉。第二部分是海绵体前部深静脉系统,白膜下静脉系统将小梁区的血流引入导静脉,经过旋静脉和深静脉,进入盆腔（前列腺）静脉丛或阴部内静脉。第三部分是海绵体后部深静脉系统,引流耻骨下海绵体组织和海绵体脚的血流进入盆腔静脉丛或阴部内静脉。

阴茎的神经支配包括自主神经（副交感和交感）和体神经（感觉和运动）,副交感神经起源于 S_{2-4},进入盆腔神经丛,交感神经纤维来源于 T_{10}~L_4,经腹下上丛和腹下丛,进入盆腔神经丛。盆腔丛中的交感神经、副交感神经和 S_{2-4} 发出的运动神经共同组成阴部神经,经过前列腺,分别支配阴茎海绵体、海绵体脚和尿道海绵体,其中的运动神经纤维则支配球海绵体肌和耻骨海绵体肌。来自阴茎、龟头、会阴部和腹股沟区的感觉神经纤维形成阴茎背神经,并会合盆腔的其他神经成分组成阴部内神经,上行进入 S_{2-4} 的背根。

二、阴茎勃起的神经 - 血管机制

（一）海绵体小梁平滑肌松弛的调节机制

阴茎动脉和小梁平滑肌松弛是阴茎勃起的关键步骤,开始是动脉松弛扩张,流入海绵体

的血流量增加,窦状隙充血,压力增加,小梁平滑肌的松弛方便了血量的蓄积和海绵体的迅速扩张胀大,这一过程受胆碱能和非肾上腺素能非胆碱能(NANC)神经的支配。

1. 一氧化氮(NO)- 鸟苷环化酶(GC)- 环一磷酸鸟苷(cGMP)途径 NO 存在于体内的多种细胞,包括神经元和内皮细胞,海绵体窦状隙的内皮细胞已证明存在 NO。精氨酸加上分子氧在 NO 合成酶(NOS)的催化下产生 NO 和瓜氨酸(Citruline)。NO 是一种自由基,不稳定,具有多种生物活性,例如内皮细胞依赖的血管扩张,抑制血小板聚集,调节巨噬细胞和神经系统的功能等。在海绵体内已证明 NO 能弥散通过内皮细胞的胞浆膜,激活鸟苷酸环化酶,催化三磷酸鸟苷(GTP)转化为 cGMP,cGMP 的蓄积诱导一系列级联反应(去极化,电压依赖钙通道关闭,细胞内钙减少,细胞器对钙的亲和力下降等),使平滑肌松弛,血管扩张,流入海绵体的血量迅速增加,阴茎勃起。

2. 环一磷酸腺苷(cAMP)途径 G 蛋白偶联膜受体与配体结合后,激活腺苷环化酶,催化 cAMP 的形成,后者引起平滑肌松弛,血管舒张,这一反应过程已发现存在于海绵体组织中,与受体结合的配体有前列腺素 E(PGE$_1$ 和 PGE$_2$)、舒血管肠肽(VIP)和儿茶酚胺。PGE$_1$ 在临床上已用于治疗 ED,可诱发勃起。但是,内源性 PGE 是否参与了阴茎勃起机制的调节尚不清楚。阴茎海绵体小梁平滑肌的神经末梢中已发现含有 VIP,外源性 VIP 是对海绵体小梁平滑肌作用很强的松弛剂,目前对 VIP 的研究还很不够。β$_2$- 肾上腺素能受体中介的反应能使动脉和海绵体平滑肌松弛,肾上腺素与 β$_2$- 受体的亲和力最强,但是体内这一机制所起的作用还有待研究。

(二)海绵体平滑肌收缩的调节机制

勃起阴茎的去胀大作用是由交感神经末梢支配的,交感神经末梢释放的去甲肾上腺素(NA)与 α$_1$- 肾上腺素能受体结合,促使细胞内钙释放和细胞外钙流入细胞内,引起阴茎动脉和海绵体平滑肌收缩,动脉血流减少,静脉外压力下降,静脉引流通畅,海绵体内蓄积的血液排出,阴茎疲软。此外,促进动脉平滑肌收缩的神经介质还有内皮素 -1(ET-1)、物质 -P、PGF-2α,血栓素 -2(TXA2)、血管紧张素 - Ⅱ(ANG- Ⅱ)和钙,这些因子可能亦参与了海绵体平滑肌收缩的调节。

(三)勃起机制的相互调节

勃起的启动是骶副交感神经冲动,节前的神经介质是乙酰胆碱(ACh),海绵体内存在胆碱能神经末梢,因而推测是副交感神经的节后纤维直接介导海绵体平滑肌的松弛反应。此外,NANC 神经末梢能释放 NO 和兴奋内皮细胞合成 NO,激发勃起,但副交感神经与NANC 神经的相互调节机制未明,推测是一种促进或增强作用。胆碱能神经对肾上腺素能神经则具有抑制作用,减少 NA 的释放。反过来,肾上腺素能神经的活动增强,释放 NA 增多,会抑制 NO 的合成和释放。

海绵体平滑肌内皮细胞合成的 PGE$_1$ 能抑制肾上腺素能神经释放 NA。在疲软状态时,海绵体内血液的 PO$_2$ 约为 35mmHg,与静脉血相当;在勃起状态时可升高至 100mmHg,称为海绵体的动脉化。分子氧参与 NO 的合成,氧浓度对 NO 的合成有直接的调节作用。低浓度抑制 NO 合成,有利于疲软状态的维持,高浓度促进 NO 合成,有利于维持平滑肌松弛,促进 NO 合成的最低 PO$_2$ 是 50~60mmHg。

三、ED 的分类与致病病因

(一) 原发性 ED

原发性 ED 的定义是从儿童期或青春期开始即丧失了勃起的能力，换言之，患者在一生中从没有过完全的勃起，这种情况 90% 是器质性病变引起，根据病变的性质又可以分为两种亚型：一是海绵体和其他勃起组织先天性发育不全或畸形；二是儿童期发生了阴茎创伤或损毁。原发性 ED 很少见，患病率在全部 ED 患者中约为 5%。

(二) 继发性 ED

继发性 ED 是指患者曾有过正常的勃起功能，以后因为某些原因造成了 ED。在临床实践中，95% 或以上的患者是继发性 ED，根据主要的致病原因可再分为器质性、心理性和混合性三大类，患病率约各占 1/3。器质性 ED 又可细分为血管性、神经性、糖尿病性、内分泌性、药物性和其他致病原因。

1. 器质性 ED

(1) 血管性 ED：海绵体内血压必须增高 50~90mmHg 才可以使阴茎从疲软状态转变成能插入阴道的充分勃起状态，在阴茎血管系统中，动脉狭窄或闭塞减少了海绵体血液灌注或静脉闭合不全发生血液倒流都可以引起 ED，其中以动脉粥样硬化引起者为多见。20 世纪 30 年代，一位法国外科医生发现髂总动脉闭塞性粥样硬化患者伴有 ED，这是血管性 ED 的最早报告，以后临床和动物实验的证据逐渐增多。有人报告在急性心肌梗死患者中 64% 罹患 ED。用气球造成家兔的髂总动脉内膜损伤并饲以高胆固醇饲料，可以建立髂总动脉粥样硬化和 ED 的动物模型，动物除了髂总动脉狭窄外，血浆胆固醇水平非常高，可达 20~25mmol/L，高胆固醇血症伴发高 LDL-C 血症，氧化型 LDL-C 抑制 NOS，减少 NO 的合成，使海绵体内小梁平滑肌松弛的主要因子减少，而收缩性因子血栓素的产生增加。

高血压是动脉粥样硬化的危险因子，长期高血压患者 ED 的患病率高于非高血压人群。一组病程 7 年以上的高血压患者，平均年龄 62 岁，ED 的总患病率为 68%，其中轻度 7.7%，中度 15.4%，重度 45.2%。高血压促发 ED 的原因可能是：①促进动脉粥样硬化的发生；②抑制 NOS 和 / 或影响内皮细胞的信号转导系统，减少 NO 的合成；③加速血管内壁对 NO 的降解；④改变血管壁的弹性，使血管的阻抗性增加，舒张能力降低；⑤患者服用的降压药对勃起功能有影响。

吸烟已明确是动脉粥样硬化独立危险因素，有心血管疾病患者 ED 的患病率在经过年龄校正后，吸烟者为 56%，非吸烟者为 21%。高血压患者中吸烟者重度 ED 的患病率为 20%，而非吸烟者只有 8.5%。

会阴部或盆腔创伤约 70% 累及供应海绵体的动脉而发生 ED，60% 伤及静脉诱发 ED。

(2) 神经性 ED：视听刺激诱发的勃起称为"中枢性勃起"，而生殖器刺激诱发的勃起称为"反射性勃起"，在性活动时这两种刺激机制均参与其中，如果反射弧的任何一个环节发生障碍，即形成神经性 ED。根据神经损伤的部位，又可分为外周性、脊髓性和中枢性。外周性 ED 的原因包括盆腔或会阴部的创伤或手术，全身性疾病（麻风病、艾滋病、病毒感染、系统性红斑狼疮、血色病、尿毒症、糖尿病等）和中毒（重金属、酒精等）。脊髓性 ED 的病因有脊髓创伤、多发性硬化症、脊髓空洞症、横贯性脊髓炎、脉络膜炎、脊髓发育不全,椎间盘病变和肿瘤。中枢性 ED 的病因有脑卒中、脑炎、帕金森病、痴呆、颞叶癫痫、脑桥小脑变性和肿瘤。

(3)糖尿病性 ED:男性糖尿病患者 ED 的患病率为 35%~75%,是非糖尿病患者的 3 倍,一般在罹患糖尿病 10 年内发生,12% 的患者 ED 是糖尿病的首发症状,有 ED 的糖尿病患者往往合并糖尿病白蛋白尿、视网膜病变、外周神经病变和心血管病。海绵体内注射罂粟碱试验的结果表明,非糖尿病性 ED 患者 70% 获得充分的勃起,而糖尿病性 ED 患者为 40%。B 超检查显示,75%~100% 的糖尿病性 ED 患者阴茎动脉灌注不全。糖尿病性 ED 患者海绵体平滑肌和内皮细胞减少,胶原纤维组织增加。ACh、PGE 诱发海绵体平滑肌舒张的作用受损,直接刺激神经引起的 NO 合成减少,cGMP 生成亦减少。

自主神经病变是糖尿病性 ED 的重要原因之一,糖尿病性 ED 患者外周神经和自主神经病变的发病率显著高于勃起功能正常的糖尿病患者,糖尿病性 ED 可以发生在神经病变症状出现之前。糖尿病性 ED 患者的神经病变主要是脱髓鞘改变和神经束膜细胞(perineurial cell)基底膜增厚。膀胱内压测定发现 82% 的糖尿病性 ED 患者有神经源性膀胱,而年龄匹配的勃起功能正常糖尿病患者只有 10%。糖尿病性 ED 患者海绵体组织中蓄积和释放的乙酰胆碱比非糖尿病性 ED 患者少,由于海绵体平滑肌松弛是勃起的必需条件,胆碱能神经效应系统促进这种平滑肌松弛作用,胆碱能神经功能障碍会对糖尿病性 ED 的发生起重要作用。糖尿病病程与胆碱能神经合成乙酰胆碱的能力呈负相关。

动脉粥样硬化性血管病是导致器质性 ED 最常见的原因,当动脉粥样硬化阻塞供应阴茎动脉管腔的 50% 以上时就会发生 ED。40%~45% 的动脉粥样硬化性糖尿病性 ED 患者的阴茎海绵体超微结构异常,平滑肌细胞数量减少。尸检资料显示,糖尿病性 ED 患者的阴茎动脉呈现多发性血管异常,包括内膜纤维增生、中膜纤维化、钙化、狭窄和管腔闭塞。糖尿病性 ED 患者亦常存在心血管病的危险因素,如吸烟、高血压和高脂血症。吸烟是腹下 - 海绵体动脉发生闭塞性动脉粥样硬化的独立危险因素,吸烟 5、10 和 20 包年的男子发生阴茎髂总动脉闭塞病的概率分别为 15%、30% 和 70%;ED 患者中 45% 有高血压,40%~50% 有高脂血症或其他脂质代谢异常。此外,糖尿病患者海绵体静脉闭合功能异常,原因可能是小梁平滑肌弹力纤维结构成分发生了改变。高血糖引起的蛋白激酶 C(PKC)激活,可使转化生长因子 -β(TGF-β)的表达增加,TGF-β 是一种强力促动脉硬化细胞因子,促进细胞外基质蛋白在阴茎海绵体的蓄积,降低阴茎的顺应性和损害静脉闭合功能。

骶副交感神经核、下丘脑和边缘系统存在雄激素受体,说明雄激素可能通过这些中枢参与了勃起过程的调节。睾酮与胰岛素抵抗、糖尿病和代谢综合征呈负相关,换言之,罹患糖尿病、胰岛素抵抗和代谢综合征的患者血清睾酮水平降低。37 项研究的荟萃分析发现,发现糖尿病患者睾酮水平显著降低;多元回归分析,经过年龄和 BMI 校正后,糖尿病与低睾酮血症的相关性不变,提示糖尿病是睾酮水平降低的预测指标;糖尿病患者在睾酮补充治疗后,FBG、HbA1c、血脂和体脂量都显著降低。糖尿病引起睾酮水平降低的机制未明,可能与炎症细胞因子增多、芳香化酶活性增强、SHBG 合成减少和促性腺激素分泌受抑制等因素有关。睾酮水平降低与胰岛素抵抗、糖尿病、代谢综合征和 ED 密切相关,有人报告血清总睾酮水平降低[（392.4±314.9）ng/dl]的糖尿病患者,94.4% 罹患 ED,而睾酮水平正常[（524.3±140.2）ng/dl]的糖尿病患者,只有 61.0% 罹患 ED。睾酮水平降低伴糖尿病的患者,给予睾酮补充治疗可以改善糖代谢。一项双盲安慰剂对照试验的结果显示,睾酮补充治疗后 FBG（−1.58±0.68）mmol/L,HbA1c（−0.37±0.17）%,HOMA-IR −1.73±0.67,与治疗前比较,差异非常显著。

（4）内分泌性 ED:Ghazi 等报告血清总睾酮水平降低（n=126）的患者,94.4% 罹患 ED,而以 1:2 配比的总睾酮水平正常（n=254）的患者,只有 61.0% 罹患 ED。低睾酮血症见于各种原发性和继发性睾丸功能减退,这些患者在儿童期发病者表现为外生殖器畸形或小阴茎、小睾丸和无青春期发育,在成年期发病者表现为第二性征退化、睾丸萎缩、性欲减退和 ED、睾酮补充治疗可以纠正上述症状,包括 ED。迟发性睾丸功能减退（中老年部分性雄激素缺乏综合征）亦存在 ED 的问题,需要睾酮补充治疗。

其他并发 ED 的内分泌疾病有高催乳素血症、甲状腺功能减退（简称甲减）和甲状腺功能亢进（简称甲亢）。在一组 188 例平均年龄 60 岁的 ED 患者中,睾丸功能减退占 19%,甲减占 4%,高泌乳素血症占 4%,甲亢占 1%。

（5）药物性 ED:①降压药,如噻嗪类利尿剂、β- 受体阻滞剂、可乐定、利血平、甲基多巴、肼屈嗪、钙通道阻滞剂（CCB）、血管紧张素转换酶抑制剂（ACEI）;②抗精神病药,如硫利达嗪、单胺氧化酶（MAO）抑制剂、三环类、苯二氮䓬类;③抗雄激素药,如雌激素、GnRH 激动剂、螺内酯、地高辛、司坦唑醇、西米替丁、酮康唑、环丙孕酮;④其他,如氯贝丁酯、抗肿瘤药、乙醇、海洛因、可卡因。

（6）其他原因引起的 ED:罹患慢性全身性疾病（肾衰竭、肝衰竭、慢性阻塞性肺疾病等）晚期患者 20%~60% 有重度 ED,其致病原因是多因素综合作用的结果。这些患者往往有动脉和 / 或静脉方面的危险因素,如合并高血压、高脂血症、糖代谢异常等加速动脉粥样硬化的因素,也可合并静脉栓塞。这些慢性疾病的代谢异常可能会产生某些物质抑制 NOS 或缺乏氧分子而使 NO 合成减少,同时可伴有血浆雄激素水平降低,或雌激素水平升高,也可能伴发外周神经病变而阻断了勃起反射弧。最后,服用的药物亦可能是 ED 的一个致病因素。

2. 心理性 ED　患者阴茎海绵体的发育和神经血管反应正常,因为性焦虑或负性心理障碍引起勃起功能障碍称为心理性 ED。如幼年期受过性侵犯,以前有过不愉快的性体验或严厉的父母或宗教对性的负面教育或禁锢等引起的对性交的厌恶、恐惧、痛苦和负罪感等负面性情绪抑制了勃起的发生。一些患者由于过去有性交失败的经历,配偶过于严厉或双方关系不够融洽,或所处环境存在干扰因素等导致紧张和焦虑,临场不能勃起。

3. 混合性 ED　器质性和心理性因素并存。

第三节　糖尿病性勃起功能障碍的诊断与鉴别诊断

一、病史

全面而详尽的病史资料有助于鉴别 ED 是器质性还是心理性,并发现器质性 ED 的危险因素。罹患慢性全身性疾病,如心血管疾病、脑血管疾病、糖尿病、肝或肾衰竭、多发性硬化症、垂体瘤、睾丸功能减退、以前做过手术(盆腔和前列腺手术)、外伤、(颅脑、脊髓和盆腔)等能提示产生 ED 的器质性病因。肥胖、高血压、高脂血症、吸烟、酗酒及心血管疾病家族史等是血管性 ED 的危险因素。下丘脑 - 垂体区肿瘤、睾丸炎、睾丸外伤和盆腔照射都可能引起睾丸功能减退。长期服用的药物应该仔细甄别,以确定 ED 是否与所服药物有关。

心理障碍可能成为 ED 的易感因素、促发因素或维持因素,幼年成长过程受过严厉约束、家庭不和、缺乏性知识和伤害性的性体验是常见的易感心理因素。期望过高、偶然的失败、与配偶的关系不和谐、外遇、罹患器质性疾病及焦虑或抑郁等可成为促发因素。操作焦虑、负罪感、不善交流、失去吸引力和自卑感等往往是 ED 的维持因素。这些心理因素应认真分析,存在器质性致病因素的患者并不能排除可能同时存在心理因素。

对 ED 本身亦应详细了解,起病的时间和方式、病程长短、当前的状态及患者和配偶的态度。同时伴有性欲减退提示存在内分泌异常或与配偶的关系不和谐;夜间有较强的自发勃起或前戏时能充分勃起,插入后迅速疲软往往是心理因素或盆腔静脉倒流综合征;伴有逆行射精是神经病变或药物不良反应;伴有早泄多是心理因素所致;伴有性欲高潮丧失几乎都是器质性病变所致。

二、症状诊断和严重程度分级

自 20 世纪 80 年代以来,许多不同设计的量表应用于 ED 的临床评价,最简单的量表只有一个问题:"近 1 年来在性交时是否有阴茎不能勃起?",可选择的答案为:"从来没有 / 几乎没有 / 很少 / 常有 / 几乎都有 / 总有"。目前临床上最常用的症状评价量表是 Rosen 团队(1997 年)提出的国际勃起功能指数(IIEF),共有 15 个问题,其中包含了性欲、性满意度、性欲高潮、射精和自信心等与勃起功能没有直接关系的问题,较为繁复,后来简约为 5 个问题,即 IIEF-5,其中仍包括一个 "维持勃起自信心程度" 的与 ED 本身间接相关的问题。为此,欧洲的学者作了一些修改,集中 5 个与勃起相关的问题,以受试者近期(3 个月或以上)性活动作为判断的依据,ED 严重程度的评分标准亦有所改变(表 21-1)。

表 21-1　IIEF-5 评分量表(欧洲版)

问题	几乎总是或总是不能	少于半数能	约为半数能	多于半数能	几乎总能或总能
1. 在性活动时,有多少次能获得勃起?	1	2	3	4	5
2. 性刺激获得勃起后,有多少次勃起硬度能达到插入的程度?	1	2	3	4	5
3. 在试图性交时,有多少次能插入阴道?	1	2	3	4	5
4. 在插入阴道后,有多少次能维持勃起?	1	2	3	4	5
5. 在性交时,维持勃起至性交完成有多大困难?	极困难 1	非常困难 2	困难 3	稍有困难 4	无困难 5

把全部积分加起来,最高为 25 分。总分 5~10 分为重度 ED,11~15 分为中度 ED,16~20 分为轻度 ED,21~25 分为勃起功能正常

Rosen 等后来将 IIEF 量表中的勃起次数、勃起硬度、插入能力、维持勃起的次数、维持勃起的能力和勃起自信心等 6 个问题归纳为国际勃起功能指数 - 勃起功能量表(IIEF-EF domain),总分 ≤ 10 分为重度 ED,11~16 分为中度 ED,17~21 分为轻中度 ED,22~25 分为轻度 ED,≥ 26 分为勃起功能正常。以接受者操作特征(ROC)曲线界定的 IIEF-EF 最小临床重要差异(MCID)是 4,这一切点的灵敏度为 74%,特异度为 73%。

三、体格检查

对 ED 患者的体格检查应该全面和详细,以尽可能发现并发的疾病和与 ED 有关的危险因素,特别是以下几个系统更为重要。

(一) 生殖系统

第二性征的发育情况,睾丸的位置、大小、质地、阴茎的长度和宽度(或周径),是否存在尿道下裂,前列腺是否肥大或存在结节。

(二) 心血管系统

心脏大小、心率和节律是否正常,是否有高血压,外周血管的搏动是否存在,是否有水肿或体腔积液。

(三) 神经系统

四肢肌力和运动是否减退,腱反射、触痛、痛觉、温度觉和振动觉是否正常。

(四) 内分泌系统

甲状腺是否肿大、软硬度和是否有结节,乳腺是否有增生和溢乳。

四、实验室检查

血常规和尿常规、空腹血糖或 HbA1c、肝功能、肾功能、血脂谱、血清总睾酮(TT),雌二醇(E_2)、催乳素(PRL)、黄体生成素(LH)和卵泡刺激素(FSH)。

五、特殊检查

(一) 心理 - 生理学检查

1. **夜间勃起监测(NPT)** 正常成年男子在夜间入睡后会出现与快速动眼睡眠相一致的自发性阴茎勃起,这一生理过程与雄激素有关。如果 NPT 监测夜间有充分的勃起,提示勃起相关的神经 - 血管机制是完整的,ED 很可能是心理因素所致。但是,雄激素缺乏、严重的焦虑和抑郁会对夜间自发勃起产生负面影响。

2. **视觉勃起刺激试验(VES)** 视觉刺激能诱发充分勃起的 ED 患者可能是心理因素引起,勃起反应的程度和潜伏时间与血浆睾酮水平和年龄呈负相关。

(二) 血管系统检查

1. **海绵体内血管活性药物注射(ICVAME)** 常用的血管活性药物有 PGE_1(20~25μg)、罂粟碱(30~60mg)和酚妥拉明(1~2mg),结果判断可分三级。①强阳性:勃起硬度达到正常,勃起角度 ≥ 90°,持续时间 ≥ 20 分钟,提示血管系统正常;②弱阳性:阴茎有胀大,没有达到强阳性的程度,但是足以插入阴道;③阴性:没有明显的勃起反应,不足以插入阴道,提示血管系统有病变。

2. 阴茎药理多普勒超声检查(PPDU) PPDU 是一种更加准确和可重复的阴茎血流动力学检查,在海绵体内注射血管活性药物后,在 1~10 分钟内用多普勒超声检查。如果阴茎动脉的解剖影像正常,收缩期峰血流速度(PSV)>30cm/s 表明动脉系统完整;如果 30cm/s>PSV>25cm/s,提示存在轻度动脉功能不全;如果 PSV<25cm/s 和 / 或加速时间 >122 毫秒提示存在严重的动脉闭塞;如果 PSV>30cm/s,终末舒张期血流速度(EDV)>3~5cm/s 或阻抗指数(RI,即阴茎硬度 / 海绵体内压力比值)<0.9 提示存在静脉盗流。

3. 动态灌注海绵体测压和照相(DICC) 海绵体穿刺插入 2 个针头,通过其中一个针头输入肝素化盐水和造影剂,通过另一个针头记录海绵体内压力。试验的第一步是注射血管活性药物,10 分钟内海绵体内压达到 80~90mmHg,阴茎勃起硬度正常提示静脉功能正常。第二步是输注肝素化盐水,使海绵体内压分别维持在 30、60、90、120 和 150mmHg,维持 150mmHg 压力的灌注液流量 ≤ 3ml/min,停止灌注 30 秒,海绵体内压下降 <45mmHg,为正常。第三步是如果灌注测压结果不正常,改为海绵体内灌注造影剂,当海绵体内压达到 90mmHg 时进行 X 线照相,可以发现静脉倒流的部位。

4. 阴茎动脉造影 可以显示阴部内动脉和阴茎动脉分支的解剖形态。

(三)神经系统检查

1. 运动神经检查——球海绵体肌反射潜伏时间(BCR) 在阴茎背部设置刺激电极,在球海绵体肌设置接收电极,反射中枢为 $S_{2~4}$,正常成年男子 BCR 平均为 35 毫秒,反射潜伏时间延长提示反射弧相关神经损伤。如在头顶加设接收电极,还可测定球海绵体肌到大脑的传导速度。

2. 感觉神经检查——躯体感觉诱发电位(SEP) 刺激电极放置在阴茎背部或胫前,接收电极放置在头顶,测定神经冲动从外周传至脊髓再到大脑的潜伏时间,正常值范围为 35~46 毫秒。

3. 自主神经检查

(1)心脏自主神经功能试验:基本原理是正常人的心搏间期、心率和血压会随呼吸和体位改变等不同的刺激环境而发生变化,自主神经损伤导致这种适应环境的变化减弱或丧失。常用的刺激方法有 Valsava 动作、深呼吸或立卧位引起的 R-R 间期比值或血压差值。

(2)膀胱测压:先排空膀胱,然后缓慢注入气体或液体,膀胱内压力逐渐升高,膀胱扩张,当压力达到一定程度时,刺激逼尿肌收缩,出现尿意。正常值范围为膀胱排空后应无残余尿,膀胱内容积达到 150~200ml 时有尿意,成人膀胱容量约为 400ml,膀胱充盈过程中内压稳定在 0.98~1.96kPa。

第四节　糖尿病性勃起功能障碍的治疗

一、建立健康的生活习惯和生活方式

心血管疾病、糖尿病、高血压、高脂血症和肥胖等慢性疾病与不健康的生活习惯或生活方式有关已是公认的事实,这些疾病的一些危险因素也是 ED 的危险因素。因此,ED 患者亦要建立健康的生活方式,控制过高的体重,摄取合理的营养均衡的膳食,进行适当的体育锻炼,戒烟,饮酒要适量。

二、内分泌代谢治疗

(一) 睾丸功能减退

血浆睾酮水平降低可引起第二性征退化、阴茎和睾丸萎缩、性欲减退、夜间自发勃起消失、ED、精液量减少和无性欲高潮,睾酮补充治疗可以纠正上述异常。睾酮的剂量应个体化,以口服制剂(十一酸睾酮)、皮肤贴剂和凝胶剂为首选,睾酮酯类(如庚酸睾酮、环戊丙酸睾酮和十一酸睾酮注射液)肌内注射可能会产生超生理浓度的睾酮吸收峰,每次注射多大剂量和间隔多长时间注射一次合适不易掌控,长期替代治疗时,应该密切观察,及时调整剂量,尤其是老年患者。

(二) 糖尿病

控制高血糖和改善糖代谢往往还不足以纠正 ED,但是这是治疗各种糖尿病合并症的基础。良好的血糖控制可以预防和延缓血管病变的发生和发展,改善一般健康状况和患者对其他 ED 治疗措施的反应。

(三) 高催乳素(PRL)血症

PRL 抑制下丘脑促性腺激素释放激素(GnRH)的分泌,垂体 PRL 大腺瘤对周围的正常垂体组织可产生压迫破坏,使垂体促性腺激素(LH 和 FSH)和睾酮的合成和分泌减少。此外,PRL 还可能对性欲中枢和海绵体平滑肌有直接的抑制作用。切除肿瘤,使血浆 PRL 下降至正常有助于勃起功能的恢复。

(四) 甲状腺功能异常

甲亢时增高的甲状腺激素刺激性激素结合球蛋白(SHBG)的合成,使血浆总睾酮(TT)水平增高,但游离睾酮(FT)水平相对降低,LH 水平升高,睾酮在外周组织转化为雌二醇(E_2)增多,血浆 E_2 水平升高临床上可出现男子乳房发育,性欲减退和 ED。甲减时血浆睾酮和 SHBG 减低,LH 和 FSH 水平升高,一部分患者伴有性欲减退和 ED。甲状腺功能异常纠正后 ED 才有可能得到改善。

(五) 高脂血症

高脂血症是动脉粥样硬化的危险因素,而动脉硬化又是血管性 ED 的首要因素。此外,高血脂对海绵体平滑肌和内皮细胞功能有抑制作用,使它们对 NO 的反应能力减低。伴有高脂血症的 ED 患者应该积极纠正高血脂。

三、ED 的口服药物治疗

(一) 作用于外周的药物

1. 磷酸二酯酶Ⅴ型(PDE5)抑制剂　PDE5 抑制剂是目前治疗 ED 最有效的一线口服药,其作用机制与勃起的细胞机制有关。当出现性刺激时,海绵体内 NANC 神经末梢和内皮细胞释放 NO,激活鸟苷酸环化酶,将 GTP 催化为 cGMP,后者使海绵体内小动脉和平滑肌舒张,血流进入海绵体,阴茎勃起;勃起的消退是因为 PDE5 水解 cGMP,海绵体平滑肌收缩,血液返回体循环,阴茎疲软。PDE5 抑制剂阻断 PDE5 的降解作用,因而维持了适当的 cGMP 浓度,使 ED 患者保持了阴茎的勃起状态。

目前市售的 PDE5 抑制剂有三种,即西地那非(Sildenafil)、伐地那非(Vardenafil)和他达拉非(Tadalafil),它们的药理特性见表 21-2。开始治疗剂量西地那非 50mg,伐地那非和他达拉非为 10mg,最大剂量西地那非 100mg,后二者为 20mg,每天不能超过 1 次。治疗非糖尿病性 ED 的有效率为 75%~80%,阴茎勃起硬度足以插入阴道并完成性交者为 60%~70%;治疗糖尿病性 ED 的有效率约为 60%。

表 21-2　三种 PDE5 抑制剂的药理特性

药理特性	西地那非	伐地那非	他达拉非
T_{max}/h	0.5~2.0	0.7~0.9	2.0
C_{max}/$(\mu g \cdot L^{-1})$	31.8	327	378
$T_{1/2}$/h	3.8	4.7	17.5
AUC/$(\mu g \cdot h \cdot L^{-1})$	1 963	96.3	8 066
起效时间 /min	30~60	15~45	20~30
有效时间 /h	4~6	6~8	36
进食和饮酒	C_{max} −30%、T_{max} 延迟	无影响	无影响

PDE 有 11 种同工酶,分布于身体的各种组织,分布于海绵体组织的有 PDE5 和 PDE2,PDE1 分布于心肌,PDE3 分布于平滑肌、心肌和血小板,PDE4 分布于脑、肺、骨骼肌和淋巴细胞,PDE6 分布于视网膜。PDE5 抑制剂的特异性越高,对其他 PDE 的影响越小,不良反应也就越小。三种 PDE5 抑制剂对其他 PDE 的抑制浓度比值列在表 21-3,它们的不良反应发生率列在表 21-4。

表 21-3　三种 PDE5 抑制剂对其他 PDE 产生抑制作用的相对浓度比值

PDEs	西地那非	伐地那非	他达拉非
PDE-5	1	1	1
PDE-1	80	690	>4 000
PDE-2	719 000	62 000	>4 000
PDE-3	4 628	40 000	>4 000
PDE-4	2 057	47 000	>4 000
PDE-6	10	6	153
PDE-7	6 100	3 000 000	14 000
PDE-8	8 500	3 000 000	>14 000
PDE-9	750	5 800	>14 000
PDE-10	2 800	300 000	>14 000
PDE-11	750	1 620	5.5

表 21-4　三种 PDE5 抑制剂的不良反应的发生率

不良反应	西地那非 /%	伐地那非 /%	他达拉非 /%
头痛	13	16	15
潮红	10	12	4
消化不良	5	4	12
鼻塞	1	10	4
头晕	1	2	2
色视	2	2	–
背痛	–	–	7
肌痛	–	–	6

30%~40% 的 ED 患者对按需服用 PDE5 抑制剂治疗无效,糖尿病性 ED 患者的无效率更高。对这部分患者有人推荐使用小剂量疗法,他达拉非 5mg,每天一次。与他达拉非 20mg 比较,5mg 的 C_{max} 降低 63%,AUC 降低 33%。有人报告,小剂量他达拉非 5mg 服用第 2 天的性交成功率为 48.6%,安慰剂组 35%;他达拉非 2.5mg 组第 3 天性交成功率为 35.5%,安慰剂组 27.2%;连续服药 1 年,停药后 4 周仍能保持勃起能力。后来,他达拉非 2.5~5mg 小剂量疗法亦用于首次应用 PDE5 抑制剂的 ED 患者,疗程 12 周,勃起"好"和"非常好"的患者服药组 61.7%,安慰剂组 21.7%;晨间自发勃起服药组 58.7%,安慰剂组 42.2%。此外,他达拉非 5mg 服用 1 周,伴有良性前列腺增生下尿路症状的患者,症状明显改善,4 周后可获得满意效果,其疗效与 0.5mg 坦索罗辛相当。

各种 PDE5 抑制剂口服后都需要有一定的性刺激,才能诱发勃起,这是它们的作用机制所决定的。PDE5 抑制剂可引起血压下降和心动过速,有心血管疾病正在服用亚硝酸酯类药物的患者禁忌服用 PDE5 抑制剂,以避免发生心血管不良事件。PDE5 抑制剂不增加心血管事件的发生率,但是,罹患心血管疾病的患者服用 PDE5 抑制剂应该遵循一定的原则。根据普林斯顿(2000 年)专家共识,低危心血管病(无症状,<3 个心血管危险因素,已控制的高血压,轻度稳定型心绞痛,成功的冠状动脉重建术后,无合并症心肌梗死后 6~8 周和运动试验阴性,心力衰竭心功能 1 级)可以服用 PDE5 抑制剂;中危(≥ 3 个心血管危险因素,中度稳定型心绞痛,心肌梗死 2~6 周心功能 2 级,罹患脑血管意外,外周血管病)患者应该进行特殊检查,进一步甄别低危和高危,低危患者可以服用 PDE5 抑制剂。

PDE5 抑制剂的问世开启了 ED 治疗的新时代,这是一项具有里程碑意义的事件。从此,新的 PDE5 抑制剂的研发也一直没有停止,现在已进入临床的新 PDE5 抑制剂有罗地那非(Lodenafil)、米洛那非(Mirodenafil)和乌地那非(Udenafil),它们的药理特性和治疗 ED 的疗效列在表 21-5。

表 21-5　三种新 PDE-5 抑制剂的药理特性和治疗 ED 的疗效

品名	剂量 /mg	T_{max}/min	$T_{1/2}$/h	有效率（SEP3）
罗地那非	80	72	2~4	66%
米洛那非	100	85	2~5	67%
乌地那非	200	60~90	11~13	75%

2. L- 精氨酸　精氨酸是 NO 的底物，精氨酸 +O_2 ◀———▶ NO+ 瓜氨酸。在人体的试验表明，在 30 分钟内静脉输注 30g 精氨酸可使股动脉血流增加 8%，尿中 -NO_3 增加 40%，cGMP 增加 85%。安慰剂对照研究，每日口服精氨酸 2.8g，疗程 2 周，40%ED 患者勃起功能改善。另一研究 50 例器质性 ED 患者每日口服精氨酸 5g，并与安慰剂比较，精氨酸组 31% 报告有效，安慰剂组 11% 有效，但是 B 超检查阴茎血流没有出现客观的变化。

（二）作用于中枢的药物

1. 阿扑吗啡　阿扑吗啡是从吗啡中合成的一种多巴胺能激动剂，但是药理学特性与吗啡不同，不会成瘾。开始用于治疗帕金森病，因发现其有刺激勃起的作用而用于治疗 ED。其作用机制是作用于大脑，通过正常神经途径诱发生理性勃起，对外周没有作用。口服的生物利用度只有皮下注射的 10%，而皮下注射又有较强的不良反应，经舌下黏膜吸收的缓释片可在 30 分钟内起效，而不良反应轻微。一组 457 例心理性 ED 三种剂量和安慰剂对照的临床试验显示，能产生坚挺勃起的百分率为：2mg 组为 45.8%，安慰剂组为 32.2%（$P<0.001$），4mg 组为 52%，安慰剂组为 35%（$P<0.001$）；6mg 组为 59.6%，安慰剂组为 34.2%（$P<0.001$），起效时间为 15~22 分钟。最常见的不良反应是恶心，6mg 组为 39%，4mg 组为 19.5%，2mg 组为 2.1%。血管舒缩症状如眩晕、潮热、出汗、嗜睡、哈欠和无力等较少见（<1%）。

2. 美兰坦 - Ⅱ（melanotan- Ⅱ，MT- Ⅱ）　MT-Ⅱ是人工合成的一种黑素促皮素受体激动剂，分子式为：Ac-Nle-c Asp-His-D-phe-Arg-Trp p-Lys-NH_2。以往在哺乳类动物（鼠、猫、兔、狗和猴）的实验中发现，将促皮质激素（ACTH）或促黑素（α-MSH）注入侧脑室或脑脊液中，在 15~60 分钟内动物会出现异常行为：伸展、哈欠、交配动作、勃起和射精，勃起可持续 2~5 小时。ACTH 和 α-MSH 的作用部位尚不清楚，推测是在室旁核下游。1996 年 10 例心理性 ED 参与一项随机、双盲、交叉和安慰剂对照的 MT-Ⅱ注射试验，隔日注射 1 次，共 20 次，用勃起监测仪（Rigiscan）监测勃起情况，MT-Ⅱ剂量 0.025mg/kg 开始，逐渐递增。在 0.135mg/kg 剂量时，8 例在注射后 15~270 分钟（平均 127.5 分钟）出现勃起，没有射精和痛性勃起。MT-Ⅱ组全部患者都出现不良反应，如恶心、哈欠和食欲减退，安慰剂组 5 例报告有不良反应。1998 年以相同的方法治疗 10 例器质性 ED，结果用药组 9 例有勃起，并维持 64 分钟。安慰剂组 1 例有勃起。不良反应有恶心、哈欠和潮红，20 次注射 4 次有重度恶心，1 次呕吐。

（三）中枢和 / 或外周作用药物

1. 曲唑酮　是一种三唑吡啶类抗抑郁药，具有多种药理作用，原型及其主要代谢物 mCPP（氯酚哌拉嗪）在中枢神经系统（CNS）作为一种 5- 羟色胺（5-HT）激动剂与 5-HT2C 受体结合，刺激信号经骶髓传出至海绵体，诱发勃起。另一方面，又作为一种 α- 肾上腺素能阻滞剂拮抗海绵体小梁平滑肌的收缩而有助于海绵体充血。第一篇临床研究报告发表于

1994 年，100 例心理性 ED 分为 4 组：曲唑酮 50mg 每日 3 次；酮色林（Ketanserin，5-HT2 拮抗剂）20mg 每日 2 次；米安色林（Mianserin，5-HT2 和 5-HT1 拮抗剂）10mg 每日 3 次或安慰剂。疗程 30 日，在此期间有 3 次或以上成功性交者为有效。结果有效率为曲唑酮 65.2%，酮色林 19.2%，米安色林 31.6%，安慰剂 13.6%。1999 年报告，51 例 ED 随机双盲、交叉安慰剂对照研究，睡前口服曲唑酮 50mg 或安慰剂共 3 个月，结果两组的勃起功能状态差异无统计学意义。不良反应有头晕、头痛、嗜睡、恶心、口干、视力模糊和痛性勃起。

2. 酚妥拉明 在海绵体内酚妥拉明阻滞 α_1 和 α_2 受体及内皮素（ET）和 K^+ 引起的海绵体平滑肌收缩，在 CNS，α_2 肾上腺素能途径可能与勃起调节有关，α_2 受体阻滞剂有助于诱发勃起。177 例器质性 ED 分为 4 组，分别口服酚妥拉明 20mg、40mg、60mg 或安慰剂，以诱发勃起成功的性交为有效，结果有效率服药组与安慰剂组差异无统计学意义。更大样本的研究显示，424 例 ED 分别口服酚妥拉明 40mg（$n=139$）、80mg（$n=146$）或安慰剂（$n=139$），在 4 周内至少试图性交 4 次，结果 IIEF 评分及 3/4 或以上机会能插入阴道和能射精等判断终点在服药组都显著高于安慰剂组。不良反应有鼻炎、头痛、心悸、恶心和低血压。

3. 育亨宾（yohimbine） 是从非洲 Punsintalia yohimbine 树皮提取的一种吲哚碱，是一种 α_2 肾上腺素能受体竞争性拮抗剂。育亨宾在 CNS 阻断 α_2 受体，使交感神经冲动增加，对 5-HT 受体和多巴胺能（DA）受体亦可能有作用，在外周能拮抗去甲肾上腺素引起的海绵体平滑肌收缩。早期的非对照性临床试验结果提示 80% 的 ED 患者育亨宾疗效良好，但是，近年来的对照研究发现，育亨宾组的疗效并不显著优于安慰剂组。常用剂量为 5.4mg，每日 3 次。不良反应有心悸、血压升高、头晕、情绪改变。

（四）局部治疗

前列腺素 E_1（PGE_1） 人工合成的 PGE_1 又称前列地尔（Alprostadil），具有广泛的生物学作用，如引起暂时性抗血小板聚集，刺激胃黏液分泌和松弛平滑肌等。体外实验表明，阴茎海绵体或尿道海绵体平滑肌经去甲肾上腺素预收缩后加入 PGE_1 可产生松弛效应，同时伴有 cAMP 浓度增高，提示 PGE_1 的作用机制激活了腺苷环化酶，促进 cAMP 的合成。尿道局部应用 PGE_1，约 80% 的剂量在 10 分钟内被尿道海绵体吸收，其中约 20% 经交通支进入阴茎海绵体，其余进入静脉系统。尿道、前列腺、海绵体和肺都有降解 PGE_1 的酶，体循环中 90% 的 PGE_1 在肺降解，代谢产物 90% 从尿中排出，其余从粪便排出。PGE_1 的半衰期为 30 秒 ~10 分钟，时间的长短与个体的生理状态有关。

PGE_1 局部应用治疗 ED 的产品目前有 2 种：①PGE_1 微珠（micro-pellet）：每粒微珠含 PGE_1 500μg 或 1 000μg，利用一种特制的推杆装置在排尿后经尿道口推入尿道内，10 分钟内产生勃起，有效率（勃起程度足以插入阴道）为 45%~65%，如果同时加用紧缩环（带），从阴茎根部阻滞海绵体内的 PGE_1 流入静脉系统，有效率可提高到 75%。②PGE_1 凝胶：注射器样包装，每次剂量 300~500μg，推入尿道口内，有效率 50%~60%。不良反应有阴茎痛 29%~35.7%，尿道痛 12%，尿道轻度出血 5%，睾丸痛 5%，低血压 4%，头晕 2%，阴茎纤维化 1.4%，异常勃起 0.1%。配偶阴道烧灼或痒感 5.8%。③海绵体内注射血管活性药物罂粟碱、PGE_1 和／或酚妥拉明，上述三种药物单独或联合海绵体内注射对各种原因引起的 ED 均有疗效，常用剂量罂粟碱 30mg、PGE_1 20μg、酚妥拉明 1mg。联合用药可减少各单药的剂量，提高疗效。剂量过小疗效可能不够满意,过大则不良反应增加,应从小剂量开始,逐渐调整至获得勃起角度能达到 90° 和能维持约 1 小时的剂量为适宜。三种血管活性药物联合海绵体内注射的有效率可达 90%。不良反应有异常勃起 1%~3.4%,阴茎痛 0~3.5%,海绵体纤维化(随访观察 2 年)0~5.3%。

(五) 真空负压勃起装置

该装置由柱状圆筒、弹性环和抽气泵组成,弹性环预先套在圆筒的底部,而抽气泵则连接在圆筒的顶部。使用时阴茎置入圆筒内,圆筒底部紧接耻骨联合形成密闭环境,启动抽气泵,圆筒内产生 200mmHg 以内的负压,将血流吸引到阴茎海绵体内,阴茎被动勃起,将弹性环移至阴茎根部,阻断静脉回流以维持勃起,解除负压,移去圆筒即可以进行性交活动。负压勃起的阴茎由于淤血而呈蓝色,表面温度低,发凉。维持勃起的时间不宜超过 30 分钟。不良反应有局部皮肤瘀斑(16%~39%),阴茎根部放置弹性环部位疼痛(3%),射精阻碍(25%),射精疼痛(16%)、阴茎麻木感 5%。患者的满意率为 27%~68%,不满意的原因有不能维持充分的勃起、疼痛和使用不方便等;配偶不满意的原因有阴茎样子难看(13%),效果不好(11%)和阴茎温度低(7%)。

(六) 手术治疗

1. **动脉手术** 已明确有动脉闭塞或动脉功能不全,年龄 50 岁以下,没有糖尿病和神经系统病变及不吸烟的 ED 患者可以考虑施行动脉手术治疗。常用的术式包括:①腹下动脉和阴茎背动脉端侧吻合术,近期成功率约为 60%;②阴茎深背静脉动脉化术,将腹下动脉与深背静脉端侧吻合,结扎近端和远端的旋静脉和导静脉,使深背静脉动脉化,血流通过手术建立的瘘管或深背静脉网络逆行进入海绵体。近期成功率 40%~70%。

2. **静脉手术** 勃起时静脉闭合不全产生血液回流是 ED 的致病原因之一,结扎回流静脉可以纠正 ED,近期成功率为 13%~74%,平均 42%。

3. **假体植入术** 在其他方法治疗无效的 ED 患者可考虑使用假体植入的方法来治疗。假体的种类繁多,目前国内应用的主要有两种:①硅胶 - 银丝(Jonas)假体,以强韧的银丝为轴心做成的硅胶圆柱状体,两支为一套,分别植入两侧的阴茎海绵体中,使阴茎始终处于一种勃起状态,方便插入。不使用时将假体弯曲下垂。②可膨胀性(Scott)假体,由一对中空的硅胶圆柱体、储液囊、控制阀门和连接管组成,分别植入两侧阴茎海绵体、盆腔和阴囊内,通过操作阴囊内的控制阀门使储液囊内的液体流入圆柱体(阴茎勃起)或回流入储液囊(阴茎疲软)。手术成功率约为 95%,满意率约为 90%。手术并发症可有局部感染、皮下血肿、阴茎疼痛、白膜穿孔假体脱出、龟头下垂畸形和机械故障等。

第五节　展　　望

以下药物或可治疗 ED。

一、鸟苷酸环化酶激活剂

鸟苷酸环化酶激活剂直接激活鸟苷酸环化酶,不依赖 NO,使阴茎海绵体平滑肌细胞内

cGMP 水平增高,促发阴茎勃起,预计此类制剂比 PDE5 抑制剂疗效更好。目前已合成了几种化合物(YC1、BAY、41-2272、CFM-1571),正在进行动物实验研究。

二、Rho- 激酶抑制剂

Rho- 激酶的生理作用是促进阴茎海绵体平滑肌收缩,使阴茎处于疲软状态。罹患糖尿病、高血压和低氧血症时,Rho- 激酶的表达上调。Rho- 激酶抑制剂(Y-27632)在大鼠阴茎局部应用已证明能诱发勃起。

三、干细胞疗法

干细胞治疗 ED 的基本原理是从患者本身采集多能干细胞,移植入阴茎海绵体内,使受损的组织(海绵体平滑肌、肌内皮细胞)得以修复,恢复正常的勃起功能。Bochinski(2004 年)开启了干细胞治疗 ED 的先河,在制备阴茎海绵体神经损伤大鼠模型后,将经体外转基因表达脑源性神经生长因子的大鼠胚胎干细胞移植到阴茎海绵体内。3 个月后,与对照组比较,实验组大鼠电刺激后海绵体内压(勃起张力)显著升高;海绵体组织含 NOS 神经纤维增多,但没有发现神经再生现象。此后,许多研究者开展了不同来源的干细胞治疗 ED 的研究。①胚胎干细胞:胚胎干细胞来源于胚胎早期胚囊的内层细胞群,属于多能干细胞,可以分化为各种不同功能的细胞。②脂肪干细胞:从成年个体采集的脂肪干细胞,可以分化为其他形态和功能的细胞。已有实验证明,将脂肪干细胞移植到阴茎海绵体神经损伤大鼠模型的海绵体内,海绵体神经的 NOS 含量增多,勃起功能恢复。③神经嵴干细胞:有人将人神经嵴干细胞移植到大鼠阴茎海绵体,2 周后,植入的神经嵴干细胞分化为平滑肌细胞和内皮细胞。神经嵴干细胞移植是一种具有良好前景的治疗 ED 的疗法。④肌肉干细胞:从成人骨骼肌分离的肌肉干细胞具有低免疫原性和增殖期长的优点。有人将肌肉干细胞移植到老年大鼠阴茎海绵体内,发现肌肉干细胞可以转化为海绵体平滑肌细胞,并恢复了勃起功能。⑤骨髓基质细胞:骨髓基质细胞是骨质形成的祖细胞,可分化为成骨细胞、软骨细胞、脂肪细胞和其他类型细胞,并可分泌多种细胞因子,包括碱性成纤维细胞生长因子(bFGF)和血管内皮生长因子(VEGF),可用于治疗多种疾病,包括 ED。⑥脐带干细胞:7 例口服药治疗无效的重度糖尿病性 ED 患者,在阴茎海绵体内移植脐带干细胞,3 个月后 6 例出现自发性晨间勃起,但是硬度不足以插入阴道。加服 PDE5 抑制剂,2 例获得成功性交,疗效维持了 6 个月。

四、基因疗法

基因治疗 ED 的原理是将新的或可以修复海绵体损伤的遗传物质(DNA 或 RNA)植入功能不良的阴茎海绵体内,使海绵体组织恢复正常,改善勃起功能。基因疗法的切入点是围绕与勃起机制有关的环节开展,主要是 NO-GC-cGMP 途径、神经血管生长因子、钾通道、钙敏感通道等。

(一)NO-GC-cGMP 途径

1. NOS　将 *NOS* 基因插入腺病毒载体,然后注入老年大鼠阴茎海绵体内,术后 5 天,海绵体组织即表达 eNOS,电刺激的海绵体内压和 cGMP 水平升高。在糖尿病大鼠进行相同的实验,得到相始的结果。以间充质干细胞作为载体,表达 *eNOS* 基因,注入老年大鼠阴茎海绵体内,7 天后海绵体内的 eNOS 活性和 cGMP 水平升高,电刺激的勃起反应恢复。

2. NOS 抑制蛋白(PIN) PIN 在盆神经节、阴茎海绵体和阴茎背神经表达,与 nNOS 结合,抑制 NOS 的活性。构建针对 PIN 的短发夹 RNA(shRNA),注入老年大鼠的阴茎海绵体内,1 个月后,电刺激阴茎海绵体,海绵体内压高于青年大鼠,PINmRNA 和 PIN 蛋白的表达下降 >70%。因此,反义 PINmRNA 治疗 ED,可以提高 NOS 的活性,改善勃起功能。

3. cGMP 依赖性蛋白激酶 -1(PKG-1) 在诱导和维持阴茎勃起功能方面,cGMP 起着至关重要的作用。cGMP 的一个重要的调控因子是 PKG-1,*PKG-1* 基因敲除小鼠发生 ED。糖尿病患者和大鼠的 PKG-1 水平是降低的,将表达 *PKG-1* 基因的腺病毒载体注入糖尿病大鼠阴茎海绵体内,可使 PKG-1 水平恢复正常,勃起功能改善。

4. 反义精氨酸酶 除了 NOS 外,NO 的合成亦受精氨酸酶同工酶的调控。精氨酸酶同工酶抑制精氨酸酶的活性,减少精氨酸的水解,为 NO 的合成提供更加充足的底物,有助于改善勃起功能。通过腺病毒表达反义精氨酸酶基因,并注入小鼠海绵体,可使海绵体组织的精氨酸酶水平下降,cGMP 水平升高,恢复勃起功能。

(二)生长因子

1. 神经营养蛋白 -3(NT-3) NT-3 是神经营养蛋白家族成员之一,动物实验证明,NT-3 能促进体外培养的神经纤维的生长。以单纯疱疹病毒转导 *NT-3* 基因,直接注入糖尿病大鼠海绵体神经的神经鞘内,4 周后与对照组比较,NT-3 组大鼠的 NOS 阳性神经元显著增多,电刺激后海绵体内压显著增高。

2. 胶质细胞源性神经营养因子(GDNF)和 Neurturin(NTN) GDNF 和 NTN 属于 TNF-β 超家族成员,在阴茎副交感和感觉神经表达,具有促进神经存活和再生的作用。以单纯疱疹病毒载体表达 GDNF 和 NTN,注入神经受损的大鼠海绵体内,4 周后进行组织学检查,约 60% 的盆腔大神经节细胞存在标记荧光蛋白的 GDNF 和 NTN,电刺激后海绵体内压上升,但是没有达到无神经损伤的对照组水平。

3. 脑源性神经营养因子(BDNF) 冷冻损伤大鼠阴茎海绵体神经,然后将表达 BDNF 的腺病毒载体注入海绵体内,与对照组比较,实验组大鼠的盆腔大神经节神经元含 nNOS 较多,电刺激后海绵体内压亦较高。

4. 血管内皮生长因子(VEGF) 将编码 VEGF 的 DNA 插入非病毒载体,注入糖尿病大鼠阴茎海绵体内,可使海绵体平滑肌增殖和改善勃起功能。

5. 胰岛素样生长因子 1(IGF-1) 以往的实验研究证明,IGF-1 能使受损的含 NOS 海绵体神经再生,糖尿病大鼠海绵体组织 IGF-1 含量减少。用表达 IGF-1 的腺病毒载体注入糖尿病大鼠海绵体组织,可以增加海绵体内 IGF-1mRNA 含量,改善勃起功能。

(三)离子通道

离子通道参与阴茎勃起和疲软的调节,阴茎海绵体平滑肌收缩时,钙离子通道开放,钙离子流入增多;钾离子通道关闭,钾离子流入减少;反之,平滑肌松弛时,钙离子通道关闭,钙离子流入减少;而钾离子通道开放,钾离子流出增多。通过调控离子通道以治疗勃起功能障碍是研究的热点之一。干预钾离子通道治疗 ED 的研究,目前在大转导率钙激活钾通道和 ATP 敏感钾通道方面出现一些令人鼓舞的结果：①大转导率钙激活钾通道（Maxi-K）：Maxi-K 被膜电位除极所激活，胞浆液钙离子浓度增高，平滑肌高度极化，钙离子流入减少，平滑肌松弛，阴茎勃起。表达人 Maxi-K- 亚单位的 SlocDNA 植入糖尿病性或老年大鼠阴茎海绵体内，勃起功能恢复，并能维持 4 个月。hSlocDNA 在人体已完成了 I 期临床试验，20 例中重度 ED 患者参加此项试验，结果 2 例勃起功能改善，疗效维持了 6 个月。②ATP 敏感钾通道（KATP）：KATP 参与调节海绵体平滑肌的张弛，老年 ED 大鼠海绵体内注射 KATP 基因 DNA（Kir6.1+SUR2B 或 Kir6.2+SUB2B），海绵体内 KATP mRNA（Kir6.1 或 6.2）水平增高，电刺激后海绵体内压显著高于对照组老年大鼠。

（李江源）

第二十二章　儿童、青少年糖尿病血管病变

第一节　概　述

与成年糖尿病类似，儿童糖尿病同样存在微血管和大血管并发症，由于儿童糖尿病患者多于年幼起病，具有生活不规律、管理困难、病程长等特点，增加这些并发症出现的风险，进而导致严重的长期效应如失明、肾衰竭、伤残等，其危险性要高于成年患者。在儿童、青少年期，慢性并发症通常处于早期，亚临床的微血管病变如通过早期敏感的检测方法加以检测并合理干预，能够预防或延迟并发症的发生和发展。

高血糖症是儿童糖尿病并发症发生的主要始动因素，多个生化途径可能在高血糖时被激活，包括多元醇积聚、糖基化终末产物的形成、氧化应激、蛋白激酶C的活化等，这些机制的联合作用导致了细胞、功能、结构的进一步变化，形成了糖尿病慢性微血管病变的共同基础。糖尿病的血管病变导致器官的过度灌注，从而造成基底膜和肾小球系膜增厚，进而致血管通透性改变。

糖尿病控制和并发症临床试验（DCCT）对1 441名1型糖尿病患者的研究表明，与传统疗法相比，糖尿病强化治疗、严格控制血糖，可显著减少视网膜、肾脏和神经病变。其中青少年期时被招募（年龄在13~17岁）的患者，与传统疗法相比，强化治疗使青少年视网膜眼病降低了53%，微量白蛋白尿减少了54%，临床的神经病变未见显著差异（7/103在传统疗法组，3/92在强力疗法组）。在随后的后续随访研究中（EDIC），DCCT结束后7年强化治疗组视网膜眼病减少74%~78%，微量白蛋白尿减少48%，蛋白尿减少85%（传统组9.9%，强化组1.3%）。

除血糖控制外，其他因素也与并发症的发展有关，如发病时间、年龄、并发症的家族史、吸烟、血脂异常和高血压都是已知的影响因素。瑞典对不同年龄其中的儿童1型糖尿病患者经20年随访发现，糖尿病终末期肾病的发生率总体上与病程呈正相关，但存在性别发病特点，无论男女，糖尿病起病年龄在10岁以内者，发生终末期肾病的危险度最低，但男性20~34岁糖尿病患者危险度最高（RR 3.0），女性则与起病年龄关系不大。

青春发育与糖尿病并发症的关系十分密切，观察表明青春期前小于12岁的患者极少见并发症，视网膜病的发生概率在青春期前每年增加28%，青春期后每年增长36%。此外血脂紊乱、高胆固醇、甘油三酯与视网膜病的发生率也有关联，高胆固醇与视网膜硬性渗出、黄斑

水肿有关,低 HDL 与视网膜损伤有关,血清甘油三酯和低密度脂蛋白与视网膜病的进展有关。吸烟与持续的微量白蛋白尿或大量白蛋白尿风险有关。吸烟者的微量白蛋白尿发生率(7.9/100 人年)较非吸烟者高(2.2/100 人年),当血糖控制不佳时,吸烟者的微量白蛋白尿风险更高,但吸烟与视网膜眼病的关系尚不明确。

第二节　儿童、青少年糖尿病的主要慢性并发症

一、儿童、青少年糖尿病性视网膜病

(一)儿童、青少年糖尿病性视网膜病的流行情况

在西方年轻人中,视网膜病是致盲的首要原因。视网膜病的最早期特征是微动脉瘤和视网膜前或视网膜内的出血。微动脉瘤的成因是毛细血管壁上起支持作用的周围细胞的缺失,以上特征持续几个月到几年。晚期特征是蛋白和脂肪漏出导致的硬性渗出,以及微血管的异常。非增殖性视网膜病不会致盲,也不一定发展成增殖性视网膜病。增殖性视网膜病的特征是血管梗阻、进展性视网膜内微血管异常,视网膜神经纤维梗死并形成棉絮状斑。增殖性视网膜病最典型的特征是新生血管生成,这些新生血管破裂出血,血液流至玻璃体视网膜内,造成失明。结缔组织的粘连可以引起出血和视网膜脱落,失明取决于新生血管形成的位置和破裂程度。

早期的视网膜病在 1 型糖尿病的年轻人群中即可出现。澳大利亚的一项研究证明,病程超过 6 年的 1 型糖尿病患者进行视网膜检测时,发现有 24% 的患者出现早期视网膜病变。瑞典的一项研究发现,患 1 型糖尿病 13 年的年轻人群中视网膜病的检出率可达 27%。年龄小于 10 岁的 1 型糖尿病儿童视网膜病的风险最小,但是青春发育启动后病程已超过 5 年的患者的视网膜病发病率明显增加。个别报道病程超过 6 年的 1 型糖尿病患儿青春发育前期的视网膜病发病率为 12%,而青春发育启动后的病程超过 6 年的 1 型糖尿病患儿的视网膜病发病率则高达 29%。而且,青春期的 1 型糖尿病患者进展为轻度视网膜病的风险高于 1 型糖尿病的成年人,尤其是在血糖控制差的情况下,视网膜病的进展更为迅速。

糖尿病视网膜病的自然史病程包括进展和好转二类。Wisconsin 糖尿病视网膜病流行病学调查进行了一项随访 4 年的研究,发现视网膜病进展的为 41%,维持的为 55%,好转的为 4%。Maguire 等所做的一项 3 年的随访发现,青少年中视网膜病进展的为 15%,维持的为 38%,好转的为 47%。Wisconsin 的流行病调查也发现与儿童及成人患者相比,基线调查时 15~19 岁的青少年患者 10 年后发展成可能会致盲的视网膜病的比例最高,因此青春期是视网膜病早期筛查、发现危险因素并加以合理干预的关键时期。

(二)儿童、青少年糖尿病性视网膜病的评估

与成年患者类似,诊断儿童、青少年视网膜病的技术,包括直接 / 间接检眼镜检查、荧光素眼底血管造影、立体数字和彩色胶片眼底摄影,其中眼底立体造影较直接检眼镜检查有更高的敏感度。荧光素眼底血管造影可以发现血管功能异常(血管通透性)和结构异常,而眼底造影只能发现结构异常。荧光素眼底血管造影需要注射荧光素,荧光素通常能导致恶心、

过敏反应,但这两种方法都能提供相关评估所需要的记录,因此儿童、青少年也可采用。

2017 年美国糖尿病协会推荐 10 岁以后或青春期起病及病程 3~5 年糖尿病儿童均要扩瞳后进行详细的眼部检查,至少每 2 年随访一次。

(三)儿童、青少年糖尿病性视网膜病的干预

强化血糖控制是防止早期视网膜病发展演变的最基本措施,尽管强化血糖控制在初期可能会加重糖尿病视网膜病,但在 1.5~3 年后,强化治疗对视网膜病的防治效果还是肯定的。在 DCCT,强化治疗的长期好处远远超过早期的劣势,DCCT 推荐那些长期血糖控制不佳的患者在开始强化治疗前行眼科检查,开始治疗后每 3 个月复查一次,持续 6~12 个月。

血管紧张素转化酶抑制剂(ACEI)目前正在进行临床试验,发现能够减缓血压正常受试者的视网膜病进展,但 ACEI 目前仍不推荐给单纯的视网膜病患者。但当糖尿病视网膜病可能发展为致盲时,治疗的手段较为有限,广泛视网膜光凝术,即激光治疗,早期进行黄斑外的外层视网膜多点不连续灼烧,可以防止失明。通过对 1 758 名不同程度的增殖性视网膜病患者的研究发现,广泛视网膜光凝术治疗可减少超过 50% 的患者进展为失明。光凝术不推荐用于中到中重度的非增殖性视网膜病患者的治疗,光凝术的副作用是夜视功能和周边视觉的减弱,轻微的色觉变化。激光治疗的后遗症有玻璃体和脉络膜的出血,或者因为激光点错地方而致视觉后遗症,一些经光凝术治疗的患者视网膜病变将会进展,需要持续治疗。

二、糖尿病性肾病

(一)儿童、青少年糖尿病性肾病分期及流行情况

1 型糖尿病患者的肾脏病变通常分为五个阶段。第一阶段是指肾小球滤过率(GFR)增加和肾脏肥大。第二阶段是指有肾脏轻微的结构改变伴有尿微量白蛋白间隙排泄增加,但是尿蛋白排泄量还在正常范围之内。第三阶段也称为肾病的初始阶段,尿微量蛋白产生,尿蛋白排泄率(AER)在 30~300mg/24h 或 20~200μg/min,肾脏结构改变更加严重。第四阶段 AER 增至大量蛋白尿(AER>200μg/min 或 >300mg/24h),同时有 GFR 持续下降。如果第四阶段未经任何治疗将进展至最后的第五阶段成为终末期肾病(ESRD)。糖尿病肾病的典型病理变化是弥漫性肾小球基底膜增厚,肾小球系膜增生,肾小球系膜和微动脉壁透明性变,足细胞突起增宽消失,足细胞数量减少,肾小球硬化,肾小管和间质纤维性变。这些病理变化可以持续多年而没有糖尿病肾病的临床症状,待有临床症状出现时,部分结构损伤已不可逆。

基底膜增厚是糖尿病肾病活检过程中最常见的病理类型,伴有氨基葡聚糖丢失和负电荷,增加阴离子蛋白的丢失;从而导致非选择性蛋白通道的膜孔增大。肾小球系膜基质蛋白产生和分解的失衡,以及肾小球系膜细胞数量的增加一起导致了糖尿病肾病患者的系膜增生。

糖尿病肾病累及大约 1/3 的病程超过 20 年的 1 型糖尿病患者,是患者死亡的重要原因之一。Orchard 等随访研究儿童发病的 1 型糖尿病 30 年,发现并发微量蛋白尿、大量蛋白尿和终末期肾病患者的死亡率是标准化死亡率的 6.4、12.5 和 29.8 倍。1 型糖尿病的青少

年患者最常见的肾病表现是微量蛋白尿,仅有 1%~1.5% 的患者表现为明显的蛋白尿。微量蛋白尿多数在青春期出现,青春期之前的患者极少出现微量蛋白尿。1 型糖尿病的年轻人出现微量蛋白尿的比率在 4%~26%。牛津地区的一项前瞻性儿童 1 型糖尿病队列研究(ORPS)发现,患病 10 年后微量蛋白尿的发病率为 25.7%,19 年后微量蛋白尿的发病率则可达 50.7%。青春期之后,升高的尿蛋白将会出现下降趋势。纵向研究显示仅 50% 的青少年微量蛋白尿为永久性,另外的 40%~50% 青少年的尿蛋白在微量蛋白尿出现后的 3~10 年间将恢复正常。但长期的随访后发现,暂时性 / 周期性的微量蛋白尿也可能会发展至永久性;此外,虽然尿蛋白可能恢复至正常范围,但是微量蛋白尿相关的肾脏结构改变将会永久存在,并且增加尿蛋白复现和进展的风险。关于 1 型糖尿病的青年人出现微量蛋白尿后进展为大量蛋白尿的研究数据较为缺乏,ORPS 的研究发现在微量蛋白尿发病 3.2 年后大约有 13% 的患者进展为大量蛋白尿,与成年患者报道的数据相似。过去的数十年间糖尿病肾病的自然病程有了很大的改进,早期的研究认为出现微量蛋白尿的患者有 60%~85% 在未来的 6~14 年内出现明显的蛋白尿,而近期的研究报道已出现微量蛋白尿的患者大约有 30% 在十年后出现明显蛋白尿,而且尿蛋白恢复至正常范围的病例明显增加(31%~58%)。促进尿蛋白好转的因素很多,其中血糖、血压、代谢综合征等控制技术的提高,可能是关键的因素。

最近有证据表明,糖尿病肾病的临床症状在微量白蛋白尿发展之前就会出现。尽管在微量白蛋白尿出现前高血压极为少见,但是在 T1DM 患者中通过 24 小时的血压监测,可以在微量白蛋白尿出现前监测到血压轻微升高。在一些儿童和青少年患者的患病头几年,早期的白蛋白排泄率增高(尽管在正常范围)也可以预测微量白蛋白尿的发展。

微量白蛋白尿并不总是进展成临床蛋白尿期,但微量白蛋白尿合并高血压预后差于单纯微量白蛋白尿。微量白蛋白尿存在着缓解的可能性,有研究随访 8 年发现,有微量白蛋白尿的患者 6 年缓解为无微量白蛋白尿的比例为 58%,进展为蛋白尿的仅 15%。微量白蛋白尿缓解的因素包括微量白蛋白尿持续时间短、低 HbA1c、低收缩压、低水平的胆固醇和甘油三酯,优化的血压控制和使用 ACEI 可能提高缓解的可能性。

(二) 微量白蛋白尿的评估

在规定时间内收集尿液,测定白蛋白排泄率是确定微量白蛋白尿的金标准。微量白蛋白尿的定义是连续三次定时收集夜尿最少两次测定白蛋白排泄率在 20~200μg/min,另一种测定方法是用点尿液样本测定白蛋白 / 肌酐在 2.5~25mg/μmol,即 30~300mg/g,或者晨尿中白蛋白的浓度在 30~300mg/L。虽然点样本测定白蛋白 / 肌酐比较容易,但可能受直立位或运动后蛋白尿的影响,对在正常范围内升高的白蛋白排泄率不敏感。不管用何种检测手段,至少 3~6 个月间 3 次检测中需 2 次微量白蛋白异常。

2017 年美国糖尿病协会推荐发病 5 年的所有糖尿病儿童均每年通过点样本测定尿白蛋白 / 肌酐来评估。

(三) 干预

通过胰岛素强化治疗控制血糖、服用 ACEI 可能预防或延迟微量白蛋白尿进展为糖尿病肾病。尿微量白蛋白排泄异常,首要的治疗是控制血压在正常范围。ACEI 的肾脏保护作用不依赖降低血压,这较钙通道阻滞剂等降压药有优势。ACEI 能减少成人 T1DM 并发糖尿病肾病的蛋白尿,延缓肾衰竭的出现,同样能延缓 T1DM 合并微量白蛋白尿合并或不合并高血压的患者进展为蛋白尿。一旦停止治疗,部分患者尿微量白蛋白排泄率会迅速进展为未经治疗前的水平。

在儿童和青少年中使用 ACEI 有着较多的争议。因为儿童和青少年发展成微量白蛋白尿的数量少,几乎没有研究过降压药在这个年龄组的作用。有研究评估了使用超过 3 个月卡托普利,对 T1DM 合并微量白蛋白尿的青少年患者的作用,与对照组相比,使用卡托普利的患者蛋白尿有显著减少。另一项研究发现,与安慰剂相比,使用 ACEI 或 β 受体阻滞剂的青年糖尿病患者微量白蛋白尿能够缓解。由于缺乏 ACEI 对儿童和青少年糖尿病肾病长期保护作用的证据,因此,儿童、青少年糖尿病患者如存在尿微量蛋白的异常,初始治疗措施首选是强化血糖控制、戒烟、限制过多蛋白摄入。

2017 年美国糖尿病协会推荐糖尿病患者 3 次尿检中 2 次尿白蛋白 / 肌酐 >30mg/g 时考虑使用 ACEI 药物,将血压控制在同年龄同性别的正常范围。血糖控制改善且血压正常半年后再复查尿白蛋白 / 肌酐。

三、糖尿病性神经病变

(一) 儿童、青少年糖尿病性神经病变的流行情况

由于相关研究不多,目前还缺乏儿童糖尿病神经病变流行情况的确切数据。Flemish 研究发现,在 1947—1973 年间随访儿童、青少年 T1DM 患者,20~25 年后 45% 的患者合并神经病变,在糖尿病控制较好的患者中这个比例较低。糖尿病儿童如出现反复呕吐或持续性的疼痛综合征提示儿童糖尿病性神经病变的可能,可能分别由自主神经病变和周围神经病变引起。电生理的研究发现,青春期青少年糖尿病的电生理异常相当常见。

(二) 糖尿病性神经病变的评估

美国糖尿病协会对糖尿病性神经病变诊断有统一的标准流程,推荐以下项目:临床症状、临床体检、电生理诊断、定量感觉测试、自主功能测试。儿童和青少年中上述检查的作用尚无明确定论。

(三) 自主神经病变

自主神经病变的症状有直立性低血压、呕吐、腹泻、膀胱麻痹、性无能、出汗异常和胃胀。在成人,有症状的和亚临床的自主神经病变与猝死和死亡率增加有关,QT 间期延长易致心律失常和猝死。

最常用于评估自主神经系统功能的是心血管和瞳孔功能测试。糖尿病能减弱心律变化的功能和瞳孔对光反射的功能。正常的血压昼夜变化的消失和夜间高血压可能是最早的高血压和肾脏病的症状。自主神经功能测试在青少年中的应用价值需要纵向的研究来确定。

(四) 周围神经病变

周围神经病变通常为慢性、隐性起病,有感觉对称性损害,最常见的症状是痛觉的改变,灼烧感,体表或深处的疼痛,疼痛在夜间加重。疼痛性的周围神经病变可使儿童期发病的糖尿病年轻患者致残。持续的高血糖症和血糖的反复快速波动是上述症状持续发展的重要原因。疼痛的原因可能是由于小神经纤维的再生,无髓鞘的小神经纤维可能最先受到损害。

腓肠神经活检提示同时存在纤维的丢失、有髓鞘及无髓鞘纤维的萎缩、神经纤维的再生。

患者体格检查多呈现手套、袜套样感觉缺失,深部肌腱反射减弱或消失,肌无力则多于晚期出现,受累的肌肉通常为足深部肌肉和踝背屈肌。强化治疗使血糖降低后,神经传导的速度和幅度可以提高。

定量感觉测试由于其非侵袭性,适合在青少年中使用。大的有髓鞘纤维可通过振动分辨检测,小的无或薄髓鞘纤维通过温度分辨检测。生物感觉阈值测定对于儿童糖尿病患者来说,其对神经传导异常有高度的特异性和灵敏性。有研究发现与振动分辨测定相比,足部的热分辨更易出现异常。通过振动和温度分辨测试周围神经病变可以预示足部溃疡或截肢的发生。振动觉减弱预示着 4 年后的足部溃疡、12 年后的溃疡和截肢,但不是全部的神经病变患者会发展成足部溃疡;另外一些症状包括关节活动受限、愈伤组织形成、高足底压力。有研究发现 35% 的青少年有距下关节的活动范围减少,10% 的青少年步态分析发现脚底压力升高,由于相关的研究还较少,因此需要更多的纵向研究以了解青少年和青年糖尿病患者神经病变的自然史。

儿童、青少年严重的神经病变如近肢体端运动神经病变(如萎缩)、眼肌麻痹、疼痛性感觉神经病变较为少见。严重的接触不适是其典型特征,严重的疼痛性神经病变可发生于糖尿病病程的任何阶段,大腿(股神经病变)、躯干神经根病变多呈现袜套样分布。体格检查和电生理异常的相关性可能较差。

(五)干预治疗

有症状的糖尿病神经病变可用药物缓解,如三环类抗抑郁药、5- 羟色胺再摄取抑制药、卡马西平和局部辣椒素治疗。具钠通道阻滞作用的抗心律失常药美西律对减轻疼痛和触痛有作用。醛糖还原酶抑制剂在啮齿类动物的糖尿病神经病变的一级预防、2 型糖尿病患者合并亚临床或中度周围神经病变的疗效也已经证实,但儿童中的作用还不清楚。

四、大血管并发症

糖尿病儿童及青少年大血管并发症较为少见,但与无糖尿病的人群相比,1 型糖尿病患者患心血管疾病(CVD)的风险更大。患有 1 型糖尿病的儿童和青少年是 CVD 的高危人群,带有多种心血管疾病的危险因子,长期预后较差。有研究表明在患有 1 型糖尿病的青年人群中大约有 86% 至少带有一个 CVD 危险因子,45% 至少有两个危险因子,15% 至少有三个危险因子,包括 HbA1c、高血压、血脂异常、吸烟、心血管事件家族史。

动脉粥样硬化的早期无临床症状,但是青年人的尸检可见有动脉结构的早期改变,这些结构改变与成年期的动脉粥样硬化相关。研究发现,动脉粥样硬化最早期出现的病理变化是动脉管壁内膜脂肪沉积,甚至 3 岁之前的儿童大动脉即可有脂肪沉积的表现。脂肪纹是动脉管壁脂质沉积的早期表现,与高胆固醇血症和高血糖密切相关。近几年的研究发现,血管内膜中膜厚度增加及功能改变如流量介导的血管扩张减少、通过检测脉搏波传导速度可反映动脉硬度的增加,可以替代病理解剖反映动脉粥样硬化的早期血管异常。

多项研究均发现,在 1 型糖尿病的儿童和青少年患者中检测肱动脉流量介导的血管扩张可反映其内皮功能紊乱。另外,有报道认为主动脉和颈动脉内膜厚度增厚在 1 型糖尿病的儿童患者中日益增多。与同龄人相比,1 型糖尿病儿童患者中介导血管损伤的炎症因子和氧化应激标记物也明显增多。有研究发现与成年患者相比,青年 1 型糖尿病患者的 CVD 进展迅速,因此,尽早制订积极的预防策略十分重要。治疗方面,如高血压可采用常规降压药,血脂紊乱可采用他汀类药物。如果出现永久性的高胆固醇血症,虽然他汀类药物在除家族性高胆固醇血症之外的儿童疾病中无足够的用药安全证据,仍需要考虑使用他汀类药物治疗。

五、慢性并发症的早期筛查

糖尿病早期微血管和大血管病变常无临床症状,一旦出现症状,很难逆转。因此,目前建议从青春期开始对 1 型糖尿病患者进行多次跟踪筛查。

美国糖尿病协会(ADA)建议对 1 型糖尿病患者从 10 岁开始或是年长者发病 3~5 年后开始进行并发症筛查,每年一次。国际青少年糖尿病协会(ISPAD)建议对病程不超过 2 年的儿童从 11 岁、病程已有 5 年的儿童从 9 岁开始接受糖尿病肾病和视网膜病变两项筛查。尿蛋白检测是微血管病变最基本的检测方式,可以通过以下几种方式:①收集 24 小时尿液;②隔夜定时尿液收集;③尿蛋白 / 肌酐比值(ACR)或是收集晨尿。儿童和青春期少年较难收集 24 小时尿液和隔夜尿液,通过晨尿评估 ACR 不仅简单易行而且同样精确。如结果异常,检查需要在 3 个月内复查,如果仍异常,需要进行其他肾脏疾病检查,包括肾小球肾炎、输尿管感染、继发感染、经期出血、阴道排泄物、直立性蛋白尿和剧烈的运动。糖尿病视网膜病变可以通过几种技术进行筛查,包括直接或间接的检眼镜检查,散瞳或非散瞳的数字彩色或单色的单视野造影术等。

儿童、青少年何时开始进行糖尿病神经病变的筛查国际上尚无明确规定。一般建议根据病史和体格检查进行筛查。临床检查,包括疼痛史、感觉异常、麻木和踝反射、踝阵挛及轻触觉等体格检查,神经传导电生理检查是诊断和鉴别诊断神经病变的重要检查。自主神经病变可以通过特异性的自主神经功能检测来评估,如深呼吸后的心率加速、平躺后直立、Valsalva 动作、静息时的心率变异、QT 间歇、体位性血压改变及小学生对亮 - 暗环境的适应等。但这些检查,在儿童、青少年中仍需要进行标准研究后,方可广泛用于儿童患者进行糖尿病并发神经病变的筛查。

美国糖尿病协会推荐成年人每年进行血脂筛查,大于 2 岁的儿童初诊血脂正常者每 5 年筛查一次。国际青少年糖尿病联盟为减少糖尿病血管病变,建议如下:①HbA1c ≤ 7.5%(未出现严重低血糖的情况下);②LDL<2.6mmol/L;③HDL>1.1mmol/L;④甘油三酯 <1.7mmol/L;⑤血压 < 同龄同性别同身高人群的 90 百分位点;⑥BMI<95 百分位数;⑦避免吸烟;⑧体育活动,中度,>1h/d;⑨健康饮食。

第三节 展 望

儿童糖尿病慢性并发症总体的研究较为匮乏,但现有的流行病学资料显示儿童糖尿病的慢性并发症也同样高发；区别于成年期糖尿病，慢性并发症的发生除主要与血糖控制水平、病程、肥胖程度、血压等因素有关外，还与青春发育的启动和进展有关，但确切的影响程度、机制尚缺乏细致深入的研究。儿童糖尿病慢性并发症的干预治疗总体资料不多，临床较多借鉴成人的药物进行治疗，尚缺乏大规模的临床资料证明有效性、安全性，在成年期有效的药物是否对儿童、青少年同样有效且不产生显著的副作用目前尚不得而知，儿童、青少年糖尿病慢性并发症系统、规范的综合干预策略尚待未来进一步研究。

（罗飞宏）

第二十三章　糖尿病血管病变的中西医结合治疗

第一节　概　述

糖尿病属于中医"消渴病"范畴,消渴病的病因、病机、病名分类及治疗等在古代文献中有完备的记录,表明中医学对糖尿病的认识和治疗有相当悠久的历史。这些文献反映了中医学对糖尿病诊治规律的认识,是值得我们发掘的宝库。而对于与糖尿病血管病变相似疾病的临床表现及治疗,则散见于历代医学文献中,由于对病名的记述并不一致,有言消渴的,有单言渴的,所以是否单指糖尿病引起的慢性并发症还需鉴别,但无论如何,这些记载仍能给予我们一定的启发和提示。以下按现代医学中糖尿病慢性并发症病种分述。

古代文献中与糖尿病肾病相关的记述比较多,中医学虽无糖尿病肾病的称谓,但文献中记载的消渴病日久出现的水肿、胀满、尿浊、吐逆、肾消、关格等症与糖尿病肾病的临床表现十分相似。隋代《诸病源候论》中就明确指出:"其久病变成痈疽,或成水疾"。对于糖尿病肾病的病机,《圣济总录》云:"消渴病久,肾气受伤,肾主水,肾气虚衰,气化失常,开阖不利,能为水肿";又云:"土气弱则不能制水,消渴饮水过度,脾土受湿而不能有所制,则泛溢妄行于皮肤肌肉之间,聚为浮肿胀满而成水也";明确指出脾肾亏虚是本病的基本病机。关于本病治疗,古代文献中记载了利水消肿的紫苏汤、赤茯苓汤、防己丸、瞿麦丸、猪苓散、茯苓散、葶苈丸、升麻散、萝苏散、人参散、东垣中满分消汤诸方等;滋阴补肾的六味地黄丸、左归饮、大补元煎、补阴丸、大补阴丸、秘元煎、知柏地黄丸等;温补肾阳的右归饮、右归丸、八味地黄丸、鹿茸丸等。

对于糖尿病性神经病变,相关内容散见于关于"消渴""内风""痹症""痿症""麻木""不仁"的记载中,如《丹溪心法》就有消渴病日久"腿膝枯细,骨节酸疼"的记载。《王旭高临证医案》曰:"消渴日久,但见手足麻木,肢凉如冰"。对于其发病机理根据文献论述可以归纳为两个方面:一者如《秘传证治要诀及类方》中提到:"三消久之,精血既亏,或目无见,或手足偏废如风疾,非风也";王旭高在其《王旭高医书六种》中指出:"肝风一症,虽多上冒巅顶,亦能旁走四肢,内冲胸胁,惟上冒者阳亢居多,旁走者血虚为甚耳"。这些论述提出了糖尿病性神经病变的主要症状和主要发病机理是肝肾精血亏虚,血虚生风,肝风入络,虚风内动,属"内风窍络";二者如唐容川在《血证论》中提到:"病久入深,营卫之行涩,经络失疏,故不通……瘀血在经络脏腑之间,则周身作痛,以其堵塞气之往来,故滞碍而痛,所谓痛则不通也"。文中提到本病的发病机理是瘀血阻络,不通则痛,属"血痹"。实际上这两种论述是殊途同源,糖尿病性神经病变属本虚标实疾病,本虚为精血亏损,标实为虚风内动,瘀血阻络。

中医学古代文献中没有对糖尿病视网膜病变的明确记载,但古籍对消渴出现视力障碍却早有记述。金代刘完素在《三消论》中指出:"夫消渴者,多变聋盲"。《宣明论方·消渴总论》中也曾记载,消渴日久可致"雀目"或"内障"。明代戴思恭《秘传证治要诀及类方》更进一步指出:"三消久之,精血既亏,或目无见"。以上医家所述及的"盲""雀目""内障""目无见"等眼部病症,与糖尿病眼病有明确相关性。对于糖尿病眼病的分类,由于肉眼检查条件受限,古代文献中只能按患眼视觉变化情况及视力下降的轻重缓急进行分类。如视力骤降者,属"暴盲";自视昏渺、蒙昧不清者,为"视瞻昏渺";自见眼前有如云雾,或如蚊蝇、团块状黑影飘动者,称"云雾移睛";目中血不循经,溢于络外,渗灌瞳神(指瞳孔及眼内组织)者,则称"血灌瞳神"。

中医学对于糖尿病足并没有明确的定义,其描述多见于"脱疽"的论述中,故多数医家将糖尿病足归于"消渴""脱疽"范畴。对于糖尿病与脱疽的关系,明代陈实功的论述最为详尽,其著《外科正宗》有"脱疽论"专篇。在该论"脱疽治验"中记载:"一妇人中年肥胖,生渴三载……乃成脱疽。"将"脱疽"与"消渴"明确地联系在一起。对于治疗,《续名医类案》中载有采用"黄连解毒汤""凉膈散""黄芪六一汤"使消渴痈疽获救的案例。

对于糖尿病引起的心脑血管疾病,散见于古代文献关于中风等的论述中。如《素问·通评虚实论》曰:"消瘅、仆击、偏枯、痿厥、气满发逆,肥贵人,则高粱之疾也"。类似糖尿病引起的心血管疾病的记述有,《金匮要略·消渴小便不利淋病脉证篇》曰:"消渴,气上冲心,心中疼热,饥而不欲食";《诸病源候论》曰:"消渴重,心中疼";文献中还记载有许多治疗消渴兼心病病症的方剂,如《普济方·消渴门》云:"化水丹治手足少阴渴饮不止或心疼痛者""麦门冬丸治消渴心烦闷、健忘怔忪"等。

以上,仅对古代文献中有关几种常见的糖尿病血管并发症的论述做一整理,难免挂一漏万。复习古代文献,对于今时的临床实践和科学研究是有所裨益的。

第二节　糖尿病慢性并发症的病因病机

对于糖尿病慢性并发症的病因病机,研究者们从不同角度进行了探讨,可谓百花齐放、百家争鸣。但多数仅从各自临床经验和师承理论出发,总结了一个并发症的病因病机,缺乏全面一贯的理论学说。随着对糖尿病及糖尿病慢性并发症疾病规律认识的加深,近年来,统一的糖尿病慢性并发症病因病机理论逐渐被提出和完善。现就主要的几种理论体系分述如下:

一、郁热虚损学说

此学说是由国内著名中医糖尿病专家全小林教授提出,该学说经过不断完善,目前被

《糖尿病中医防治指南》采纳。

全小林教授认为：一直以来,中医对糖尿病的认识存在误区,认为糖尿病等同于具有"三多一少"症状的消渴病。而实际临床中,约80%的糖尿病患者无典型"三多一少"症状,约70%的患者超重或肥胖。并且,现代糖尿病的诊断以血糖为依据,多数患者一经确诊即开始应用各种降糖西药,及时地控制了血糖,而这种情况在古代是不存在的。因此,糖尿病不能简单地等同于消渴。消渴实际上只是糖尿病的一个阶段,无法概括其全程。基于此,他提出糖尿病的发展过程经历了郁、热、虚、损4个阶段,分别代表疾病的发生、发展和结局,消渴即是其中虚的阶段。

其对郁、热、虚、损4个阶段进行了全面的概括。

(一) 郁

首先是郁,该阶段代表疾病早期,以六郁(气、血、痰、火、食、血郁)为主,与传统"六郁理论"不同,全氏强调在糖尿病发病中食郁和气郁是发病的关键。由于长期饮食积滞或情志不调等,使机体处于一种郁滞状态,表现为食郁、气郁进而导致火郁等六郁为病,病位多在肝、脾(胃),治疗上应以清郁开郁为主。

(二) 热

其次是热的阶段,该阶段代表疾病的发展。气郁、食郁等日久化热,热邪弥漫,波及脏腑,则见肝热、胃热、肠热、肺热、血热等,而以肝热、胃热为主。热的阶段属糖尿病早、中期,病性以实为主,治疗以清热泻火为根本。

(三) 虚

燥热既久,壮火食气,燥热伤阴,阴损及阳,终至气血阴阳俱虚。这就进入虚的阶段,此阶段代表疾病的进一步发展。火热持续,势必伤阴耗气,伤及脏腑元气,致各种虚象渐显,同时因气血津液运行不利,致痰浊瘀血等病理产物逐渐内生。此阶段以热为根源,病性属虚实夹杂,古代所论消渴即为虚的阶段,这时糖尿病已发展至中后期,治疗应虚实并重。

(四) 损

最后由虚至损,进入疾病最后的阶段,此阶段代表疾病的终末。糖尿病后期,诸虚渐重,气阴两虚,阴损及阳,或因虚极而脏腑受损,或因久病入络,络瘀脉损而成,表现为络损(微血管)和脉损(大血管)及以此为基础导致的脏腑器官功能损伤。此期痰浊瘀毒等病理产物积聚,各种并发症相继而生,治疗以调补阴阳为基础。

具体到糖尿病慢性并发症的发病机制,根据"郁热虚损学说"可以总结为：经过糖尿病早期的郁、热阶段,热伤气,燥伤阴,气阴两伤,进而阴损及阳,阴阳两虚。从而进入糖尿病慢性并发症的早期阶段。这一阶段病机重点在于虚实夹杂,在这个阶段虚是矛盾的主要方面,可表现为肺胃津伤、肺脾气虚、脾肾气阴两虚、肝肾阴虚、脾肾阳虚等多种证型。但这一阶段实证也是不可忽视的一方面,临床可以表现为夹热、夹痰、夹湿、夹瘀等。燥热伤阴,阴愈虚则热愈甚,热愈甚则阴愈亏,故阴虚多与热俱现；脾虚失运,水谷精微不归正化,聚而生湿；注于脉中,滞而成痰；瘀则贯穿始终,气为血帅,气郁气滞,血行不畅可以致瘀；气虚鼓动无力,亦可致瘀；燥热灼伤营阴,血行仄涩,可以致瘀；阳虚寒凝也可致瘀。这些热、痰、湿、瘀既是消渴病的病理产物,也是促使消渴病进一步发展的重要因素。

病情进一步发展,或因虚极而脏腑受损,或因久病入络,络瘀脉损,从而进入糖尿病的慢性并发症的后期,瘀血内阻,使脏腑器官功能失调,机体正气益虚,体内各种代谢失衡,从而促进糖尿病各种并发症的发生发展。

总之,糖尿病慢性并发症病位在五脏,以脾(胃)、肝、肾为主,涉及心肺;阴虚或气虚为本,痰浊血瘀为标,多虚实夹杂。阴虚血脉运行涩滞、气虚鼓动无力、痰浊阻滞、血脉不利等都可形成瘀血,瘀血贯穿糖尿病慢性并发症始终,是并发症发生和发展的病理基础。

临床治疗,辨证当明确郁、热、虚、损等不同病程特点。本病初始多六郁相兼为病,宜辛开苦降,行气化痰。郁久化热、肝胃郁热者,宜开郁清胃;热盛者宜苦酸制甜,其肺热、肠热、胃热诸证宜辨证治之。燥热伤阴,壮火食气终致气血阴阳俱虚,则须益气养血,滋阴补阳润燥。脉损、络损诸证更宜及早、全程治络,应根据不同病情选用辛香疏络、辛润通络、活血通络诸法,从而有利于提高临床疗效。

二、络病学说

络病理论是中医病机理论的重要组成部分,它源于先秦,成于清初,是历代医家长期医疗实践的经验结晶。络病学说的发展在历史上经历了三个重要阶段。

(一) 络病学说的奠基期

《黄帝内经》中关于络脉的论述为络病学说奠定了理论基础。《灵枢·脉度》曰:"经脉为里,支而横者为络,络之别者为孙。"首次提出络脉概念,还论述了络脉渗濡灌注、沟通表里、贯通营卫、津血互渗的生理功能,并记载了络脉的病理变化及络病诊治方法。

(二) 络病学说的发展期

东汉末年,张仲景的《伤寒杂病论》创立了络病的治疗方药,书中设立了络病专篇,对多种络病的病机及辨证治疗进行详细论述,并创立了旋复花汤、鳖甲煎丸等治络病的代表方。

(三) 络病学说的汇总期

是清代叶天士的《临证指南医案》中,提出了"久病入络""久痛入络"的病机演变规律,强调初为气结在经,久则血伤入络,从全新的角度揭示了内伤疾病由浅入深、由气及血的病理发展趋势。同时,书中还发展了络病治法,并把通络药物广泛应用于卒中、痹证、疼痛等内伤杂病。从络脉生理、病理及治疗等方面进行了较全面的论述,丰富和发展了中医有关络病理论。近年来,络病理论又有了新的发展,在病机和概念上有了进一步的更新和发展,吴以岭院士对络病学说进行了更深入全面的研究,在其推动下,络病理论在糖尿病慢性并发症防治发面得到极大的发展。

络脉包涵"经络"之络与"脉络"之络,经络之络是经脉支横旁出的分支部分的统称;脉络之络系指血脉的分支部分,亦称为血络。络脉不仅循行于体表肌肤之间,还潜行于人体深部,五脏六腑都有络。前人是以大络、系络、缠络、孙络来区分"络脉"的不同级别,而这大大小小不同级别的络脉之间的联系就构成了络脉,如环无端、流注不已的循环回路。络脉在循行上沿经布散,纵横交错,从大到小,呈树状、网状,广泛分布于脏腑组织之间,形成一个满布全身内外的网络系统,正是由于组织结构和分布特点,才实现了络脉贯通营卫、环流经气、渗灌血气、互化津血等众多的生理功能。络脉实乃气血津液输布贯通的枢纽和要道,络脉气血是构成人体内环境的物质基础。

结合现代医学研究,络病与微血管病变、微循环障碍等有关。从络脉与微循环的一般关系上看,两者确有类似之处。微循环是指微动脉与微静脉之间微血管中的血液循环,也包括淋巴液和组织液的流动,对维持组织和器官的生理功能起着重要的作用。中医学中的孙络,是古代循环中的最小结构和功能单位,而微循环是现代循环系统最基本的结构与功能单位;络脉和微循环体系一样都有自己特定的流注方向和相互联络机制,其生理功能都是保证全身组织器官的养料输送和废物排出。微循环既是循环的通路,又是物质交换的场所,显然,在人体中具有络脉运行气血、濡养组织及津血互渗作用的系统只有微循环,而且微循环内流动的血液和淋巴液包含大量的巨噬细胞和免疫物质,随血液渗透到组织间隙,能吞噬侵入体内的病原微生物及自身变性物质,起着类似络脉"溢奇邪"的作用。

根据络病学说,络病是广泛存在于糖尿病慢性并发症中的病理状态,是糖尿病慢性并发症共同的病理基础,在消渴病中,气阴两虚为消渴病主要病机,可引起气血津液功能障碍,痰瘀互结,久病入络导致络病,从而产生络气虚滞、络脉瘀阻、络脉拙急、络脉瘀塞、络脉瘀毒、络脉瘀结等主要病理变化,导致糖尿病多种慢性并发症的发生。在糖尿病慢性并发症中,其病理环节虽有络气瘀滞等不同,但是"络脉瘀阻"是糖尿病慢性并发症病机的关键环节。因此治疗上应以"通"为要。

由于络病病因繁多,病机复杂,治法也较多,临床上针对病因治疗的大法有补气益血通络、辛通温阳活络、化瘀解毒通络、补肾活血通络、利水化湿通络、化痰逐瘀通络、熄风清热通络、理气导滞通络、益气养阴通络等,在活血化瘀、虫蚁搜剔的基础上尚可应用利水行血、辛香通络、藤类通络、引经活络等方药,针对病因、病型,综合调理,审因度势,截断扭转,多途径调节,以取得较为显著的临床疗效。

三、双途径学说

上海市名中医丁学屏教授从事糖尿病慢性并发症的临床防治研究十数载,积累了丰富的临床经验,近年来,以其深厚的中医理论功底,结合其自身体会,对糖尿病慢性并发症的病因病机提出了自己独特的理论体系和学术思想,现简介如下:

对于糖尿病的病因病机,丁学屏教授依据《黄帝内经》经旨,概括为两方面:一方面,如《素问·气厥论》所言"心移热于肺,传为鬲消"。从中医理论而言,因心肺同居膈上,心为君主,肺为相辅,朝夕相依。君火炎上,肺金受灼,上焦槁热,故名鬲消。从现实情况看:现代社会,生活节奏过快,心理负荷过重,年轻白领,企业、商业巨子患糖尿病的日趋增多,正如《素问·逆调论》中指出的"肝一阳也,心二阳也,肾孤脏也,一水不能胜二火",这可以说是"心移热于肺,传为鬲消"的注脚。而由此导致的肺胃燥热,可进一步灼津伤液,而津不载血,血行仄涩,脉络瘀阻;同时,如津伤不复,燥热未除,而气阴两伤,病及脾肾两脏,最终引起糖尿病慢性并发症。另一方面,如《素问·奇病论》所言"此人必数食甘美而多肥也,肥者令人内热,甘者令人中满,故其气上溢,转为消渴"。因为肥甘过用,饮食不节,导致热量摄入超标,以致积湿酿热,湿郁成痰,热郁化火,一方面引起肥胖、糖脂代谢异常;另一方面,痰火炽盛,三焦猛热,劫津伤血,精血日耗,病及肝肾,而致糖尿病慢性并发症的发生、发展。应当指出,上述两大病因病机之间,可谓犬牙交错,而使本病的病机更趋错综复杂。

提纲挈领而言,关于糖尿病慢性并发症的中医病因病机,可以概括两条转归途径:

1. 脾肾转归途径　是指消渴病日久,燥热或湿热耗气伤阴,病及脾肾两脏,最终阴损及阳,而致阴阳两虚。相关并发症有:自主神经损伤而出现呕吐不食(糖尿病性胃轻瘫)、泄泻(糖尿病性腹泻)、癃闭(糖尿病神经源性膀胱)、微血管病变而发生水肿(糖尿病肾病)。

2. 肝肾转归途径　另一途径是燥热(或湿热化燥化火)既久,精血日耗,病及肝肾两脏,可导致阴亏阳亢,风阳上扰而致眩晕(糖尿病合并高血压)、中风(糖尿病性脑梗死)、风淫末疾而病周痹(糖尿病性周围神经病变)、燥热耗津伤血,津不载血,血行仄涩而为胸痹心痛(糖尿病心脏病)、脱疽(糖尿病足)、视瞻昏渺(糖尿病性视网膜病变)、暴盲(视网膜出血)、血灌瞳神(玻璃体积血)。

明晰前述糖尿病慢性并发症的转归规律及病因病机,可使其证治方药纲举目张,从而有助于临床研究和实践。

第三节　糖尿病血管神经并发症的中药治疗

糖尿病慢性并发症的中医治疗原则是辨证与辨病相结合,首重辨病,以病统证。因为不同的病有其自身的演变规律,只有在把握疾病规律的前提下才能更好地把握证。当然对于一些疑难病例,常规治疗难以取效,就可以发挥中医辨证施治的灵活性,临床往往取得奇效。

本章由于篇幅所限,不能将所有糖尿病慢性并发症的中医药治疗全部罗列,只能参照《糖尿病中医防治指南》将主要的糖尿病慢性并发症的辨治要点分述,至于具体的证候、证型及处方用药,各家均有不同,且均有详细记述,这里就不再赘述。另外,临床中医治疗,使用最多的仍然是方剂,因此,在这里对常用方剂按其主要功效进行罗列,以供临床应用参考。

一、糖尿病慢性并发症中医辨治规律

(一) 糖尿病合并心脏病中医辨治规律

糖尿病合并心脏病属于中医"心悸""胸痹心痛""真心痛""水肿"等范畴。其病位在心,涉及肺、脾、肝、肾;其病性为本虚标实,虚实夹杂,以气血阴阳亏虚为本,以气滞、痰浊、血瘀、寒凝为标。

糖尿病合并心脏病、糖尿病并发或伴发心脏病为糖尿病迁延日久,累及心脏,因心气阴虚或心脾两虚,致痰浊、瘀血内阻心络,或素体心阴阳亏虚,或久病而致心肾阳虚。发病初期为心之气阴不足、心脾两虚,心脉失养,或脾虚痰浊闭阻,胸阳不振;渐至伤及肝、肾,血瘀阻塞心络,心之络脉绌急;病变晚期,心气衰微,水饮停聚,痰、瘀、水互结,络脉受阻,甚或阴损及阳,阴竭阳绝,阴阳离决。

临床上根据病机演变和临床症状特征分三个阶段进行治疗:

1. 发病初期　糖尿病经久不愈,心脏气阴耗伤,心阴不足,心火偏旺,心神不宁;或心脾两虚,气血亏虚,心脉失养则心悸、怔忡。脾虚失运,肺失治节,肾气失司,痰浊内生;或因阴虚燥热,灼津成痰,痰浊闭阻,气机不利,胸阳不振,弥漫心胸,发为胸痹。

2. 病变进展期 "久病入络""久病必虚""久病必瘀",气虚血瘀,血运不畅,或气滞血瘀,心络瘀阻,不通则痛,故胸中刺痛,甚者胸痛彻背、背痛彻心。阴损及阳,心脾阳虚,寒凝血瘀,阻闭心脉,则发为胸痹心痛。病情进一步发展,络脉绌急,心络郁塞不通,可见心胸猝然大痛,而发真心痛。

3. 病变晚期 糖尿病累及心脏日久,脾虚湿阻,阴阳俱虚,痰湿内盛,血液凝滞,痰瘀稽留脉络,瘀血与痰浊凝聚,壅塞心络;或由虚损至衰微,脏腑血脉瘀阻不通,肺络瘀阻,肺气受遏,失其肃降,心肾阳虚,水邪内停,水饮上凌心肺,则喘息、四肢逆冷青紫、尿少、水肿;重则虚阳欲脱,阴竭阳绝,阴阳离决而见大汗淋漓、四肢厥冷、脉微欲绝等。

(二)糖尿病心脏自主神经病变中医辨治规律

糖尿病心脏自主神经病变属于中医"心悸""怔忡"等范畴。其病位在心,涉及肝、肾、脾、肺;其病性为本虚标实,以气血不足、阴阳两虚为本,痰、火、瘀为标。

糖尿病心脏自主神经病变多由糖尿病久治不愈,脏腑功能失调,导致心气血阴阳亏虚,痰火瘀血内阻,心失所养,神无所依,发为心悸。

临床上根据其病机演变和症状特征进行治疗。该病的发生,主要为耗伤气阴,损伤心脾,脾不生血,致气血不足。心气虚,心神失养,神不守舍;心血虚,心失濡养不能藏神,故神不安而志不宁,发为心悸。病程迁延,伤及于肾,肾阴虚或肾水亏损,水不济火,虚火妄动,上扰心神;阴损及阳,阳气衰微,不能温养心脉,故悸动不安。"久病必瘀",肺气亏虚,不能助心以治节;肝气郁滞,气滞血瘀,心脉痹阻,营血运行不畅,而致心悸怔忡。

(三)糖尿病合并脑血管病中医辨治规律

糖尿病合并脑血管病属中医"中风""偏枯""头痛"等范畴。其病位在脑,涉及心、肝、肾诸脏;其病性多为本虚标实,上盛下虚,其病理因素有虚、火、风、痰、气、血六端。

糖尿病合并脑血管病的病因多由于糖尿病日久,气阴两虚,心、肝、肾三脏阴阳失调,加之劳倦内伤,忧思恼怒,肥甘厚味,变生痰瘀,痰热内蕴;或外邪侵袭等诱因,以致气血运行受阻,肌肤筋脉失于濡养;风痰瘀血,上犯清空,神气闭阻所致。

临床上根据病机演变和临床症状特征进行治疗。糖尿病合并脑血管病的发生,主要在于糖尿病日久,气阴两虚,气虚运血无力,气虚运化无力,变生痰瘀,阻于脑脉,窍络窒塞,气血不相接续,神机失用;或阴亏于下,肝阳暴涨,阳亢风动,血随气逆,夹痰夹火,横窜经隧,夹风动肝,风痰瘀血,上犯清空,蒙蔽清窍,而形成上实下虚,阴阳互不维系,闭脑卒中,神机失用。

(四)糖尿病周围神经病变中医辨治规律

糖尿病周围神经病变属中医"麻木""血痹""痛证""痿证"等范畴。其病位主要在肢体络脉,内及肝、肾、脾等脏腑;其病性属本虚标实证,以气血亏虚为本,瘀血阻络为标。

本病是因糖尿病日久,耗伤气阴,阴阳气血亏虚,血行瘀滞,脉络痹阻所致。病机有虚有实。虚有本与变之不同。虚之本在于阴津不足,虚之变在于气虚、阳损。虚之本与变,既可单独起作用,也可相互转化,互为因果;既可先本后变,也可同时存在。实为痰与瘀,既可单独致病,也可互结并见。临床上,患者既可纯虚为病,所谓"气不至则麻""血不荣则木""气血失充则痿";又可虚实夹杂,但一般不存在纯实无虚之证。虚实夹杂者,在虚实之间,又多存在因果标本关系。常以虚为本,而阴虚为本中之本,气虚、阳损为本中之变,以实为标,痰浊瘀血阻滞经络。

临床上根据其病机演变和症状特征分为四个阶段进行治疗。

1. **麻木为主期**　多由于肺燥津伤,或胃热伤阴耗气,气阴两虚,血行瘀滞;或气虚血瘀,或阴虚血瘀;或气阴两虚致瘀,脉络瘀滞,肢体失荣。临床可见手足麻木时作,或如蚁行、步如踩棉、感觉减退等。

2. **疼痛为主期**　气虚血瘀、阴虚血瘀,迁延不愈;或由气损阳,或阴损及阳,阳虚失煦,阴寒凝滞,血瘀为甚;或复因气不布津,阳不化气,痰浊内生,痰瘀互结,痹阻脉络,不通则痛。临床上常呈刺痛、钻凿痛或痛剧如截肢,夜间加重,甚则彻夜不眠等。

3. **肌肉萎缩为主期**　多由于上述两期迁延所致。由于久病气血亏虚,阴阳俱损;或因麻木而肢体活动长期受限,血行缓慢,脉络瘀滞,肢体、肌肉、筋脉失于充养,则肌肉日渐萎缩、肢体软弱无力。常伴有不同程度的麻木、疼痛等表现。

4. **与糖尿病足并存期**　由于糖尿病周围神经病变常与糖尿病微血管病变、大血管病变互为因果,因此,本病后期往往与糖尿病足同时存在。一旦病至此期,则病情更为复杂,治疗当与糖尿病足的治疗互参。

(五) 糖尿病足中医辨治规律

糖尿病足属中医"筋疽""脱疽"等范畴。其病位在血、脉、筋;其病性为本虚标实之证,以气血阴阳亏虚为本,以湿热、邪毒、络阻、血瘀为标。

糖尿病足的发生主要由于糖尿病日久,耗伤气阴,五脏气血阴阳俱损,肌肤失养,血脉瘀滞,日久化热,灼伤肌肤和/或感受外邪致气滞、血瘀、痰阻、热毒积聚,以致肉腐骨枯所致。若过食肥甘、醇酒厚味,损伤脾胃,致湿浊内生,湿热互结,气血运行不畅,络脉瘀阻,四肢失养;或脾运失常,痰湿内停,阻遏气机,气滞血瘀,久而化热,热盛肉腐;或肝阴亏虚,疏泄失职,气血瘀滞,郁久化热,热瘀相合,筋烂肉腐;或年高脏腑功能失调,正气不足,肝肾之气渐衰,水亏火炽,火毒炽盛,热灼营血;复因感受外邪及外伤等诱因,致皮肤经脉受损,局部瘀血阻滞,瘀久化火,蕴热湿毒灼烁脉肉、筋骨而发为坏疽、溃疡。

临床上根据其病机演变和症状特征分为三个阶段进行治疗。

1. **早期**　气阴两虚,脉络闭阻。本病因糖尿病日久,耗气伤阴,气虚则血行无力,阴虚则热灼津血,血行涩滞,均可酿成血瘀,瘀阻脉络,气血不通,阳气不达,肢端局部失养而表现为肢冷、麻木、疼痛。

2. **中期**　湿热瘀毒,化腐成疽。若燥热内结,营阴被灼,络脉瘀阻;或患肢破损,外感邪毒,热毒蕴结;或肝经湿热内蕴,湿热下注,阻滞脉络;或脉络瘀血化热,淫气于筋,发于肢末,则为肢端坏疽,而致肉腐、筋烂、骨脱。若毒邪内攻脏腑,则高热神昏,病势险恶。

3. **晚期**　若迁延日久,气血耗伤,正虚邪恋,伤口迁延难愈。表现为虚实夹杂,以肝肾阴虚或脾肾阳虚夹痰瘀湿阻为主。病情发展至后期则阴损及阳,阴阳两虚,阳气不能敷布温煦,致肢端阴寒凝滞,血脉瘀阻而成。若治疗得当,正气复,气血旺,毒邪去,则可愈合。

(六) 糖尿病性代谢性骨病中医辨治规律

糖尿病合并骨质疏松症可参照中医"骨痿""骨枯""骨极""痿证"等进行治疗。其病位在骨与关节;其病性为本虚标实,本虚与肝、脾、肾三脏密切相关,标实则多为血瘀。

糖尿病合并骨质疏松症的发生与糖尿病的病程、病情控制好坏密切相关。糖尿病的发生与患者的先天禀赋有关,而五脏之中脾肾两脏尤为紧要,盖肾为先天立命之基,脾为后天生化之本。同时随着糖尿病的发展,燥热既久,初则耗气伤津,继则耗精伤血,而及肝肾两脏。另外,燥热耗伤津液,津血同源,日久因虚致瘀。因此,在糖尿病合并骨质疏松症的发生中,肾虚、脾虚、肝肾不足及血瘀均起着至关重要的作用。

临床上根据病机演变和临床症状特征进行治疗。"肾主骨","肾藏精,精生髓,髓生骨",故肾中精气的盛衰决定着骨骼之强劲与脆弱。糖尿病患者先天禀赋不足,加之病久肾中精气更加耗伤,以致肾虚精少、精不生髓,则骨失所养,产生骨质脆弱。脾失运化,后天之精不足,肾精乏源,亦可致骨骼失养,骨骼脆弱无力。糖尿病日久,肝肾精血亏损,筋脉失养,可致肢体、关节疼痛,屈伸不利。糖尿病久病入络,使气滞血行不畅,加上燥热内盛,炼液成瘀,最终导致血脉瘀滞,经络痹阻,经脉失养,脉络拙急,引起关节、筋骨的疼痛麻木,发为骨痿、骨痹。

(七) 糖尿病肾病中医辨治规律

糖尿病肾病属中医"水肿""虚劳""关格"等范畴。其病位在肾,可涉及五脏六腑;其病性为本虚标实,本虚为肝脾肾虚,五脏气血阴阳俱虚,标实为气滞、血瘀、痰浊、浊毒、湿热等。

糖尿病肾病的发生是由于素体肾虚,糖尿病迁延日久,耗气伤阴,五脏受损,兼夹痰、热、郁、瘀等致病。发病之初气阴两虚,渐至肝肾阴虚;病情迁延,阴损及阳,伤及脾肾;病变晚期,肾阳衰败,浊毒内停;或见气血亏损,五脏俱虚。

临床上根据其病机演变和症状特征分为三个阶段进行治疗。

1. **发病初期** 气阴两虚,渐至肝肾阴虚,肾络瘀阻,精微渗漏。肾主水,司开阖,糖尿病日久,肾阴亏损,阴损耗气,而致肾气虚损,固摄无权,开阖失司,开多阖少则尿频尿多,开少合多则少尿浮肿;或肝肾阴虚,精血不能上承于目而致两目干涩、视物模糊。

2. **病变进展期** 脾肾阳虚,水湿潴留,泛溢肌肤,则面足水肿,甚则胸水、腹水;阳虚不能温煦四末,则畏寒肢冷。

3. **病变晚期** 肾体劳衰,肾用失司,浊毒内停,五脏受损,气血阴阳衰败。肾阳衰败,水湿泛滥,浊毒内停,重则上下格拒,变证蜂起。浊毒上泛,胃失和降,则恶心呕吐、食欲不振;水饮凌心射肺,则心悸气短、胸闷喘憋不能平卧;溺毒入脑,则神志恍惚、意识不清,甚则昏迷不醒;肾元衰竭,浊邪壅塞三焦,肾关不开,则少尿或无尿,并见呕恶,以致关格。

(八) 糖尿病视网膜病变中医辨治规律

糖尿病视网膜病变分属于"视瞻昏渺"、"云雾移睛"、"暴盲"及"血灌瞳神"等内障眼病范畴。其病位在目,涉及五脏,以脾、肝、肾为主,涉及心、肺;其病性为本虚标实,虚实夹杂,寒热并见。本虚为气阴两虚、阴阳俱虚,标实为瘀血阻络。

糖尿病视网膜病变的发生是由于素体禀赋不足,阴虚体质;或饮食不节,脾胃受损;或劳伤过度,耗伤肝脾肾,阴虚燥热,日久则气阴两虚或阴阳两虚,夹瘀而致病。

临床上根据其病机演变和症状特征进行治疗。该病为糖尿病日久,肝肾亏虚,目失濡养;阴虚致虚火上扰,灼伤目络;日久耗气伤阴,气阴两虚,瘀阻于目;阴损及阳,致阴阳两虚,寒凝血瘀,目络阻滞,痰瘀互结,最终均伤及于目。

(九) 糖尿病胃肠病中医辨治规律

糖尿病胃肠病属中医"痞满""呕吐""便秘""泄泻"等范畴。其病位在胃肠,累及肝脾肾;其病性为"本虚标实",本虚脾胃虚弱为主,标实是湿热、气滞、燥热、痰浊、瘀血等。

糖尿病胃肠病的病因为素体脾虚胃强或肝郁脾虚,糖尿病迁延日久,耗气伤阴,五脏受损,夹痰、热、郁、瘀等致病。另外,由于糖尿病失治、误治或过用苦寒或温补滋腻之剂亦伤脾胃、大肠功能,导致本病迁延难治。其中内因是糖尿病导致脾胃肝肾功能失常及七情不畅,外因主要是不良饮食习惯。

临床上根据其病机演变和症状特征分为三个类型进行治疗。

1. 糖尿病性胃轻瘫 糖尿病迁延日久,气阴耗伤,脾胃失养,纳运无权,升降失和;又因七情不畅,肝疏泄不利,横逆犯胃,受纳运化失常所致。以脾胃虚弱、运化无力为本,湿阻气滞、胃失和降为标,为虚实夹杂之证。许多患者表现为脾虚胃失和降之候。

2. 糖尿病性便秘 糖尿病日久,肠胃受累,或因燥热内结,津液耗伤,导致肠道失润,大便干结难以排出;或因病久气阴耗伤,气虚则大肠传送无力,阴伤津亏则不能滋润大肠而致肠道干涩,大便排出困难。

3. 糖尿病性腹泻 糖尿病日久,耗伤脾胃之阴,阴损及阳,脾阳亦虚,脾失运化,导致腹泻;脾阳损及肾阳,脾肾阳虚,命门火衰,不能助脾胃腐熟水谷,运化精微,腹泻加重;或饮食失调,湿热内蕴,升降失常,亦可导致泄泻。

总之,糖尿病日久或迁延失治,脾胃受损,健运失职,气机不利,郁而不行,饮食水谷滞留于胃;加之土虚木旺,肝气横逆犯脾,肝脾不和,气机郁滞,肠道分清泌浊功能失调,或发为便秘,或发为泄泻,抑或交替发作,终致虚实夹杂之证,发为本病。

(十) 糖尿病神经源性膀胱中医辨治规律

糖尿病神经源性膀胱属于中医"癃闭""淋证"范畴。其病位在肾与膀胱;其病性为本虚标实之证。本虚以肾虚为主,又与肺脾相关,标实主要为水湿、湿热、瘀血。

糖尿病神经源性膀胱是糖尿病慢性并发症之一。糖尿病患者多素体肥胖、过食肥甘厚味,肥者令人内热、甘者令人中满,日久湿热内生;或因肺脾肾功能失常,水液代谢失常,水湿内停,日久湿郁化热;或因先天肾脏亏虚,或房劳伤肾,或糖尿病患病日久,病及肝肾,终致肾阳亏虚,膀胱气化不利;糖尿病患者阴虚血液涩滞,气虚血流不畅,瘀血内生,瘀水互结于膀胱。若情志不畅,三焦水道阻滞,亦可诱发本病。

临床上根据其病机演变和症状特征分为四个证型进行治疗。

1. 肝气郁滞 若情志不舒,肝气郁滞则三焦水道阻滞不通,膀胱气化失调而发生癃闭。

2. 膀胱湿热 过食肥甘或肺脾肾功能失常均可导致湿热内蕴。湿流于下,下注膀胱,则膀胱气化不利,开阖失司,发生癃闭。

3. 下焦瘀热 糖尿病患者阴虚血滞,气虚浊流,瘀血内生;若瘀热阻滞于下焦,气机不畅,尿道闭塞,则发癃闭。

4. **肾阳不足** 糖尿病日久肾阳亏虚,蒸腾气化功能失常,既可出现"关门不利"的小便量少,又可出现气不化水的小便清长。若肾阳不足,气化失司,膀胱阖而不开,则发生癃闭。

(十一)糖尿病勃起功能障碍中医辨治规律

糖尿病勃起功能障碍属中医"阳痿""阴痿""阴器不用""宗筋弛纵"等范畴。其病位在宗筋,主要病变脏腑为肝、脾、肾;其病性有虚实之分,且多虚实相兼。肝郁不疏、气滞血瘀、湿热下注属实,多责之于肝;阴阳两虚、心脾亏虚属虚,多与脾、肾有关。

糖尿病勃起功能障碍的发生,主要原因有:

1. **禀赋不足,劳伤久病** 先天不足,恣情纵欲,房事过度,或手淫、早婚,精气虚损,命门火衰;糖尿病日久耗伤气血阴液,久病损伤脾胃,气血化源不足,致宗筋失养而成。

2. **七情失调,饮食不节** 糖尿病患病日久,长期精神压抑,情志不遂,忧思郁怒,肝失疏泄,宗筋所聚无能,乃成阳痿;或过思多虑,损伤脾肾,气血不足,宗筋失养,则阳事不举;或过食醇酒厚味,脾胃运化失常,聚湿生热,湿热下注,经络阻滞,气血不荣宗筋乃成阳痿。

临床上根据其病机演变和症状特征分为三个类型进行治疗。

1. **肾虚精亏** 糖尿病日久,肾虚精亏,真阳衰微,则宗筋无以作强;肝失疏泄,气机阻滞,血不达宗筋,则宗筋不聚;思虑伤脾,脾失运化,气血生化乏源,宗筋失养。

2. **因实致虚** 糖尿病日久不愈,常因实致虚。如湿热下注,湿阻阳气,可致脾肾阳虚之证;湿热灼伤阴精,或肝郁化火伤及肝肾,而成肝肾阴虚之证。

3. **因虚致实** 糖尿病日久不愈,亦可因虚致实。虚损之脏腑因功能失调而产生各种病理产物,如脾虚痰湿内生,或久病入络夹瘀,可致脾虚夹湿夹痰、肾虚夹痰夹瘀之证。常因欲求不遂,抑郁不欢,久之多兼夹肝郁不舒之实证,以致病情更加错综复杂。

(十二)糖尿病泌汗异常中医辨治规律

糖尿病泌汗异常属于中医的汗证。其病位在皮肤腠理,病位虽在表,却是体内脏腑功能失调的表现;其病性为本虚标实。汗出过多的本虚主要为气虚不固,标实主要为热逼汗出。汗出过少则主要为阴津亏虚。

糖尿病泌汗异常是由于糖尿病日久脾失健运,胃失和降,酿生内热;或情志不畅,日久气郁化火;或先天肾脏亏虚,或房劳伤肾,又及肝肾,肾精更亏。由于上述原因使卫气受损、腠理不固;阴虚于内,虚热内蒸;肺胃热盛,热迫津泄,腠理开阖失司,从而导致糖尿病患者的异常汗出。

临床上根据其病机演变和症状特征分为三个证型进行治疗。

1. **营卫失调** 若糖尿病外邪袭表或肺气虚弱,皆可导致腠理疏松,卫气失固,开阖之权而自汗出。此时营阴亦不能内守,形成营卫不和之病机。

2. **气虚不固** 由于糖尿病患者肺脾肾不足或久病体虚导致气虚固摄失职,气虚不能固摄阴液,津液失固而外泄。

3. **阴虚火旺** 糖尿病患者饮食不节、情志郁结;或糖尿病日久,病及下焦而致肝肾阴虚。阴虚生内热,虚火内扰,津液不藏而外泄。若阴津亏损,汗液乏源,亦可出现汗出过少。

二、治疗糖尿病慢性并发症的常用中药方剂

(一)治疗糖尿病合并心血管疾病常用方剂

1. **生脉散**

【方源】《医学启源》

【药物组成】人参、麦门冬、五味子。

【功效主治】益气养阴,敛汗生脉。主治气阴两伤,肢体倦怠,气短懒言,口干作渴,汗多脉虚等症。可用于糖尿病合并心脏病证属气阴两虚者。

2. **瓜蒌薤白半夏汤**

【方源】《金匮要略》

【药物组成】瓜蒌实、薤白、半夏。

【功效主治】行气解郁,通阳散结,祛痰宽胸。主治痰盛瘀阻胸痹证。症见胸中满痛彻背,背痛彻胸,不能安卧者,短气,或痰多黏而白,舌质紫暗或有暗点,苔白或腻,脉迟。可用于糖尿病合并心脏病证属痰浊阻滞者。

3. **血府逐瘀汤**

【方源】《医林改错》

【药物组成】当归、生地、桃仁、红花、枳壳、赤芍药、柴胡、甘草、桔梗、川芎、牛膝。

【功效主治】活血祛瘀,行气止痛。主治胸部的瘀血证。症见胸痛,胸闷呃逆,失眠不寐,心悸怔忡等。可用于糖尿病合并心脏病辨证属心脉瘀阻者。

4. **炙甘草汤**

【方源】《伤寒论》

【药物组成】炙甘草、生姜、桂枝、人参、生地黄、阿胶、麦门冬、麻仁、大枣。

【功效主治】益气滋阴,通阳复脉。主治阴血不足,阳气虚弱证。脉结代,心动悸,虚羸少气,舌光少苔,或质干而瘦小者。可用于糖尿病合并心脏病辨证属阴阳两虚者。

5. **参附汤**

【方源】《校注妇人良方》

【药物组成】人参、熟附子。

【主治功效】益气、回阳、救脱。主治元气大亏,阳气暴脱,汗出黏冷,四肢不温,呼吸微弱,或上气喘急,或大便自利,或脐腹疼痛,面色苍白,脉微欲绝。可用于糖尿病合并心脏病证属心肾阳虚者,可和后面论及的真武汤联合应用。

6. **葶苈大枣泻肺汤**

【方源】《金匮要略》

【药物组成】葶苈、大枣。

【功效主治】泻肺行水,下气平喘。原主治肺痈,喘不得卧;肺痈,胸满胀,一身面目浮肿,鼻塞,清涕出,不闻香臭酸辛,咳逆上气,喘鸣迫塞;或支饮胸满者。可用于糖尿病合并心

脏病证属水气凌心者,可合用真武汤而达温阳利水的功效。

(二)治疗糖尿病心脏自主神经病变常用方剂

1. 归脾汤

【方源】《正体类要》

【药物组成】白术、当归、白茯苓、黄芪、远志、龙眼肉、酸枣仁、人参、木香、炙甘草。

【功效主治】益气补血,健脾养心。主治心脾气血两虚证。心悸怔忡,健忘失眠,盗汗,体倦食少,面色萎黄,舌淡,苔薄白,脉细弱。可用于糖尿病心脏自主神经病变中医辨证属心脾两虚者。

2. 天王补心丹

【方源】《校注妇人良方》

【药物组成】酸枣仁、柏子仁、当归、天冬、麦冬、生地、人参、丹参、玄参、云苓、五味子、远志肉、桔梗。

【功效主治】滋阴养血,补心安神。主治阴虚血少,神志不安证。心悸失眠,虚烦神疲,梦遗健忘,手足心热,口舌生疮,舌红少苔,脉细而数。可用于糖尿病心脏自主神经病变中医辨证属心肾阴虚证者。

3. 桂枝甘草龙骨牡蛎汤

【方源】《伤寒论》

【药物组成】桂枝、甘草、牡蛎、龙骨。

【功效主治】温补心阳,安神定悸。主治心悸怔忡,多梦失眠等症。可用于糖尿病心脏自主神经病变中医辨证属心阳亏虚证者。

4. 补中益气汤

【方源】《内外伤辨惑论》

【药物组成】黄芪、甘草(炙)、人参、当归身、橘皮、升麻、柴胡、白术。

【功效主治】补中益气,升阳举陷。主治脾胃气虚,少气懒言,四肢无力,困倦少食,饮食乏味,不耐劳累,动则气短;或气虚发热,气高而喘,身热而烦,渴喜热饮,其脉洪大,按之无力,皮肤不任风寒,而生寒热头痛;或气虚下陷,久泻脱肛。现用于子宫下垂、胃下垂或其他内脏下垂者。可用于糖尿病心脏自主神经病变辨证属中气不足者。

5. 血府逐瘀汤

方药组成及功效见前。可用于糖尿病心脏自主神经病变中医辨证属心脉瘀阻证者。

(三)治疗糖尿病合并脑血管病常用方剂

1. 天麻钩藤饮

【方源】《中医内科杂病证治新义》

【药物组成】天麻、栀子、黄芩、杜仲、益母草、桑寄生、夜交藤、朱茯神、川牛膝、钩藤、石决明。

【功效主治】平肝熄风,清热活血,补益肝肾。主治肝经有热,肝阳偏亢,头痛头胀,耳鸣目眩,少寐多梦;或半身不遂,口眼歪斜,舌红,脉弦数。可用于糖尿病合并脑血管病证属肝阳暴亢者。

2. 导痰汤

【方源】《校注妇人良方》

【药物组成】制半夏、橘红、茯苓、枳实、南星、甘草、生姜。

【功效主治】燥湿豁痰，行气开郁。主治痰涎壅盛，胸膈痞塞，或咳嗽恶心，饮食少思。可用于糖尿病合并脑血管病证属风痰阻络者。

3. 牵正散

【方源】《杨氏家藏方》

【药物组成】白附子、白僵蚕、全蝎。

【功效主治】祛风化痰止痉。主治中风中经络，口眼歪斜。可与导痰汤合用治疗糖尿病合并脑血管病证属风痰阻络者。亦可用于后遗症期而见口眼歪斜者。

4. 补阳还五汤

【方源】《医林改错》

【药物组成】黄芪、当归、赤芍、地龙、川芎、红花、桃仁。

【功效主治】补气活血通络。主治中风及中风后遗症。半身不遂，口眼歪斜，语言謇涩，口角流涎，小便频数或遗尿不禁，舌黯淡，苔白，脉缓。可用于糖尿病合并脑血管病证属气虚血瘀者。亦可用于后遗症期因气虚血瘀而导致半身不遂者。

5. 大定风珠

【方源】《温病条辨》

【药物组成】生白芍、阿胶、生龟板、干地黄、麻仁、五味子、生牡蛎、麦冬、炙甘草、鸡子黄、鳖甲。

【功效主治】滋阴熄风。主治阴虚动风证。原用于温病后期，神倦瘛疭，脉气虚弱，舌绛苔少，有时时欲脱之势者。可用于糖尿病合并脑血管病证属阴虚风动证者。

(四)治疗糖尿病周围神经病变常用方剂

1. 补阳还五汤
方剂组成和功效见前述。今亦可用于治疗糖尿病周围神经病变证属气虚血瘀者。

2. 芍药甘草汤

【方源】《伤寒论》

【药物组成】芍药、甘草。

【功效主治】调和肝脾，缓急止痛。原用于伤寒伤阴，筋脉失濡，腿脚挛急，心烦，微恶寒，肝脾不和，脘腹疼痛。现用于各种疾病所致疼痛，中医辨证属阴血亏虚，肝脾失调者。可联合四物汤应用于糖尿病周围神经病变证属阴虚血瘀者。

3. 指迷茯苓丸

【方源】《是斋百一选方》引《全生指迷》

【药物组成】半夏、茯苓、芒硝、枳壳、生姜。

【功效主治】燥湿和中，化痰通络。原用于痰饮留伏，筋络挛急，臂痛难举。可用于糖尿病周围神经病变而见痰瘀阻络者，常和黄芪桂枝五物汤联合应用。

4. 黄芪桂枝五物汤

【方源】《金匮要略》

【药物组成】黄芪、芍药、桂枝、生姜、大枣。

【功效主治】益气温经,和血通痹。原用于治疗血痹。见有肌肤麻木不仁,如风痹状。可用于治疗糖尿病周围神经病变而有肢体麻木症状者。

5. 壮骨丸

【方源】《丹溪心法》

【药物组成】虎骨、芡实、酸枣仁、枸杞子、五味子、川芎、当归、石斛、龟甲、附片、杜仲、黄柏、羌活、独活、防风、木瓜、白芍、怀牛膝、白术、苍术、党参、沙参、黄芪、补骨脂、山药、薏苡仁、防己、珍珠草、桂枝、紫地榆、熟地黄、菟丝子、茯苓、干姜。

【功能主治】祛风除湿,养阴潜阳,强筋壮骨。原用于风湿痹痛,筋骨痿软,肾阳不足,精血亏损,骨蒸痨热。可用于糖尿病周围神经病变证属肝肾亏虚者。

6. 撮风散

【方源】《直指小儿方》

【药物组成】蜈蚣、钩藤、朱砂、僵蚕、全蝎、麝香。

【功效主治】熄风,除痰,止痉。原用于新生儿破伤风,角弓反张,手足搐搦者。可用于糖尿病周围神经病变症见肢体麻木、疼痛,属中医"内风窃络"者。

(五)治疗糖尿病肾病的常用方剂

1. 六味地黄丸

【方源】《小儿药证直诀》

【药物组成】熟地黄、山萸肉、山药、泽泻、茯苓、牡丹皮。

【功效主治】滋阴补肾。用于肾阴亏损,头晕耳鸣,腰膝酸软,骨蒸潮热,盗汗遗精,五心烦热,咽干颧红。

附方:

参芪地黄汤,如糖尿病肾病患者证属气阴两虚者,可在六味地黄丸基础上加党参、黄芪,而成参芪地黄汤。

杞菊地黄丸,如糖尿病肾病患者证属肝肾阴虚者,可在六味地黄丸基础上加枸杞子、菊花,而成杞菊地黄丸。

2. 肾气丸

【别名】金匮肾气丸、桂附八味丸、桂附地黄丸。

【方源】《金匮要略》

【药物组成】干地黄、薯蓣(即山药)、山茱萸、茯苓、泽泻、丹皮、桂枝、炮附子。

【功效主治】补肾助阳。用于肾气不足,腰酸脚软,肢体畏寒,少腹拘急,小便不利或频数,夜尿增多,阳痿早泄,舌质淡胖,脉沉细。

附方:

济生肾气丸,如糖尿病肾病患者在肾气丸见证基础上水肿较甚者,可在肾气丸基础上加车前子、牛膝而成济生肾气丸。

3. **当归补血汤**

【方源】《内外伤辨惑论》

【药物组成】黄芪、当归。

【功效主治】补气生血。用于气虚血亏,而见面色萎黄,神疲体倦。可用于糖尿病肾病而见气血亏虚证者。

4. **鹿茸丸**

【方源】《三因极一病证方论》卷十

【药物组成】鹿茸(可用鹿角片代)、麦冬、熟地黄、黄芪、鸡内金、肉苁蓉、山茱萸、补骨脂、牛膝、五味子、茯苓、玄参、地骨皮、人参。

【功效主治】益气养阴,阴阳双补。用于肾虚消渴,小便无度。可用于糖尿病肾病早、中期见气阴两虚、阴阳失衡的患者。

5. **附子理中丸**

【方源】《太平惠民和剂局方》

【药物组成】附子(炮)、人参、干姜、白术、甘草。

【功效主治】温阳祛寒,补气健脾。用于脾胃虚寒较甚,或脾肾阳虚证。见脘腹疼痛,下利清谷,恶心呕吐,畏寒肢冷等。可用于糖尿病肾病证属脾肾阳虚的患者,水肿甚者可以和真武汤联合应用。

6. **真武汤**

【方源】《伤寒论》

【药物组成】茯苓、芍药、生姜、白术、附子(炮)。

【功效主治】温肾利水。用于脾肾阳虚、水湿内停而见水肿等。

(六)治疗糖尿病视网膜病变常用方剂

1. **杞菊地黄丸**

【方源】《医级》

【药物组成】生地、山茱萸、茯苓、山药、丹皮、泽泻、枸杞子、菊花。

【功效主治】滋肾养肝。用于肝肾阴虚,头晕目眩,视物不清,眼珠涩痛,羞明畏光,迎风流泪。可用于糖尿病视网膜病变证属肝肾阴虚的患者。

附方:

明目地黄丸:在杞菊地黄丸基础上再加当归、白芍、潼蒺藜、石决明。功效主治与杞菊地黄丸相仿。

2. **鹿肝丸**

【方源】《摄生众妙方》

【药物组成】熟地、生地、当归、枸杞子、甘菊花、天门冬、冬青子、白蒺藜、玄参、川芎、白芍药、黄连、槐角、茺蔚子,上共为细末,用鹿肝(去膜)捣烂为丸,如梧桐子大。

【功效主治】滋阴明目。用于阴血亏虚而见视物模糊者。

（七）治疗糖尿病胃肠病的常用方剂

1. 柴胡疏肝散

【方源】《景岳全书》

【药物组成】陈皮、柴胡、川芎、枳壳、芍药、甘草（炙）、香附。

【功效主治】疏肝解郁。主治胁肋疼痛，寒热往来。可用于糖尿病性胃轻瘫证属肝胃不和者。

2. 香砂六君子汤

【方源】《古今名医方论》

【药物组成】人参、白术、茯苓、甘草、陈皮、半夏、砂仁、木香。

【功效主治】益气健脾，行气化痰。主治脾胃气虚，痰阻气滞证。症见呕吐痞闷，不思饮食，脘腹胀痛，消瘦倦怠，或气虚肿满。可用于糖尿病性胃轻瘫证属脾虚湿困者。

3. 痛泻要方

【方源】《丹溪心法》

【药物组成】炒白术、炒芍药、炒陈皮、防风。

【功效主治】补脾柔肝，祛湿止泻。主治脾虚肝旺之肠鸣腹痛，大便泄泻，泻必腹痛，泻后痛缓（或泻后仍腹痛），舌苔薄白，脉两关不调，左弦而右缓者。可用于糖尿病性腹泻证属肝脾不调者。

4. 参苓白术散

【方源】《太平惠民和剂局方》

【药物组成】莲子肉、薏苡仁、缩砂仁、桔梗、白扁豆、白茯苓、人参、甘草、白术、山药。

【功效主治】益气健脾，渗湿止泻。主治脾气虚弱，湿邪内生，症见脘腹胀满，不思饮食，大便溏泻，四肢乏力，形体消瘦，面色萎黄，舌苔白腻，脉象细缓者。可用于糖尿病性腹泻证属脾胃气虚证者。

5. 黄芪汤

【方源】《金匮翼》

【药物组成】黄芪、麻仁、白蜜、陈皮。

【功效主治】益气通便。主治气虚性便秘，大便并不硬，虽有便意，但排便困难，便后乏力，面白神疲，脉弱。可用于糖尿病性便秘证属气虚便秘者。

6. 增液承气汤

【方源】《温病条辨》

【药物组成】玄参、麦冬、细生地、大黄、芒硝。

【功效主治】滋阴增液，泄热通便。主治阳明温病，热结阴亏，大便秘结，口干唇燥，舌苔薄黄而干，脉细数。可用于糖尿病性便秘证属阴虚肠燥者。

7. 人参乌梅汤

【方源】《温病条辨》

【药物组成】人参、莲子、炙甘草、乌梅、木瓜、山药。

【功效主治】酸甘化阴，健脾止痢。主治久痢伤阴，口渴舌干，微热微咳者。可用于糖尿病性腹泻证属脾胃虚弱,阴液亏耗者。

(八)治疗糖尿病神经源性膀胱常用方剂

1. 沉香散

【方源】《三因极一病证方论》

【药物组成】沉香、石韦、滑石、王不留行、当归、葵子、白芍药、甘草(炙)、橘皮。

【功效主治】理气通淋。用于因五内郁结,气不得舒,阴滞于阳,而致壅闭,小腹胀满,小便不通。可用于糖尿病神经源性膀胱证属肝气郁滞者。

2. 八正散

【方源】《太平惠民和剂局方》

【药物组成】车前子、瞿麦、扁蓄、滑石、山栀子、甘草(炙)、木通、大黄。

【功效主治】清热泻火,利水通淋。常用于湿热淋证。可用于糖尿病神经源性膀胱证属膀胱湿热者。

3. 抵当汤

【方源】《伤寒论》

【药物组成】水蛭、虻虫、桃仁、大黄。

【功效主治】破血逐瘀。治疗太阳蓄血证的方剂,亦治男子膀胱满急有淤血者。可用于糖尿病神经源性膀胱证属下焦瘀热者。

4. 肾气丸　药物组成、功效主治见前。可用于糖尿病神经源性膀胱证属肾阳不足者。

5. 通关丸

【别名】滋肾丸、知母黄柏滋肾丸、大补滋肾丸。

【方源】《兰室秘藏》

【药物组成】黄柏、知母、肉桂。

【功效主治】滋肾通关。主治热在下焦血分,小便不通。可用于糖尿病神经源性膀胱。

(九)治疗糖尿病勃起功能障碍常用方剂

1. 逍遥散

【方源】《太平惠民和剂局方》

【药物组成】柴胡、当归、白芍、白术、茯苓、生姜、薄荷、炙甘草。

【功效主治】疏肝解郁,健脾和营。用于治疗肝郁血虚脾弱证。致两胁作痛,头痛目眩,口燥咽干,神疲食少,或月经不调,乳房胀痛,脉弦而虚者。可用于糖尿病合并勃起功能障碍,中医辨证属肝气郁结证者。

2. 少腹逐瘀汤

【方源】《医林改错》

【药物组成】小茴香、干姜、延胡索、没药、当归、川芎、官桂、赤芍、蒲黄、五灵脂。

【功效主治】活血祛瘀,温经止痛。原用于少腹积块,疼痛或不痛,或痛而无积块,或少腹胀满,或经期腰酸、小腹胀,或月经一月见三五次,接连不断,断而又来,其色或紫或黑,或有血块,或崩或漏,兼少腹疼痛,或粉红兼白带者。可用于糖尿病合并勃起功能障碍,中医辨证属气滞血瘀证者。

3. 龙胆泻肝汤

【方源】《医方集解》

【药物组成】龙胆草、黄芩、山栀子、泽泻、木通、车前子、当归、生地黄、柴胡、生甘草。

【功效主治】泻肝胆实火,清下焦湿热。原用于肝胆实火上扰,症见头痛目赤,胁痛口苦,耳聋、耳肿;或湿热下注,症见阴肿阴痒,筋痿阴汗,小便淋浊,妇女湿热带下等。可用于糖尿病合并勃起功能障碍证属湿热下注者。

4. 归脾汤

药物组成、功效主治见前。可用于糖尿病合并勃起功能障碍证属心脾两虚证者。

5. 二仙汤

【方源】《中医方剂临床手册》

【药物组成】仙茅、仙灵脾、巴戟天、当归、黄柏、知母。

【功效主治】温肾阳,补肾精,泻肾火,调冲任。原用于更年期综合征(妇女绝经前诸证,头目昏眩、胸闷心烦、少寐多梦、烘热汗出、焦虑抑郁、腰酸膝软等),高血压、闭经及其他慢性病见有肾阴阳两虚、虚火上扰者。可用于糖尿病合并勃起功能障碍中医辨证属阴阳两虚者。

6. 长生丹

【方源】《集验良方》

【药物组成】地黄、山药、白茯神、何首乌、女贞子、甜石斛、枸杞、鹿角霜、山茱萸、菟丝子、肉苁蓉、鹿角胶、川牛膝、宣木瓜、虎胫骨、人参、丹皮、杜仲、胡麻、桑椹子。

【功效主治】秘精壮阳。主治男子劳损羸瘦,阳事不举,精神短少,须发早白,步履艰难;妇人下元虚冷,久不孕育。

(十)治疗糖尿病泌汗异常的常用方剂

1. 玉屏风散

【方源】《丹溪心法》

【药物组成】防风、黄芪、白术。

【功效主治】益气固表止汗。主治表虚自汗,易感风邪。可用于糖尿病多汗证属表虚不固者。

2. 当归六黄汤

【方源】《兰室秘藏》

【药物组成】当归、生地黄、熟地黄、黄柏、黄芩、黄连、黄芪。

【功效主治】滋阴泻火,固表止汗。用治阴虚火旺所致盗汗。可用于糖尿病多汗证属阴虚火旺者。

第四节　糖尿病慢性并发症中医防治研究进展

中医药防治糖尿病慢性并发症是中医药在糖尿病治疗领域的特色,也是中医药的优势所在。因此中医药防治糖尿病慢性并发症一直是中医药临床研究的重点。近年来也取得了一定的进展。

一、中医对糖尿病及其慢性并发症证候、证型的认识

中医药防治糖尿病及其慢性并发症离不开对证候及证型的认识。但由于理论体系不同,在这方面一直很难取得统一的认识。但要开展这方面的研究,尤其是临床研究,没有相对统一的临床证候、证型分类标准就很难统一疗效标准,对临床疗效的评价和比较就缺乏依据。笔者依据自己的临床研究经验,认为由中国中西医结合学会糖尿病专业委员会推荐的证候评判标准比较适合临床研究的需要,故摘录于此,以便研究者引用参考。

这一推荐标准以八纲辨证为纲、脏腑辨证为目,将中医辨证分为证候辨证和证型辨证两个层次,且制定了较详细的主症、次症,对于开展临床研究非常有帮助。

(一)证候辨证判定标准

证候辨证包括临床常见的主证(热盛证、阴虚证、气虚证、阳虚证)及兼夹证(夹湿证、夹瘀证和痰瘀证)。具体判定标准如下:

1. 主证

(1)热盛证

主症:口渴引饮,易饥多食,舌红苔黄,脉弦数或滑数。次症:心烦怕热,急躁易怒,尿频便秘。

(2)阴虚证

主症:咽干喜饮,五心烦热,舌红少苔,脉细数。次症:头晕耳鸣,心悸失眠,潮热盗汗。

(3)气虚证

主症:倦怠乏力,气短自汗,舌淡体胖,脉虚细无力。次症:面色㿠白,头晕目眩,少气懒言。

(4)阳虚证

主症:形寒肢冷,神情萎靡,便溏泄泻,舌淡苔白,脉沉细或沉迟无力。次症:面色㿠白,倦怠乏力,阳痿遗精。

2. 兼夹证

(1)夹湿证:包括湿热证和寒湿证。

1)湿热证:

主症:脘腹胀满,纳呆恶心,舌红苔黄腻,脉滑数。次症:渴不多饮,口有秽臭,肢体重着,头重如裹。

2)寒湿证:

主症:脘腹胀满、便溏泄泻、面色无华。次症:恶心呕吐,形寒肢冷,舌淡苔白腻,脉沉迟无力。

(2)夹瘀证

主症:肢体麻痛、胸痹心痛、唇舌紫暗、苔薄,脉涩不利。次症:手足紫暗、中风偏瘫、舌下青筋显露或舌有瘀斑。

(3)痰瘀证

主症:心胸窒闷、头晕目眩、肢沉体胖、舌暗边有齿痕、苔浊腻、脉弦滑。次症:嗜睡、痰

多口黏、胸闷气短、肢体酸痛。

（二）证型辨证判定标准

由于证候及兼证在临床较少单独出现，多数以2种或2种以上证候相兼并存，并随病情、病程的进展有一定演变规律，故该推荐标准按其演变规律分下列3型。

1. 阴虚热盛型　以热盛证候为主兼有阴虚证或伴兼证者。主症：口渴引饮、易饥多食、心烦失眠、尿频便秘。次症：急躁易怒，面红目赤、心悸怔忡、头晕目眩。舌脉：舌红苔黄、脉弦数或弦滑数。兼湿热证：脘腹胀满、恶心呕吐、口有秽臭、舌红苔黄腻。兼血瘀证：心胸隐痛、肢体麻痛、舌质暗红。此型在糖尿病早期多见。

2. 气阴两虚型　以气虚证候为主兼阴虚证或伴兼证者。主症：倦怠乏力、心悸气短、头晕耳鸣、自汗盗汗。次症：面色㿠白，心烦失眠、遗精早泄、口渴喜饮。舌脉：舌质淡红，少苔或剥花、脉濡细或细数无力。兼湿证：脘腹胀满、纳呆便溏、肢体重着、舌红苔白腻或黄腻。兼瘀证：心胸疼痛、肢体麻痛或局部发暗、舌暗或有瘀斑，或舌下青筋迂曲。此型是糖尿病最常见的证型，约80%的临床糖尿病患者属于这一证型，因此也是临床研究的主要证型。见于疾病的早中期。

3. 阴阳两虚型　以阳虚证候为主兼有阴虚证或伴兼症者。主症：精神萎靡、形寒肢冷、大便泄泻、阳痿遗精。次症：面色苍白无华、倦怠乏力、面目浮肿、腰酸耳鸣。舌脉：舌淡苔白、脉沉迟或沉细无力。兼寒湿证：脘腹胀满、纳呆呕恶、五更泄泻、肢体重着、舌暗淡边有齿痕，苔白腻，脉濡细无力。兼血瘀证：心胸疼痛，伴出冷汗，四肢厥逆；下肢紫暗，疼痛难忍、舌紫暗或有瘀斑或舌下青筋紫暗迂曲明显。此型多见于疾病的中、晚期，患者往往已经有较严重的糖尿病慢性并发症。

这一临床辨证分型标准被较广泛地应用于临床研究，且一些较大规模的临床流行病学调查研究也证明了该标准推荐的证候与糖尿病病程、糖尿病慢性并发症发生情况有较强的一致性。

二、糖尿病慢性并发症中医药治则治法研究进展

近年来中医界开展了大量的中医药防治糖尿病慢性并发症的临床研究，这些研究结果推动了中医药防治糖尿病慢性并发症的治则治法的研究，综合看来，目前较为系统的治则治法理论有两个——从瘀论治及从脾论治。

（一）从瘀论治

从瘀论治糖尿病慢性并发症的理论依据在于：无论是"郁热虚损学说"还是"络病学说"均强调"脉络瘀阻"是糖尿病慢性并发症发生、发展的关键。与传统中医对于糖尿病慢性并发症发生、发展认识相一致的是，这两种病机理论都认为"瘀血"是贯穿于糖尿病及糖尿病慢性并发症始终的。因此"从瘀论治"是防治糖尿病慢性并发症的重要治则和治法。

从现代医学角度，"从瘀论治"不仅符合现代医学对于糖尿病慢性并发症的认识，同时也为统一防治糖尿病慢性并发症提供了可能。现代医学认为，糖尿病慢性并发症大体可以概括为3个方面：微血管病变、大血管病变、神经病变。微血管病变主要有糖尿病肾病、糖尿病视网膜病变等；大血管病变主要为心脑血管病变（如冠心病、心肌梗死与脑梗死）和周

围血管病变;神经病变可以涉及周围神经病变和自主神经病变(包括糖尿病性胃轻瘫、心脏自主神经病变及糖尿病性阳痿等)。其核心是血管病变,血管腔进行性狭窄是糖尿病各种慢性病变共同的病理生理基础。由于糖尿病慢性并发症涉及面很广,所以其治疗一直是现代医学的难题,近年来国外也不断提出一些糖尿病慢性并发症共同发病机制学说,如"氧化应激"学说等,而中医的整体观为防治糖尿病慢性并发症提供了很好的思路,"从瘀论治"就是这一思路的很好体现。

在临床研究中活血化瘀通络的中药方剂及中成药不仅在治疗糖尿病微血管并发症方面取得较好疗效,同时在心脑血管病变的治疗方面也取得了较好的疗效。临床研究表明:通络药物在血管内皮功能保护方面,在改善血流动力学、干预心室重构方面,在抗氧化、抑制 RAS系统、抑制血管内皮生长因子及其受体表达、保护胰岛细胞方面均有显著的作用,对于心、脑、肾功能的保护有良好前景。

临床应用时,"从瘀论治"的治疗理论强调针对"瘀血"贯穿糖尿病慢性并发症始终这一病机主线,活血化瘀通络的治疗也理应贯穿始终。因为糖尿病各种病理因素均可导致脉络瘀阻,气滞致瘀,热灼致瘀,津亏致瘀,随着疾病的发展,致瘀的因素越来越多,瘀也就越来越重,一些实验研究显示在不控制血糖的情况下早期的单纯活血化瘀通络可以显著减轻糖尿病大鼠的肾脏及视网膜的微血管病变,更说明活血化瘀通络有独立于血糖控制之外的血管保护机制。所以临床上对于糖尿病患者本着中医"治未病"的精神,在诊断糖尿病之始就应开始使用活血化瘀通络的中药。随着糖尿病病程的延长,一旦糖尿病慢性并发症发生,虽然在不同的阶段,致瘀的机制不同,但临床研究显示单纯通过清热、滋阴、益气、温阳等病因治疗往往疗效不能令人满意,所以必须重视活血化瘀通络药物的使用,临床可使用全蝎、地龙、水蛭等虫类通络药物及桃仁、三七等活血化瘀通络类药物以提高临床疗效。

(二)从脾论治

2 型糖尿病属中医"消渴"范畴,其治疗传统上多从上、中、下三消论治,重视肺、胃、肾三脏。但近年来许多医家从基础理论和临床实践出发,提出"脾"在 2 型糖尿病的发生发展中起着重要的作用。

复习历代文献也可以清晰地看到这一点。《灵枢·本藏》云:"脾脆,则善病消瘅易伤";《灵枢·邪气脏腑病形篇》明言:"脾脉微小为消瘅",晋王叔和《脉诀》中曰:"脾胃虚,口干饶饮水,多食亦肌虚",可作其注脚;《素问·腹中论》中云:"夫子数言热中、消中,不可服高粱芳草石药,石药发瘨,芳草发狂……两者相遇,恐内伤脾",明确指出药物伤脾可引起消渴,张子和在《儒门事亲》中对此作了解释:"夫石药之气悍,适足滋热,与热气相遇,必内伤脾,此药石之渴也";《素问·奇病论》曰:"脾瘅……此肥美之所发也,此人必数食甘美而多肥也,肥者令人内热,甘者令人中满,故其气上溢,转为消渴","中满"者正脾为肥甘化热所滞,失其健运之明证,为消渴发病一大关键。同文中指出:"五味入口,藏于胃,脾为之行其精气,津液在脾",首次明确了消渴病形成与脾运水谷津液有关。

再观后世虽以肺胃肾而分上中下三消,实皆与脾的病理变化有关。故近代名医张锡纯云:消渴古虽有上中下之分,其证皆起于中焦而极于上下,中焦病而累及脾,脾气不能散精达肺则津液少,不能通调水道则小便无节,是以渴而多饮多尿。

　　"从脾论治"可以从理论和临床两方面印证其正确性。一方面从脾的功能看,《素问·经脉别论篇》中指出"饮入于胃,游溢精气,上输于脾,脾气散精,上归于肺",《素问·厥论篇》也谈到"脾主为胃行其津液者也"。如果脾虚,脾不能为胃行其津液,则可使水谷精微化生及气血津液输布产生障碍,同时使水谷积滞,郁久化热,灼伤胃津,胃中燥热,发为消渴。另一方面,从藏象学说看,中医传统认识中的脾包括了现代医学解剖学上的脾和胰在内,《难经·四十二难》曰:"脾重二斤三两,扁广三寸,长五寸,有散膏半斤,主裹血,温五脏,主藏意";清代叶霖在《难经正义·四十二难》中说"散膏","胰,附脾之物,形长方,重约三、四两,横贴胃后……与胆汁入小肠同路,所生之汁,能消化食物,其质味甜,或名之甜肉云。"叶霖明确提出"散膏"即"胰腺"。张山雷亦认可叶霖之说,其在《难经汇注笺正》中说:"谓有散膏半斤,则脾不中虚,膏何可贮,今西国学者,谓胃后有甜肉一条,长约五寸……所生之汁,如口中津水,则古所谓散膏半斤,盖即指此。"现代著名中医学家任继学先生,在《任继学经验集·消渴病之管见》中明确指出:"消渴病的病位之本在人体之'散膏',即今之胰腺"。因此中医脾的运化功能和现代医学的胰的分泌功能有着密切关系,其中也包括糖代谢在内。脾的运化功能失常是引起消渴病的基本病理生理改变。同时,证之于临床,多数 2 型糖尿病患者,大多没有典型的"三多一少"症状,却多有形体肥胖、神疲倦怠、肢体乏力、面色萎黄、大便不调(便秘或腹泻)等症状,这些症状都与脾的运化功能失常有关。

　　脾的功能失常不仅是导致消渴病发生的主要原因,也是导致其他病理产物,如湿、痰、瘀、浊的主要原因。脾主运化,脾虚失运,水谷精微不归正化,聚而生湿;注于脉中,滞而成痰;脾为气血生化之源,气为血帅,气郁气滞,血行不畅可以致瘀;气虚鼓动无力,亦可致瘀;饮食失节,过食肥甘,脾胃蕴热,热灼营阴,血行仄涩,可以致瘀;脾阳亏虚,阳虚寒凝也可致瘀。这些热、痰、湿、瘀既是消渴病的病理产物,也是促使消渴病进一步发展、产生并发症的重要因素。

　　"从脾论治"不仅符合中医理论,同时现代医学研究也为其提供依据。现代医学研究表明:胃肠道是体内最大的内分泌器官,也是肽类激素的重要来源,早期研究着重胃肠道激素外周性调节胃肠道功能,直到 20 世纪 70 年代胆囊收缩素成为第一个被证实可以影响食欲的胃肠道激素后,一条新的调节通路逐渐形成,即"脑 - 胃肠轴"。近年来,随着对胃肠激素研究的深入,又发现部分胃肠激素不仅可作用于中枢调节食欲,同时与胰岛素的分泌、胰岛素抵抗及糖代谢的平衡均存在密切联系,由此提出"脑 - 胃肠 - 胰腺轴"的概念,即指脑 - 胃肠 - 胰岛通过多种途径建立联系,来自这三个方面的信号相互作用,它们整合成一个控制系统,共同调节整个机体的能量平衡。

　　至今发现的胃肠激素不下十余种,其中与糖尿病关系最密切的包括:胃促生长素(ghrelin)、胰高血糖素样肽 -1(GLP-1)和 YY 肽(PYY)。其中 GLP-1 类似物作为一种治疗 2 型糖尿病的新方法目前已被广泛接受,是目前为止成功应用于临床的第一个胃肠激素。GLP-1 在血浆葡萄糖升高时可促进胰岛 β 细胞分泌胰岛素,抑制 α 细胞分泌胰高血糖素。此外,研究显示 GLP-1 具有促进胰岛细胞生长、增殖、分化并抑制胰岛 β 细胞凋亡等多重作用。对糖尿病慢性并发症,如糖尿病肾病、糖尿病心血管疾病均显示一定的治疗作用。

　　近年来,中药对胃肠激素的调节作用受到关注,国内已有治脾中药对 GLP-1 的作用报道。在笔者所在团队的前期研究中,已经证实治脾中药复方在改善糖尿病模型大鼠糖耐量的同时,提高大鼠血清 GLP-1 浓度,促进胰岛素 mRNA 表达,保护胰岛 β 细胞功能。同时对糖尿病小鼠的微量蛋白尿有治疗作用。

综上,调节胃肠激素的分泌,进而影响胰岛素分泌、胰岛素敏感性及糖代谢平衡是中医"从脾论治"消渴病(糖尿病)及其并发症的现代科学内涵之一。"从脾论治"涵盖了许多中医治则,包括理脾气、泄脾热、祛脾湿、补脾气、养脾阴、温脾阳等多个方面,对这一治法的深入研究将推动中医药防治糖尿病慢性并发症的研究及其临床疗效的提高。

三、防治糖尿病及其慢性并发症的中药研究进展

随着现代中药药理研究的广泛开展,以及新药开发的现实需要,中药作用机制及其有效成分的研究越来越受到重视。虽然这些研究对提高中医临床疗效的作用尚见仁见智,至今也未研制出一个成熟的、可以在市场推广并被广泛接受的药物,但这些研究成果对于认识中医、中药,对于阐释中医药防治糖尿病及其慢性并发症的科学内涵仍然是极有价值的。

(一) 对于中药有效成分的认识

中药及其有效成分可以降糖,这一结论已为越来越多的实验研究证实。

1. **常见降糖作用中药**　有研究证实具有降血糖作用的药物就不下几十种,主要包括:

(1)补气药:人参、黄芪、白术、灵芝。

(2)养阴药:生地、玄参、麦门冬、石斛、玉竹、黄精、枸杞子、女贞子、首乌。

(3)清热药:桑叶、葛根、知母、天花粉、夏枯草、黄连、熊胆、地骨皮、卷柏。

(4)活血药:赤芍、紫草、鬼箭羽、三七、丹皮。

(5)祛湿药:威灵仙、防己、五加皮、苍术、茯苓、薏苡仁、虎杖、泽泻、玉米须。

(6)补肾温阳药:附子、乌头、菟丝子。

(7)其他各类中药,如:麻黄、苍耳子、牛蒡子、大黄、荔枝核、麦芽、藕节、桔梗、昆布、枇杷叶、刺蒺藜、银耳、山茱萸、蚕蛹、五味子。

2. **降糖作用中药成分**　对中药降血糖活性成分的研究显示中药中所含植物多糖类、苷类、植物肽类可能是最主要的。

(1)植物多糖类成分。植物多糖类成分研究最多,迄今发现有降糖作用的有:①人参多糖(迄今分离到 21 种人参多糖,其中 panaxan A 降糖活性最高);②知母多糖(从知母根茎中分离到 4 种知母多糖:anemarans A、B、C、和 D);③东苍术多糖(从东苍术中分离到 3 种多糖成分:atractan A、B 和 C);④紫草多糖(从紫草中分离到 3 种紫草多糖:lithosperman A、B 和 C);⑤桑白皮多糖(从桑根皮中分离出桑白皮多糖);⑥乌头多糖(从乌头中分离得 4 种多糖:aconitan A、B、C 和 D);⑦麻黄多糖(从双穗麻黄的全草中分离得到 5 种多糖:ephedran A、B、C、D 和 E);⑧灵芝多糖(从灵芝子实体中分离到降糖活性多糖:ganoderan A 和 B);⑨还有其他如甘蔗多糖、薏苡仁多糖、山药多糖、刺五加多糖、黄芪多糖、茶叶多糖、黑木耳多糖、猴头多糖、紫菜多糖、海带多糖、银耳多糖、秋葵多糖、麦冬多糖、瓜蒌多糖、小麦脂多糖、柱状田头菇多糖、毛木耳多糖、冬虫夏草多糖、枸杞多糖、南瓜多糖、丹皮多糖、地黄多糖等不下几十种。

(2)苷类成分：苷类成分研究也比较多，证实有降糖作用的有人参皂苷、三七皂苷、苦瓜皂苷、齐墩果皂苷、夏枯草三萜皂苷等。

(3)其他中药成分：中药降糖成分还有很多，包括植物肽类如人参多肽及其他一些化学物质如小檗碱、大蒜素等。

(二)对中药降糖机制的认识

许多临床及动物实验研究表明，中药及其提取物可以降低血糖，其作用机制是多方面的，可能包括了全部已知的高血糖形成机制。目前已有研究且证实中药有作用的降糖机制包括：

1. 促进胰岛素分泌、保护胰岛 β 细胞功能　对桑叶、银杏叶提取物及小檗碱、苦瓜的研究表明，这些中药及其有效成分可以增加血清胰岛素水平，恢复体外培养细胞的胰岛素分泌能力，增加胰岛 β 细胞数量，增强 β 细胞的再生能力。

2. 改善胰岛素抵抗、增加胰岛素敏感性　研究表明：桑叶、红参、肉桂提取物，人参皂苷，大豆异黄酮，紫草素等可以通过激活过氧化物酶体增殖物激活受体(peroxisome proliferator-activated receptor, PPAR γ)，激活胰岛素受体磷脂酰肌醇 -3- 羟激酶依赖的酪氨酸激酶活性，提高骨骼肌胰岛素受体后通路水平来达到改善机体胰岛素敏感性的作用。

3. 促进外周组织对葡萄糖的利用　对多种中药提取物的研究显示，中药可以促进外周组织细胞(主要是体外培养的 3T3-L1 脂肪细胞)内葡萄糖转运子 4mRNA 的表达，提高组织对葡萄糖的摄取。研究较多的药物有：小檗碱、穿心莲内酯、人参皂苷、紫草提取物等。

4. 延缓肠道对葡萄糖的吸收　研究表明，包括桑叶及其水提取物、齐墩果酸等多种中药及其有效成分，具有 α- 葡萄糖苷酶抑制剂样作用。可以延缓肠道对葡萄糖的吸收。

除以上提到的目前认识比较明确的降糖机制外，中药对肠促胰岛素、肠道菌群的作用也被初步证实。相信，随着对糖尿病病理生理机制的不断认识，中药作用机制的研究会更加深入。

(三)对中药防治糖尿病慢性并发症机制的认识

现代医学对糖尿病慢性并发症发病机制的认识仍不完善，因此中医药防治糖尿病慢性并发症的机制并不确切，但现有研究表明，中药及其有效成分在已知的一些糖尿病慢性并发症形成机制方面均有作用，这充分显示了中药多靶点作用的特点。这些机制包括：

1. 调脂　脂代谢异常是糖尿病血管并发症形成的重要机制。临床和实验研究均证实中药及其有效成分有确切的降脂作用。如黄连、黄芩、人参、冬虫夏草及其有效成分和提取物如小檗碱等均可降低血清低密度脂蛋白胆固醇水平。同时，有研究表明，中药复方与西药他汀类药物联合使用，可通过抑制肝脏中与药物代谢有关的细胞色素 P4501A2 酶活性提高西药的活性，从而增强降脂疗效。

2. 改善血管的舒张功能　糖尿病患者和实验性糖尿病动物均存在内皮依赖性血管舒张功能减弱，而这种异常变化在糖尿病血管病变发生中起了重要作用。糖尿病引起的高血糖、高胰岛素血症都可以损伤内皮细胞、降低内皮源性 NO 的合成和其活性、增加缩血管物质如内皮素的释放，从而导致内皮细胞功能紊乱。对中药如川芎及许多中药复方的研究都表明，中药可以改善糖尿病患者的内皮细胞功能，从而预防和改善糖尿病血管病变。

3. 抗氧化作用　由高血糖启动的多元醇代谢通路途径、晚期糖基化终末产物（advanced glycation end-products，AGEs）形成、蛋白激酶C（protein kinase C，PKC）途径的激活、氨基己糖途径流出的增加是公认的四个引起糖尿病慢性并发症的病理机制。但是与这四个机制有明显关系的共同因素一直未被发现，同时单纯的抑制人体内这些途径的方法并不能很好地阻止糖尿病慢性并发症的发生、发展，这提示我们这些机制可能有着共同的上游机制。近年来许多研究表明高血糖引起活性氧类（ROS）增加，ROS增加损伤了多腺苷二磷酸核糖聚合酶（PARP），PARP修饰甘油醛-3-磷酸脱氢酶（glyceraldehyde-3-phosphate dehydrogenase，GAPDH），导致GAPDH活性降低并使上述四个机制激活。因此目前认为氧化应激是导致这四个机制激活的共同机制。很多中药复方及中药有效成分（如：人参茎叶皂苷、大豆皂苷、刺五加皂苷等）均具有提高机体抗氧化能力、减轻氧化应激损伤的作用。

4. 抑制蛋白质非酶糖基化及其终末产物的形成　已有大量证据表明，持续高血糖引起机体多种蛋白质非酶糖基化及由此形成的晚期糖基化终末产物。研究表明五味子、山茱萸、山楂等中药，葛根素、银杏黄酮等中药有效成分，葛根、柴胡、地黄、人参的醇提物，植物单体成分槲皮素和水飞蓟宾，以及一些中药复方都能抑制蛋白质非酶糖基化，减少坐骨神经、大鼠心肌等组织器官内AGEs的形成。

5. 抑制醛糖还原酶活性　醛糖还原酶是多元醇代谢途径的限速酶。早期的研究就证实，糖尿病慢性并发症如眼病、神经病变、肾脏病变等，都与体内山梨醇的蓄积有关。中药中具有抑制该酶活性的化合物主要集中在黄酮类及其相关的香豆素类化合物中。如槲皮素、乐皮苷、杨梅苷等一系列黄酮类和香豆素类酶抑制剂。另外，黄芩素、小檗碱也可抑制醛糖还原酶，减少葡萄糖向山梨醇的转化。

从上述作用机制可以看出中药改善糖尿病慢性并发症是多靶点、多途径作用的，未来我们对中医药的研究还有很长的路要走。

（陆　灏　陈清光　丁学屏）

第二十四章 糖尿病血管病变的辅助检查

糖尿病慢性并发症主要包括微血管和大血管并发症,微血管并发症为糖尿病特异性并发症,主要包括糖尿病肾病、糖尿病视网膜病变、糖尿病神经病变和糖尿病足。

第一节 糖尿病肾病的实验室检查

一、尿微量白蛋白/肌酐

糖尿病肾病早期诊断主要依据微量白蛋白尿,尿微量白蛋白的出现提示早期的肾小球病变(Mogensen 分期 III 期)。

微量白蛋白尿筛查方法包括以下 3 种方法:①测定随机尿白蛋白/肌酐(albumin creatinine ratio,ACR);②收集 24 小时尿液测定白蛋白和肌酐,同时可以测定内生肌酐清除率;③一段时间(例如 4 小时或夜间)尿液收集测定白蛋白。由于随机尿的标本留取比较方便,建议首选晨尿白蛋白/肌酐。

微量白蛋白尿定义为在排除包括发热、剧烈运动、尿路感染、酮症状态及未积极控制的高血压和高血糖等影响微量白蛋白尿排泄的状态下,UAE 在 20~200μg/min 或 30~300mg/d 或尿 ACR30~300mg/g,由于白蛋白排泄率变异较大,3~6 个月内测定 3 次尿白蛋白/肌酐,至少 2 次以上异常。UAE>200μg/min 或 >300mg/d 或尿 ACR>300mg/g 时提示显性白蛋白尿,常提示进入糖尿病肾病 IV 期即临床糖尿病肾病期。在此应特别提醒微量白蛋白尿定义中已明确告知应注意排除尿路感染、未积极控制的高血糖等影响,故此在临床工作中,测定随机尿 ACR 时最好同时测尿常规以明确有无尿路感染,对于一些血糖较高的糖尿病患者检查尿 ACR 轻度升高不应立刻诊断糖尿病肾病,应积极控制高血糖后再重新评价尿 ACR。

但是不论早期或临床糖尿病肾病期,均应注意和非糖尿病肾病鉴别。糖尿病肾病主要应和非糖尿病肾病鉴别,当出现以下情况时应考虑可能存在非糖尿病肾病:患者糖尿病病程较短,特别是 1 型糖尿病病程小于 5 年,即出现尿检异常;单纯肾源性血尿或蛋白尿加血尿患者;肾功能在短时间内迅速恶化患者;不伴视网膜病变患者;突然出现水肿,大量蛋白尿而肾功能正常患者;显著肾小管功能减退患者;合并明显的异常管型患者;有非糖尿病肾病史患者。可以通过肾穿刺病理检查进一步鉴别,若肾小球并无明显细胞增生,而系膜基质弥漫增宽及肾小球基底膜广泛增厚,尤其出现 K-W 结节时,诊断即可确立。

二、尿系列蛋白

常包括尿白蛋白、转铁蛋白、IgG、β_2 微球蛋白、视网膜结合蛋白和 α_1 微球蛋白等。

尿转铁蛋白分子量 77 000 道尔顿,与白蛋白分子量相近,均属中分子蛋白质,但其所带负电荷较白蛋白(等电点分别为 4.8 和 5.9)明显减少,因而更易通过带负电荷的肾小球滤过膜,尤其在糖尿病肾病早期,肾小球滤过膜滤过屏障负电荷已减少,而滤过膜的结构屏障裂孔大小尚未发生明显改变时。近年来不少临床研究显示,尿微量转铁蛋白较微量尿白蛋白出现更早,其早期变化较尿白蛋白更敏感、更显著,且与糖尿病视网膜病变及高血压密切相关,可作为反映微血管病变的敏感指标。其对糖尿病肾病早期诊断较白蛋白更敏感,与尿白蛋白联合测定可增加糖尿病肾病早期诊断的敏感性和准确性。尿转铁蛋白临床可采用免疫比浊法、放射免疫分析和酶联免疫吸附分析等方法测定。

糖尿病肾病早期表现为肾小球滤过膜阴电荷的首先丧失(主要由于肾小球基底膜唾液酸及硫酸肝素含量的减少,以及糖化增加所致),并可致尿蛋白的排泄增加。在分子量相近和空间结构相似的情况下,带相对较少阴电荷的蛋白质可优先经肾小球滤过膜滤出,免疫球蛋白亚类 IgG4 与 IgG 有相近的分子量(150 000 道尔顿)及相似的空间构型,但 IgG4 所带阴电荷明显为少。有临床研究报道,糖尿病伴微量白蛋白尿者,尿 IgG4/IgG 明显升高,而总 IgG 值尚处于正常范围内,提示尿 IgG4 检测是诊断早期糖尿病肾病很有价值的敏感指标。另外,大分子总 IgG 与中分子蛋白如白蛋白和转铁蛋白同时检测,可了解蛋白尿为选择性或非选择性,有利于判断肾小球滤过膜的损害程度。急性肾小球肾炎、微小病变型肾病、IgA 肾病、狼疮肾炎等患者,随着滤过膜损伤加重,尿中 IgM 含量升高。

尿 β_2 微球蛋白的分子量约为 11 800 道尔顿,是 I 型人类白细胞抗原(HLA)的轻链蛋白,系体内所有有核细胞膜的固有成分,随细胞代谢而脱落至体液中。正常人 β_2 微球蛋白产生量为 150~200mg/d,因其分子量较小,几乎全部从肾小球滤过,正常血浓度仅为 1~2mg/L。滤过的 β_2 微球蛋白约 99.9% 被近曲肾小管重吸收,并在细胞内被溶酶体系统分解。近曲肾小管受到损害时,如接触重金属、肾毒性药物治疗,以及肾小管间质病变时,尿 β_2 微球蛋白可显著增加。尿 β_2 微球蛋白在酸性尿液中稳定性较差,极易降解。此外,庆大霉素及尿中的细菌均对其有降解作用。因此,测定尿 β_2 微球蛋白前必须给患者服用碱性药物使尿 pH>6,同时加用抗生素(庆大霉素除外)。须注意的是,肾小管重吸收 β_2 微球蛋白是通过胞饮过程,当血浓度超过 5mg/L 时即达到饱和,许多全身性疾病如类风湿关节炎、结节病、急性排异、艾滋病(AIDS)等 β_2 微球蛋白的产生均增加,此时尿浓度的增加并不反映肾小管的损害。

尿 α_1 微球蛋白是分子量仅为 26 100 道尔顿的糖蛋白,为一种疏水配体结合蛋白。广泛分布于各种体液中,可能由淋巴细胞分泌。正常情况下,血中 α_1 微球蛋白可顺利经肾小球滤出,在肾小管几乎全部被重吸收,在局部被分解代谢或被异化而排出。糖尿病患者尿 α_1 微球蛋白可敏感地反映早期肾小管 - 肾间质的损伤,尿 α_1 微球蛋白比较稳定,不受酸碱度的影响,实验室测定的干扰和误差较小,使实验的准确性和重复性大为提高,因此在肾脏病诊断方面被认为具有重要价值,可早期、灵敏、准确地反映肾脏损伤。

通过上述各尿蛋白特点可以看出,如果同时测定这些尿蛋白,可以更加准确地对肾脏损伤的原因做出判断。例如 2 型糖尿病患者常合并高血压、高尿酸血症等疾病,在慢性肾脏损伤的病因鉴别中常需鉴别其为糖尿病肾病或糖尿病合并非糖尿病肾病,例如高血压肾病常为高血压病程更长,并且早期以小分子尿蛋白增加为主,即肾小管损伤为早期改变,这时可能仅表现出尿 α_1 微球蛋白增高,然而中、大分子蛋白正常。

除介绍相关蛋白外,还有一些研究对尿视黄醇结合蛋白、N- 乙酰 -β- 葡萄糖苷酶(NAG)、铜蓝蛋白、Ⅳ 型胶原蛋白、尿液转化生长因子 β_1(TGF-β_1)、结缔组织生长因子、触珠蛋白(Haptoglobin)/ 白蛋白等均进行过研究,均认为对糖尿病肾病的诊断有辅助诊断作用。

三、糖尿病肾病诊断探索——新型尿液蛋白

当前诸多研究通过一些新技术探索糖尿病肾病的诊断线索,例如蛋白质芯片技术。

本课题组曾收集 72 例 2 型糖尿病肾病患者、33 例糖尿病不伴肾病患者和 29 例正常人晨尿上清,采用铜离子螯合表面芯片(IMAC3-Cu^{2+}),经 SELDI-TOF-MS 测定得到蛋白质指纹图谱。其中 42 例糖尿病肾病患者和 42 例非糖尿病肾病患者组成训练组,通过 Biomarker Wizard Software 3.1 比较组间尿液上清蛋白质谱的差异,利用 Biomarker Patterns Software 5.0.2 建立糖尿病肾病的诊断模型。其余 30 例糖尿病肾病患者和 20 例非糖尿病肾病患者组成测试组并进行盲法验证。结果显示 IMAC3-Cu^{2+} 芯片建立训练组的蛋白质指纹图谱中,糖尿病肾病与非糖尿病肾病组相比较,17 个蛋白峰强度相差 2 倍以上且有统计学意义($P<0.01$),平均 m/z 为 5 878.37、11 739.37、11 967.94、39 943.56、66 614.06 和 79 433.58 的蛋白峰在糖尿病肾病组中上调,而平均 m/z 为 2 380.42、3 031.64、3 899.56、4 632.28、4 647.32、4 760.04、4 820.61、4 909.51、4 966.93、4 984.44、5 078.44 的蛋白峰在糖尿病肾病组中下调。其中 4 个蛋白建立了糖尿病肾病诊断模型,盲法验证该模型准确率 86%(43/50),灵敏性 86.67%(26/30),特异性 85.00%(17/20),阳性预测值 89.66%(26/29),阴性预测值 80.95%(17/21)。尿液上清的蛋白质指纹图谱经过 Biomarker Patterns Software 处理后可以得到糖尿病肾病的诊断决策树模型,提供全新的 2 型糖尿病肾病诊断方法。

四、肾小球滤过率

肾小球滤过率(glomerular filtration rate,GFR)是单位时间内所有功能肾单位滤过率的总和,是精确反映肾脏滤过能力的指标,是慢性肾脏病诊断及分期的标准之一。在所有不同类型的肾脏疾病中,GFR 的下降总是先于肾衰竭,而 GFR 的变化趋势则是肾衰竭及其并发症发生时间的强预测因素。由于 GFR 的直接测定方法烦琐,难以在临床常规应用并大量开展,因此现多采用内源性标志物估算 GFR(eGFR),而血肌酐(Scr)是其中的代表。但是血肌酐除受 GFR 水平影响外还受年龄、性别、种族、体格大小、饮食、药物、实验室检测方法等多因素影响,因此肌酐不是能准确反映肾功能的指标,单独的血清肌酐指标不建议用于评估肾功能。

基于血肌酐的预测公式考虑了血肌酐、年龄、性别、种族等多种因素,能较准确地反映

GFR 变化，因此美国国家肾脏病基金会建议使用预测公式来估算 GFR 水平，以 Cockcroft-Gault 公式（简称 C-G 公式）及简化 MDRD 公式应用最为常用。C-G 公式是 1973 年根据 249 名男性住院患者［内生肌酐清除率（Ccr）:30~130ml/min］的相关资料推导得出，其计算公式为:［(140－年龄)×体重(kg)］/［72×血清肌酐(mg/dl)］×0.85(女性)。由于未进行体表面积的校正，受体重因素的影响较大，普遍认为 C-G 公式估算的准确性相对较低。而 MDRD 公式是在肾脏病膳食改良试验(modification of diet in renal disease)中得到。1999 年，美国 MDRD 研究工作组基于 1 070 例慢性肾脏病（CKD）患者的基线数据，选用 ^{125}I-iothalamate 测定的 GFR 为"金标准"，开发一系列 GFR 评估方程（MDRD 公式），其中含 6 个变量的公式 2 个，5 个变量的公式 1 个，简化 4 个变量公式 1 个。由于 4 个 MDRD 公式在预测结果的准确性上无显著差异，白蛋白、尿素氮等变量意义不大，而简化的 MDRD 公式只需考虑 Scr、年龄、性别、种族，临床实践中容易应用，应用最为广泛。

但是目前使用的 GFR 评估公式的数据源多为白种人，少部分为黑种人，不同人种肌肉量水平的不同是导致种族间 Scr 水平差异的重要原因。中国人群肌肉量多低于白种人及黑种人，血清肌酐水平较低，因此 MDRD 公式及 C-G 公式直接应用于中国患者可能高估患者肾功能水平。而目前有关 C-G 公式和 MDRD 公式在糖尿病患者中的适用性研究较多，但结论却不尽相同，虽然 MDRD 公式及 C-G 公式与放射性核素测定的 GFR 有较好的相关性，但随着肾功能的恶化，两个公式对 GFR 及 GFR 下降率均存在显著低估的现象。当前全国 eGFR 课题组及上海交通大学医学院附属瑞金医院均开发出适用于国人的 MDRD 校正公式，但由于研究样本中糖尿病患者有限，这些公式是否适用于中国的糖尿病患者尚需进一步验证。

本课题组曾将常用的 4 种肾小球滤过率评估公式（简化 MDRD 公式、C-G 公式、改良 MDRD 公式、校正 MDRD 公式）用体表面积进行标化后与放射性核素测定的 GFR 在不同肾功能水平的糖尿病患者中进行比较，结果显示 4 个公式用于糖尿病患者 GFR 评估时准确性都存在问题，在不同的肾功能水平，各个公式评估 GFR 偏离度不完全相同，而当 GFR>60ml/(min·1.73m^2)，改良 MDRD 公式与 sGFR 符合程度最高，而当 GFR<60ml/(min·1.73m^2)，各个公式适用性均较差。

如前所述，MDRD 公式的设计是以 CKD 患者作为纳入人群，应用于肾功能正常的健康人和轻度肾功能不全的 CKD 患者时，该方程表现出过低估计真实值的倾向，鉴于其局限性，2009 年慢性肾脏病流行病学合作研究组(chronic kidney disease epidemiology collaboration, CKD-EPI)提出 CKD-EPI 公式，该组织进行了一项更大型的调查研究，纳入的研究对象除了 CKD 患者之外还有健康人群，进一步对 MDRD 公式进行修正。多数研究提示 CKD-EPI 公式相对于 MDRD 公式可能具有更高的准确性，因此近年来临床上最为常用的肾小球滤过率评估公式为 EPI 公式。

五、胱抑素 C

近年来研究显示胱抑素 C 是检测肾小球功能理想的内源性指标，不受炎症、肿瘤、年龄、性别、肌肉含量、应激、免疫反应和内分泌疾病等因素的影响，可更灵敏地反映肾脏损伤变化。

胱抑素 C 是一种含 122 个氨基酸、相对分子质量 13 000 的蛋白质,它是半胱氨酸蛋白酶抑制剂这一蛋白质超大家族的成员之一,是一种半胱氨酸蛋白酶抑制剂。由于其分子结构小且呈碱性,故胱抑素 C 几乎完全由肾小球滤过,绝大多数由近曲小管降解,且肾小管无分泌,因此,血清中胱抑素 C 基本取决于肾小球的滤过情况,因此为较为理想的标志物。

血清中胱抑素 C 浓度较低,故其测定方法需要比较高的灵敏性和特异性,目前多采用免疫比浊法,不同实验室报道的血清胱抑素 C 的参考范围存在一定差异,一般推荐各实验室根据不同区域、人群、种族和检测方法制定参考范围。

由于胱抑素 C 测定的普及和日益标准化,因此目前还出现了一些基于胱抑素 C 的 GFR 估算公式,这些估算公式可能能更好地反映患者肾脏功能。

第二节 糖尿病神经病变的评价手段与辅助检查

一、糖尿病周围神经病变严重性的临床评分方法

由于许多患者很难描述清楚自己的神经病变症状,使医生难以记录,因此出现了一些糖尿病周围神经病变的临床评分,用于量化和评估糖尿病神经病变的严重程度,便于记录、统计和比较。早在 20 世纪 80 年代,Dyck 等首先提出了 NDS 评分(neuropathy disability score),用来评估神经病变的体征,但是对于具体的操作方法缺少详尽的描述,而且并非专门用于糖尿病周围神经病变,再加上费时,很难在门诊中应用。而随后出现的一些修正 NDS 评分更为简易,在一些大型的前瞻性研究中,被认为能较好地预测足溃疡及糖尿病周围神经病变终点事件的发生。1994 年,Feldman 等提出了 MNSI 评分(michigan neuropathy screening instrument),包括一份 15 个问题组成的症状问卷和一份足部检查量表,用于糖尿病周围神经病变的筛查,如果得出一个异常的评分则提示医生需进行更为详尽的神经传导功能检查,此时被称为 MDNS 评分(Michigan diabetic neuropathy score),在一个大型多中心的临床研究中验证了 MNSI 评分的有效性及在临床研究中可用于糖尿病周围神经病变的监测。但是 MNSI 评分的主要缺点同样也是费时。2000 年,Meijer 等提出了 DNE 评分(diabetic neuropathy examination),由 NDS 评分修改而来,最高分为 16 分。随后,他们又提出了 DNS 评分(diabetic neuropathy symptom),包括 4 个症状(下肢的疼痛、针刺觉、麻木及走路不稳),最高分为 4 分,非常简单,他们认为利用这个评分可大致判定有无糖尿病周围神经病变,适用于门诊筛查工作。多伦多的一个研究小组提出了多伦多临床评分系统(Toronto clinical scoring system,TCSS),用于糖尿病周围神经病变的筛查工作。虽然这些评分可以量化和评估糖尿病神经病变的严重程度,但一般都很费时,在门诊的临床工作中,需要更简单、快速、重复性好的筛查方法。

二、神经病变的体格检查

糖尿病周围神经病变的筛查方法比较传统的方法有温度觉、痛觉、轻触觉、振动觉、关节

位置觉、踝反射、膝跳反射等,它们操作相对简单快速,重复性较好,并为客观检查所验证,可用于门诊的筛查。

(一) 塞姆斯 - 温斯坦单丝测验(Semmes-Weinstein monofilament test)

单丝是由一系列不同直径的尼龙丝组成,10g 单丝最常用,可以评估患者的足部保护性感觉的存在或缺失。

检查方法(图 24-1)以双足踇趾及第 I、第 V 跖骨头的掌面为检查部位(避开胼胝及溃疡的部位),将单丝置于检查部位压弯,持续 1~2 秒,在患者闭眼的状况下,回答是否感觉到单丝的刺激,于每个部位各测试 3 次,3 次中 2 次以上回答错误则判为压力觉缺失,3 次中 2 次以上回答正确则判为压力觉存在。检查前应注意房间温度控制在 30℃ 左右,安静且放松;患者在房间内无寒冷的感觉;请避开胼胝或溃疡处;尽量使患者说出其最真实的感觉。

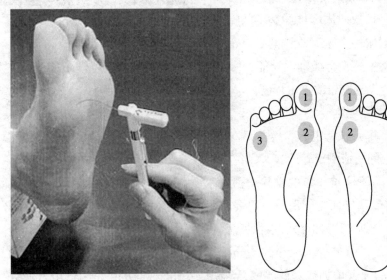

图 24-1　塞姆斯 - 温斯坦单丝测验

(二) 音叉检查

音叉检查(图 24-2)也是一种筛查糖尿病周围神经病变的有效方法。常用 128Hz 音叉进行检查。将振动的 128Hz 音叉末端置于双足踇趾背面的骨隆突处各测试 3 次,在患者闭眼的状况下,询问能否感觉到音叉的振动,3 次中 2 次以上回答错误判为振动觉缺失,3 次中 2 次以上回答正确则判为振动觉存在。

(三) 温度觉检查

温度觉检查(图 24-3)临床常用凉温觉检查器,该检测器一边为金属,一边为非金属,可让患者感知冷热,与生物震感阈测量仪及单丝相比,其筛查糖尿病周围神经病变的敏感性及特异性均很高,而且价廉,便于携带,操作简单。

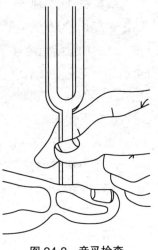

图 24-2　音叉检查

(四) 痛觉

常采用针刺痛觉检查,对糖尿病患者应警惕不要造成医源性损伤。

（五）踝反射

采用跪位踝反射筛查糖尿病周围神经病变,其灵敏度较高,踝反射情况分为亢进、减弱及正常,应注意踝反射情况为双侧检查情况。

三、定量感觉检查（QST）

QST 具有多种感觉测量模式,轻触觉及振动觉可以评估有髓鞘的大神经纤维功能,温度觉可以评估有髓鞘或无髓鞘的小神经纤维功能,痛觉可以评估痛觉过敏和感觉减退。这些感觉异常是糖尿病周围神经病变的特点之一。QST 的局限性在于其测试的是末梢神经到脑皮质的整个感觉神经轴的功能,并无定位功能;QST 的客观性不如神经电生理检查,依赖受试者的合作及思想的集中程度。

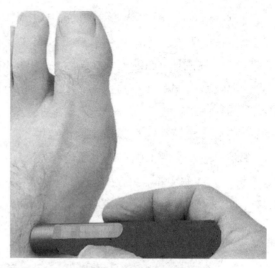

图 24-3　温度觉检查

（一）感觉检查类型

QST 通过产生某种特定的刺激强度,对感觉神经进行量化评价,可用于温度觉、压力觉、机械觉及振动觉的阈值测定。

1. **温度觉阈值检查**　温度觉检查薄髓和无髓小纤维神经功能,分为冷觉阈值、热觉阈值、冷痛觉阈值和热痛觉阈值。一般要求患者检查时心情平静,利用空调将环境控制在 20℃左右,充分告知本试验的做法以保证患者能完全理解并试做一次让患者体会,操作均由本人完成,测定温度觉的探头大小为 5mm×5mm。将电极放置在患者皮肤上,32℃为基准温度,以 1℃/s 的速度增加或降低温度,当患者感到冷或热的瞬间,即相应的热或冷痛觉阈值。此为临床上目前最常用的 QST 检查项目。

2. **机械觉阈值检查**　用来检测的 von Frey 丝有不同直径、长度、强度及接触面,与被测者接触 2 秒。当刺激强度逐渐增加,感受到刺激时即为机械阈值,感觉到痛为机械痛阈值。

3. **振动觉阈值检查**　可以采用 Rydel-Seiffer 音叉测定,其为一个有 8/8 刻度、振动频率 64Hz 的音叉。测试时将音叉放置于体表骨性凸起地方,让患者不再感到振动时,此时可以从音叉上的刻度得到刺激强度。

也有振动觉阈值测定（VPT）机器,采用 VPT 进行神经病变筛查,其简便、无创、重复性好、患者顺应性好,临床上常以 VPT>25V 作为评判足溃疡风险的重要指标。

4. **压力痛觉阈值检查**　常采用一个 0~2 000kPa 压力的痛觉测试计,有钝面橡胶接触面。检测时,压力以 50kPa/s 的增量递增,当患者感到疼痛时的压力值即为压力痛觉阈值。

（二）测定方法

目前主要包括水平法和极限法,有着各自不同的优缺点。

1. **极限法**　这种检测方法中,感觉和痛觉阈值被确定为感觉到一个逐渐增加的刺激或感觉不到一个逐渐降低的刺激。优点是需要的测试时间短。但是其常高估实际的阈值,因为在患者反应时间这段时间里刺激强度仍在变化。

2. 水平法　该测试法是重复采用其中低于或高于感觉或疼痛阈值的刺激。恒定时间内给予恒定的刺激,在予以测试刺激后,询问患者是否有刺激的感觉或疼痛,如果回答是,下次刺激降低一半,如果回答否,下次刺激增加一半。这样通过测试可以知道何种强度水平的刺激能被感知。这种方法优点是不包括患者反应时间,缺点是需要较长时间来确定阈值,此外反复测量可能导致致敏现象的发生。

(三) QST 的影响因素和局限性

QST 受检查部位的影响,此外性别、年龄也可能影响结果,随着年龄增加,感觉和疼痛阈值也会随之提高。不同型号的 QST 仪器和不同操作者也会影响 QST 测量值。还应该指出,QST 是一种心理物理学检查方法,需要患者积极配合,患者的主观性会极大影响检查结果。

四、经皮氧分压（TcPO$_2$）

经皮氧分压测定是皮肤被经皮监测仪的特殊电极（CLARK 电极）加热,氧气从毛细血管中弥散出来,扩散到皮下组织、皮肤,电极监测到皮肤的氧分压,反映出皮肤组织细胞的实际氧供应量,故经皮氧分压不仅可以反映大循环的状况,且可以直接反映微血管功能状态,可用于因下肢动脉硬化闭塞、动静脉分流、毛细血管病变所致缺血缺氧的判断,是一种经济、可靠、重复性好、操作简单、无创性的血管病变检查手段,广泛应用于血管疾病的检查。

其早期发现糖尿病足部溃疡风险,糖尿病患者伴周围神经病变使血管调节功能减弱,显著减少了皮肤的氧供应,而皮肤氧供应减少已成为糖尿病足的独立危险因素。因此,经皮氧分压是早期发现糖尿病患者存在足溃疡风险的有用指标。并且其对于预测糖尿病足溃疡的愈合、选择截肢平面、选择行高压氧治疗的患者及评估疗效方面均具有重要意义。

五、神经电生理检查

神经电生理检查可以评估周围神经传递电信号的能力,如果神经的髓鞘、郎飞结、轴索出现病理改变,其就会出现异常,其测量结果可以反映糖尿病周围神经病变是否存在及其分布和严重性,振幅可反映神经纤维减少的程度,并且其对于糖尿病周围神经病变的鉴别诊断也极为重要。

但是其只能反映有髓鞘的大神经纤维的功能状态,对鉴别小神经纤维病变及脱髓鞘的神经纤维病变不敏感,在测试过程中患者有明显不适感,而且比较昂贵和费时。

神经传导速度测量仪（DPN-Check）

鉴于常规肌电图检查有创且较为费时费力,而作为糖尿病神经病变筛查而言,并非必须常规进行肌电图检查,因此在电生理检查方面也在不断探索简单易行的方法。神经传导速度测量仪（DPN-Check）(图 24-4)操作简单且定量化,与传统电生理的"金标准"相比较,具有良好的可靠性和精度,为糖尿病神经病变的筛查和诊断提供了一个有效手段,目前正在受到内分泌科医生的关注。

DPN-Check 检测原理:电极产生的电刺激使产生的兴奋由腓肠神经传至中枢,在距离电极 9.22cm 处安装生物传感器并记录其产生的刺激兴奋度,进行数次刺激直至得到刺激的均值,根据刺激到反应的时间和距离,计算传导速度,并通过峰 - 峰值的大小,表示动作活动电位振幅。

六、形态学的诊断方法

近年来形态学的诊断方法发展迅速,通过活组织检查可以直接观察神经结构,判断神经病变是否存在、神经的受损性质及其严重性,从而对糖尿病神经病变有一个客观的评估。

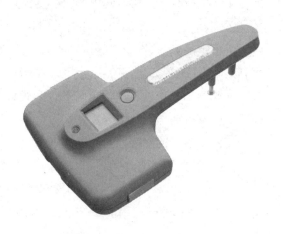

图 24-4　神经传导速度测量仪

腓肠神经是下肢的末梢神经,其病理在糖尿病神经病变的早期即有改变。外踝后方的腓肠神经是常用的活检部位,有些研究则采用在体腓肠神经暴露的检查方法。神经活检的局限性在于神经活检是一种侵入性的伤害性检查,易造成感染、疼痛、感觉异常、感觉缺失等不良后果;另外,神经活检提供的只是某一时刻、某一根神经的某一个位点的信息,而不能反映完整的神经反应环的功能。因此,神经活检多用于科研。

皮肤活检只需直径 3mm 的皮肤,利用免疫组化的方法,观察表皮内神经纤维密度及平均神经分支长度的改变,用来评估糖尿病周围神经病变的小神经纤维病变。一些小神经纤维的早期病变往往没有症状,肌力、反射、电生理检查、QST 等检查也为正常,而此时皮肤活检可能已出现异常。研究发现糖尿病小神经纤维病变常伴有表皮内神经纤维密度减少,而且与糖尿病患者的热感觉阈相关,皮肤的去神经化程度随糖尿病病程的延长而加重。但是尽管皮肤活检在标本取样及组织读片上较神经活检大大简化,但它终究也是一个创伤性检查,目前多用于研究。

其他研究神经病变的新方法还包括运用微电极去测量神经内膜的氧张力,利用荧光素血管造影和神经外膜血管照相来研究神经微血管系统,利用微光导分光光度计技术来测量腓肠神经的血流及氧饱和度,以及角膜共焦显微镜技术等等。角膜共焦显微镜技术现多用于科研,但得到国内外研究者们越来越多的关注,将来最有望在临床开展应用。

角膜神经纤维来源于三叉神经眼支,包含 Aδ 神经纤维和无髓神经纤维 C,受神经纤维最密集支配。放射状神经纤维束在距角膜缘 1mm 处脱髓鞘进入角膜基质,形成基质神经丛,穿过前弹力层(Bowman 层)后由深向浅逐级分支,平行于角膜表面在 Bowman 层和上皮下基底膜之间。Oliveira-Soto 研究显示角膜共焦显微镜与角膜组织病理学获取神经形态学特征相比,可便捷地无创性发现小纤维病变,通过角膜上皮下神经丛连续的图像分析与组织病理学检测结果相似。Tavakoli 等应用角膜共焦显微镜(corneal confocal microscopy,CCM)观察 12 例小纤维病变患者,这些患者定量感觉检查正常,但是其角膜神经纤维长度(corneal nerve fiber length,CNFL)、角膜神经分支密度(corneal nerve branch density,CNBD)、角膜神经纤维密度(corneal nerve fiber density,CNFD)显著减少。此后他随访了 15 名成功胰肾联合移植治疗的糖尿病患者手术前、术后 6 个月、术后 12 个月的糖尿病神经病变情况,分别使用皮肤神经活检、神经传导速度、定量感觉测定和角膜共焦显微镜方法评估神经病变。研究发现,胰肾联合移植治疗术后 1 年角膜神经纤维密度和形态明显改善,而神经传导速度、定量感觉测定、皮肤神经活检手术前、术后 6 个月、术后 12 个月未见明显变化,提示角膜共焦显微镜方法是检测神经修复的更为敏感的方法。复旦大学附属华山医院内分泌科进行的相关研究也显示角膜共焦显微镜是一项可以检测 2 型糖尿病周围神经病变损害的非侵入性临床检查手段,并且和糖尿病周围神经病变严重程度相关(图 24-5)。

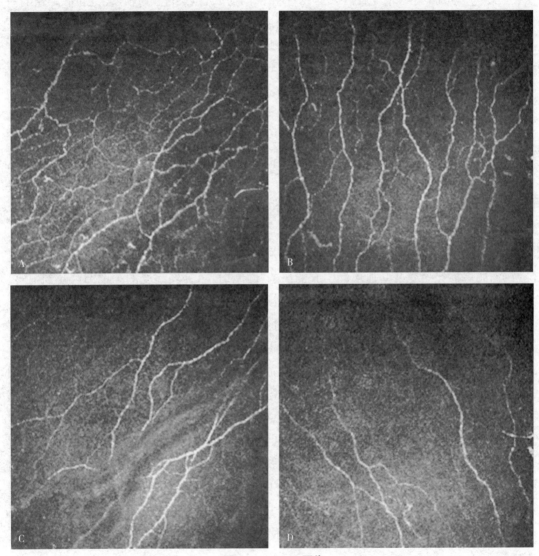

图 24-5　CCM 图像

七、糖尿病自主神经病变检查

(一) 经典试验

用心电图仪肢体导联(Ⅱ导联)记录以下过程患者心率变化。①Valsalva 动作反应指数:患者平卧位,先嘱患者深吸气,夹闭鼻通道,嘱患者做闭口用力呼气动作,持续用力 15 秒后吐气,计算 15 秒内最长及最短 R-R 间期的比值。比值 >1.21 为正常,1.11~1.20 为临界值,<1.10 为异常。②深呼吸心率差:患者平卧位,嘱患者深呼吸,要求吸气时间 5 秒,呼气时间 5 秒,重复 6 次,耗时 1 分钟,计算每次深呼吸过程中最快与最慢心率差值,取 6 次的平均值为最终结果。差值 >15 为正常,11~14 为临界值,<10 为异常。③卧立位心律变化:患者由平卧位迅速变为立位,站立时间为 1 分钟,计算立位时第 30 次心搏前后 R-R 间期与第 15 次心搏前后 R-R 间期的比值。比值 >1.04 为正常,1.01~1.03 为临界值,<1.00 为异常。④卧立位血压差:分别测量患者平卧位及立位时左上肢血压,计算卧位收缩压与立位收缩压的差值。差值 <10 为正常,11~29 为临界值,>30 为异常。⑤持续握力血压变化:患者取坐位,平静状态下测量左上肢血压,嘱患者右手用力握住电子握力器,握力器显示右手握力最大值,再嘱患者用最大握力 1/3 的力量持续握住握力器 5 分钟,其间在 1 分钟、3 分钟和 5 分钟记录患者左上肢血压,计算 5 分钟和平静状态下舒张压的差值。差值 >16 为正常,11~15 为临界值,<10 异常。

(二) 24 小时动态心电图

使用 24 小时动态心电图记录仪,在仪器内输入患者性别和编号,将电极通过电极片贴于患者胸前,开始记录。4 小时后关闭机器,拆下电极,4 小时内嘱患者如常活动。应出具报告显示用窦性 R-R 间期均值标准差(SDNN)反映心率变异性(HRV)。

(三) 新型检查机器(泌汗功能测定)

1. 人体生物刺激反馈仪 由于汗腺的泌汗功能是由细长、无髓的交感神经 C 纤维支配,在糖尿病神经病变及其他疾病引起的周围神经和自主神经病变的早期即可受到损害。人体生物刺激反馈仪可以利用电化学原理测量汗腺在电化学激活作用下释放氯离子的能力,进而检测支配汗腺泌汗的自主交感神经的功能,根据最后输出的导电性结果评估是否存在周围神经病变。

人体生物刺激反馈仪(图 24-6)由一台电脑主机、手部和脚部的镀镍不锈钢电极板共同连接组成。整个检查过程中,受检者双脚站立于足部电极板上,双手掌心朝下紧贴在手部电极板上,在启动检查按钮后,仪器自动对手部和足部的皮肤施加逐渐递增的直流低电压(<4V);产生的电流穿过镀镍不锈钢传感器,通过反向离子电渗吸引来自手掌和足底汗腺中的氯离子。整个检查持续 2~3 分钟,仪器最后将产生的电流与电压通过计时电流法绘制曲线计算斜率,测算并输出电化学皮肤传导率(ESC)。人体汗腺分布最为密集的部位是手掌和足底,当这些部位支配汗腺的 C 纤维受损时,汗腺分泌功能会明显减弱,导致汗腺分泌减少,最终检测得到的 ESC 值就会降低。包括我们课题组研究在内显示其在糖尿病神经病变的诊断上有一定价值。

2. 新型诊断膏贴 可诊断排汗神经病变(自主神经病变之一),它通过膏贴颜色从蓝色到粉红色的变化检测汗液分泌情况(见文末彩图 24-7),患者脱下鞋袜,在恒定室温下(25℃)休息 10 分钟,然后把膏贴贴在跖骨头 I / II 之间部位,膏贴留置在上面直至颜色变化,记录开始变色和完全变色时间。国外小样本研究显示双脚的膏贴在 10 分钟内颜色完全变化为正常反应,其中一只脚的膏贴颜色变化时间大于 10 分钟则为患有排汗神经病变。国外对

104例2型糖尿病患者的研究也显示诊断膏贴在糖尿病神经病变的检测中具有很高的敏感度,排汗异常在相当一部分一般临床检查表现正常的患者中都能检测出来,诊断膏贴完全变色的时间与周边神经病变的严重程度有关。本课题组也曾评价诊断膏贴诊断糖尿病周围神经病变的效力,显示其可以作为较好的筛查指标。

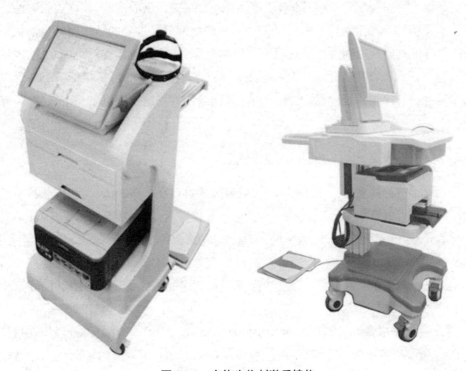

图 24-6　人体生物刺激反馈仪

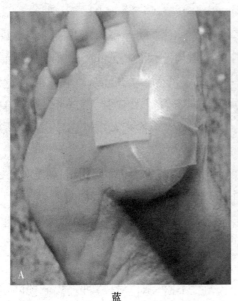 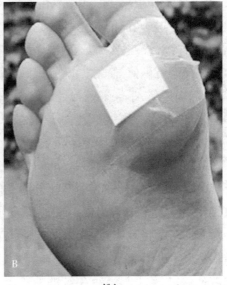

蓝　　　　　　　　　　　　　　粉红

图 24-7　新型诊断膏贴(Neuropad)

3. **交感神经皮肤响应（sympathetic skin response，SSR）** 又称周围自主表面电位（peripheral autonomic surface potential），是由内源性或外源性刺激所诱发的皮肤瞬时电位变化，记录的是与汗腺分泌活动有关的表皮电压变化。SSR 的传导通道为以下过程：电刺激腕部正中神经时，神经冲动通过粗大的有髓感觉纤维传入，经中枢突触传递后，经过脊髓、交感神经节前纤维、椎旁神经节、交感神经节后纤维传出，兴奋汗腺的皮肤，在该皮肤表面能记录到 SSR。下丘脑后部和中脑网状结构是该反射弧中枢部分最重要的结构。SSR 潜伏期反映的是引起发汗的神经冲动在整个反射弧中的传导时程、节后无髓 C 类纤维的功能，波幅反映的是具有分泌活性的汗腺密度，两者是反映外周交感神经活性的可靠指标。SSR 可以早期发现自主神经小纤维损害情况，为临床诊断糖尿病早期神经病变提供了一个敏感、可靠的检测手段。

八、其他小纤维神经病变的诊断方法

目前小纤维神经病变的评价手段较多，但是也各自存在一些缺陷，比如皮肤神经活检被公认为小纤维神经病变的金标准，但是有创，且缺乏正常值，临床常不能常规开展；角膜共焦显微镜检查角膜神经目前看来优势明显，但是也存在机器较为昂贵，缺乏正常值等问题；其他如前所述定量感觉检查、自主神经包括泌汗功能等检查手段都能反映小纤维神经病变的情况，但是仍无法完全和金标准检查方法高度一致。因此临床上还有一些其他界定小纤维神经病变的手段。

1. **激光多普勒成像（laser Doppler perfusion imager，LDI）** 小纤维神经损伤可导致其调控的血管舒张功能受损，从而出现皮肤血流量异常。LDI 可以实时监测组织内微循环的血流灌注量，通过测定被检查者室温下足部皮肤基础血流量和加热后血流量的变化，反映毛细血管的舒张功能，从而评估小纤维神经纤维的功能状况，也有报道可以评价治疗疗效。

2. **电流感觉阈值检测（current perception threshold，CPT）** CPT 是一种定量感觉检查方法，可用于选择性评价感觉神经功能。其原理是利用不同频率的正弦波可选择性刺激不同的感觉神经纤维亚群。临床上应用感觉神经定量检测仪（Neurometer）定量检测感觉神经纤维的电流感觉阈值，使用 2 000Hz、250Hz 和 5Hz 三个频率的电流作用于刺激位点皮肤进行测试，分别检测 Aβ 类有髓神经纤维、Aδ 类薄髓神经纤维及 C 类无髓神经纤维的功能。CPT 具有高效、快速、敏感、客观、非侵入性等特点，且不受被检查者皮肤温度、厚度、瘢痕和水肿的影响，可为糖尿病周围神经病变的早期诊断及干预提供有效证据。

3. **接触性热痛诱发电位（contact heat evoked potentials，CHEPs）** 室温（22~24℃）条件下，CHEPS 刺激器通过迅速变化的温度作用于皮肤表面，产生热痛刺激，经 Aδ 类薄髓神经纤维传导至大脑皮质。通过对诱发电位波形的分析，可以评估小纤维神经的功能，尤其是 Aδ 类纤维的功能。检查过程中，受试者应保持平静，由于眨眼、眼球活动、肌肉收缩等产生的波形不应予以记录。

研究显示，相较于 QST 和传统的神经传导检测，CHEPS 对小纤维神经病的诊断灵敏度更高，多元线性回归分析也显示其与表皮神经纤维密度的改变相关性更强。但应注意分析结果，CHEPS 结果受被测试者年龄、性别、痛觉适应性、情绪、认知特点及设备条件、刺激参数等因素的影响。

　　4. 定量泌汗轴索反射测定（quantitative sudomotor axon reflex test,QSART）　QSART 是反映交感神经节后神经纤维泌汗功能的一个客观衡量指标,可评价小纤维神经的节后自主神经功能。无髓鞘的交感神经 C 纤维支配汗腺的泌汗功能,在糖尿病周围神经病变的早期即可累及。研究证实,QSART 作为现有临床诊断手段的补充,将有助于提升对小纤维神经病变诊断的敏感性。

　　利用外源性乙酰胆碱刺激相应位置的皮肤（可选取前臂、近端腿、远端腿、足部等）,将分泌的汗液进行定量分析。受试者进行测试前需停用可能干扰 QSART 实验结果的药物（如抗胆碱能类药物、拟交感神经类药物、抗交感神经药物、拟副交感神经药、氟氢可的松、利尿剂等）48 小时以上。但是应注意 QSART 对设备操作要求较高,可重复性相对较差,需不断研究完善。

　　综上所述,糖尿病神经病变的检查方法各有利弊,临床工作中应选取最符合临床实际情况又相对简单的方法在临床中进行筛查和诊断。

第三节　糖尿病视网膜病变的辅助检查

一、检眼镜检查

　　药物散瞳后,接受眼科专家检眼镜检查,在眼科会诊中最为常用。但是其缺点为没有永久性的眼底检查资料,大规模筛查时很难进行质量控制,眼科专家检眼镜检查因为筛查糖尿病视网膜病变的敏感性和特异性相对较高,在一些研究中可以作为参考标准。

二、免散瞳眼底照相

　　由 1 名经培训的技术员,使用免散瞳眼底照相机,拍摄眼底后极部彩色照片,然后由经验丰富的医师进行读片。

　　免散瞳眼底照相筛查糖尿病视网膜病变具有较好的敏感性和特异性,高质量的眼底照片可以筛查出绝大多数有临床意义的糖尿病视网膜病变。免散瞳眼底照相还具有以下优势。①直观:通过数码照相,可以在电脑中放大,清晰观察眼底情况;②可记录:可以前后对比,客观记录;③操作简单:便于操作者掌握;④减少进一步检查及治疗费用:可用于患者随诊;⑤可整合远程医疗,提高筛查效率:这种模式将基层社区医疗资源充分应用起来,便利了糖尿病患者,同时避免了眼科专家在往返基层医疗机构花费时间和费用,可以为缺乏有经验眼科医师的区域提供有效的糖尿病视网膜病变筛查,极大地提高了筛查效率。

　　近年国内外对免散瞳眼底照相诊断糖尿病视网膜病变的敏感性和特异性进行了大量的研究。Lin 等研究显示免散瞳眼底照相检出 ETDRS 水平 >35 的敏感性和特异性分别为78% 和 86%。Maberley 等研究显示免散瞳眼底照相检出糖尿病视网膜病变的敏感性和特异性分别为 84.4% 和 79.2%,发现增生型糖尿病视网膜病变和临床明显的黄斑水肿的敏感性与特异性分别为 93.3% 与 96.8%。美国哈佛大学医院的 Ahmed 等研究也显示免散瞳数码眼底照相与散瞳眼底检查相比检出糖尿病视网膜病变的敏感性是 98%，特异性是 100%。以上研究结果均显示免散瞳眼底照相检出糖尿视网膜病变的敏感性和特异性均比较高。

国内《糖尿病视网膜病变防治专家共识》推荐内分泌科医师采用免散瞳眼底照相筛查糖尿病视网膜病变，同时建议内分泌科医师和有经验的眼科医师共同阅片。但是也指出，免散瞳眼底照相不能完全替代全面的眼科检查，譬如无法有效筛查黄斑水肿。若出现严重的黄斑水肿或中度非增生期以上的糖尿病视网膜病变征象，建议在眼科医师处行光学相干断层成像和荧光素眼底血管造影检查，必要时行眼超声检查。部分糖尿病患者瞳孔过小和 /或患有白内障时，免散瞳眼底照片的拍摄质量常不达标，这时应转诊至眼科进一步检查明确眼底情况。

三、荧光素眼底血管造影术

荧光素眼底血管造影术（fluorescein fundus angiography，FFA）是当前眼科诊断眼底疾病重要的检查方法之一，对眼底病的诊断、鉴别诊断、治疗选择、预后的推断都具有重要意义。该检查需要眼科医生根据病情选择使用。注意造影剂过敏等不良反应。

四、光学相干断层成像技术

光学相干断层成像（optical coherence tomography，OCT）技术作为新的光学诊断技术，可进行活体眼组织显微镜结构的非接触式、非侵入性断层成像。OCT 的分辨率是靠组织结构的发光性质不同对组织进行区分，视网膜断层中较易明确区分的有神经上皮光带、色素上皮光带和脉络膜光带。特别对黄斑水肿的诊断、随访观察及治疗效果评价等方面具有重要临床意义。该检查需要眼科医生根据病情选择使用。

第四节　糖尿病大血管病变的无创性检查

与非糖尿病人群相比，2 型糖尿病患者合并的大血管病变通常更广泛、更严重、发病年龄更早。2 型糖尿病已被证实是冠心病、脑卒中的等危症，2 型糖尿病患者最终约有 75% 死于心脑血管疾病，因此在心血管疾病的早期预防中，对 2 型糖尿病的综合管理及多重危险因素控制非常重要。

2 型糖尿病大血管病变的检测需要多系统的综合评估，以明确大血管病变的部位、性质与程度。动脉血管造影是诊断大血管病变的金标准，但因其为有创检查，价格昂贵，难以重复，限制了其在大血管病变早期筛查、临床评估及流行病学研究中的应用。采用一些能早期发现动脉壁异常的无创性血管检查方法，评估血管的结构与功能，对提高 2 型糖尿病大血管病变的防治水平具有重要意义。

目前，评价血管结构的方法主要包括：①使用超声成像、CT、磁共振成像等影像学手段检测某个动脉的管壁内膜中膜厚度和粥样斑块形成情况；②通过测量上臂与踝部血压，计算踝肱指数（ankle-brachial index，ABI），评估下肢动脉血管的开放情况。评价血管功能的方法主要有：①心电图运动试验（electrocardiogram exercise test，EET）；②血流介导的舒张功能

（flow-mediated dilation，FMD）；③动脉脉搏波传导速度（pulse wave velocity，PWV）；④其他：通过进行脉搏波波形分析，计算反射波增强指数（augmentation index，AI）及使用超声成像手段，直接检测某个特定动脉管壁的可扩张性和顺应性（compliance）。

一、颈动脉及下肢动脉 B 超

近期的一项荟萃分析显示，颈动脉内膜中膜厚度（IMT）每增加 0.1mm，冠心病的发病风险增加 15%，脑卒中的发病风险增加 17%。颈动脉内膜中膜增厚及粥样硬化斑块可早期反映动脉粥样硬化病变的发生、程度和范围，并能独立预测心脑血管病事件，因此推荐在尚无心血管病变症状的 2 型糖尿病患者中作为早期评估大血管病变的无创检查手段。

（一）颈动脉内膜中膜厚度

颈动脉内膜中膜厚度（carotid intima media thickness，CIMT）是卒中及卒中复发的预测因子，包括糖尿病患者。检查方法一般采用彩色多普勒超声显像仪，由技术熟练的超声操作人员完成，超声探头频率 8~10MHz，受检者取仰卧位，超声探头置于颈部下颌角后方，检查部位在糖尿病患者一般选取颈动脉长轴切面，得到两侧的颈总动脉（距离颈动脉膨大处 1cm）、颈动脉膨大处（颈总动脉内侧壁和外侧壁平行关系的消失）及颈内动脉（颈外动脉和颈内动脉分叉处远端 1cm）的 B 超图像，存储于电脑中，然后进行阅读。多数研究认为颈动脉内膜中膜厚度超过 1mm（也有文献建议采用 0.9mm 和 1.1mm）即存在增厚。

（二）颈动脉粥样硬化斑块

颈动脉斑块脱落是栓子形成并导致卒中的直接原因。动脉粥样硬化斑块破裂可导致无症状或急性栓子脱落事件。而并发糖尿病的患者发生此类事件的风险要高于非糖尿病患者。国外学者对糖尿病患者和非糖尿病患者斑块病理学特征的研究发现，糖尿病患者血管内膜、中膜、外膜的炎症因子和新生血管明显高于非糖尿病患者。这两类物质是导致糖尿病性动脉粥样硬化患者血栓形成概率大大提高的重要病理生理学基础。2 型糖尿病患者斑块内部钙化的发生率高，国内曾有文献对 2 型糖尿病患者颈动脉斑块特征进行研究，发现糖尿病患者以多发的不均回声、不规则型钙化性斑块为主。

动脉硬化斑块的判定标准：血管纵行扫描及横断面扫描时，均可见该位置存在突入管腔的回声结构，或突入管腔的血流异常缺损，或局部 IMT ≥ 1.3mm。

（三）下肢动脉

2 型糖尿病患者外周动脉病变（peripheral arterial disease，PAD）的早期诊断对于预防糖尿病足等终点事件非常重要，尤其是对于无症状的患者，可有效预防其突发肢体急性缺血事件。

国内有研究显示在临床工作中联合检查颈动脉和下肢动脉的彩超可显著提高单纯颈动脉彩超诊断外周动脉粥样硬化的阳性率。

二、经颅多普勒超声

近年来临床应用经颅多普勒超声（transcranial Doppler，TCD）检测脑血管病变日益普遍。TCD 是利用超声波的多普勒效应，通过对血管血流动力学改变的检测，间接反映血管功能和形态变化。国外学者在进行糖尿病眼底病变和脑血管病变的研究中,通过 TCD 检测发现脑血管的 PI 值及血流速度明显增高,但并没有排除高血压等影响血流动力学的因素。

受检者于检查前 3 天停用血管活性药物,静卧 10~15 分钟,用 2.0mHz 脉冲波探头于平卧位经颞窗检查大脑中动脉(MCA)、大脑前动脉(ACA)及大脑后动脉(PCA),坐位头略前倾经枕窗探查基底动脉(BA);4.0MHz 连续波探头检测颅外的颈内动脉(ICA)起始段。记录各动脉血流方向、频谱形态、收缩期峰速度(Vs)、舒张末期流速(Vd)、平均血流速度(Vm)及搏动指数(PI)。PI 值是反映血管顺应性和弹性的重要参数。

糖尿病患者血管 PI 值与对照组相比均有显著性差异,表明糖尿病脑血管病理改变较广泛,可能同时影响颈内动脉系统和椎动脉系统。Vm 反映动脉管径大小,Vm 高于正常值 0.6 倍以内,表明管腔已开始狭窄。如 Vm 高于正常值 0.6 倍以上,提示中度狭窄,此时可出现明显的临床症状。Vm 高于正常上限 1.2 倍以上提示为重度狭窄,多伴有严重的临床症状,这种狭窄为不可逆,药物治疗多无明显改善。Vm 作为脑动脉硬化及狭窄的重要参数,为临床治疗和预防脑血管梗死提供了有利依据。由此 PI 可作为血管功能性参数,Vm 可作为血管形态改变参数。以往研究应用 TCD 检查,发现 DM 患者脑血管病变主要累及前循环血管,好发部位依次为 ICA、MCA 和 BA。说明 TCD 既可作为预防糖尿病脑血管病变的检查指标,亦可作为治疗前后的监测手段。

中国香港学者探讨无症状性大脑中动脉狭窄与 2 型糖尿病患者死亡率的相关性,结果发现 2 197 例糖尿病患者经过历时 8.32 年的随访,有 191 例患者死亡,占原发性血管性疾病的 30.9%。研究结果显示 MCA 狭窄是糖尿病患者血管性疾病死亡率的独立预测指标。但对糖尿病患者危险因素进行更积极干预的临床意义值得进一步评价。

三、踝肱指数(ABI)、趾臂指数(TBI)和脉搏波传导速度(PWV)

踝肱指数(ABI)是踝动脉(胫后动脉或足背动脉)与肱动脉收缩压的比值。先测量双侧肱动脉收缩期血压并取其平均值,若两侧血压差值大于 10mmHg 则以高值作为肱动脉收缩压,再测同侧胫后动脉和足背动脉,取其中的高值作为踝部收缩压,最后用选定的踝部收缩压除以选定的肱动脉收缩压,所得的值即这一侧的踝肱比值。

当将 ABI 阈值定义在 0.90 时,同血管造影相比,ABI 诊断下肢动脉疾病的敏感性为 95%,特异性接近 100%。ABI<0.90 为异常。ABI 值在 0.41~0.90 时表明血流轻到中度减少,ABI 值 ≤ 0.40 时,血流严重减少。ABI 值明显减低表明患者发生静息痛、缺血性溃疡或坏疽的风险显著增加。与 1.0<ABI ≤ 1.4 相比,0.41<ABI ≤ 0.90 的心血管事件死亡率要增加 1.585 倍,ABI ≤ 0.40 的患者则增加 4.443 倍。ABI 有助于预测肢体存活、伤口愈合和心血管事件等。

许多 2 型糖尿病病程较长的患者,因为血管中层的钙化,下肢动脉僵硬,ABI 值异常升高(>1.3),或测得的下肢收缩压异常升高。此时应通过测定趾收缩压和趾臂指数(TBI)进行下肢动脉疾病的诊断。TBI 是评价下肢动脉到脚趾末梢动脉的血流状态的敏感指标,TBI= 脚趾的收缩压 / 上臂的收缩压。测量时需要恒温,在大脚趾或第二脚趾的近端放置一个小咬合袖带,用一种体积描计仪测定趾动脉搏动的变化。TBI<0.7 即可诊断下肢动脉疾病。

因为趾动脉通常不涉及近端弹性动脉的钙质沉着,因此,对病程较长的2型糖尿病患者,当ABI检测值异常升高时,测量TBI是一种敏感的诊断方法。

当前有全自动动脉硬化检测仪可直接进行检查,用于临床监测。受检者取去枕仰卧位,双手手心向上置于身体两侧,不吸烟,不说话,病房温度保持在22~25℃,充分暴露四肢,保持正常呼吸并全身放松。将四肢血压袖带缚于上臂及下肢踝部,上臂袖带气囊标志处对准肱动脉,袖带下缘距肘窝横纹2~3cm,下肢袖带气囊标志处位于下肢内侧,袖带下缘距内踝1~2cm,袖带松紧度恰好以放进一指为宜;将心电感应器放置于心前区,输入年龄、性别、身高、体重,用高精度的双层袖带,四肢同时测量血压,通过自动波形分析仪记录肱动脉和胫前动脉的波形。

脉搏波传导速度(PWV)作为动脉粥样硬化或冠状动脉硬化性疾病的评估指标,可独立预测心脑血管事件的发生和死亡。心脏将血液搏动性地射入主动脉,主动脉壁产生冲击波,并以一定的速度沿血管壁向外周血管传导。这种波动叫脉搏波,脉搏波在动脉的传导速度叫PWV。无创测定PWV需要选择两个在体表能够触摸到的动脉搏动点,如选择颈动脉和股动脉测定颈动脉-股动脉PWV(cfPWV)、肱动脉和踝部动脉测定臂踝PWV(baPWV)、颈动脉和肱动脉测定上臂PWV(cbPWV)、颈动脉和桡动脉测定臂PWV(crPWV)等。

当前有全自动动脉硬化检测仪可直接进行检查,用于临床监测。将电极夹在患者的两只手腕上,进行心电图监护,评估心律不齐的情况。将心音器放置在胸骨左缘第四肋间,检测心音S1和S2。两个不同部位的压力波形被同时测量,以确定肱动脉和胫前动脉波形的上升段起始点之间的时间间隔(ΔTa)。用体表测量法确定从胸骨上切迹到肘部的路径长度(ΔDa),用下列公式计算:$\Delta Da=0.219\,5\times H-20.734$。从胸骨上切迹到脚踝的路径长度($\Delta$Db),用下列公式计算:$\Delta Db=(0.564\,3\times H-18.381)$。H(cm)是患者身高。臂踝脉搏波传导速度(PWV)用下列公式计算:$(\Delta Db-\Delta Da)/\Delta Ta$,此计算由仪器自动完成。

baPWV的正常参考值<14m/s,大于该值提示全身动脉僵硬度升高。PWV与动脉壁的生物力学特性、血管的几何特性及血液的密度等因素有一定的关系。PWV能够很好地反映大动脉僵硬度,是评价主动脉硬度的经典指标。PWV测定适用于所有2型糖尿病患者的早期大血管病变筛查,推荐定期检查。

四、头颅 CT 和磁共振

目前,在糖尿病合并脑血管疾病的诊治中头颅CT和磁共振检查已广泛应用,对于颅脑病变的定位和定性诊断,对脑血管病的诊断、鉴别诊断、疗效观察及预后判断等均可提供较为准确的客观依据。

脑CT对本病的诊断准确率超过90%。脑CT对出血性及缺血性脑血管病的鉴别均有重要意义。出血性脑血管病的CT特征显示呈高密度灶,并可确切提示出血的部位、程度和扩展方向等,缺血性脑血管病的CT特征则显示为低密度灶。脑CT检查方便、无创伤、无痛苦、无危险性、影像清晰、灵敏度高,并且诊断迅速、定位准确,因此,它已成为糖尿病性脑血管病患者不可缺少的必备检查手段。

随着磁共振的广泛应用,无症状性脑梗死的发现率显著增加。该型脑梗死也称为静息性脑梗死（silent cerebral infarction，SCI），是症状性脑梗死和血管性痴呆的临床前阶段。糖尿病患者的脑梗死临床上以多发性、腔隙性脑梗死最为多见。

五、动脉计算机体层血管成像（CTA）

螺旋 CT 三维血管成像 3D-CTA 对全身各部位的血管成像已得到广泛应用，其临床应用价值已得到公认，特别是冠状动脉 CTA、脑血管 CTA 及下肢动脉 CTA 对于糖尿病患者大血管病变的诊断起到了较好的辅助作用。

其优点是：①可提高小病灶的检出率；②造影剂用量相对减少；③高质量的多平面、三维重建图像；④扫描时间的缩短；⑤ X 线射线量相对减少。

以多层螺旋 CT 为代表的冠状动脉 CTA，作为一种无创、重复性好、效价比高的影像学诊断技术，已经广泛应用于临床，以协助冠心病的诊断，是目前发展最快的评估冠状动脉病变的无创影像技术。

研究结果显示，冠状动脉 CTA 的最大优势在于具有较高的阴性预测值，可使部分患者免于有创性的冠状动脉造影。但是当冠状动脉严重钙化时影响狭窄的判断，阳性预测值低。推荐使用 Agatston 钙化积分来评估冠状动脉血管壁的钙化情况。另外，凡是冠状动脉管腔狭窄程度超过 50% 则认为存在有意义狭窄。

双源螺旋 CT 通过增加第二 X 射线源和探测器的新技术，实现了低的曝光剂量和高质量的图像，但因其一定量的放射线辐射、碘造影剂可能引起的潜在过敏反应及相对昂贵的价格，仍不宜过多重复检查。推荐在心电图运动试验等其他无创性检查提示可能存在潜在的心肌缺血和大动脉粥样硬化的 2 型糖尿病患者中使用。

六、磁共振血管成像（MRA）

1985 年磁共振血管成像被首先报道并用于临床，目前常用的非增强技术由于存在层面内饱和效应、检查时间长、湍流引起相位失散导致信号丢失等缺陷，其精确性和应用受到限制。现多应用顺磁性对比剂进行对比增强（CE-MRA），使血管图像质量明显改善，逐渐成为血管疾病检查的重要手段。

七、脑血流检测

脑血流单光子发射计算机断层显像（SPECT）是用来观察局部脑血流分布情况的一种敏感性高且定位较准确的检查方法。

研究证明，^{99m}Tc-ECD 在脑中的摄取情况可反映脑血流灌注程度，对于脑（灰质）缺血诊断比 CT 和 MRI 灵敏，所以能较 CT、MRI 显示的形态结构影像更早发现缺血性脑血管病。它能直观显示大脑皮质及主要神经核团的血流分布，由于该影像反映的是脑血流灌注和脑细胞功能，因此对 TIA、SCI 及 CI 的早期检测具有独特临床价值。研究结果表明，脑血流 SPECT 对糖尿病缺血性脑血管病检出的敏感性、特异性和准确性分别为 73.33%、90.00% 和 80.00%，影像表现为大范围的脑叶皮质核素分布稀疏和 / 或局限性小的楔形核素分布稀疏（缺损）。糖尿病患者局部脑血流异常减低以多发性居多，可累及双侧半球、多个脑叶或基底节,这与糖尿病脑梗死患者尸检结果显示的多发性脑梗死特点是一致的。脑血流低灌注区最好发部位为颞叶(33.33%),其次为额叶(21.67%)及顶叶(13.33%)。在糖尿病病程与脑血流灌注异常的相关性研究中,发现病程<5年者主要表现为小的楔形低灌注(1~3处),随病程延长,尤其是病程>10年者,可出现较大范围如全脑叶皮质的低灌注,甚至还可伴其他脑叶的楔形低灌注区,说明不仅有小血管的受累,还有大血管的狭窄病变,提示糖尿病病程及其严重程度是影响糖尿病性脑血管病的主要因素。综上所述,脑血流SPECT可作为早期发现糖尿病脑缺血的一种有效检查手段,较TCD能更为直观地显示脑血管缺血部位、范围及程度,尤其是TCD所不能显示的小动脉缺血性改变。

国外研究显示,对无明确脑梗死的糖尿病患者应用SPECT进行脑血流检测,约36%的患者存在颅内低灌注现象,主要见于额颞叶,其次见于枕叶和顶叶。有研究发现,在慢性高血糖患者中,如果血糖快速下降可引起脑血流显著增加,这同血糖控制良好的糖尿病患者和血糖正常人群发生绝对低血糖时的脑血流反应非常类似。提示慢性高血糖患者血糖明显波动时,脑血流可通过一定自动调节机制进行自我保护。因此,监测脑血流变化对反映血糖控制速度、血糖稳定性及预测脑缺血程度均具有一定的参考价值。

虽然以往部分报道显示脑血流与认知受损及血容量相关,但有研究经过4年随访发现脑血流量(cerebral blood flow,CBF)并不能预测认知功能和脑体积的改变,提示脑内血流动力学改变在非痴呆性糖尿病患者的认知能力下降或脑容量变化中并不扮演主要角色。

八、心电图运动试验

心电图运动试验(EET),又称运动负荷试验。冠状动脉扩张的最大储备能力早期下降时,通常静息时冠状动脉血流量尚可维持正常,心电图可以完全正常;为揭示已减少或相对固定的冠状动脉血流量,可以通过运动或其他方法给心脏以负荷,增加心肌耗氧量,诱发心肌缺血。这种通过运动增加心脏负荷而诱发心肌缺血,从而出现缺血性心电图改变的试验方法,叫心电图运动试验,目前采用最多的是运动平板试验。其优点是运动中动态观察心电图的变化,运动量可按预计目标逐步增加。

阳性结果判定:在R波占优势的导联,运动中或运动后QRS波群后至少60~80毫秒ST段水平或下斜压低≥0.1mV,运动前原有ST段下移者,应在原有基础上再下移≥0.1mV;无病理性Q波导联在运动中或运动后出现ST段弓背向上抬高≥0.1mV;运动中出现典型心绞痛;运动中血压下降超过10mmHg(1mmHg=0.133kPa)或伴全身反应,如低血压休克者。

该检查价格低廉、易于管理,推荐用于所有2型糖尿病患者冠心病的早期诊断及心功能的监测。

九、血管内皮舒张功能

有研究表明,通过测量肱动脉的血管扩张率,来判断血管内皮功能受损情况,可以对心血管事件进行危险评估。近年临床应用肱动脉内皮依赖性舒张功能(FMD)检查,作为判断血管内皮功能的无创性方法。

该方法和原理为袖带阻断肱动脉或股动脉 5 分钟后,释放袖带气体而引起动脉内反应性血流增加,血流增加带来的切应力作用于血管壁,促使一氧化氮释放,导致血管内皮依赖性扩张。该检查与冠状动脉内皮功能具有明显的相关性,对冠状动脉内皮障碍的阳性预测值为 95%。仪器通过超声波回音法检测前臂动脉血管受到压迫且瞬间释放后血管的扩张情况,得到血管内径扩张率,正常值为 10%~20%。FMD 越大,表示受检的血管越富有弹性,是健康的血管。当血管内皮功能低下时,其扩张功能变差,可预警潜在心血管疾病的危险,从而为早期诊断和防治 2 型糖尿病大血管病变提供了有效手段。

传统的 FMD 检测方法如心导管检查、血管内超声和多普勒检查、经胸和经食道超声检查、静脉心肌声学检查等均操作复杂、检测时间长、受人为因素影响很大,影响了检测的准确性和重复性。而新近的内皮功能专业检测装置,采用特别设计的多功能机械臂,准确锁定血管位置,对血管进行准确测量;采用 H 型传感器探头,在检测过程中锁定血管运动轨迹,做到与血管同步运动;同时,利用实时动态显示功能,配合心电传感器采集数据,显示每一心动周期的血管内径的实时变化,做到精确地捕捉血管最大扩张的瞬间,使该检查的临床应用成为可能。

十、反射波增强指数

血液从中心动脉流向外周的过程中,形成反射波,该反射波在收缩晚期形成增强压。通过对外周或颈动脉收缩晚期的波形进行分析,可以计算出能够反映动脉弹性的"反射波增强指数(AI)"。AI 通常指反射波高度(即增强压)除以整个收缩期压力波高度(即脉搏压)。AI 能定量反映整个动脉系统的总体弹性,较敏感地显示因大小动脉弹性改变引起的压力波反射状况。但 AI 所直接反映的是压力波反射情况,因此,明显受到身高和心率等与压力反射有关的因素影响,因此,AI 在临床尚未推广。

十一、2 型糖尿病早期大血管病变无创性检查小结(表 24-1)

表 24-1 2 型糖尿病早期大血管病变无创性检查

检查项目	优点	缺点	推荐人群
颈动脉内膜中膜厚度与斑块	简单、安全、操作无创,较高的可重复性	高度依赖操作者的个人判断	2 型糖尿病早期大血管病变筛查
经颅多普勒超声	安全,价廉,无创,操作性、可重复性强,可快速检测早期病变,准确性和诊断特异性高,患者易合作	假阳性率高,不能直观反映脑血管内壁的病变情况,容易受年龄、骨密度等相关因素影响,亦受操作者的经验水平及患者配合度影响	2 型糖尿病早期缺血性脑血管病变的诊断与筛查
冠状动脉计算机断层扫描血管成像	无创,具有较高的阴性预测值	阳性预测值低;放射线辐射;碘造影引起潜在过敏反应和急性肾损伤;价格相对昂贵	2 型糖尿病患者无临床心绞痛症状、心电图运动试验等检查提示可能存在潜在心肌缺血

续表

检查项目	优点	缺点	推荐人群
脑血流检测	操作简单,相对安全,敏感性较好,诊断阳性率高,可直观显示脑血管病变部位、范围及程度,并可显示脑代谢水平	对脑组织结构及血管解剖学分辨率较 CT/MRI 低	2 型糖尿病早期缺血性脑血管病变诊断,TIA、脑梗死患者随访及预后评估
踝臂血压指数	检测速度快、无创伤、准确灵敏、操作便捷、不受操作者影响、检测费用低廉	血管中层钙化、下肢动脉僵硬时踝臂指数值可能异常升高	2 型糖尿病早期大血管病变筛查
心电图运动试验	价格低廉、易于管理	敏感性及特异性较低,女性心电图运动试验假阳性率较高	2 型糖尿病冠心病早期诊断与心功能监测
血管内皮舒张功能	无创、安全、可重复性好	高度依赖操作者的熟练程度、个人判断及受试者配合程度	2 型糖尿病早期大血管病变筛查
脉搏波传导速度	无创、安全	血压依赖性,敏感性略差	2 型糖尿病大血管功能异常筛查

（鹿　斌　周厚广　胡仁明）

参考文献

本书参考文献请扫描
二维码查阅

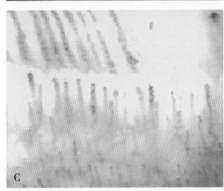
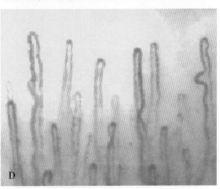

图 6-2 正常（A、B）和糖尿病患者（C、D）甲襞微循环

A. 正常人甲襞微循环低倍显微镜下；B. 正常人甲襞微循环高倍显微镜下；
C. 糖尿病患者甲襞微循环管襻增宽（高倍）；D. 糖尿病患者甲襞微循环襻周出血（低倍）

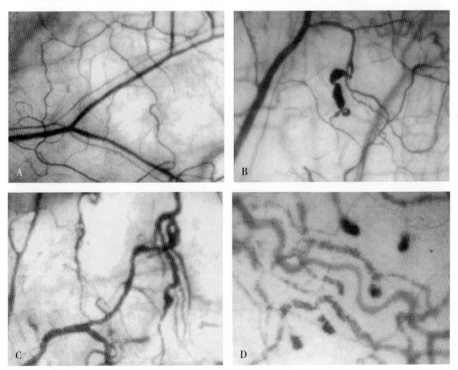

图 6-3 正常人和糖尿病患者球结膜微循环

A. 正常人球结膜微循环低倍显微镜下；B. 糖尿病患者球结膜微血管瘤形成（高倍）；C. 糖尿病患者
球结膜微循环粗细不均，渗出（高倍）；D. 糖尿病患者球结膜多处微血管瘤形成、红细胞聚集（高倍）

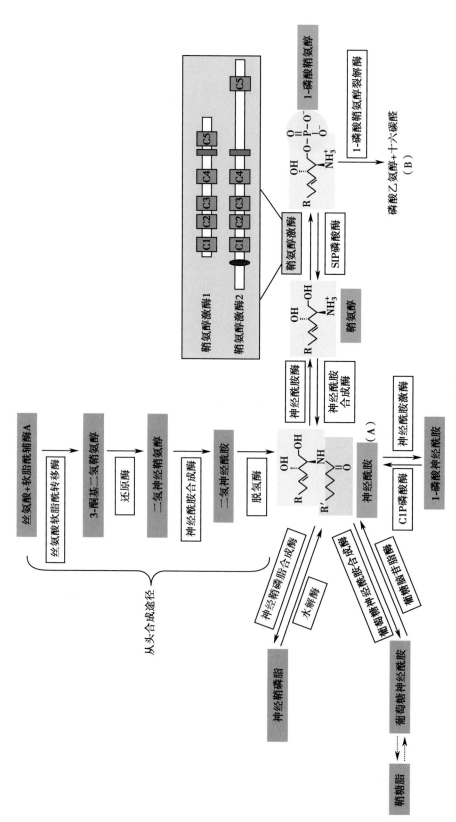

图 12-1 鞘磷脂代谢途径

（A）de novo 合成途径：丝氨酸和软脂酰辅酶 A 在 SPT 的催化下生成 3- 酮基二氢鞘氨醇，进而通过还原，酰基化，脱氢等反应生成神经酰胺。（B）神经鞘脂酶途径：神经酰胺亦可经由神经鞘磷脂、鞘糖脂或者 1- 磷酸神经酰胺（C1P）水解产生。在神经酰胺酶（ceramidase）的作用下，神经酰胺转化成鞘氨醇（sphingosine），后者在鞘氨醇激酶（sphingosine kinase）的作用下被磷酸化，进而生成 1- 磷酸鞘氨醇（sphingosine 1-phosphate）。1- 磷酸鞘氨醇经裂解酶降解为十六碳醛（hexadecenal）和磷酸乙氨醇（phosphoethanolamine）。R，烃链

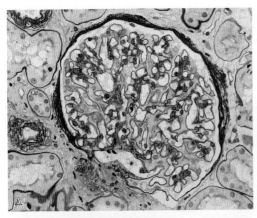
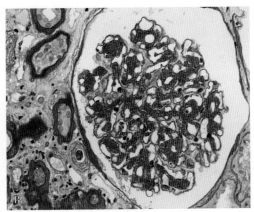
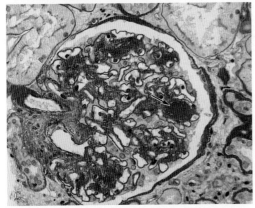

图 14-1 糖尿病肾病：肾小球系膜区进行性增宽、基质增加

A. 肾小球系膜区基本正常；B. 肾小球系膜区中度增宽、节段重度增宽，基质增加；C. 肾小球节段系膜区重度增宽，见结节形成（↑所示）（PAS，×400）

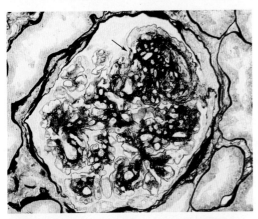
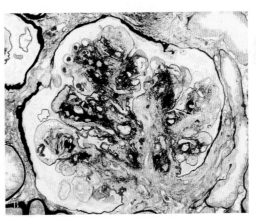
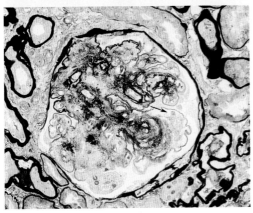

图 14-2 糖尿病肾病：肾小球系膜溶解

A. 肾小球系膜区增宽，基底膜样物质增多，呈结节样（↑所示）；B. 肾小球系膜疏松、溶解（↑所示），毛细血管袢融合、扩张；C. 肾小球系膜溶解，毛细血管袢高度扩张，呈"假血管瘤样"（↑所示）（PASM，×400）

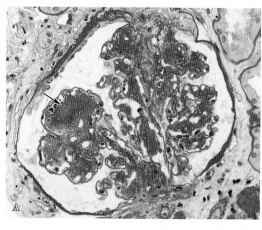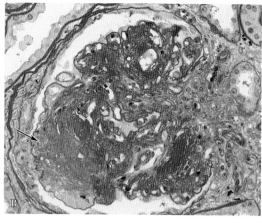

图 14-3 糖尿病肾病:肾小球结节样病变

A. 肾小球系膜区重度增宽,基质大量增生,呈结节样改变,系膜细胞数量减少,甚至消失(↑所示),外周
毛细血管袢融合(↑所示)(PAS,×400);B.结节周边可见一层或数层同心圆排列的细胞(↑所示)

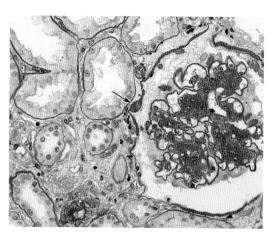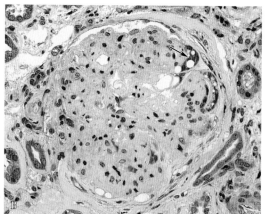

图 14-4 糖尿病肾病:肾小球渗出性病变

A. 肾小球肾小囊壁见"球囊滴"(↑所示)(PAS,×400);B.肾小球毛细血管袢纤维蛋白帽,
其中可见脂质空泡(↑所示)(Masson,×400)

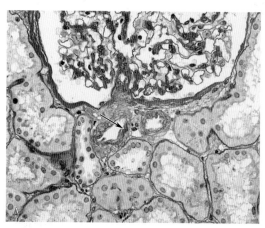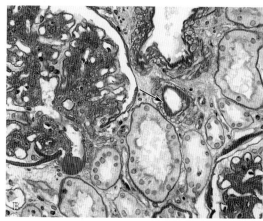

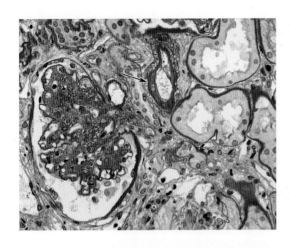

图 14-5 糖尿病肾病: 血管病变
A. 肾小球出入球动脉节段内皮下渗出(↑所示);B. 肾间质小动脉节段透明变性(↑所示);C. 肾间质小动脉全层透明变性(↑所示)

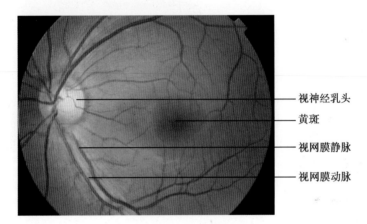

图 15-2 正常眼底

左眼(视神经乳头在黄斑的左侧)视网膜呈橘红色,反光较强,视神经乳头中央有一小的生理凹陷;(杯/盘约0.3),黄斑区较周围视网膜色暗,中央凹陷处可见亮反光点,黄斑反光晕轮清晰可见,视网膜动静脉管径比例2:3

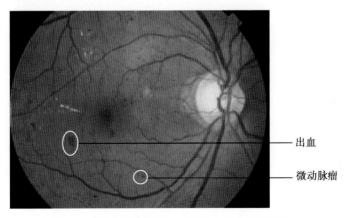

图 15-3 糖尿病视网膜病变(轻度非增殖期)眼底

右眼底(视神经乳头在黄斑的右侧)可见很多小的红点(微血管瘤)及小的出血片和少量的黄色渗出

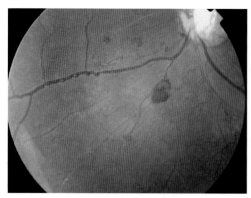

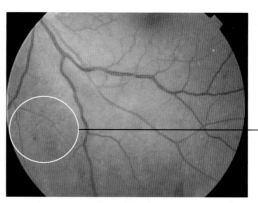

新生血管

图 15-4　糖尿病视网膜病变眼底静脉呈"串珠状"　　图 15-5　糖尿病视网膜病变眼底"新生血管"形成

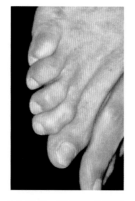

图 18-2　趾间肌肉萎缩

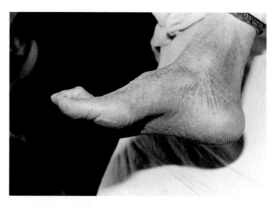

图 18-3　肌肉萎缩、高弓足、爪形趾、胼胝

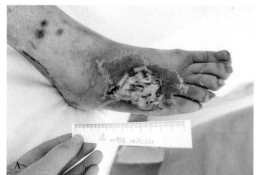

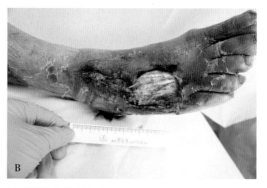

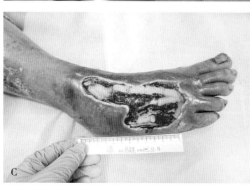

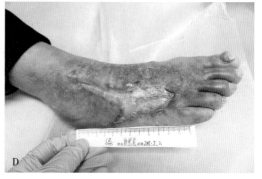

图 18-5　病例 1 的治疗前后对比

A. 入院时；B. 切开至踝关节上方；C. 富血小板凝集；D. 愈合

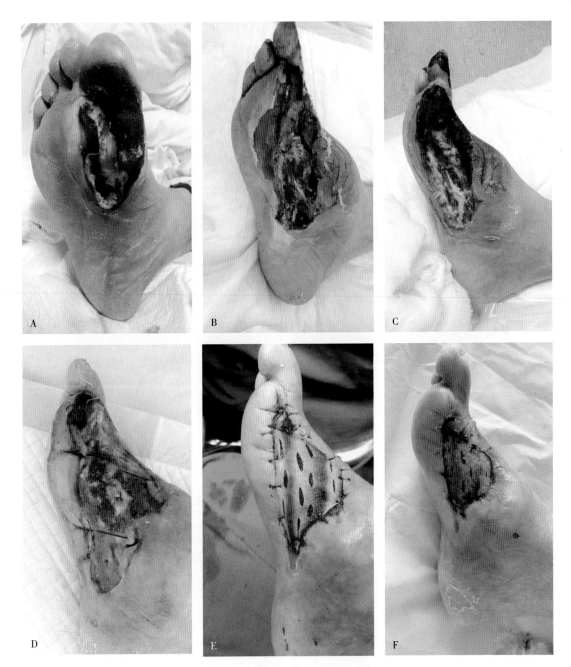

图 18-6 病例 2 的治疗前后对比
A. 入院时;B. 第 1 次清创后 1 周;C. 第 1 次清创后 2 周;
D. 改善供血后第 1 次手术术后 1 周;E. 植皮术;F. 基本愈合出院

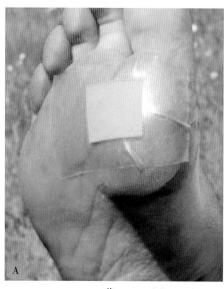
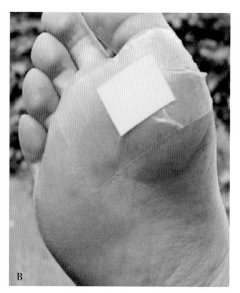

蓝　　　　　　　　　　　　　　　粉红

图 24-7　新型诊断膏贴（Neuropad）